소아 감염병의
진단과 평가

지은이
카미야마 신야
(구라시키 중앙병원 감염과)

옮긴이
최영준
(고려대학교 안암병원 소아청소년과)

소아 감염병의

진단과 평가

1판 1쇄 인쇄 | 2023년 12월 18일
1판 1쇄 발행 | 2024년 01월 01일

지 은 이 카미야마 신야
옮 긴 이 최영준
발 행 인 장주연
출 판 기 획 이성재
책 임 편 집 배진수
편집디자인 주은미
표지디자인 김재욱
제 작 담 당 황인우
발 행 처 군자출판사 (주)
등록 제 4-139 호 (1991. 6. 24)
본사 (10881) **파주출판단지** 경기도 파주시 회동길 338(서패동 474-1)
전화 (031) 943-1888 팩스 (031) 955-9545
홈페이지 | www.koonja.co.kr

Authorized translation from the Japanese language edition, entitled
小児感染症の診かた・考えかた
ISBN: 978-4-260-03645-0
著者 : 上山 伸也
published by IGAKU-SHOIN LTD., TOKYO

* 파본은 교환하여 드립니다.
* 검인은 역자와의 합의하에 생략합니다.

ISBN 979-11-7068-077-2 (93510)
정가 35,000원

소아 감염병의

진단과 평가

서문

감염학 공부가 그냥 재미있고, 배운 것을 자신의 표현으로 다시 정리하다 보면, 보다 심도있게 확립할 수 있고, 정리한 내용을 다른 의사들이 읽을 때 뭔가 도움이 될 것이다.

이런 생각으로, 소아청소년과 후기 수련의 때부터 소아감염학을 정리하기 시작했습니다.

물론 당시에는 책을 출판하고자 하는 등의 의도는 티끌만큼도 없이, 공부한 것을 자신만의 표현으로 재구성하며 자신의 지식을 심화시키고, 정리한 것을 지인들이 한 번쯤 읽어줄 때 도움이 되기를 바라는 정도의 의도밖에 없었습니다.

후배 의사들은 종종, "추천해주실 만한 소아감염학 책 없습니까?"라고 묻습니다. 성인을 위한 감염학 관련 서적들은 헤아릴 수 없을 만큼 많지만, 소아감염학 관련 서적은 그리 많지 않습니다. 있더라도, 수두나 수족구병 등의 바이러스성 감염증의 설명에 거의 할애되어 있으며, 젊은 소아청소년과 의사들이 찾는 신생아 발열에 대한 대응이나 관절염, 골수염에 대처하기 위한 실제적인 항생제 사용을 다루는 서적은 별로 없습니다. 그때마다 정해놓고 제가 정리한 내용을 건네곤 했습니다.

그즈음, 존경하는 야마모토 슌고선생님께서, "출판사를 소개해 줄 테니 책을 만들어 보는 건 어때요?"라며 의학서원사의 니시무라씨를 소개해 주셨습니다. 애초에 혼자 공부하기 위해 정리한 내용이었기에, 출판에 어울릴 만한 글이 아니었습니다. 그로부터 6년에 걸친 집필 활동이 시작되었습니다.

소아감염학을 총망라할 경우, 가장 빈도가 높은 바이러스 감염은 물론 백신에 관해서도 언급해야 합니다. 하지만, 수두나 수족구병 등 바이러스 감염은 유사한 책들이 많이 나와 있고 백신 스케줄도 매년 변경될 수 있으므로, 이 두 가지는 굳이 다루지 않고 항생제가 사용되는 질환과 사용이 망설여지는 질환에 한해 설명하기로 했습니다.

성인들을 주로 진료하는 의사들에게 유용하도록, 성인과의 차이점도 곳곳에 담았습니다.

내용은, 최신 논문 및 가이드라인을 숙지하여 되도록 근거를 바탕으로 한 서술을 지향하고 있지만, 미흡한 부분이나 다시 검토해야 할 부분도 많을 것으로 생각합니다.

부족한 이 책이 여러분의 소아감염병 진료에 도움이 되고, 많은 아이들을 구해, 결과적으로 미래의 아이들을 위한 적절한 항생제 사용에 일조할 수 있다면, 더없이 행복한 일이 될 것입니다.

마지막으로 소아감염학의 기본을 가르쳐 주신 사이토 아키히코 선생님, 감염증학의 기본을 가르쳐 주신 이와타 겐타로 선생님, 의사로서 초석을 가르쳐 주신 마츠무라 마사미 선생님, 신념 관철의 중요성을 일깨워주신 노무라 히데키 선생님에게 감사드립니다.

또 이 책을 쓰기까지 6년이나 걸렸음에도, 포기하지 않고 수없이 격려해 주신 의학서원사의 니시무라 씨에게도 감사드립니다.

그리고 일을 우선하는 경향인 제 곁에서 항상 함께 해준 아내와 아들, 딸에게 고마움 전합니다.

2018년 10월

카미야마 신야

저자소개

上山伸由 (카미야마 신야)

- 구라시키 중앙병원 감염과/감염관리실장
- 1974년 오사카 출생. 오사카 사투리가 심하지 않은 호쿠세츠(北摂)에서 어린 시절을 보내다.
- 1997년 오사카대학 기초공학부 기계공학과 졸업.
- 2004년 가나자와대학의학부 의학과를 졸업.
- 구라시키 중앙병원에서 초기연수, 소아청소년과 후기연수를 거쳐 세이쿠(成育)의료센터 전임의를 거쳐 2013년부터 구라시키 중앙병원에서 감염과를 개설했다.
- 현재 연간 1.400건 이상의 상담과 고군분투하고 있다.
- 취미는 요리, 제빵, 과자 만들기, 직접 만든 요리를 가족들이 맛있게 먹어줄 때가 가장 행복하다.

목차

Chapter 1 소아감염병 진료의 원칙

Chapter 2 소아의 항생제 사용

Chapter 3 소아「감기」진단법

Chapter 4 소아의 원인불명 발열에 대한 접근 fever without source

Chapter 5 호흡기 감염

Chapter 6 두경부 감염병

Chapter 7 중추신경계감염

Chapter 8 요로감염

Chapter 9 혈관 내 감염

Chapter 10 복부 감염병

Chapter 11 피부 · 연부조직 감염병

Chapter 12 뼈 · 관절 감염병

Chapter 13 신생아 감염병

Chapter 14 학교 감염병

Column

Chapter 1 소아감염병 진료의 원칙

1 | 항생제 사용의 4가지 원칙 – 감염의 진단에 충실하다.

POINT

항생제 사용의 4가지 원칙 확인 - 장기(organ/system) 진단, 미생물 진단, 환자의 특성, 중증도를 항상 고려한다.

먼저 소아청소년 감염병의 근본적 개념에 대해 설명합니다. 폐렴, 신우신염, 세균성 수막염 등은 감염 장기, 중증도, 원인 병원체만 다를 뿐, 기본「원칙」은 동일합니다.

가령, 이런 진료 현장을 경험하신 적 있을 겁니다.

> "일단, 플로목스(flumox)로 갑시다."
> "어, 열이 안 떨어지네? 자, 지스로맥스(azithromycin)"
> "미노마이신(minomycin)"
> "파롬(Farom; faropenem)"
> "아직? 그럼 로세핀(ceftriaxone) 주사제"
> "입원합시다, 메로펜(meropenem)"
> "난감하군, 시프로(ciprofloxacin)"
> "CRP가 안 내려가, 반코(마이신, vancomycin)"
> "안되겠어, 암비좀(ambisome)"

이와 비슷한 상황을 경험하신 적 없습니까? 이런 당황스러움은, 감염병의 진단이 확실하지 않기 때문에 일어납니다. 감염병 진단을 확실하게 내리려면, 장기진단과 미생물진단이라는 두 가지를 정확히 해야 합니다. 이 두 가지만 분명하다면, 위와 같은 혼란은 없을 것입니다.

POINT 감염병 진단의 두 가지 축

장기진단, 미생물진단

흉부 X선 사진으로 폐에 음영이 보여 폐암이 의심되는 경우, 반드시 조직 진단을 하게 됩니다. 소세포암인지, 선암(腺癌)인지 편평상피암인지를 진단해, 항암요법을 결정하게 되며, 진단이 되지 않은 상태에서 경험적(empiric)으로 항암제를 투여하지는 않습니다. 그러나 감염병이 의심될 때 진단이 모호한 상황에서 무턱대고 항생제가 투여되기도 합니다.

진단도 내리지 않은 채, 항생제를 바꿔가며 사용하는 경우는 매우 흔하고, 내성균으로 인해 치료에 어려움을 겪다가 안타까운 결과를 맞이한 소아들을 맡았던 적도 있습니다. 성인에 비해 소아에서의 위험도가 낮다고 생각해서인지, 적당히 항생제로 치료해도 대부분 호전된다고 보고 소아에서의 감염병의 진단을 소홀히 하는 경우가 많습니다. 이 책을 읽는 독자분들은, 감염병 진단을 명확하게 하는데에 적극 동참해 주시기 바랍니다.

감염병을 관리하는데 있어 정확한 진단명을 내리는 것이 가장 중요하지만, 또 다른 중요한 포인트가 있습니다. 환자의 특성과 중증도입니다. 장기진단, 미생물진단과 더불어, 여기에서는 항생제 사용의 4가지 원칙이라 부르겠습니다.

POINT 항생제 사용의 4가지 원칙

① 장기진단 ② 중증도 ③ 미생물진단 ④ 환자 특성

이 중 ①과 ③은, 감염병 진단명 그 자체라는 것을 이미 언급한 바 있습니다. 이 네 가지를 소아감염병 관리에서 적절히 평가할 수 있다면, 적절한 항생제도 자연스럽게 선택할 수 있습니다. 하나씩 설명해보겠습니다.

1 | 장기진단

어떤 장기에 감염이 일어났는지 파악하는 것은 매우 중요합니다. 감염 장기를 파악하지 못하면, 원인 병원체를 추정할 수 없고 적절한 항생제도 선택할 수 없어, 환자의 경과를 제대로 따라갈 수도 없고 치료 기간도 결정하기 어렵습니다.

가령, 감염 장기가 「머리」, 즉 뇌수막염이 의심되는 경우, 항생제의 혈액–뇌 장벽

(blood−brain barrier, BBB) 투과성을 고려하여 항생제를 선택해야 합니다. 치료 효과의 판정은 CRP나 열이 아닌, 환자의 의식상태나 뇌척수액 소견, 뇌척수액 배양결과 등 「수막염」이라고 진단한 근거가 경과 관찰의 주요 지표입니다. 치료 기간도 병원체마다 다르며, 예컨대 헤모필루스 인플루엔자균에 의한 세균성 수막염의 경우, 7~10일입니다. 감염 장기가 「폐」 아미노글리코시드는 폐로의 이행성이 좋지 않기 때문에, 단일요법(monotherapy)으로 사용하지 않습니다. 치료 효과는 생체징후(호흡수, SpO_2, 호흡음 등)로 판단합니다. 치료 종료 지표로 CRP를 굳이 재검사 할 필요 없이, 일반 폐렴이라면 7일간 치료합니다.

이처럼 감염 장기의 진단을 통해, 원인 병원체의 추정, 항생제 선택법, 경과 추적, 치료 기간 등을 결정할 수 있습니다. 감염 장기가 어디인지 파악하는 것은 매우 중요합니다.

POINT 감염 장기를 명확하게 파악하면...

- 원인 병원체를 추정할 수 있다.
- 항생제를 적절히 선택할 수 있다.
- 치료 기간을 결정할 수 있다.
- 적절한 경과 관찰이 가능하다.

감염 장기를 명확하게 파악하기 위해 필요한 것은 무엇일까요? 병력에 기침, 호흡곤란이 있거나 신체소견 상 라음이나 노력호흡, 산소포화도가 저하된다면 폐렴을 의심하여, 흉부 X선 사진으로 폐렴의 유무를 확인하게 됩니다.

두통이나 구토, 의식장애, 경련, 항부경직이나 Kernig 징후가 양성이라면, 수막염을 의심합니다. 즉, 감염 장기를 파악하기 위해 가장 중요한 것은, 결국은 병력과 신체검진 소견입니다.

반면, 감염 장기를 진단하기 어려운 경우도 많습니다. 영유아는 스스로 증상을 호소할 수 없으며 성인처럼 진찰에 협력할 수 없는 경우도 있어, 정확한 소견을 내리기 어렵다는 점도 장기진단을 어렵게 하는 요인입니다. 게다가 적절히 병력을 청취하여, 머리부터 발끝까지 신체소견을 접해도 감염 장기를 특정할 수 없는 경우도 있습니다. 이런 경우는, 병소를 알기 어려운 감염병을 고려해야 합니다. 구체적으로 아래와 같습니다.

환자에 따라, 이상이 나타나기 어려운 경우	신생아, 면역결핍, 호중구 감소 등
장기 특이적 소견의 이상이 나타나기 어려운 경우	카테터 관련 혈류감염병, 간농양·장요근 농양 등의 복강 내 농양, 신우신염, 균혈증, 초기 세균성 수막염, 중이염, 부비동염, 화농성 갑상선염, 뇌농양, 초기 봉와직염, 골수염, 관절염 등

감염된 장기를 파악하는 것이 진단과 치료의 지름길일 수 있으므로, 소아청소년 진료 시 감염이 일어난 장기가 어디 있는지 고민하는 습관을 들이는 것이 좋겠습니다.

2 | 환자의 중증도

처음 발생한 요로감염이고, 비교적 전신 상태가 나쁘지 않고 혈압도 유지되는 환아라면, 3세대 세팔로스포린 치료가 적절하지만, 입퇴원을 반복하는 환아에서의 요로감염이고, 이미 혈압이 떨어진 쇼크 상태라면, ESBL 양성균도 고려하여 카바페넴 투여를 고려할 필요가 있습니다.

객담 그람염색에서 폐렴구균이 보이는 세균성 폐렴과, 뇌척수액 그람염색에서 폐렴구균이 보이는 세균성 수막염도, 항생제 선택 방법이 달라집니다.

전자는 반드시 중증이라고 할 수 없지만, 후자는 중증 질환입니다. 전자는 페니실린 G로 치료할 수 있지만, 후자의 경우 페니실린 G는 부적절합니다. 페니실린 내성 폐렴구균(PRSP: penicillin–resistant *Streptococcus pneumoniae*)를 고려하여 반코마이신(vancomycin)과 세프트리악손(ceftriaxone)을 병용하여 치료를 시작해야 합니다. 폐렴구균으로 인한 중이염이라면, 항생제 사용 없이 자연스러운 호전을 기대하며, 경과를 관찰하는 것도 가능합니다. 이렇듯 환자의 중증도에 따라 선택할 항생제는 달라집니다.

3 | 미생물진단

원인병원체를 확인해야만, 적정 범위의 항생제를 선택할 수 있습니다. 폐렴구균을 의심한다면 페니실린계 항생제나, 경우에 따라서는 3세대 세팔로스포린을 선택합니다. 녹농균이라면, 세프타지딤(ceftazidime)이나 젠타마이신(gentamicin), 피페라실린(piperacillin) 등을 선택합니다. 추후 원인 병원체가 동정되면 결과에 따라, 항생제를 적절하게 조정할 수 있습니다.

원인 병원체를 추정하기 위해서는, 「1. 장기진단」에서 고려한 감염 장기가 중요합니다. 수막염인지, 폐렴인지, 요로감염인지 감염 장기에 따라 원인 병원체도 자연스럽게 정해집니다. 폐렴과 수막염을 감별진단으로 염두하고 있을 때, 가장 흔한 원인 병원체로 폐렴구균을 떠올리지만, 요로감염이라면 폐렴구균은 원인 병원체 리스트에서 제외됩니다. 이와 같이 감염 장기 별로 정해진 원인 병원체 리스트가 있으며, 그람염색을 통해 원인 병원체를 조기에 추정할 수 있는 것입니다.

또한 잘 알려져 있지는 않지만, 원인 병원체에 따라 치료 기간도 달라질 수 있습니다. 녹농균이나 아시네토박터(*Acinetobacter* spp.)로 인한 폐렴이라면 치료 기간은 14일이지만, 그 외의 세균이라면 7일이면 충분합니다.[1] 폐렴구균에 의한 세균성 수막염의 치료 기간은 10~14일이지만, 수막구균은 7일이면 충분합니다.[2] 이처럼 원인 병원체에 따라 치료 기간, 선택할 항생제는 달라집니다.

4 | 환자의 특성

환자의 특성에 따라 항생제 선택이 달라질 수 있습니다. 가령 폐렴을 예로 들면, 환자의 특성에 따라 고려해야 할 원인 병원체가 다르다는 것을 알 수 있습니다.

❶ 건강하게 출생한 2세 남아의 폐렴

❷ RSV 모세기관지염으로, 기관삽관 중에 발병한 3개월 남아에서의 폐렴

❸ 중증 신생아 가사(假死)로, 기관 절개 후 장기 입원 중인 2세 남아에서의 폐렴

❹ 혈액 종양으로 골수이식 후, 2세 여아에서의 폐렴

❶과 같은 2세 남아에게 지역사회 획득 폐렴이 있는 경우, 일반적으로는 바이러스가 원인인 경우가 많으며, 세균 중에는 폐렴구균을 고려해야 합니다. 바이러스를 의심한다면, 항생제를 사용하지 않고 상태를 지켜볼 수 있고, 외래에서 항생제를 처방한다면 아목시실린(amoxicillin), 입원하더라도 암피실린(ampicillin)으로 충분히 치료할 수 있습니다.

❷와 같이 기관삽관 중이라면 양질의 객담을 채취할 수 있는 가능성이 높기 때문에, 그람 염색 결과가 중요합니다. 폐렴구균이나 헤모필루스 인플루엔자균, 모락셀라(*Moraxella* spp.)와 같은 전형적인 폐렴을 일으키는 병원체가 보인다면, 예상되는 추정 원인균을 표적으로 하는 항생제를 선택할 수 있습니다.

❸도 ❷와 마찬가지로 그람 염색 결과가 중요하지만, 과거의 배양결과도 참고할 수 있습니다. 객담 그람 염색으로 확인된 균에다 환자의 중증도를 고려해 과거에 검출된 균이나 녹농균 등의 원내감염 원인 병원체를 고려해 세페핌이나 피페라실린·타조박탐 등을 선택해도 좋습니다. 물론 각 병원의 안티바이오그람(antibiogram)도 참고합니다.

중증도가 그다지 높지 않고, 녹농균 등 원내에서 문제를 일으키기도 하는 그람음성균이 그람염색에서 보이지 않거나, 과거에 검출력이 없다면, 암피실린·설박탐

또는 제3세대 세팔로스포린으로 치료합니다.

❹의 경우, 경험적 치료법을 제외하면, 생명 예후와 직결된 위중한 상태입니다. 녹농균 등 원내에서 문제가 되는 그람음성간균이나 *Aspergillus* spp., 거대세포바이러스, *Pneumocystis jirovecii* 등도 감별 범위에 포함됩니다. 피페라실린·타조박탐 또는 메로페넴, 경우에 따라서는 필요한 검사를 실시한 후, 경험적 항진균제나 간시클로비어(ganciclovir), ST합제(박트림)를 시작하여 결과가 음성으로 나올 경우 중단한다는 전략을 취해야 할 상황도 있습니다.

이렇게 환자 특성에 따라 사용할 항생제가 크게 달라지며, 고려해야 할 원인병원체도 매우 다릅니다. 원인병원체를 생각할 때는, 환자 특성을 이해하는 것이 대단히 중요합니다.

POINT

원인 병원체는 환자 특성에 크게 의존한다.

감염 장기, 중증도, 원인 병원체, 환자 특성 등의 4가지를 고려하는 것이, 소아청소년 감염 환자 진료에서 중요하다고 언급했습니다. 그런데 이들 4가지 항목은, 각각 밀접한 연관성을 가지고 있습니다. 감염 장기를 알면, 원인 병원체를 추정할 수 있고, 원인 병원체를 추정하는데 환자 특성이 중요하며, 중증도를 토대로 추정 원인 병원체를 어디까지 커버할 것인가를 판단해야 합니다. 「감염 장기와 원인 병원체를 명확히 한다」, 「환자 특성이 주요 단서가 된다」, 「중증도에 따라 항생제 선택을 고려한다」. 이런 흐름의 접근 방법을 추천드립니다.

항생제 사용의 4가지 원칙을 철저히 이해하고 파악할 수 있다면, 큰 실수는 없을 것입니다. 이 책을 읽은 여러분은 항상 이 4가지 원칙을 지키며, 소아청소년 감염환자 진료를 보도록 명심해 주십시오. 반드시 환자의 임상적 결과가 호전될 것입니다.

文献

1) Guidelines for the management of adults with hospital-acquired, ventilator-associated, and healthcare-associated pneumonia. Am J Respir Crit Care Med ; 171 : 388-416, 2005

2) Tunkel AR, Hartman BJ, Kaplan SL, et al. Practice guidelines for the management of bacterial meningitis. Clin Infect Dis ; 39 : 1267-1284, 2004

2 | 혈액검사는 필요한가 – 굿바이 CRP

POINT

CRP에도 민감도와 특이도가 존재한다. 사용 가능한 경우와, 불가능한 경우를 이해하자.

일본에서 「굿바이 CRP」라고 하면 극단적인 사람으로 오해받기 쉽지만, 필자의 경험상 일상진료에서 CRP나 백혈구가 유용하게 쓰이는 상황은 사실 그리 많지 않습니다. 「쓸모없다」, 「불필요하다」라는 의미가 아니라, 많은 의사들이 CRP와 백혈구를 유용하게 사용하지 못하고 있다는 뜻입니다. 오히려 검사결과에 휘둘려, 오판을 할 수 있다는 표현이 적절할지 모르겠습니다. 일본 의사들이 CRP와 백혈구에 과도하게 의존하고 있는 이유는 잘 모르겠지만, 검사결과 하나만으로 환자 상태를 판단하는 것은 조심스럽게 해야한다고 생각합니다. 민감도 100%, 특이도 100%를 가진 검사는 없습니다. 이 장에서는 혈액검사, 특히 백혈구와 CRP를 해석하는 방법에 대해 서술하겠습니다.

항생제 사용의 4가지 원칙(☞전항 2쪽)은 소아에서도, 성인에서도 똑같이 중요합니다. 그리고 이 4가지 원칙이 지켜진다면, 큰 실수는 없을 것이라고 말씀드렸습니다. 그러나 이 4가지 원칙이 제대로 지켜지지 않아서, 혈액검사에 좌우되어 잘못된 판단을 하는 사례를 많이 봤습니다.

「CRP가 20이니, 중증 감염이다! 메로페넴을 써야 돼!」
「CRP가 음성이니 세균감염이 아니라, 바이러스 감염이다!」
「이 인후염 소견으로, CRP가 20까지 상승할 리가 없어!」

여러분, 이런 장면에서 짚이는 것이 없습니까? 감염 장기, 중증도, 원인 병원체, 환자 특성에 대한 평가를 하지 않고, 혈액검사 결과만으로 항생제가 정해지는 경우가 많습니다.

물론, 혈액검사가 도움 될 경우는 있습니다. 신기능이나 전해질 확인이 필요한 환자는 있겠지요. AST나 ALT 등이 상승하는 간기능 장애를, 채혈 없이 병력이나 신체소견만으로 알 수는 없으므로, 필자도 물론 채혈을 일상적으로 실시하고 있습니다. 필자가 문제라고 생각하는 것은, 백혈구와 CRP만이 과대평가 혹은, 과소평가되고 있는 예가 많다는 점입니다.

실제 소아청소년 감염환자를 진료하는 데 있어, 백혈구와 CRP가 얼마나 도움이 되는지 안되는지, 하나하나 살펴보도록 하겠습니다. 감염병의 진료 과정에서 중요한 것은, 감염 장기, 원인 병원체, 환자 특성, 중증도 등 4가지였습니다.

1 | 감염 장기를 특정하는데 염증 지표는 얼마나 도움이 되는가?

CRP는 감염 장기를 특정하는 데에는 유용하지 않습니다. 「CRP가 1이라면 중이염?」「20이라면 수막염?」- 그런 논리는 성립되지 않는 것입니다. CRP의 높낮이로 감염 장기를 알 수 있다면, CT도 MRI도 필요하지 않습니다. 수치의 높낮이로 감염 장기를 식별할 수 있을 만한 편리한 혈액검사가 있다면, 정말 좋겠지만…….

혈액검사 결과로 감염 장기를 추정할 수 있는 경우는, 예를 들어 AST, ALT 등의 상승으로 간염이 시사될 때, ALP나 r-GTP의 상승으로 담관염이 시사될 때, CK상승으로 근염이 시사될 때만 추정할 수 있습니다. 실제 혈액검사는, 감염 장기를 추정하는데 큰 도움이 되지 못합니다.

2 | 원인 병원체 특정에 염증 지표는 유효한가?

일상진료에서 CRP와 백혈구를 논할 때 가장 논란이 되는 것은, 원인 병원체에 대한 추정일 것입니다. 감염병인가 비감염병인가, 감염병이라면 세균성인가 바이러스성인가. 이것을 구별하는데 백혈구나 CRP는 도움이 될까요?

정답은, 유용하다고 하면 유용할 수도 있고, 도움이 안 된다고 하면 별 도움이 되지 않는다는 의미일 것입니다. 그 이유를 설명하겠습니다.

첫 번째, 한 신생아학 분야 연구를 소개합니다.[1] 생후 3일 이내 신생아의 CRP를 3일 동안 매일 측정, 1 mg/dL를 기준으로 패혈증의 민감도, 특이도, 양성예측도, 음성예측도를 검토한 논문입니다. 이 연구에서는 CRP를 3일간 연속적으로 측정하여, CRP가 하루에 1 mg/dL를 초과했을 때의 민감도는 88.9%, 특이도는 70.5%라는 결과였습니다. 첫날에만 CRP를 보면, 민감도는 35.0%, 특이도는 90.0%였습니다.

이 결과에서 일회성으로 측정된 CRP가 음성이더라도, 패혈증을 배제하기에는 민감도가 불충분하다고 판단됩니다. 다만 3일 동안 매일 CRP를 측정하여, 1 mg/dL가 넘지 않으면, 패혈증을 어느 정도 배제할 수 있습니다. 그럼에도 불구하고 민감도는 88.9%이므로 CRP만으로 배제하려고 하면 10명 중 1명은 놓치게 됩니다. 실제로 임상에 활용한다면, 「출생 직후 신생아에게 경험적으로 항생제를 시작하여, CRP가 3일 동안 1 mg/dL를 넘지 않으면, 항생제를 중단한다」는 기준이 될 수 있지만, 출생 직후에 혈액배양을 시행해 두면, 72시간 후의 혈액배양 음성에 따라 항생제를 중단할 수 있으며, 민감도를 고려하면 CRP가 음성으로 나온 것만으로 항생제를 중단하는 것은 실패위험을 감수해야 합니다. 따라서, 임상현장에서는 그다지 추가적인 의미는 없을 것입니다. CRP가 1을 초과하더라도 세균 감염병으로 rule in(용인)하기에는 어렵고, CRP 음성이더라도 세균 감염병을 어느 정도 rule out(배제)하려면, 3일 정도 필요하기 때문에 전적으로 CRP에 의존하기는 어렵습니다. 그렇다면, CRP가 세균감염과 바이러스 감염을 구분하는데 도움이 될 수 있는 예를 검증해 보겠습니다. CRP를 유효하게 사용하기 위한 「예외」 사항 중 하나입니다. 처음 소개할 것은, 생후 1~36개월 사이의 소아를 대상으로 한 연구입니다(**표 1-1**의 ①).

①의 연구[2)]에서는, 중증세균감염(SBI: serious bacterial infection)을 균혈증, 수막염, 요로감염, 폐렴, 화농성 관절염, 골수염으로 정의한 경우, CRP>7 mg/dL에서 최대의 민감도, 특이도(민감도 79%, 특이도 91%)를 나타내, CRP<5 mg/dL에서 우도비(likelihood ratio) 0.087로 SBI를 rule out(배제) 할 수 있는 것으로 보고, CRP의 유효성을 주장하고 있습니다. 다만, 이 연구는 1~36개월 아이를 대상으로 한 연구이며, 신체검진 상 원인이 불명한 경우로 한정되어 있습니다. 상기도 증상이 있거나, 신체검진에서 명백히 폐렴이 의심되거나, 중이염이나 인후염이 있는 경우는 제외되었습니다.

또한 항생제가 선행투여된 경우도 배제되었습니다(아마도 혈액배양의 양성 가능성이 어렵기 때문이라고 생각됩니다). 소위, ‘fever without source’ 소아에서만 조사된 것입니다.

②의 논문[3)]에서는 fever without source의 3~36개월 소아에서 CRP 컷오프를 4.4mg/dL로 하면 민감도 63%, 특이도 81%인 것으로 보고되어 있습니다. 민감도, 특이도 모두 생각만큼 높지는 않습니다.

그렇다면 백혈구(WBC)의 민감도, 특이도는 어떻게 되었을까요? 백혈구, 호중구 수의 컷오프를 10,000~15,000으로 설정하더라도 민감도, 특이도 모두 70~80% 정도입니다(**표 1-2**).

2011년에 CRP와 프로칼시토닌(PCT)의 세균 감염병에 대한 민감도, 특이도를 조사한 메타분석 연구가 발표되었는데, 여기에서도 민감도, 특이도는 썩 좋지 않습니다(**그림 1-1**).[6)] 이 논문은 14개의 전향적 연구를 대상으로 하고, 대상 질환의 상당수는 균혈증, 폐렴, UTI, 수막염 등의 세균 감염병입니다. 특이도가 가장 높아

표 1-1 | 소아 세균 감염병의 CRP 민감도와 특이도

검사목적	컷오프 수치	민감도	특이도
① FWS의 1~36개월 유아의 균혈증, 수막염, 요로감염, 폐렴, 세균성 수막염, 골수염[2]	CRP 7 mg/dL	79%	91%
② FWS의 3~36개월 소아의 균혈증 요로감염, 폐렴[3]	CRP 4.4 mg/dL	63%	81%

FWS : fever without source

표 1-2 | Hib백신 도입 후 소아폐렴구균 균혈증에서의 백혈구 민감도와 특이도

연구	컷오프 수치	민감도	특이도
① Lee GM, et al. Arch Pediatr Adolesc Med ; 152 : 624-628, 1998[4]	WBC 15,000/μL	86%	77%
② Kuppermann N, et al. Ann Emerg Med ; 31:679-687, 1998[5]	WBC 15,000/μL	80%	69%
	ANC 10,000/μL	76%	78%
③ Isaacman DJ, et al. Arch Pediatr Adolesc Med ; 156 : 905-909, 2002[3]	ANC 10,600/μL	69%	79%
	WBC 17,100/μL	69%	80%

지는 것은 CRP 8.0 mg/dL, PCT 2.0 ng/mL를 컷오프한 경우로, 민감도 40~50%, 특이도 90%이며, 가장 높은 민감도는 CRP 2.0 mg/dL, PCT 0.5 ng/mL를 컷오프한 경우로, 민감도 80%, 특이도 70%였습니다.

예를 들면, CRP 2.0 mg/dL를 컷오프하면 검사 후 확률은 어떻게 달라질까요(**표 1-3**). 검사 전 세균 감염병이 있을 사전확률이 20% 정도였다고 가정합니다.

세균감염이 강하게 의심되지 않을 경우, CRP가 2.0 mg/dL 미만이라면 세균감염의 가능성은 6.7%까지 낮아지기 때문에, 나름 배제진단에 도움이 될 수 있습니다.

반면, 세균감염이 강하게 의심될 경우(검사 전 확률이 80%), CRP가 2.0 mg/dL 이상이라면, 세균감염 가능성의 검사 후 확률은 91.3%까지 올라가므로 세균감염의 rule in이 어느 정도 가능합니다. 그러나 검사 전 확률이 50%일 때나, 검사 전 확률이 낮음에도 CRP 수치가 높았을 경우, 반대로 검사 전 확률이 높은데 CRP가 낮은 수치였을 경우, 그 후의 관리를 변경할 수 있을까요? 이것은 「CRP 결과가 검사 전의 예상했던 바와 동일하다면 매우 유용하지만, 예상과 어긋났을 경우 효용성이 떨어진다」는 것을 의미하는 것입니다.

중요한 것은 검사 전 사전확률이며, 병력과 신체소견으로 세균성 감염이 얼마나 의심이 되는가, 입니다.

「CRP가 높으면 세균 감염을 시사하며, 철저히 검사해야 한다」는 전략이 성립될 것 같습니다. 즉 「소변배양, 객담 그람염색, 혈액배양 2세트, 요추 천자 등이 필요」

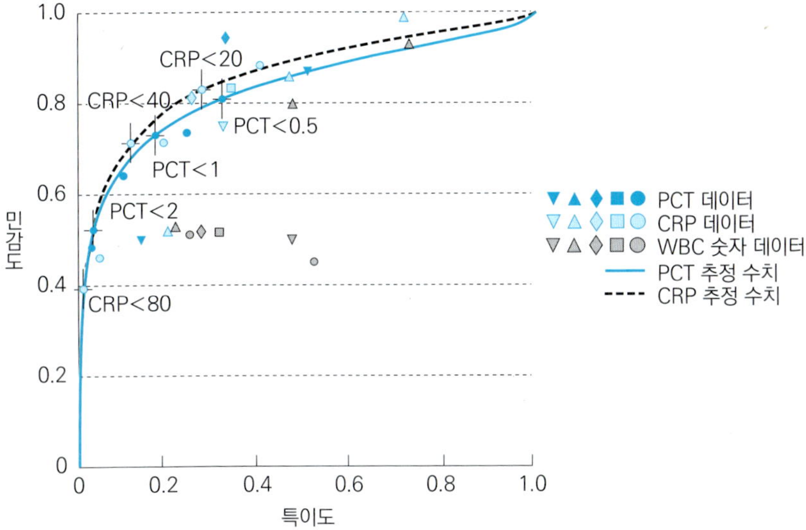

그림 1-1 | **세균 감염병에 대한 민감도와 특이도의 메타 분석**[6)]

표 1-3 | CRP 2.0 mg/dL을 컷오프한 경우의 검사 후 확률

검사 전 확률	검사 후 확률	
	CRP≧22.0의 경우	CRP<2.0의 경우
20%	40%	6.7%
50%	72.7%	22.2%
80%	91.3%	53.3%

할 수 있습니다. 이는 소아의 세균 감염을 평가하기 어렵기 때문에, CRP 진단을 위한 「보조적 수단」으로 이용할 수 있다는 의미입니다. 절대적인 것은 아닙니다. CRP가 음성이더라도, 세균 감염병을 부인해서는 안됩니다.

「CRP가 낮다=안전하다」「CRP가 낮다=바이러스 감염병」이라는 편견은 빨리 버리도록 합시다. 간과하거나 누락시킬 수 있으므로, 매우 위험합니다. 백혈구, CRP 및 프로칼시토닌의 민감도와 특이도는 기껏해야 70~80%라는 것을 이해해두도록 합니다.

POINT 신생아에서 CRP 활용법

3일 동안 CRP가 음성이라면, 세균 감염병을 부정할 수 있는 가능성이 높다.
그러나 특이도가 낮아, rule in은 어렵다.

POINT 소아에게 WBC, CRP 활용법

WBC, CRP 높으면 세균 감염의 가능성은 높아지고, 낮으면 세균 감염의 가능성은 낮아진다. 단, 절대적인 지표가 아님을 유의하며, 검사 전 확률을 어느 정도 추정하느냐가 중요하다는 것을 잊지 않는다. CRP가 음성이라고 하여, 세균감염을 부정해서는 안 된다!

3 | 중증도 판정에 염증 지표는 유효한가?

「중증도 판정」에도 CRP나 백혈구가 사용되고 있습니다. 「CRP가 20, 30이면 높은 수치인데 중증 아닐까…」, 불안해지는 심정은 이해할 수 있습니다. 반대로 CRP가 1 미만이면 경증이나 바이러스 감염으로 판단하여, 항생제를 투여하지 않는 경우도 더러 있는데 이런 판단은 과연 옳은 것일까요? 염증 지표가 예후를 판정하는 예측치로써 얼마나 유용한지에 대해 연구한 흥미로운 보고가 있습니다.

2009년 Carrol등에 의한 연구[7)]로, 각종 염증 지표가 SBI 조기진단의 지표가 되는지, 혹은 사망률과 상관관계가 있는가를 조사한 스터디입니다. 아프리카 말라위에서 수막염증상(경부강직, 대천문 팽창, 발열과 경련 3가지 중 하나 이상) 혹은, 폐렴 증상(12개월 미만은 50/분 빈호흡)이 있는 환아 377명이 대상입니다. 377명 중 사망 환아가 83명이나 된다는, 일본에서는 믿을 수 없는 결과입니다. 자세한 내용을 보면, SBI가 있을 때 68명(24%) 사망, SBI가 없으면 15명(15%) 사망이라는 결과로, SBI가 있으면 당연히 치명률이 높아집니다.

SBI의 유무로 염증 지표 수치를 비교한 결과, SBI 있음으로 판정된 그룹이, 유의하게 CRP와 프로칼시토닌의 수치가 높고, CRP와 프로칼시토닌이 높은 수치라면 SBI 가능성이 더 높다는 것은, 앞서 언급했던 결과와 일치합니다. 그러나 이 논문에서는, 생존그룹와 사망그룹 두 집단에서 CRP와 프로칼시토닌 수치를 비교한 결과, 이 두 집단 간에 명확한 차이는 나타나지 않았습니다. 이 연구로, CRP와 프로칼시토닌이 높을 경우 세균 감염과의 상관관계가 강하다는 것을 알 수 있지만, CRP나 프로칼시토닌이 높을수록 사망률이 높아지는 것은 아닙니다.

때로는 「CRP가 20이므로, 중증이다. 따라서 메로페넴!」이라는 상황이 종종 있지만, 기억해야 할 것은 CRP가 높다고 하여 「중증」은 아니라는 것입니다. 소아에서 중증도를 예견한 연구는 적지만, 성인 영역에서 유명한 폐렴의 PORT study[8], CURB65[9]에도 CRP는 큰 역할을 하지 않았습니다. 수막염, 중이염, 인후염, 신우신염, 골수염, 감염성 심내막염에서도, 관절염에서도, 염증 반응 숫자와 중증도 사이에는 명확한 상관관계가 없는 것입니다.

4 | 경과를 평가하기 위해 염증 지표가 유용한가

경과를 관찰하기 위한 지표로써 CRP가 사용되고 있습니다. CRP를 추적조사 마커(follow-up marker)로 사용하는 것을 썩 추천할 수는 없지만, CRP가 경과 관찰의 지표로서 유효하다는 연구보고도 있습니다.

체중이 1,500g 이상이고 중심정맥 카테터가 없고, 인공호흡 관리를 하지 않는 176명의 신생아를 대상으로 한 전향적 연구입니다.[10] 첫 번째 항생제 투여 후 24~48시간 후에 CRP를 측정하여, 1 mg/dL 미만이라면 세균 감염병이 부정적이므로 항생제를 중단하고(그룹 1), CRP가 10 mg/dL 이상이라면 CRP가 1.0 mg/dL 미만으로 떨어질 때까지 항생제를 투여한 집단(그룹 2a)과, 5일 동안 투여된 집단(그룹 2b)으로 무작위로 배정합니다. 1그룹과 2a그룹의 CRP를 지표로, 항생제 투여를 중단하기로 결정한 122명의 신생아에서 치료에 실패한 것은 1개 사례뿐이라는 놀라운 결과였습니다. 그러나 이 논문을 잘 읽으면, 176명 중 혈액배양이 양성으로 나와 진정한 세균 감염병이었던 증례는 8개 뿐입니다. CRP를 지표로 삼았던 그룹 1과 그룹 2a로 한정하면 단 2명... 122명 중 2명만 혈액배양 양성입니다. 즉 이 스터디에서는 진정한 세균 감염병의 증례 수가 매우 적기 때문에, 이 연구결과를 바탕으로 CRP를 지표 삼아 항생제를 중단해도 된다고 할 수는 없습니다.

한편 성인 영역에서는, CRP나 프로칼시토닌을 지표로 하여 치료 기간을 단축할 수 있다는 가능성이 제시되었습니다.[12] 실제로 치료가 「잘 진행되고 있을」 때는, CRP도 점진적으로 내려가는 경우가 많은데, CRP의 등락만 지나치게 강조되는 것에 대해 필자는 우려를 느낍니다.

예를 들면, 기저 질환이 없는 2세 소아가 폐렴으로 입원해 있다고 합니다. 암피실린 정맥주사로 치료되어, 신속하게 해열되고 경구 섭취도 원상태로 회복되었습니다. 「퇴원 전에 채혈하고, CRP가 음성화된다면 퇴원합시다.」

요로감염으로 입원한 8개월의 여아. 세프트리악손으로 치료를 시작하여, 빠르게 해열되고 전신 상태도 호전. 입원 2일 후에 소변배양 결과가 판명되어, 아목시실린에 감수성인 대장균이 검출되었습니다. 아목시실린 경구약제로 변경하여 퇴원할 수도 있었으나, 「채혈 후 CRP가 내려가면 경구약으로 변경합시다.」

감염병의 진단명이 바르고, 충분한 항생제 투여량으로 치료하여 진찰 상 환아의 상태가 현저히 호전되고 있는데, 왜 채혈을 하는 걸까요? 폐렴으로 입원하고 있다면, 호흡수나 SpO_2, 함몰 호흡의 호전 등으로 치료가 순조롭다는 것은 진찰로 확인할 수 있습니다. 요로감염에서도 해열이 가능하고, 전신 상태가 호전되고 있다면 치료가 순조롭다는 것을 알 수 있습니다. 또 요로감염 치료 경과가 순조로운지 확인하고 싶다면, 소변 그람염색을 확인하여, 균이 소실되는 것을 확인하는 편이 질환에 특이적인 지표로 보다 유효합니다.

CRP는 단순한 'inflammation(염증)'의 지표지, 결코 'infection(감염)'과는 상관없습니다. 항생제가 해주는 것은 「세균을 죽이는」 것 뿐이며, 염증을 진정시키는 작용은 없습니다. 예를 들면, 폐렴구균에 의한 세균성 수막염에서, 치료 시작 후 신속하게 폐렴구균이 음성화되고 있는데도, 며칠간 고열이 지속되어 염증반응이 저하되지 않는 것은 결코 드물지 않습니다. 균이 죽더라도 염증이 남는 것은, 결코 드물지 않는 것입니다.

경과를 관찰하기 위한 지표로서 적합한 것은, 「감염 장기 관련 임상지표」입니다. 폐렴이라면 호흡수, 객담 양, SpO_2, 청진 소견, 혈액 가스 데이터 등이 적절한 지표이며, 요로감염이라면 소변검사 결과, 균혈증이라면 혈액배양의 음성화를 확인하는 것이 중요합니다. 열이나 CRP, WBC는 전신 지표이므로, 「비특이적」이며 감염병의 경과를 관찰하기 위한 지표로 적합하지 않습니다.

하지만 세상에는 예외가 있기 마련이며, CRP가 지표로서 유용한 예외가 하나 있습니다. 바로 골수염과 관절염입니다.[13~15] 골수염이나 관절염에서 CRP가 마커가 되는 큰 이유는, 「경과를 따라가는데 알기 어렵기 때문」입니다. 확실히 골수염이 호전되었는지 악화되었는지 신체소견으로는 알기 어렵습니다. 또 반복적 영상검사로 추적조사하는 것도 현실적이지 않습니다. 그래서 CRP를 파라미터의 하나로 이용합니다. 다만 이 경우도, 「CRP가 올라갔다 내려갔다」하는 것으로 일희일비해서는 안됩니다. 환아의 전신 상태의 호전, 국소소견의 호전, 그리고 CRP도 호전경향, 모든 지표들이 같은 방향을 향하고 있어야만, CRP에 의미가 있습니다.

CRP나 백혈구는 결코 무의미한 검사가 아닙니다. 나름 유용하게 활용할 수 있습니다. 하지만, CRP나 백혈구만이 중시되어, 더 중요한 「환아를 진찰하는 것」, 「미생물진단·장기를 진단하는 것」이 잘 이뤄지지 않고 있다는 것이 문제입니다.

마지막으로, 프로칼시토닌에 대해 살펴보겠습니다. 감염병 진단에서 CRP보다 특이적이고, 치료 종료의 기준이 되기도 하는 염증 지표입니다. 사실, 민감도도 특이도도 뭔가 아쉬움이 있었습니다. **그림 1-1**을 보면 일목요연하지만, 프로칼시토닌은 CRP보다 민감도, 특이도 모두 뒤떨어집니다(ROC곡선에서 CRP 쪽이 좌상방에 있습니다).

프로칼시토닌의 민감도가 높다고 보고한 논문도 개별적으로 살펴봅시다. Gaietto-Lacour 등은, 36개월까지의 소아 99명에서 SBI를 균혈증, 폐렴, UTI, 세균성 수막염·심부농양으로 정의하고, 프로칼르시토닌이 0.5 ng/mL 이상을 나타냈을 경우, SBI 진단을 위한 민감도가 93%, 특이도는 74%였다고 보고했습니다.[16)]

한편, Andreola 등의 연구는 특이도가 높다고 보고했습니다. 36개월까지의 소아 408명에서 SBI를 균혈증, 폐렴, UTI, 세균성 수막염, 골수염, 관절염으로 정의했을 경우의 민감도, 특이도를 다음과 같이 보고했습니다.[17)]

프로칼시토닌 > 0.5 ng/mL에서 민감도 73.4%, 특이도 76.4%
프로칼시토닌 > 1.0 ng/mL에서 민감도 63.8%, 특이도 89.8%
프로칼시토닌 > 2.0 ng/mL에서 민감도 47.9%, 특이도 96.5%

프로칼시토닌 수치 나름이지만, 0.5 ng/mL를 컷오프로 해도 민감도는 70~90% 정도입니다. 물론 프로칼시토닌 수치가 높아질수록 특이도가 높아지지만, 이들 데이터는 CRP와 크게 다르지 않습니다. 프로칼시토닌이 우수한 곳이 있다면, 높은 수치일 때의 특이도와 CRP보다 일찍 상승하는 것 정도입니다(프로칼시토닌은 조직 장애가 일어난 지 4~6시간 후에 상승하며, 12시간 후에는 최고조에 이르는 것으로 알려져 있지만, CRP가 상승하기 시작한 것은 조직 장애가 일어나고 약 12시간 후이며, 피크에 도달하는 시간은 20~72시간 후입니다). 프로칼시토닌도 나름 세균 감염병 진단에 유용하지만, 그 민감도와 특이도를 충분히 이해하고, 결과를 해석해야 합니다.

혈액검사만을 중시하지 마십시오. 도움은 되지만, 진단이나 치료에 큰 영향을 미칠 만한 힘은 없습니다. 병력, 신체소견을 철저하게 살피는 것이 보다 중요합니다.

文献

1) Benitz WE, Han MY, Madan A, et al. Serial serum C-reactive protein levels in the diagnosis of neonatal infection. Pediatrics ; 102 : E41, 1998

2) Pulliam PN, Attia MW, Cronan KM. C-reactive protein in febrile children 1 to 36 months of age

with clinically undetectable serious bacterial infection. Pediatrics ; 108 : 1275-1279, 2001

3) Isaacman DJ, Burke BL. Utility of the serum C-reactive protein for detection of occult bacterial infection in children. Arch Pediatr Adolesc Med ; 156 : 905-909, 2002

4) Lee GM, Harper MB. Risk of bacteremia for febrile young children in the post-Haemophilus influenzae type b era. Arch Pediatr Adolesc Med ; 152 : 624-628, 1998

5) Kuppermann N, Fleisher GR, Jaffe DM. Predictors of occult pneumococcal bacteremia in young febrile children. Ann Emerg Med ; 31 : 679-687, 1998

6) Van den Bruel A, Thompson MJ, Haj-Hassan T, et al. Diagnostic value of laboratory tests in identifying serious infections in febrile children : systematic review. BMJ ; 342 : d3082, 2011

7) Carrol ED, Mankhambo LA, Jeffers G, et al. The diagnostic and prognostic accuracy of five markers of serious bacterial infection in Malawian children with signs of severe infection. PLoS One ; 4 : e6621, 2009

8) Fine MJ, Auble TE, Yealy DM, et al. A prediction rule to identify low-risk patients with community-acquired pneumonia. The New E J M ; 336 : 243-250, 1997

9) Lim WS, van der Eerden MM, Laing R, et al. Defining community acquired pneumonia severity on presentation to hospital : an international derivation and validation study. Thorax ; 58 : 377-382, 2003

10) Ehl S, Gering B, Bartmann P, et al. C-reactive protein is a useful marker for guiding duration of antibiotic therapy in suspected neonatal bacterial infection. Pediatrics ; 99 : 216-221, 1997

11) Lisboa T, Seligman R, Diaz E, et al. C-reactive protein correlates with bacterial load and appropriate antibiotic therapy in suspected ventilator-associated pneumonia. Critical care medicine ; 36 : 166-171, 2008

12) Bruns AH, Oosterheert JJ, Hak E, et al. Usefulness of consecutive C-reactive protein measurements in follow-up of severe community-acquired pneumonia. The European respiratory journal : official journal of the European Society for Clinical Respiratory Physiology ; 32 : 726-732, 2008

13) Unkila-Kallio L, Kallio MJ, Eskola J, et al. Serum C-reactive protein, erythrocyte sedimentation rate, and white blood cell count in acute hematogenous osteomyelitis of children. Pediatrics ; 93 : 59-62, 1994

14) Roine I, Faingezicht I, Arguedas A, et al. Serial serum C-reactive protein to monitor recovery from acute hematogenous osteomyelitis in children. The Pediatric infectious disease journal ; 14 : 40-44, 1995

15) Paakkonen M, Kallio MJ, Kallio PE, et al. Sensitivity of erythrocyte sedimentation rate and C-reactive protein in childhood bone and joint infections. Clin Orthop Relat Res ; 468 : 861-866, 2010

16) Galetto-Lacour A, Zamora SA, Gervaix A. Bedside procalcitonin and C-reactive protein tests in children with fever without localizing signs of infection seen in a referral center. Pediatrics ; 112 : 1054-1060, 2003

17) Andreola B, Bressan S, Callegaro S, et al. Procalcitonin and C-reactive protein as diagnostic markers of severe bacterial infections in febrile infants and children in the emergency department. Pediatr Infect Dis J ; 26 : 672-677, 2007

3 | 혈액배양의 중요성

POINT 혈액배양이 중요한 이유를 이해하자

- 균의 이름과 감수성 결과를 이해하게 되면…….
  - de-escalation(항생제 단계적 축소)이 가능하다.
  - 치료가 잘 되지 않을 때, 다음 대책을 강구할 수 있다.
  - 적절한 치료 기간을 설정할 수 있다.
  - 부작용이 출현해도, 적절히 대응할 수 있다.
- 배양 결과가 감염 장기를 가르쳐 준다.
- 혈액배양 「음성」에도 큰 의미가 있다.

감염병을 관리하기 위해 장기진단과 미생물진단이 중요하다는 것은, 여러 번 강조했습니다. 두말할 것도 없이, 미생물을 진단하기 위해 배양검사는 필수입니다. 혈액배양, 뇌척수액배양, 객담배양, 소변배양, 대변배양 등 감염 장기가 특정되어 적절하게 채취된 검체는 모두 중요하지만, 특히 중요한 것은 혈액배양입니다.

혈액배양 이외의 배양은 모두 감염의 포커스로 여겨지는 부위에서의 배양입니다. 즉, 어느정도 장기진단이 내려졌다고도 할 수 있습니다. 그러나 혈액배양은, 감염의 포커스 추정이 가능할 때나 그렇지 않을 때도 매우 유용합니다.

1 | 혈액배양의 장점 1: 병원체를 확인할 수 있다

혈액배양이 양성으로 나오면, 원인 병원체가 명확해지고 감수성이 판명됩니다. 이 「원인 병원체가 명확하다」의 장점은 환아의 상태가 나쁠수록, 치료 기간이 길어질수록 더욱 커집니다.

예를 들면 생체 간이식 수술을 받고 ICU에 입원한 환아에서, 발열과 혈압 저하가 나타날 경우, 경험적으로 피페라실린·타조박탐이나 혹은 메로페넴을 선택해야 할 상황인데, 이 환아의 혈액배양을 시행하지 않고 메로페넴을 시작한 경우와 시작하지 않은 경우에서, 이후 관리에 큰 차이가 있습니다. 혈액배양을 시행하지 않으면, 설령 환자 상태가 호전된다고 해도 de-escalation은 불가능합니다(de-escalation에 대해서는 후술).

또한 환자 상태가 악화되어 갈 경우, 애초에 메로페넴에 내성인 내성균이 원인 병원체인지, 원인 병원체가 MRSA 등으로 항균 범위가 어긋난 것인지, 혹은 감수성은 있지만 농양 등이 생겨 배농이 필요한 상태인지, 균에 압도되어 호전되지 않는 것인지 판단할 수 없습니다.

반대로, 원인 병원체가 명확히 밝혀지면 de-escalation이 가능합니다. 그리고 치료가 제대로 진척되지 않을 때도, 다른 방법을 고려할 수 있습니다. 예를 들어 원인 병원체가 MRSA일 때 반코마이신으로 치료하여 환자 상태가 호전되지 않을 때는, 혈중 농도를 높이거나 젠타마이신 혹은 리팜피신과 병용할 수 있으며, 배농이나 카테터 등의 이물질을 제거할 필요성도 검토할 수 있습니다.

원인 병원체에 따라 치료 기간도 다릅니다. 폐렴의 치료 기간은 대부분 1주일 정도지만, 녹농균과 아시네토박터 폐렴은 2주 이상의 치료가 필요합니다.[1)] 세균성 수막염의 치료 기간도 원인균에 따라 다릅니다. 헤모필루스 인플루엔자균은 7~10일, 폐렴구균은 10~14일, 리스테리아는 최소 21일간의 치료가 필요합니다.[2)]

원인 병원체가 명확하면, 부작용이 발생했을 때도 대응할 수 있습니다. 원인 병원체가 불명인 채 메로페넴으로 치료하면, 비록 호전되더라도 중증의 약진이 출현할 경우 항생제를 변경해야 하지만 무엇으로 변경해야 할지 판단하기가 쉽지 않습니다. 원인 병원체가 판명된 상태라면 메로페넴에서 세팔로스포린으로 변경하거나, 아미노글리코시드로 변경하는 등의 대응이 가능합니다.

또 필요하다면 약물 부작용에 대응해서 항생제 치료를 변경할 수 있습니다. 리스테리아에 기인한 수막염을 페니실린으로 치료하는 중에 부작용이 나타나면, 2차 약제인 트리메토프림·설파메톡사졸 복합제로 변경할 수 있습니다. 그러나, 원인 병원체가 불명한 수막염에서 심각한 부작용이 출현했을 경우, 조기에 치료를 중단하여 나중에 수막염이 재발되는 최악의 결과가 될 수도 있습니다.

PCR, 항원·항체가에 의한 진단으로도 미생물 진단은 가능하지만, 배양검사는 더 나아가 항생제의 감수성을 알려 줍니다. 예를 들어 뇌척수액으로는 라텍스 응집검사를 통해 폐렴구균·B군 연쇄상구균, 헤모필루스 인플루엔자균, 수막구균(meningococcus) 등을 신속히 검사할 수 있지만, 양성으로 판정되더라도 감수성 결과는 알려주지 않습니다.

원인 병원체를 명확하게 밝혀냄에 따라, 환아가 누릴 장점은 매우 많습니다.

2 | 혈액배양의 장점 2: 감염 장기를 알 수 있다

병력과 신체소견으로 감염 장기를 추정하거나 진단하는 경우가 많습니다. 하지만 소아는 자신의 호소가 부정확한 경우가 많고, 병력에 대해서는 보호자에게 의존하는 부분이 큽니다. 또 신체소견으로도 이상소견이 현재화되기 어렵다는 점에서, 병력청취와 신체검진을 수행하더라도 감염 장기를 알기 어려운 경우가 있습니다. 영상검사에 의존하고 싶지만, CT는 방사선 문제가 우려되고 MRI는 진정이 필요하므로, 영상검사도 쉽게 결정할 수 없습니다.

그러나 혈액배양이 감염 장기를 알려주는 경우가 있습니다. 혈액배양에서 연쇄상구균베타-용혈성 그룹 A 연쇄구균이나 헤모필루스 인플루엔자균이 2세트 양성인 1세 여아의 경우, 검출된 균이 두경부에 상재하는 경우가 많기 때문에 두경부 조영 CT를 촬영하여 경막외 농양으로 진단할 수 있었습니다. 혈액배양에서 엔테로박터가 검출된 8세 남아의 경우, 감염원이 복강 내에 있을 것으로 상정하여, 복부 조영 CT로 AFBN(급성국소성 세균성 신염: acute focal bacterial nephritis)으로 진단되었습니다. 발열과 경련으로 뇌염이 의심되어 ICU에 입원한 12세 남아의 경우, 혈액배양에서 황색포도상구균이 검출되어, 뇌염이 아닌 감염성 심내막염과 뇌농양 합병으로 진단할 수 있었습니다.

이와 같이 혈액배양 결과가 올바른 진단으로 이끌어주는 것을 종종 경험합니다. 그리고 역설적이지만, 혈액배양 음성 역시 큰 의미가 있습니다. 항생제 시작 전에 시행된 혈액배양이 음성이라면, 「균혈증이 없다」는 것을 증명합니다. 실제 임상현장에서 필자도 「2세트의 혈액배양을 시행하고, 48시간 후 음성일 때 항생제를 중단한다」라는 치료 원칙을 자주 적용합니다.

최근에 항생제를 사용한 병력이 있을 경우, 혈액배양이 음성일 경우에도 응용할 수 있습니다. 외래에서 제3세대 세팔로스포린이 처방되어, 상태가 악화되어 입원하는 경우도 더러 있는데, 이런 경우 혈액배양이나 소변배양이 음성이라면, 혹시 세균 감염병이 있다면, 「적어도 제3세대 세팔로스포린으로 치료 가능한 세균에 의한 감염병」으로 판단할 수도 있습니다.

그 중요성을 알고 있음에도 불구하고, 혈액배양을 비롯한 미생물을 진단하기 위한 배양검사가 아직 적다는 것이 현실입니다. 특히 그 점은 외래진료에서 더욱 현저합니다.

어쨌든 예방차원에서, 또는 다소 걱정되기 때문이라는 이유로 처방된 경구용 항생제로 인해, 최종적인 진단도 나오지 않은 채 3차병원으로 이송되는 환아가 결코 적지 않습니다. 항생제를 처방하기 전에, 반드시 혈액배양을 비롯한 배양검사를 시행하도록 유의하십시오. 제대로 된 배양 검사를 할 수 있는 기회는 「항생제를 처방하기 전」뿐입니다.

文献
1) Guidelines for the management of adults with hospital-acquired, ventilator-associated, and healthcare-associated pneumonia. Am J Respir Crit Care Med ; 171 : 388-416, 2005
2) Tunkel AR, Hartman BJ, Kaplan SL, et al. Practice guidelines for the management of bacterial meningitis. Clin Infect Dis ; 39 : 1267-1284, 2004

4 | 혈액배양을 제대로 다루는 법

POINT

- 소아는 원칙적으로 혐기병이 불필요하다.
- 소아용 호기병에 넣는 혈액량은 원칙적으로 「3~4 mL」이다.
- 세트 수보다 혈액량이 더 중요하다.
- 현시점에서, 소독은 포비돈요오드와 알코올 병용이 바람직하다.

혈액배양의 중요성에 대해 언급했으므로, 실제 다루는 방법에 대해 알아보겠습니다. 혈액배양의 표준 절차는 다음과 같지만, 세 가지의 고려할 점이 있습니다. 채혈량, 세트 수, 소독방법입니다. 여기에서는 소아에게 적절한 혈액배양 절차에 대해 살펴보겠습니다.

1 | 혈액배양 채혈량

채혈량이 많을수록, 혈액배양 양성률이 높아지는 것은 여러 연구로도 증명됩니다.[1,2] 이론적으로도 납득할 수 있는 결과입니다.

아울러 2세트가 바람직하다는 점도, 쉽게 이해할 수 있을 것으로 생각합니다. 예를 들면, 구강 내 상재균인 Streptococcus m/7/eri 그룹이 1세트만 시행된 혈액배양에서 양성이 나오더라도 오염균(contamination)인지, 진짜 혈류감염병이 맞는지 판단하기 쉽지 않지만, 복수 세트가 양성이라면 오염균을 의심하지 않고 진짜 원인 병원균으로 진단할 수 있는 가능성이 높아집니다.

또 「혈액배양을 어디에서 채혈할까」도 중요합니다. 소아는 주사 루트 확보 시에 채혈하는 경우가 많은데, 정맥 루트 확보 시에 시행한 혈액배양과 혈액배양을 위해 따로 정맥을 천자하여 시행한 혈액배양은 오염균 비율에 유의한 차이가 있습니다(9.1% vs 2.8%).[3]

이상에서 볼 때, 「정맥라인 확보 시와는 별도로, 두 곳의 혈액배양을 시행하는 것이 이상적」입니다.

그러나 이것이 과연 현실적일까요? 응급외래나 일반외래에서 어떤 감염병이 의심되어 혈액배양을 시행하려면, 정맥라인을 확보할 때, 그리고 2세트의 혈액배양을 시행할 때, 도합 세 번이나 바늘을 찔러야 합니다. 그 중에는 채혈이나 정맥선 확보가 상당히 어려운 아이도 있습니다. 이론적으로는 옳지만, 실제 치료 포인트로서 결코 만만한 과정이 아닙니다.

우선 소아감염병 교과서[4]에는, 세트 수는 기본 1세트이며, 감염성 심내막염이나 카테터 관련 혈류감염병 대한 진단에서만 2곳에서 채혈해야 한다고 나와 있습니다.

그 이유는,

> 이유 1: 소아의 경우, 혈액 중에 균 농도가 높은 것으로 「알려져 있다」
> 이유 2: 소아에서는 채혈 그 자체가 어렵다

따라서 2세트의 혈액배양이 이상적이지만, 현실적으로는 1세트만으로도 어쩔 수 없는 것인지도 모릅니다.

채혈량의 경우, 위의 이유 1과 같이 소아는 성인에 비해 혈중 세균농도가 높기 때문에 채혈량이 적어도 괜찮다는 지적은 이전부터 있었습니다.

그러나 일부 논문에서, 소아도 혈중 균의 농도가 높지 않을 가능성이 지적되고 있으며[5~7], 신생아 관련 문헌에도 최소 1 mL의 채혈량이 필요하다고 권장하고 있습니다.[8] 또 혈액배양의 세트 수를 늘리기보다 채혈량을 늘리는 편이 보다 민감도가 높아진다는 보고가 있습니다.[1]

그렇다고 혈액배양병에 상한없이 혈액을 넣을 수 있는 것은 아닙니다. BacT/ALERT 소아용 혈액배양병은 1~4 mL, BATEC이라면 1~3 mL로 필요한 혈액량이 정해져 있습니다. 너무 적어도, 너무 많아도 안됩니다. 배지(growth medium)에는 항응고제나 SPS (sodium polyanetholesulfonate)가 들어 있습니다. SPS는 보체(補體)를 불활성화하거나, 탐식을 저지하거나, 리소자임(lysozyme)을 중화시키는 작용을 갖고 있어서, 혈액량이 지나치게 많아지면 SPS 농도가 옅어져 좋지 않습니다. 때문에 혈액과 배지의 비율은 1:5~1:10이 바람직합니다.

혐기병과 관련해서, 소아는 혐기성균 검출이 드물기 때문에 호기 병만 시행하면 됩니다. 혐기병 시행이 필요한 환자는 다음과 같습니다.

혐기병 검사가 필요한 경우

- 두경부의 농양 감염이 강하게 의심될 때(만성부비동염, 편도주위농양, 인후농양, 뇌농양 등)
- 복강 내 농양이 강하게 의심될 때(간농양, 항문 주위의 봉와직염이나 궤양, 농양 형성 등)
- Lemierre 증후군
- 스테로이드 고용량 복용 중, 호중구 감소 시 발열(복부소견이 마스크 될 위험 있음)
- 조기파수 18시간 이상, 모체 융모양막염(chorioamnionitis)

요컨대 소아용 혈액배양병은, 호기병으로 배지를 줄여 놓았을 뿐입니다. 「소아용은 호기 배양도 혐기 배양도 가능한 우수한 것!」이라고 여기는 분들이 계시지만, 오해하지 않도록 주의합니다.

이상의 내용을 정리합니다.

- 복수 세트의 혈액배양이 이상적이지만, 한 세트만으로도 어쩔 수 없을 것이다.
- 정맥라인 확보 시에, 혈액배양을 시행하는 것은 피하는 것이 좋다.
- 신생아도 최소 1 mL의 채혈량은 필요하다.
- 혈액배양의 민감도를 높이기 위해, 복수 세트보다 채혈량을 늘리는 것이 좋다.

이를 바탕으로, 필자는 다음 중 하나의 방법을 현실적인 방법으로 권장합니다. 루트(경로)를 확보할 때 자칫 오염균이 발생할 수 있으므로, 가능하면 ❸은 피하도록 합니다.

❶ 루트를 확보할 때 한 세트, 다른 한 세트는 정맥 천자로 혈액배양을 시행한다.
❷ 루트를 확보할 때는 혈액배양을 시행하지 않고, 정맥 천자로 1곳에서 2세트 분량의 혈액배양을 시행한다.
❸ 루트를 확보할 때, 2세트 분량의 혈액배양을 시행한다.

정맥라인이나 중심 정맥 카테터가 이미 유치되어 있다면, 한 번의 정맥 천자로 두 세트 분량을 채혈하십시오.

필자가 권장하는 혈액배양 채혈량(원칙적으로 호기병만 시행)

환아 체중(kg)	채혈량
1 이하	1 mL×1세트(총 1 mL)
1.1~2	1 mL×2세트(총 2 mL)
2.1~3	2 mL×2세트(총 4 mL)
3.1~20	3~4 mL×2세트(총 6~8 mL))
20~40	10 mL×2세트(총 20 mL, 성인용 호기병), 소아용 병을 사용한다면 3~4 mL×2세트
40 이상	성인과 동일

참고로, Cumitech의 혈액배양 가이드라인에서는, 다음과 같은 채혈량을 권장하고 있습니다.[9)]

환아의 체중 (kg)	환아의 전체혈량(mL)	채혈량 (mL)	세트 수	총 채혈량 (mL)	채혈량/ 총 혈액량의 비율(%)
1 이하	50~99	2	1	2	4
1.1~2	100~200	2	2	4	4
2.1~12.7	>200	3	2	6	3
12.8~36.3	>800	10	2	20	2.5
36.3 이상	>2,200	20	2	40	1.8

〈The Harriet Lane Handbook〉은 다음과 같은 채혈량을 권장하고 있습니다.[10)] 이 표가 현실적인 채혈량입니다.

환아의 체중(kg)	채혈량(mL)	세트 수	총 채혈량(mL)
<8	1~3	2	2~6
8~13	4~5	2	8~10
14~25	10~15	2	20~30
>25	20~30	2	40~60
>36.3	20	2	40

Sarah S. Long의 교과서 표는 다음과 같습니다.[4)]

환아의 체중(kg)	세트 수	호기 병(mL)	혐기 병(mL)	총 채혈량(mL)
<1.5	1	0.5	0.5	1
1.5~3.9	1	1	1	2
4~7.9	1	2	2	4
8~13.9	1	3	3	6
14~18.9	1	5	5	10
19~25.9	1	8	8	16
>26	1	10	10	20

이상으로 볼 때, 소아 혈액배양 채혈량의 표준이 정해져 있지 않다는 것을 알 수 있습니다.

2 | 혈액채혈 시 소독방법

소독과 관련하여 최근 몇 년 동안, 포비돈요오드 대신 알코올만으로 충분하다, 클로르헥시딘이 더 나을지도 등등의 의견을 들은 적 있을 것입니다.

먼저 클로르헥시딘에 대해 살펴보겠습니다. 중심정맥 카테터를 사용할 때 우수한 소독제로 알려져 있는 클로르헥시딘은, 혈액을 채혈할 때도 나름 훌륭한 소독제입니다. 0.5%글루콘산 클로르헥시딘 알코올과 포비돈요오드를 비교한 연구에서, 오염균 비율이 1.4%와 3.3%로 유의한 차이가 있어, 0.5%글루콘산 클로르헥시딘 알코올이 우수하다고 보고되었습니다.[11] 다만, 이 연구에서는 포비돈요오드의 접촉시간을 충분히 얻지 못했기 때문에(접촉시간은 15~30초 정도), 포비돈요오드가 반드시 뒤떨어지는 것이 아닐 수도 있습니다.

일본에서도, 알코올 소독은 0.42%, 알코올+포비돈요오드에서는 0.46%로 오염균 비율에 유의한 차이가 없었다는 보고가 있습니다.[12]

또한, 70% 이소프로필 알코올과 요오드팅크, 포비돈요오드+70% 이소프로필 알코올, 포피돈요오드 네 그룹으로 오염균 비율을 비교한 연구에서는, 오염균 비율에 유의한 차이가 없었습니다(오염균 비율은 각각 2.5%, 2.58%, 2.46%, 2.93%).[13]

이상을 정리합니다.

- 0.5% 글루콘산 클로르헥시딘 알코올은 좋을 수 있다.
- 글루콘산 클로르헥시딘 알코올 이외에는, 별반 큰 차이가 없을 수도 있다.

아울러 Cumitech의 혈액배양 가이드라인[9]에는, 1순위로 선호되는 것은 포비돈요오드와 글루콘산 클로르헥시딘 알코올, 2개가 병기되어 있습니다.

그렇다면 소아의 혈액배양은 어떻게 해야 할까요? 일본에서 표준적으로 행해지고 있는 포비돈요오드에 의한 소독효과가 충분히 나타나려면, 충분한 피부 접촉시간이 필요합니다. 울부짖는 환아를 잡아가며 혈액배양을 실시하기 때문에, 포비돈요오드를 사용하더라도 충분한 접촉시간을 확보하지 못할 가능성이 높습니다. 포비돈요오드로 소독 후, 느긋하게 2분, 3분 동안 기다릴 수가 없습니다. 소아의 경우, 접촉시간이 중요한 포비돈요오드가 성인에 비해 그 중요도가 다소 떨어질지도 모릅니다.

현재 아직 명확한 결론은 나와 있지 않으며, 알코올만 사용하든 포비돈요오드와 병용하든, 클로르헥시딘과 큰 차이가 없을지 모르지만, 「포비돈요오드 병용에 따른 단점이 거의 없기 때문에, 지금으로서는 알코올+포비돈요오드 소독을 권장한다」는 것이 필자의 견해입니다.

이쯤에서, 필자가 권장하는 혈액배양 순서를 아래에 정리합니다. 다만, 중요한 것은 소독만이 오염균에 영향을 주는 것이 아니라는 것입니다. 환아에게 고통을 강제하여 채혈하기 때문에, 오염균이 없도록 최대한 노력해야 합니다. 따라서 마스크나 위생장갑의 착용은 필수입니다.

3 | 혈액배양 순서

❶ 마스크를 착용한다(타액의 비산 방지).
❷ 채혈자는 깨끗한 장갑을 착용한다.
❸ 채혈 부위를 알코올 솜으로 닦는다(포자나 오염을 제거하기 위해).
❹ 채혈 부위를 포비돈요오드로 소독한다.
❺ 2분 정도 대기한다.
❻ 환자에게 구혈대를 감는다.
❼ 채혈한다.
❽ 혈액을 충분히 채취한다.
❾ 그대로 바늘을 바꾸지 않고 「소아용 호기병」에 넣는다.

文献

1) Isaacman DJ, Karasic RB, Reynolds EA, et al. Effect of number of blood cultures and volume of blood on detection of bacteremia in children. J Pediatr ; 128 : 190-195, 1996
2) Mermel LA, Maki DG. Detection of bacteremia in adults : consequences of culturing an inadequate volume of blood. Annals of internal medicine ; 119 : 270-272, 1993
3) Norberg A, Christopher NC, Ramundo ML, et al. Contamination rates of blood cultures obtained by dedicated phlebotomy vs intravenous catheter. JAMA ; 289 : 726-729, 2003
4) John C. Christenson KK. Chapter 288, Laboratory Diagnosis of Infection Due to Bacteria, Fungi, Parasites, and Rickettsiae. In : Principles and Practice of Pediatric Infectious Diseases. : pp 1373-1384, 2012
5) Kellogg JA, Manzella JP, Bankert DA. Frequency of low-level bacteremia in children from birth to fifteen years of age. Journal of clinical microbiology ; 38 : 2181-2185, 2000
6) Kellogg JA, Ferrentino FL, Goodstein MH, et al. Frequency of low level bacteremia in infants from birth to two months of age. The Pediatric infectious disease journal ; 16 : 381-385, 1997
7) Schelonka RL, Chai MK, Yoder BA, et al. Volume of blood required to detect common neonatal pathogens. The Journal of pediatrics ; 129 : 275-278, 1996
8) Victor Nizet JOK. Chapter 6, Bacterial Sepsis and Meningitis. In : Remington and Klein' s Infectious Diseases of the Fetus and Newborn Infant. : pp 217-271, 2015
9) Baron EJ, M. P. Weinstein, W. M. Dunne, et al. Cumitech 1C, Blood Cultures IV. 2005.
10) Edith Dietz CM. Chapter 17, Microbiology and Infectious Disease. The Harriet Lane Handbook : 380-414, 2014
11) Mimoz O, Karim A, Mercat A, et al. Chlorhexidine compared with povidone-iodine as skin preparation before blood culture. A randomized, controlled trial. Annals of internal medicine ; 131 : 834-837, 1999
12) Kiyoyama T, Tokuda Y, Shiiki S, et al. Isopropyl alcohol compared with isopropyl alcohol plus povidone-iodine as skin preparation for prevention of blood culture contamination. Journal of clinical microbiology ; 47 : 54-58, 2009
13) Calfee DP, Farr BM. Comparison of four antiseptic preparations for skin in the prevention of contamination of percutaneously drawn blood cultures : a randomized trial. Journal of clinical microbiology ; 40 : 1660-1665, 2002

5 | 배양 결과에 대한 개요

POINT

- 무균 부위의 배양은 일반적으로 진짜 원인 병원체다.
- 오염부위 배양에 대한 해석은 반드시 그람염색 소견과 함께 판단한다.
- MIC 숫자는 신경쓰지 않는다. 항생제에 대한 감수성이 있는지(S), 없는지(R)가 중요하다.

이제 배양을 시행하면 결과가 나옵니다. 그 결과의 해석은, 의외로 어렵습니다. 「검출된 미생물이 정말 원인 병원체일까?」「오염균이 아닐까?」「단순한 부착균이 아닐까?」, 매일 고민하고 있을 것입니다. 배양 결과에 대한 고민은, 우선 검체를 크게 두 그룹으로 나누면 쉽게 이해할 수 있습니다.

❶ 검출된 균이 즉, 원인 병원체로 생각되는 것: 혈액배양, 체액, 즉 흉수나 복수배양, 농양 등 천자 검체의 배양
❷ 높은 비율로 오염 가능성이 높은 배양: 객담배양, 인두배양, 소변배양, 창부 및 농가진 등 피부표면의 삼출액 등의 배양, 변배양

1 | 배양 결과의 해석방법 –원인 병원체인가 오염균인가

상기 ❶의 경우, 검출된 미생물은 기본적으로는 즉, 원인 병원체로 생각할 수 있습니다.

이때 주의할 점은 「오염균인가, 아닌가」라는 판단이며, **표 1-4**를 참고합니다.

예를 들어, 혈액배양에서 황색포도상구균이 검출된 경우 오염물일 가능성은 10%도 없으므로, 오염균으로 치부하지 말고 치료합니다. 반대로 *Bacillus*속(屬)이나 *Corynebacterium*이 검출된 경우는, 보통 오염균으로 생각합니다. 이처럼 오염균으로 생각하기 어려운 균과 오염균을 빈번하게 일으키는 균이 있다고 합니다. 역학적 지식을 동원하면 좋을 것입니다.

또 하나의 판단 근거는 「검출된 균이, 상정하고 있던 감염 장기의 빈도가 높은 원인 병원체인가, 아닌가」입니다. 예를 들면 뇌척수액에서 표피 포도상구균(*S. epidermidis*)이 검출되면, 통상적으로 표피 포도상구균이 세균성 수막염의 원인 병원체가 될 수는 없으므로 오염균으로 생각해야 하지만, 기저질환에 수두증과 VP션트가 있다면, 얘기는 조금 달라집니다. VP션트 감염의 원인 병원체는 표피 포도상구균이 가장 흔하므로, 치료하는 편이 나을 것이라는 판단으로 바뀌는 것입니다.

혈액배양에서 *Bacillus* 속이 검출되었을 경우, 보통 오염균으로 봐야하지만, 중심 정맥라인이 들어있다면 카테터 관련 혈류감염병의 원인 병원체로서의 빈도는 결코 낮지 않으므로, 치료 대상이 될 수 있습니다.

따라서 상정하고 있는 감염 장기가 정확하다면, 「감염 장기와 검출된 원인 병원체의 상관관계가 어느 정도인지」에 대한 시점도 중요합니다.

표 1-4 | **혈액배양의 검출균에 따른 원인 병원체과 오염균 비율**[1)]

균종	균종	원인 병원체 (%)	오염균 (%)	불명 (%)
그람 양성균	Coagulase-negative staphylococci	10	82	7
	황색포도상구균	93	1	6
	Enterococcus spp.	63	11	26
	viridans group streptococci	30	55	15
	폐렴구균	100	0	0
	β-hemolytic streptococci	97	0	3
	Corynebacterium spp.	8	88	3
	Bacillus spp.	0	100	0
	Micrococcus spp.	0	100	0
	Lactobacillus spp.	40	60	0
	other Gram-positive bacteria	23	69	8
그람 음성균	대장균	97	1	2
	Klebsiella pneumoniae	95	1	4
	Enterobacter cloacae	93	0	7
	Serratia marcescens	93	0	7
	Proteus mirabilis	100	0	0
	other Enterobacteriaceae	100	0	0
	녹농균	96	4	0
	Stenotrophomonas maltophilia	73	0	27
	Acinetobacter baumannii	67	0	33
	other Gram-negative bacteria	55	23	23
혐기성균	*Clostridium* spp.	64	24	12
	Propionibacterium spp.	3	94	3
	Peptostreptococcus spp.	38	31	31
	other Gram-positive anaerobic bacteria	75	25	0
	Bacteroides spp.	97	0	3
	other Gram-negative anaerobic bacteria	88	0	13
효모	*Candida albicans*	98	0	2
	Candida glabrata	100	0	0
	other *Candida* spp.	100	0	0
	other fungi	71	14	14
항산균	*Mycobacterium* spp.	100	0	0

표 1-5 | 혈액배양에서 CNS가 검출되었을 때의 판단[2)]

양성으로 나온 혈액배양(세트)	채취한 혈액배양(세트)	원인 병원체 (%)
1	1	0
1	2	2
2	2	60
1	3	0
2	3	75
3	3	100

특히 혈액배양에서 coagulase 음성 포도상구균(CNS: coagulase-negative Staphylococci)이 검출되었다면, 세트 수가 매우 중요합니다. 일반적으로 CNS가 원인 병원체일 경우, 카테터 관련 혈류감염병과 같은 인공물이 혈관 내에 유치되어 있는 경우가 대부분이므로, **표 1-5**를 참고하면 CNS가 원인 병원체로 판단될 경우, 적어도 2세트 이상의 혈액배양이 필요합니다.

다음 ❷에서 언급한 오염될 가능성이 높은 배양검사 결과의 해석 방법입니다. 예를 들면, 특별한 기저질환이 없는 2세 남아의 폐렴에서, 아래와 같은 객담배양 결과가 나왔다고 합시다.

> 폐렴구균 1+
> 헤모필루스 인플루엔자균 2+
> α-streptococcus 3+

이 경우, 균의 양이 가장 많은 α-streptococcus를 원인 병원체로 판단해야 할까요. 아니면, α-streptococcus는 그다지 일반감염 폐렴의 원인 병원체답지 않으므로, 2+ 성장하고 있는 헤모필루스 인플루엔자균이 원인 병원체일까요.

사실, 「배양결과만 봐도 진정한 원인 병원체는 알 수 없다」는 것이 대답입니다. 앞의 혈액배양이나 뇌척수액배양과 달리, 객담배양은 구강 내나 기관튜브 등 오염된 부위를 통해 배출되기 때문에 「검출된 균=원인 병원체」라고 할 수 없으며, 객담이 아닌 타액이나 그에 가까운 검체가 종종 시행되기 때문에, 검출된 미생물은 단순한 구강 내 또는 인두의 상재균일 수 있습니다.

그렇다면 객담배양 결과를 바르게 해석하려면, 어떻게 해야 할까요? 호흡기 검체 평가에서 가장 중요한 것은, 「그람 염색을 확인하는 것」입니다. 그람 염색을 통해 다음과 같은 사항을 알 수 있습니다.

표1-6 | Geckler 분류[3)]

Grade	편평상피	호중구	배양 의의
Grade 1	>25	<10	없음
Grade 2	>25	10~25	없음
Grade 3	>25	>25	없음
Grade 4	10~25	>25	있음
Grade 5	<5	>25	있음
Grade 6	<25	<25	case by case

❶ 원인 병원체를 예상할 수 있다.
❷ 시행된 검체의 질을 평가할 수 있다.
❸ 부착상태와 진정한 원인 병원체를 구별할 수 있다.
❹ 염증 정도를 평가할 수 있다.

원인 병원체를 예상할 수 있다.

객담 중에 균이 보이면, 그람 양성인지 음성인지, 구균인지 간균인지가 일목요연합니다. 객담에서 다수의 균이 보였는데 배양으로 검출되지 않았다면, 혐기성균이거나 항생제로 이미 치료된 사균일 것입니다.

백혈구는 많이 발견되지만 균이 발견되지 않는다면, 원래 그람염색에서 보이지 않는 미생물에 의한 폐렴(바이러스나 마이코플라즈마 등)이거나, 혹은 이미 적절한 항생제로 치료된 후라고 평가할 수 있습니다.

시행된 검체의 질을 평가할 수 있다.

시행된 검체가 「객담」인지 「타액」인지 구별하는 유일한 방법이 그람염색이며, Geckler 분류가 유명합니다**(표 1-6)**. 염증의 강도를 시사하는 백혈구가 다수 존재하며, 타액에 다수 포함된 편평상피가 적은 것이 「객담」이며, 배양 의의가 있는 것으로 받아들여집니다.

상재균과 진짜 원인 병원체를 구별할 수 있다.

그람염색은 그 시점에서의 균의 추세, 그 자체를 볼 수 있습니다. 배양이라면,

단 1개의 균도 몇 배로 검출되지만, 그람 염색에서는 단 1개의 균은 보이지 않습니다. 또 배양에서 검출되기 쉬운 균과 검출되기 어려운 균도 있기 때문에, 그람 염색에서 다수 보였는데 배양에서는 소량만 검출되거나, 반대로 그람 염색에서 보이지 않았는데, 배양에서는 다수 검출되는 경우도 있습니다. 배양결과만으로는, 정착상태인지 진정한 원인 병원체인지 구별할 수가 없습니다.

폐렴 원인 병원체 중 가장 중요한 폐렴구균은 자기융해 성질이 있어, 배양에서 검출되기 어려운 것으로 인식되어 있습니다. 즉, 그람 염색에서 란셋(lancet)형 협막(capsule)을 가진 그람 양성 쌍구균이 보여서 「틀림없는 폐렴구균!」이라 생각했는데, 배양에서 자라지 않는 경우가 있는 것입니다.[4,5]

중요한 것은 「그람 염색에서 보였던 균이 예상대로 자라는 것」입니다. 객담배양은 그람 염색에 대한 해답이어야 합니다.

염증 정도를 평가할 수 있다.

배양으로는 평가할 수 없는, 다량의 백혈구를 그람 염색에서는 볼 수 있습니다. 백혈구가 많이 발견되면 강한 염증을 시사하지만, 백혈구가 발견되지 않으면 반대로 염증이 존재하지 않는다는 것을 시사합니다.

여기에서는 객담배양을 예로 들었지만, 소변이나 상처부위의 배양도 마찬가지입니다. 오염 가능성이 있기 때문에, 「반드시 그람 염색에서 백혈구가 많이 발견되는가?」「무엇이 가장 원인 병원체 같은가」를 확인하고, 배양결과로 대답합니다. 배양결과를 올바르게 해석하기 위해서는, 그람 염색이 필수입니다.

2 | MIC는 필요한가?

배양결과에는 MIC가 기재되어 있습니다. 예를 들어 요로감염이 의심되는 환아에서 **표 1-7**과 같은 감수성 대장균이 소변에서 검출되었다고 칩니다. 대장균에 기인한 요로감염으로 확진할 수 있었던 것입니다. 경험적 치료법으로, 제3세대 세팔로스포린 세프트리악손으로 치료 중에 환아는 해열되고 전신 상태도 호전되었기 때문에, 이 결과에 이어서 항생제를 변경하게 되었습니다. **표 1-7**의 감수성 결과를 보고 항생제를 선택한 셈인데, 여러분이라면 무엇을 선택하겠습니까?

MIC가 가장 낮은 CFPN(세프카펜: 플로목스®)을 선택하겠습니까? 플로목스는 경구약이므로, 주사제형 중에서 선택하겠습니까? MIC가 1 미만인 CAZ(세프타지

표1-7 | 대장균의 감수성 결과

약제명	MIC	판정	약제명	MIC	판정
ABPC	<4	S	CPZ/SBT	<16	S
PIPC	<8	S	FMOX	<8	S
AMPC/CVA	<8	S	AZT	<8	S
CEZ	<4	S	IPM/CS	<1	S
CTM	<8	S	AMK	<4	S
CFPN	<0.25	S	GM	<1	S
CMZ	<4	S	MINO	<1	S
CTX	<8	S	LVFX	<1	S
CAZ	<1	S	FOM	<4	S
CPR	<8	S	ST	<2	S

딤: 모다신®)나 PM/CS(이미페넴·실라스타틴: 티에남®)나, LVFX(레보플록사신: 크래빗®)로 하시겠습니까?

우선 이 표를 이해하려면 다음 두 가지를 이해해야 합니다.

- MIC란 무엇인가?
- S, I, R이란 무엇인가?

MIC란 Minimum Inhibitory Concentration(최소발육저지 농도)의 머리글자를 딴 것으로, 세균증식을 저지하기 위한 항생제의 필요 최소량을 나타냅니다. 즉, MIC가 2인 항생제와 MIC가 4인 항생제라면 MIC가 2인 항생제가 더 낮은 농도로 미생물의 발육을 저지할 수 있습니다.

S, I, R은 susceptible(감수성), intermediate(중간), resistant(내성)의 머리글자이

Column

Contamination(오염균)과 상재균의 차이

Contamination이란, 채취한 검체 중에 원래 없던 세균이 검출되는 것입니다.

구체적으로는, 혈액배양에서 표피 포도상구균이 검출되는 경우 같은 것입니다. 상재균은 채취한 검체 중에 「정말로」 있지만, 질병은 일으키지 않는 균입니다. 대표적인 것은, 무증상 세균뇨나 A군 용혈혈균의 보균, 비강 내 황색포도상구균 등입니다.

며 S, I, R의 경계인 MIC 수치를 브레이크포인트라 합니다. 예를 들면, 상기 대장균에서는 ABPC의 브레이크포인트는 8입니다.

이 브레이크포인트는, 표준적인 투여량으로 항생제를 투여했을 때 혈중 농도, 체내 동태 등을 가미하여 판단하고, 결정됩니다. 따라서 적절한 양의 항생제를, 적절한 투여 간격으로 투여하지 않으면 감수성 결과에서 "S"로 판정되더라도, 임상적으로 효과가 없는 경우도 있습니다.

소아의 암피실린 표준 투여량은 200 mg/kg/일 6시간마다 투여인데, 이것을 100 mg/kg/일 8시간마다 투여라면, "S"로 판정되더라도 효과가 없을 수 있습니다. 감수성 테스트를 활용하기 위해서는 표준 투여량을 이용하는 것이 중요합니다(항생제 투여량에 관한 논의는 ☞47쪽).

그렇다면 위와 같은 감수성 결과를 놓고, 어떻게 해석해야 할까요? 위 감수성 결과에서 세프카펜의 MIC가 가장 낮지만, 이것이 곧 임상에서 이 항생제가 가장 효과가 높다는 것을 의미하는 것은 아닙니다. 세프카펜의 투여량은 9 mg/kg/일, 1일 3회가 일반적입니다. 대장균에 대한 아목시실린의 투여량은 40 mg/kg/일 1일 3회입니다. 투여량도, 항생제의 흡수율도 다릅니다. 세프카펜의 흡수율은 분명하지 않지만, 대부분의 제3세대 세팔로스포린 경구가 16~50%이므로, 대략 이 정도일 것입니다. 아목시실린은 74~92%입니다. 그렇다면 세프카펜 흡수율이 50%라 해도, 실제 4~5 mg/kg/일 정도만 혈액 중에 도달하는 반면, 아목시실린은 30~36 mg/kg/일이 혈액에 도달할 수 있습니다. 이렇게 다른 항생제로 MIC를 비교하더라도, 투여량도 약물 동태도 다르기 때문에 다른 항생제로 MIC를 비교하는 것은 의미가 없습니다. 감수성이 "S"로 정렬되어 있는 항생제 중, MIC가 가장 낮은 항생제를 선택하는 것을 「MIC의 세로 읽기」라고 합니다. 약제 감수성 순서로 MIC가 세로로 배열되어 있기 때문입니다. 「MIC의 세로 읽기는 의미가 없다」고 하는 연유는, 이런 이유 때문입니다.

기본적으로 감수성 결과에서 "S"로 판정되면, 그 항생제는 사용할 수 있습니다. 다만, 표준 투여량을 지키지 않으면, 감수성 결과 "S"일지라도 효능이 없을 수 있습니다. 상기 감수성 결과 대장균에 의한 요로감염이라면, 구체적으로는 감수성 결과 상, "S"로 판정되면서 소변으로의 이행성이 문제없는 항생제 중에서, 가장 좁은 범위(short range) 항균 범위의 항생제를 선택하면 됩니다.

필자라면, 아목시실린 40 mg/kg/일 1일 3회를 선택합니다. 페니실린 알레르기가 있다면 다음 선택으로, ST합제(박트림)를 고려합니다.

그렇다면 MIC수치 그 자체가 중요할 때는, 어떤 경우일까요?

다음 세 가지 경우입니다.

❶ 폐렴구균에 의한 세균성 수막염
❷ 헤모필루스 인플루엔자균에 의한 세균성 수막염
❸ 연쇄상구균에 의한 감염성 심내막염

폐렴구균에 의한 세균성 수막염

폐렴구균의 페니실린 감수성 기준은 **표 1-8**과 같습니다. 2008년에 폐렴구균의 감수성 기준이 변경되어, 세균성 수막염이 아니라면 폐렴구균에 의한 대부분의 감염병이 페니실린으로 치료할 수 있게 되었습니다. 페니실린에 대한 MIC가 4 이상인 폐렴구균은, 일본에서는 거의 본 적이 없습니다. 필자는 메로페넴 내성 폐렴구균은 여러 번 보았지만, 수막염을 제외한다면 페니실린 내성 폐렴구균은 아직 한 건도 본 적이 없습니다.

b형 헤모필루스 인플루엔자균에 의한 세균성 수막염

b형 헤모필루스 인플루엔자균에 기인한 세균성 수막염은, Hib백신 도입 후 급격히 감소하여 이제는 거의 볼 수 없지만, b형 헤모필루스 인플루엔자균에 의한 세균성 수막염을 치료할 때도, MIC를 살펴보아야 합니다. b형 헤모필루스 인플루엔자균 중에, BLNAR (β-lactamase non producing Ampicillin Resistant *Haemophilus influenzae*)라는 내성균이 존재합니다. 이 BLNAR의 내성 기전은 페니실린 내성 폐렴구균(PRSP)과 마찬가지로, PBP (penicillin-binding prointe)라는 β락탐계 항생제가 결합할 부위가 변이하여, 항생제가 PBP와 결합하기 어려워지기 때문이라고 생각됩니다(PBP에 대해서는 항생제의 장 ☞60쪽). b형 헤모필루스 인플루엔자균은 보통 암피실린에 대한 MIC가 1 μg/mL 이하라면 「감수성」으로 판단된 인플루엔자균 중에는, BLNAR의 원인인 ftsI유전자 변이가 발견되었으며, 이것을 암피실린에 대해 경도 내성의 "Low-BLNAR"라고 부르고 있습니다(**표 1-9**).

IDSA가이드라인에는 β락탐 분해효소 음성이라면 암피실린, β락탐 분해효소 생산이라면 제3세대 세팔로스포린으로 기재되어 있는데, BLNAR 빈도가 높은 일본에서는 그대로 참고할 수 없습니다.

세균성 수막염에는 BLNAR, Low-BLNAR 모두 암피실린으로 충분한 치료를 기대할 수 없기 때문에, 암피실린을 사용하지 않고 제3세대 세팔로스포린을 사용하는 것이 좋습니다.

표 1-8 | 폐렴구균의 페니실린 감수성 기준

		Susceptible	Intermediate	Resistant
이전 기준		≦0.06	0.125~1	≧2
2008년 이후의 기준	수막염	≦0.06	–	≧0.12
	비수막염(주사)	≦2	4	≧8
	비수막염(경구)	≦0.06	0.12~1	≧2

표 1-9 | Low-BLNAR를 검출하기 위한 b형 헤모필루스 인플루엔자균의 암피실린 감수성 기준

	BLNAS	Low-BLNAR	BLNAR
Low-BLNAR	≦0.5	1	≧2

연쇄상구균에 의한 감염성 심내막염

연쇄상구균에 의한 감염성 심내막염에는, 페니실린 G의 MIC가 중요합니다. 이 MIC 수치에 따라, 「페니실린 G 단일요법으로 치료할 수 있는지」, 「겐타마이신 병용이 필요한지」「혹은 페니실린 G 이외의 항생제를 사용해야 할지」를 판단합니다.

아래와 같이 치료제가 바뀝니다.

- 페니실린 G MIC≦0.12 μg/mL→페니실린 G 200,000단위/kg/일 4시간마다 투여 4주
- 페니실린 G MIC> 0.12 동시에 ≦ 0.5 μg/mL → 페니실린 G 300,000단위/kg/일 4시간마다 투여 4주+겐타마이신 3 mg/kg/일 8시간마다 2주
- 페니실린 G MIC> 0.5→암피실린 300 mg/kg/일 4시간마다 4~6주

MIC의 수치로 치료가 바뀌는 것은, 세균성 수막염이나 감염성 심내막염일 때이며, 기타 감염병일 때는 기본적으로 MIC 수치에 신경 쓸 필요가 없습니다. 감수성 결과에 따라 "S"로 표시된 항생제로, 「세계」 표준 투여량으로 치료하는 것이 중요합니다.

文献

1) Pien BC, Sundaram P, Raoof N, et al. The clinical and prognostic importance of positive blood cultures in adults. The American journal of medicine ; 123 : 819-828, 2010

2) Weinstein MP, Towns ML, Quartey SM, et al. The clinical significance of positive blood cultures in the 1990s : a prospective comprehensive evaluation of the microbiology, epidemiology, and outcome of bacteremia and fungemia in adults. Clinical infectious diseases : an official publication of the Infectious Diseases Society of America ; 24 : 584-602, 1997

3) Geckler RW, Gremillion DH, McAllister CK, et al. Microscopic and bacteriological comparison of paired sputa and transtracheal aspirates. Journal of clinical microbiology ; 6 : 396-399, 1977

4) Barrett-Connor E. The nonvalue of sputum culture in the diagnosis of pneumococcal

pneumonia. Am Rev Respir Dis ; 103 : 845-848, 1971

5) Musher DM, Montoya R, Wanahita A. Diagnostic value of microscopic examination of Gram-stained sputum and sputum cultures in patients with bacteremic pneumococcal pneumonia. Clinical infectious diseases : an official publication of the Infectious Diseases Society of America ; 39 : 165-169, 2004

6 | 경험적 치료법에 대한 개요

POINT

- 경험적 치료법에도 「항생제 사용의 4가지 원칙」을 고려한다.
- 원인 병원체는 병력, 신체소견, 환자배경, 그리고 「그람 염색」으로 어느 정도 좁혀간다.
- 상정된 원인 병원체를 어디까지 커버할 것인지는, 중증도로 판단한다.
- 미생물의 감수성 정도는 의료기관마다 다르다. 경험적 치료로 항생제를 선택할 때는 각 기관 및 지역별 「안티바이오그람」을 참고한다.

감염병 치료를 시작할 때 감염된 장기는 알고 있어도 원인 병원체가 알려지지 않았거나, 그람 염색으로 어느 정도 짐작이 가더라도 확정되지 않은 경우가 많습니다. 이런 경우 「추정되는 원인 병원체에 대해 유효한 항생제를 선택하여 치료를 시작하는 것」을 '경험적 치료법'이라고 합니다.

1 | 항생제를 선택하는 기준

경험적 치료법을 시작할 때도, 기본적으로는 「항생제 사용의 4가지 원칙」 즉, 감염 장기, 원인 병원체, 환자배경, 중증도를 철저하게 지키는 것이 중요합니다.

경험적 치료법에 임할 때, 『샌포드 감염병 치료가이드』 (이하, 『샌포드』)를 참고하는 분이 많을 것이라 생각됩니다. 이 『샌포드』에는 경험적 치료법으로 사용해야 할 항생제가 각론적으로 설명되어 있습니다. 이대로 선택한다면 분명 어느 정도 효과는 있겠지만, 언제까지고 괜찮은 것은 아닐 것입니다.

예를 들면 『샌포드』의 Febrile neutropenia (FN: 발열성 호중구감소증)의 고위험 성인 및 소아 항목을 살펴보면, 「세프타지딤 또는 이미페넴·실라스타틴, 메로페넴 또는 드리페넴, 세프에핌, 피페라실린·타조박탐」이라고 적혀 있습니다. 모두 유효할 것 같지만, 결코 모든 것이 유효한 것은 아닙니다. ESBL (Extended Spectrum beta(β) Lactamase: 기질특이성 확장형 β락탐 분해효소) 생산균의 검출율이 높은 병원에서는, 세팔로스포린이 아닌 메로페넴이나 아미노글리코시드를 사용하는 것이 바람직할 때가 있습니다. 혹은, 녹농균에 의한 요로감염을 의심하여 치료를 개시할 때도 시설마다 녹농균의 감수성은 다릅니다. A병원의 녹농균에는 피페라실린이 가장 감수성이 남아있는데, B병원에서는 카바페넴일 수도 있습니다. 이처럼 원인 병원체는 시설에 따라, 항생제 감수성률이 다르기 때문에, 경험적 치료를 실시할 때는 각 시설의 안티바이오그람이 매우 중요합니다.

> 원인 병원체의 생김새는 의료기관마다 다르다.

『샌퍼드』의 장점은, 「누구나 어느 정도 치료를 할 수 있다는 것」입니다. 일정 부분 포커스를 상정한다면, 무난하게 항생제를 선택할 수 있습니다. 그러나 맞춤형(order-made)치료는 불가능합니다. 환자마다 다른 기저상태를 고려되지 않고, 과거의 배양결과, 병력, 입원력, 면역상태, 그리고 시설마다의 안티바이오그람 역시 당연히 고려되지 않습니다. 『샌포드』의 경험적 치료법은, 누구나 70점대 치료가 가능한 항생제 매뉴얼에 지나지 않습니다. 경험적 치료법을 결정할 때, 일부 참고해도 좋지만, 금과옥조처럼 지켜야 할 것은 아니므로 주의하십시오.

2 | 치료를 시작해야 할까, 말아야 할까? 원인 병원체를 어디까지 커버해야 할까?

경험적 치료를 시작할 때, 이런 고민을 하신 적 있을 것입니다.

> - 처음부터 항생제를 시작해야 하는가.
> - 항생제를 시작하려면, 원인 병원체를 어디까지 커버해야 하는가.

사실 이 판단은 매우 어려우며, 필자도 매일 고민하면서 감염병을 진료하고 있습니다. 예상되는 원인 병원체에는 빈도가 높은 것, 낮은 것이 있습니다. 예를 들어 봉와직염이라면, 일반적으로 경증 감염병입니다. 대부분의 경우, 제1세대 세팔로스포린으로 치료를 시작하는 경우가 많을 것입니다. 대부분의 원인 병원체가 A군 연쇄상구균과 황색포도상구균이기 때문입니다. 그러나 괴사성 근막염이 감별대상으로 거론되는 상황에서도, 제1세대 세팔로스포린으로 치료를 시작할 수 있을까요? 성인의 괴사성 근막염에는 종종 그람 음성균이 관여할 수 있지만, 기저질환이 없는 소아에서는 대부분의 원인 병원체가 A군 연쇄상구균입니다. 그러나 괴

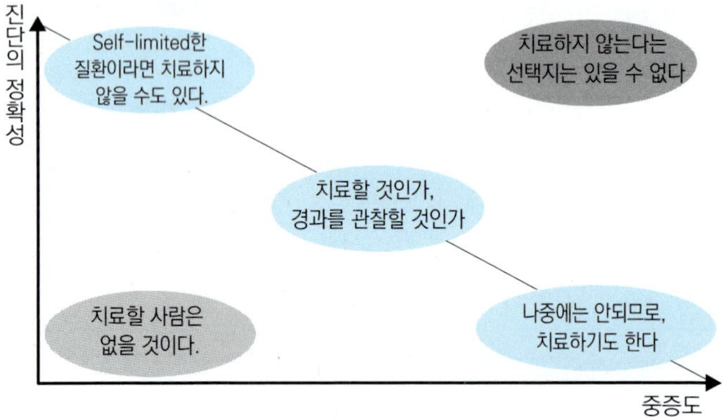

그림 1-2 | **진단의 정확성과 중증도**

사성 근막염이 의심되는 상황일 경우, 암피실린·설박탐이나 혹은 카바페넴 같은 광범위 향균 범위 항생제로 경험적 치료를 시작해야 합니다. 소아 괴사성 근막염은 대부분 원인 병원체가 A군 연쇄상구균인데, 왜 초기 치료에 카바페넴을 사용해야 할까요. 그것은「중증도가 높기」때문입니다. 봉와직염에 대해 제1세대 세팔로스포린으로 치료 시작 후, 향균 범위가 맞지 않더라도 환아가 쇼크를 받거나 생명의 위험에 노출되는 경우가 거의 없습니다. 치료가 호전되지 않을 때는, 후에 항생제를 변경하는 등 대응이 가능합니다.

그러나 괴사성 근막염과 같은 질환은 초기 치료실패를 만회하기 쉽지 않습니다. 초기치료를 놓치면, 생명예후와 직결됩니다. 이런 경우 원인 병원체로서의 가능성이 낮더라도, 넓게 커버해야 합니다.

그림 1-2는 가로축이 중증도, 세로축이 진단의 정확성입니다. 중증도도 높고 진단도 명확하다면, 치료를 하지 않을 선택지는 있을 수 없습니다. 반대로, 중증도도 낮고 감별 질환 중에서도 하위에 위치할 것 같은 질환을, 경험적으로 치료하는 사람은 없을 것입니다.

좌측 상단에 위치하는 것의 대표격은 인플루엔자입니다. 특별한 기저질환이 없으면, 반드시 항바이러스제는 필요 없습니다. 굳이 검사하지 않고, 무치료 경과 관찰이라는 선택지도 있습니다.

우측 하단에 위치한 것으로는, 이식 후의 환자에서 침습성 폐 Aspergillus증이나 뉴모시스티스 폐렴이 의심될 때입니다. 침습성 폐 Aspergillus증이나 뉴모시스티스 폐렴은, 치료가 늦어지면 돌이킬 수 없는 질환이므로, 가능성이 낮더라도 일단 치료를 시작하고 나중에 나온 배양이나 항원검사 결과로 치료의 지속 여부를 판단해야 합니다.

까다로운 것은, 그림 정중앙에 위치한 상황일 때입니다. 기다릴 수 있는가, 없는가. 원인 병원체를 어디까지 커버해야 할 것인가. 매우 어려운 임상판단이 요구됩니다. 이럴 때는 하나하나의 증례로 고민할 수밖에 없습니다.

이와 같이, 원인 병원체를 어디까지 커버할지, 혹은 치료 그 자체를 실시할지의 여부는, 이러한 종합 판단에 근거해 이루어지는 것입니다.

POINT

- 치료 여부의 판단은, 중증도와 정확한 진단의 trade off 속에 있다.

3 | escalation이 필요한 경우

마지막으로 강조하고 싶은 것이 있습니다. 경험적 치료법은, 경험적으로 원인이 될 가능성이 높은 미생물을 상정하여, 항생제를 선택하는 것입니다. 선택할 때 빈도가 높은 균뿐만 아니라, 빈도가 낮은 미생물까지 다뤄야 하는가의 여부는, 환자의 중증도와 환자배경에 따라 결정한다. 이 생각은 틀리지 않습니다.

그러나, 필요 이상으로 두려워해서도 안 됩니다. 최근 일반염증에서도 MRSA나 ESBL생산균이 원인 병원체로 검출되는 경우가 있기 때문에, 필요 이상으로 내성균을 두려워한 나머지 처음부터 광범위 향균 범위 항생제가 사용되는 장면을 본 적 있습니다.

하지만, 광범위 향균 범위 항생제를 사용하기 전에 다시 한 번 생각해 보기 바랍니다. 배양결과가 나올 때까지 정말 기다릴 수는 없는 걸까요? 처음에 좁은 범위의 항생제로 치료하고, 초기 치료에서 향균 범위을 놓치더라도, 이후 약제를 수정할 수는 없을까요?

중증도가 낮아「기다릴 수 있는」환자는, 처음부터 광범위 향균 범위 항생제를 사용할 필요는 없습니다. 부비동염이나 중이염처럼 이후에 재시도가 가능한 질환이라면, 처음부터 광범위 항생제를 사용할 필요는 없습니다. 어쨌든 초기 치료를 놓치지 않기 위해, 처음부터 3세대 세팔로스포린이나 플루오로퀴놀론 같은 광범위 항생제를 사용하면, 해당 지역에서 내성균이 증가하여 심각한 중증환자에게 사용할 수 없게 될 수도 있습니다.

경증이며 병세 진행이 완만하다면, 처음부터 광범위 향균 범위 항생제를 사용할 필요는 없습니다. 중이염이나 부비동염이라면 아목시실린, 방광염이라면 ST합제나 제1세대 세팔로스포린, 산소 수요가 없는 기관지염이라면 바이러스성 가능성도 고려하여 항생제를 투여하지 않고 외래에서 경과를 관찰할 수 있을 것입니다.

경과 관찰, 혹은 사용하더라도 먼저 좁은 범위 항균 범위 항생제로 경과를 지켜보고, 치료에 대한 반응이 나쁘면 나중에 궤도를 수정합니다. 즉, de-escalation이 아닌 escalation(단계적 확대)으로 진행해도 좋습니다.

경험적 치료법에서, 필요 이상으로 항균 범위를 넓히지 않도록 합니다. 광범위 항균 범위 항생제 사용으로 인해, 내성균이 꾸준히 증가하고 있음을 인식해두는 것이 중요합니다.

7 | de-escalation 개요

POINT

- 최적의 치료를 위해, 그리고 내성균을 증가시키지 않기 위해 적극적으로 de-escalation를 시행한다.
- de-escalation의 필요조건은, 장기진단과 미생물진단이 명확해야 한다는 것이다. 중증환자에서도 가능하다.
- 감염 장기에서 복수의 원인 병원체가 상정되거나 감염 장기가 불명확할 때는, de-escalation을 신중하게 시행한다.

적을 확실히 알 수 없는 상태에서 원인 병원체를 어느 정도 상정하고 시작하는 치료가 경험적 치료법입니다. 치료를 시작할 때 시행해 둔 배양결과는 대략 2, 3일 후에 판명되지만, 이 배양결과를 바탕으로 표적이 되는 원인 병원체로 타겟을 좁혀, 항생제를 변경하는 것을 "de-escalation"라고 합니다. 일본어로는 항생제의 「최적화」라고 번역합니다.

1 | 왜 de-escalation이 필요한가?

왜 de-escalation을 해야 할까요? 물론 권장하는 근거가 있습니다.

경험적 치료가 반드시 최적의 항생제는 아니다.

예를 들면, 중심 정맥 카테터가 유치된 환아에서 발열이 일어나, 카테터 관련 혈류감염이 의심되어 경험적으로 반코마이신을 시작한 경우를 생각해 봅시다. 혈액배양에서 MSSA가 양성일 경우, 반코마이신을 투여하여 해열되고 전신 상태가 호전되었다 하더라도, 이런 경우는 세파졸린으로 de-escalation해야 합니다. MSSA에 치료에 반코마이신보다 세파졸린의 효과가 높다는 것을 알고 있기 때문입니다.

결과적으로 경험적 치료가 항균 범위를 빗겨나지는 않지만, 최적의 항생제가 아닐 수도 있습니다. 이럴 때는 보다 치료 효과가 높은 항생제로 변경합니다.

이러한 치료법에 대해 가장 많은 오해가, 암피실린이나 세파졸린 같은 좁은 범위 항균 범위 항생제는「약하다」, 메로페넴이나 피페라실린·타조박탐 같은 광범위 항균 범위 항생제는「강하다」, 라는 것입니다. 항균 범위의 넓이와 특정 세균에 대한 치료 효과는, 상관성이 없습니다. 카바페넴은「강한」것이 아니라, 단지 많은 미생물을 커버할 뿐이라는 점, 잘 이해하시기 바랍니다.

경험적 치료는 광범위 항균 범위이기 때문에 내성균의 위험이 된다.

경험적 치료는 아무래도 광범위 항균 범위가 되기 쉽습니다. 어쩔 수 없는 일이지만, 이 경험적 치료를 모든 환자에게 유지한다면, 어떻게 될까요?

혈액배양에서 페니실린 감수성 폐렴구균이 검출되어도 카바페넴을 유지. 소변배양에서 페니실린 감수성 대장균이 검출되어도 카바페넴을 유지. 그 치료를 받는 환아는 호전되겠지요. 그러나 광범위 항균 범위 항생제 사용은, 분명 내성균을 증가시킵니다. 그리고 그 내성균은 아마 당신의 시선이 닿지 않는 곳에서, 감염을 일으킬 것입니다.

의사들이 내성균 문제에 민감하지 않은 이유는, 자기 눈앞의「개별 환자」수준에서 반드시 내성균이 감염병을 일으키는 것은 아니기 때문입니다. 언제 발생할지 알 수 없으므로,「광범위 항생제를 사용해서는 안 된다」라는 말을 들어도, 무엇이 문제인지 실감하기 어렵고, 그 때문에 무심결에 광범위 항균 범위 항생제를 사용해 버리죠. 하지만 그 광범위 항균 범위 항생제 남용이, 확실하게 치료제의 선택을 좁히고 있는 것입니다. 예를 들면, 10년 전에 ESBL이라는 내성균을 알고 있었습니까? 몇 년 전까지는 거의 만나지 못했던 내성균 문제는, 이제 병원뿐만 아니라 일반(감염)에서도 문제되고 있습니다. ESBL이나 AmpC등의 그람 음성간균 내성균뿐만 아니라, 마크로라이드 내성 마이코플라스마균도 큰 문제가 되고 있습니다. 이들 내성균은 항생제의 남용으로 야기된 것입니다. 「불필요한 항생제는 사용하지 않는다」「불필요한 항균 범위 항생제로 치료하지 않는다」. 내성균과의 싸움은 힘들기 때문에, 적절한 항생제를 사용하여 강한 내성균을 생산하지 않으려는 노력이 필요합니다. 내성균 대책을 위한 de-escalation의 중요성은, 가이드라인에도 명시되어 있습니다.

하지만 de-escalation을 할 때, 꼭 다음과 같은 것을 걱정하는 분이 있습니다.

「지금 사용하고 있는 항생제도 효과가 있는데, 왜 바꿔야 하지?」
「항생제를 바꿔서, 악화되면 어떻게 하지!」

이런 마음을 모르는 바는 아닙니다. 현재의 치료가 순조로운데, 굳이 항생제를 바꿔서 실패 위험이 높아지는 것은 곤란하다는 것입니다. 하지만 「실패 위험이 있다」라는 말은 옳지 않습니다.

de-escalation할 때 지나치게 두려워하는 이유 중에 대부분은, 「진단에 자신이 없다」는 것이 원인이라고 생각됩니다.

세균성 수막염에 경험적으로 메로페넴을 시작하여, 혈액배양과 뇌척수액배양에서 *Listeria monocytogenes*가 검출된다면, 암피실린과 겐타마이신 항생제로 변경해야 합니다. 현재 치료가 유효하다고 막연하게 메로페넴을 유지해서는 안 됩니다. 설령 이 환자가 중증으로 ICU에, 기관 삽관되었다 해도 말입니다. 이유는, 「역사적으로」 치료 효과가 높다고 확인되었기 때문입니다.

occult bacteremia가 의심되어, 경험적(empiric)으로 세프트리악손 치료를 시작하여, 혈액배양에서 암피실린 감수성 헤모필루스 인플루엔자균이 발견된다면, 물론 암피실린으로 변경해야 합니다.

위의 두 가지를 아무 문제없이 de-escalation할 수 있는 것은, 「감염병 진단명이 명확」하기 때문입니다. 중증도와 상관없이, 진단에 대한 자신감이 있다면, de-escalation을 수행하더라도 실패할 일은 절대 없습니다.

2 de-escalation의 주의점 –불가능할 때란 어떤 경우일까?

de-escalation의 중요성, 그리고 de-escalation하더라도 결코 실패할 경우는 없을 것이라고 썼습니다. 물론 예외는 있습니다. 그렇다면, de-escalation이 불가능할 때란 어떤 경우일까요?

다균성의 감염병 가능성이 있을 때

이 경우는 de-escalation할 때 신중한 판단이 필요합니다. 경우에 따라서는 de-escalation이 불가능할 수도 있습니다.

대표적인 질환이 농양입니다. 복강 내 농양에 대해 암피실린·설박탐으로 치료를 시작했다고 합시다. 치료 시작 전 혈액배양에서, 암피실린 감수성의 대장균이 검출된 경우, 암피실린으로 de-escalation할 수 있느냐 하면, 할 수 없습니다. 통상, 그대로 암피실린·설박탐으로 치료를 계속합니다. 복강 내 농양은 단일균에 의한 감염병이 매우 적고, 흔히 혐기성균을 포함한 혼합감염인 경우가 많기 때문입니다. 이 경우, 원인 병원체 중 하나가 우연히 혈액배양에서 포착되었을 뿐이며, 그 외에도 원인 병원체가 존재한다고 판단되므로, 다른 장내 세균군이나 혐기성균의 커버도 필요할 것으로 생각되어, 암피실린·설박탐을 계속합니다.

인후농양에서 혈액배양으로 A군 연쇄상구균이 검출되었을 때도 마찬가지입니다. 두경부 감염병에는, 역학적으로 구강 내 혐기성균의 관여가 높은 것으로 알려져 있습니다. 따라서 이 경우에도 A군 연쇄상구균만을 노리고, 페니실린 G로 변경할 수는 없습니다. 이처럼 감염 장기에 따라서는, 다균성 감염병인 경우가 많다는 역학 데이터가 있으므로, 그런 경우는 검출되지 않은 균도 염두에 둔 항생제 선택이 필요합니다.

감염 장기가 명확하지 않을 때

이 경우도 de-escalation은 신중해야 할 상황입니다. 이유 중 하나는, 감염 장기가 명확하지 않을 때는 원인 병원체가 한 종류인지, 혹은 복수 균인지 알 수 없기 때문입니다. 만약 복수의 균이 원인 병원체일 때는, de-escalation으로 악화될 수 있습니다.

다른 이유는, 감염 장기로의 항생제 이행성(전환성) 문제입니다. 수막염은, 척수액 이행성을 가진 항생제가 아니면 치료할 수 없습니다. 아미노글리코시드는 폐로의 이행성이 좋지 않아서, 폐렴 치료에 아미노글리코시드 단일요법으로는 치료할 수 없습니다.

위에서 언급한 바와 같이, 다균성의 감염 가능성이 있을 때나 감염 장기가 명확하지 않은 상황에서는, de-escalation에 신중해야 할 것입니다. 그러나 포커스를 알 수 없다 하여, 모든 경우에 de-escalation을 할 수 없는 것은 아닙니다. 예를 들면 아래의 경우는 어떨까요. 혈액배양에서 감수성인 대장균이 검출되었습니다. 암피실린을 포함해, 모든 항생제에 감수성입니다. 환아는 세프트리악손으로 치료를 시작하여 하루 만에 해열되고, 호전된 상태입니다. 임상적으로, 수막염 의심소견도 없고, 복강 내 농양의 위험이 될 만한 복부 수술이력도 없습니다. 이런 경우에는 암피실린에 대한 de-escalation이 가능할 수 있습니다. 암피실린 단일요법으로 인해 야기될 만한 감염병을 상기할 수 없기 때문입니다.

이상을 정리하면 de-escalation이 가능한 경우는, 다음 두 가지 조건을 충족시켰을 때라고 할 수 있습니다.

de-escalation 조건

- 감염 장기가 판명된 것
- 원인 병원체가 판명된 것

가끔 「중증환자에게 de-escalation은 하지 마라!」고 주장하는 사람들이 있는데, 반드시 옳다고 할 수는 없습니다. 중증환자에게 항생제를 변경하려면 분명 용기가 필요하지만, 감염 장기와 원인 병원체 진단이 정확하기만 하면, de-escalation에는 어떤 문제도 없을 것입니다.

페니실린 감수성의 폐렴구균에 의한 세균성 수막염이라면 페니실린 G나 암피실린으로, 암피실린 감수성 대장균에 의한 신우신염이라면, 암피실린으로 de-scalation해도 괜찮습니다.

필자는 진단에 자신이 있으면, 중증도와 관계없이 de-escalation을 적극적으로 수행하고 있습니다.

文献

1) Dellit TH, Owens RC, McGowan JE Jr., et al. Infectious Diseases Society of America and the Society for Healthcare Epidemiology of America guidelines for developing an institutional program to enhan

8 | 치료 기간에 대한 개요

POINT

- 교과서나 가이드라인에 기재된 최소한의 치료 기간은 반드시 엄수해야 한다.
- CRP로 치료 기간을 결정해서는 안 된다.
- 치료에 대한 반응이나 기저질환을 고려하여 치료 연장을 고려한다.

치료 종료의 결정방법에, 「CRP가 떨어지면 항생제를 중단」하는 경우가 흔히 있지만, 여기까지 본서를 읽으신 분이라면 이 방법이 반드시 옳지 않다는 것을 알 수 있을 것입니다. 기본적인 판단은, 「감염 장기에서 문제가 되고 있는 미생물을 죽이는데 기간이 얼마나 필요한가」이며, 그러기 위해서는 교과서나 가이드라인에 기재된 치료 기간을 최소한 지키는 것이 중요합니다.

1 | 증거(evidence)는?

감염병 치료 기간에 대한 증거는, 아직 불충분한 것이 현실입니다. 예를 들어, 세균성 수막염 치료 기간의 경우 헤모필루스 인플루엔자균성 수막염은 7일, 폐렴구균성 수막염은 10~14일, 그람 음성간균은 21일 정도 소요되는 것으로 알고 있습니다. 증거에 근거한 것은 아니며, 역사적으로 정해진 것입니다.[1] 특히 소아는 성인보다 증거가 부족한 경우가 많아, 성인의 증거를 참고하여 치료 기간이 결정되는 경우도 있습니다.

치료 기간에 관해 증거가 있는 질환도 있지만(Chapter12 「관절염·골수염」 ☞411쪽), 많은 감염병으로 정해진 치료 기간은, 그 분야의 전문가가 전문적 지식, 경험 및 기존의 연구결과를 종합하여 추천한 것입니다. 과거에 같은 질병으로 고통받았던 아이들에게 경의를 표하기 위해서라도, 축적된 지식을 낭비해서는 안 됩니다. 정해진 최소한의 치료 기간은 반드시 지켜야 합니다.

2 | 최소한의 치료 기간은 지키며, 경과에 따라 연장한다.

그렇다면 치료 기간은 항상 교과서의 내용대로 좋은가 하면, 그렇지는 않습니다. 때로는 기재된 치료 기간보다 길게 치료하는 편이 좋을 수도 있습니다. 예를 들어, 화학요법으로 호중구가 감소하여 폐렴구균성 수막염이 발병할 때, 14일간의 치료 기간을 고집하지 말고, 적어도 호중구의 회복을 기다려야 합니다.

세균성 수막염 치료 중, 경막하 농양과 같은 합병증을 일으킨 경우도, 치료 기간을 연장합니다. 최소 4주 동안 정맥주사 치료를 실시하고, 영상 소견이 소실될 때까지 치료를 계속해야 합니다.

이렇게 치료 반응이 반드시 좋지는 않았던 경우나 기저질환이 있는 경우, 합병증을 병발한 경우는, 「최소한」의 치료 기간은 지키면서, 경과에 따라 「치료를 연장하는」 옵션을 생각해야 합니다. 이 경우에도 CRP 등을 참고하는 것이 아니라, 장기 특이적인 마커를 지표로 하는 것이 중요합니다.

각 질환의 치료 기간에 대해서는, 각론에서 언급하므로 그것을 참고하십시오.

文献

1) Tunkel AR, Hartman BJ, Kaplan SL, et al. Practice guidelines for the management of bacterial meningitis. Clin Infect Dis ; 39 : 1267-1284, 2004

Chapter 2 소아의 항생제 사용

1 | 소아 PK/PD의 개요

PK (pharmacokinetic)는 약동학, PD (pharmacodynamics)는 약력학으로 번역됩니다. PK란 약물을 투여한 후 감염 부위에 어떻게 도달하고 어떻게 체내에서 배출되어 가는지에 대한 분야입니다. 구체적으로 흡수분포 대사와 배설, 4단계로 구성되어 있습니다. PD는 원인 병원체에 대한 약물 효과에 관한 분야입니다. 구체적으로는 살균성, 정균성, 시간 의존성, 농도 의존성 등의 개념이 포함됩니다. 여기서는 소아에서의 PK/PD에 대한 성인과의 차이점을 명확히 하며 설명하겠습니다. 먼저 PK부터 시작합니다.

POINT 소아의 PK/PD

- 신생아는 경구 흡수율이 불안정하므로 원칙적으로 정맥주사로 치료한다.
- 단백결합률이 높은 항생제는 신생아에게 사용하지 않는다.
- 신생아는 분포용적이 넓고 대사가 느리며 신기능이 미숙하므로, 항생제 투여 간격이 길어지는 경우가 많다.
- 시간 의존성 항생제는 투여횟수를, 농도 의존성 항생제는 투여량을 늘려 임상적 효과를 기대할 수 있다.

1 | PK(약물 동태학)

흡수

bioavailability는 생체이용률로, 아래 계산식으로 표시합니다.

$$\text{bioavailability} = \frac{\text{경구 투여했을 때의 AUC}}{\text{정맥주사 투여했을 때의 AUC}} \times 100$$

표 2-1 | bioavailability가 좋은 항생제[1)]

경구 항생제	bioavailability (%)	경구 항생제	bioavailability (%)
아목시실린	74~92	클래리트로마이신	55
세팔렉신	90~100	아지스로마이신	37
세파크롤	52~95	클린다마이신	90
독시사이클린	90~100	메트로니다졸	80
미노사이클린	90~100	시프로프록사신	65~85
ST합제(박트림)	70~90	레보플록사신	90~98

표 2-2 | 경구 제3세대 세팔로스포린의 bioavailability[2)]

경구 항생제	bioavailability (%)
세프디토렌피복실(메이엑트®)	14
세프포독심프록세틸(바난®)	50
세프디니르(세프존®)	25

AUC : area under the curve(혈중약물농도곡선 아래의 면적)

경구 항생제가 거의 100% 흡수되어 정맥 투여 시와 같은 AUC를 그리면, 그 항생제의 생체이용률(bioavailability)은 100%입니다. 경구 항생제로 치료할 때는 기본적으로 생체이용률이 좋은 약을 선택합니다.

생체이용률이 좋은 대표적인 경구 항생제는 **표 2-1**과 같습니다. 이 표에는 제3세대 세팔로스포린이 기재되어 있지 않은데, 생체이용률이 14~50% 정도로 떨어지는 편이라고 합니다(**표 2-2**).[2)] 열악한 생체이용률로 인해 경구 제3세대 세팔로스포린을 사용할 수 있는 방법은 적습니다. 세프디토렌·피복실(메이액트®)을 예로 들어보겠습니다.

일반적인 투여량이 9 mg/kg/day(1일 3회)인 세프디토렌·피복실의 생체이용률은 단 14%입니다. 9 mg/kg/day를 처방해도, 흡수량은 1.26 mg/kg/day입니다. 세팔로스포린 정맥주사 항생제 투여량은 세파졸린이면 100 mg/kg/day, 세프트리악손은 50 mg/kg/day, 세포탁심은 150 mg/kg/day입니다. 세팔로스포린 정맥주사와 비교하면 현저하게 투여량이 낮은 것을 알 수 있습니다. 이런 극소량으로는 세균 감염병을 치료할 수 없다는 것을 쉽게 상상할 수 있습니다.

또 상기 표에 기재되어 있지 않은 세프카펜·피복실(플로목스®), 세프테람·피복실(토미론®)의 생체이용률은 분명하지 않습니다.

그런 연유로 저는 최근 몇 년간 제3세대 세팔로스포린을 처방한 적도, 상담 후

추천한 적도 없습니다. 제3세대 세팔로스포린 경구제의 가장 큰 단점은, 흡수율이 너무 낮아 쓸모가 없다는 점입니다. 「아니, 제3세대 세팔로스포린으로 제대로 치료된 적도 있다!」라는 반론도 있을 수 있지만, 그런 경우는 아마 처방하지 않았더라도 치유되었을 것입니다.

● 소아에서 주의해야 할 사항

흡수와 관련하여 소아에서는 주의할 점이 몇 가지 있습니다. 신생아는 경구항생제 흡수율이 불안정합니다. 그 이유는 신생아의 위산 pH는 알칼리성으로 기울어져 있어, 위에서의 배설이 느리고 연동운동이 불규칙하며 췌장의 외분비 기능이 미숙하기 때문입니다. 그러므로 신생아의 경우, 원칙적으로 경구가 아닌 정맥주사 항생제를 투여합니다.

위산 pH는 생후 3개월, 위에서의 배설기능은 생후 6~8개월, 췌장의 외분비 기능은 생후 9개월쯤에 성인 수준으로 안정됩니다.

생후 안정적인 항생제 흡수 시기에 관한 데이터는 거의 없지만, 경증 감염병이나 정맥주사 치료 후 마지막 마무리로서 경구항생제 치료라면, 생후 1~2개월쯤부터 가능할 것으로 생각됩니다.

분포

경구 투여되어 흡수된 항생제도 직접 혈관 내에 주사 정맥주사한 항생제도 혈류를 타고 체내의 여러 장기로 흡수·분포됩니다. 단백질과 결합하기도 하고 수용성, 지용성 등 다양합니다.

예를 들면 분자량이 작은 비이온성 지용성 항생제는 체내에 널리 분포하며(예: 보리코나졸), 반대로 분자량이 크고 단백결합률이 높은 수용성 항생제는 세포막 통과가 어려워서 체내 분포가 제한됩니다(아미노글리코시드, 반코마이신·미카펀진 등).

분포를 고려할 때 중요한 몇 가지 견해가 있습니다. 하나씩 설명하도록 하겠습니다.

● 장기이행성의 문제

항생제가 표적 미생물이 위치한 감염 장기로 이행하지 않으면, 감염병 치료의 의미가 없습니다. 아무리 혈중 농도가 높아져도, 폐로 이행하지 않는 항생제로는 폐렴을 치료할 수 없습니다. 예를 들어 아미노글리코시드는 폐로 이행성이 좋지 않아서, 아미노글리코시드 단일 약제로는 폐렴을 치료할 수 없습니다.

세파졸린은 폐렴구균에 유효하지만, 세균성 수막염은 치료할 수 없습니다. 뇌척수액 속으로는 이행하지 않기 때문입니다.

이처럼 「항생제가 체내 어디에 분포하는가」라는 점도, 항생제 선택에 있어 중요합니다.

● 단백결합률의 영향

분포에 영향을 주는 요소로서 단백결합률도 중요한 개념입니다. 균혈증이나 세균성 수막염 등에 강력한 존재인 세프트리악손은, 단백질 결합률이 95%로 매우 높습니다.

즉 혈관 내 정맥투여된 세프트리악손 대부분은 단백질과 결합하기 때문에, 실제 체내에서 작용하는 세프트리악손은 그리 많지 않습니다. 이 경우 겉으로 보기에 분포용적은 넓어집니다.

세프트리악손이 체내에서 배설되려면, 단백질과 유리되어야 합니다. 세프트리악손은 대부분 단백질과 결합되어 있기 때문에, 체내로부터의 대사나 배설이 어렵습니다. 그 때문에 다른 세팔로스포린과 달리 반감기가 길어지는 것입니다.

단점도 있습니다. 단백결합률이 높기 때문에, 신생아를 대상으로 한 세프트리악손 투여는 금기입니다. 신생아에서는 종종 고빌리루빈혈증이 나타나는데, 빌리루빈의 대부분은 알부민과 결합되어 있습니다. 알부민과 결합한 빌리루빈은, 혈액뇌관문을 통과할 수 없습니다. 하지만 단백결합률이 높은 세프트리악손이 존재하면, 세프트리악손과 알부민이 결합하여 결과적으로 알부민으로부터 유리된 빌리루빈이 증가합니다. 유리된 빌리루빈은 혈액 뇌관문을 통과할 수 있기 때문에, 핵황달 위험이 증대됩니다. 따라서 신생아에게 세프트리악손이나 ST합제(박트림) 등 단백결합률이 높은 항생제 투여를 금지하고 있습니다.

● 체수분량의 영향

소아의 특징은, 많은 체수분량입니다. 신생아는 체중의 75%가 체수분량으로, 세포내액과 세포외액이 각각 절반씩입니다. 성인은 체중의 50~60%가 체수분량이며, 2/3의 세포내액과 1/3의 세포외액으로 구성되어 있습니다. 즉 신생아는 체중의 40% 미만을 세포외액이 차지하지만, 성인은 고작 20%입니다. 높은 체수분 함량의 특징은, 약물동태의 분포 부피에 영향을 미칩니다. 대부분의 항생제가 수용성이므로, 투여된 항생제는 세포외액에 분포합니다. 즉 신생아는 성인에 비해 세포외액에 분포하는 항생제 양이 많다는 것을 의미하며, 이는 혈중 농도가 내려가고 배설이 지연된다는 것을 의미합니다.

대사

약물은 주로 간에서 대사되며, 그 대사에는 2단계의 반응이 있습니다. 제1상 반응에는 산화, 환원, 수산화(水酸化), 가수분해가 포함되고, 주요 역할을 수행하는 효소는 사이토크롬 P450 (Cytochrome P450: CYP)입니다. CYP는 약물대사의 약 90%에 관여합니다.

제2상 반응에는 글루쿠론산 포합이나 황산 포합이 포함되어 있으며, 이 반응은 약물의 수용성을 증가시키고 체외로 쉽게 배설될 수 있는 형태로 전환됩니다.

신생아에서 이 「대사가 미숙하다」는 것을 상상하기는 어렵지 않을 것입니다. 간에는 다양한 효소가 있고, 각 효소의 발달 수준도 다릅니다.

제1상 반응에서 중요한 CYP의 종류도 다양하지만, 태아의 간에서는 거의 발현되지 않습니다. 출생 후 서서히 발달하여, 생후 6~12개월 정도 지나야 성인 수준에 도달합니다. 제2상 반응에서 중요한 글루쿠론산 포합도, 생후 6~24개월이 되어야 성인 수준에 도달합니다. 「대사가 미숙」은 약물 배설 지연으로 이어지기 때문에, 신생아의 경우 성인보다 항생제 투여 간격이 길어지는 경우가 많습니다.

성인과의 대사 차이는 구체적으로 어떤 차이로 나타날까요? 유명한 예로서, 신생아의 클로람페니콜 대사가 있습니다. 신생아는 글루쿠론산 포합이 미숙하기 때문에 클로람페니콜 대사가 불충분하여 배설이 지연되고, 클로람페니콜의 혈중 농도가 상승합니다. 그 결과 순환 부전을 초래하여 최악의 경우, 사망에 이른 사례가 과거에 종종 있었습니다. 소위 그레이베이비 증후군이라는 부작용으로, 말 그대로 피부색이 회색으로 변할 정도로 순환부전을 일으킵니다. 성인에서는 생각할 수 없는, 신생아의 특수한 약물동태로 야기되는 부작용입니다.

반대로 대사가 빨라지는 경우도 있습니다. 대표적인 예가 리네졸리드입니다. 리네졸리드는 CYP의 영향을 받지 않고, 비특이적 산화반응에 의해 대사된다고 합니다. 소아에서는 이 산화반응이 현저하기 때문에 리네졸리드의 배설속도가 성인보다 3배 이상 빠른 것으로 알려져 있습니다.[3] 때문에 성인은 12시간마다 투여하지만, 소아는 8시간마다 투여됩니다.

배설

투여된 항생제는 최종적으로 간이나 신장에서 배설됩니다. 이 신장도 신생아에

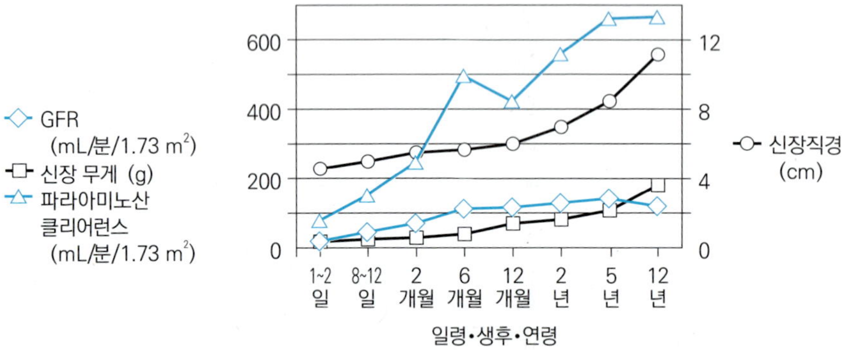

그림 2-1 | **소아의 신기능 발달** [4)]

서는 미발달 상태지만, 자라면서 신장 기능도 발달합니다.

조산아는 네프론이 채 발달하지 않았기 때문에, 신기능이 미숙합니다. 정상출산으로 태어난 신생아는 생후 1~2주 정도 경과하면, 신기능이 극적으로 발달하여 GFR (glomerular filtration rate)이 두 배 이상 증가합니다. 이것은 태내 순환과 신생아의 순환 차이에 의한 영향이 크고, 생후 신장혈류가 크게 증가하기 때문입니다. **그림 2-1**을 보면 생후 소아 신기능의 차이가 일목요연합니다. 신생아의 GFR은, 성인의 1/3~1/2 정도입니다. 성인 수준에 이르는 시기는 생후 6~12개월 정도까지입니다. 개체 차이의 영향도 크기 때문에, 신장 배설로 치료 영역이 좁은 아미노글리코시드와 반코마이신은 혈중 농도를 꼼꼼하게 모니터링해야 합니다.

2 | PD(약력학)

약력학의 목적은 생체 내 약물의 작용 기전이나 약물 농도, 약제가 초래하는 효과를 조사하는 것입니다. 그러나 약력학의 정의를 내려도 추상적이고 이해하기 어렵기 때문에, 여기에서는 구체적으로 임상에 유용한 약력학에 대해서 우선 시간 의존성과 농도 의존성, 이어서 살균성과 정균성에 대해 설명하겠습니다.

시간 의존성과 농도 의존성

시간 의존성은「항생제 혈중 농도가 MIC 이상으로 유지되는 시간대에 항생제가 힘을 발휘한다」라는 개념입니다(**그림 2-2**). "Time above MIC"라고 합니다. 감염장기의 항생제 농도가 MIC 이상이면, 항균 활성을 유지할 수 있습니다. 그러므로

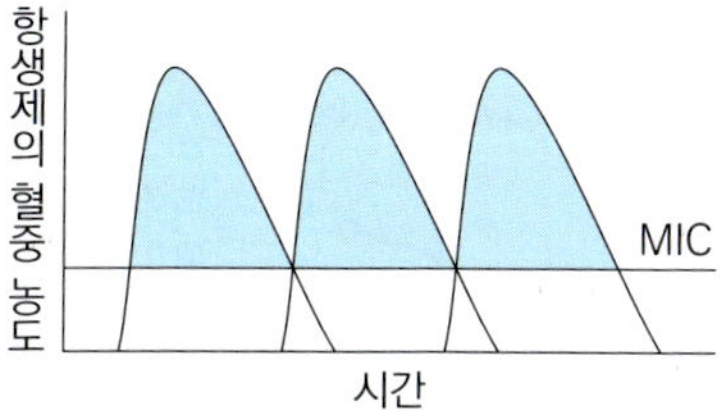

그림 2-2 | **시간 의존성 개념**

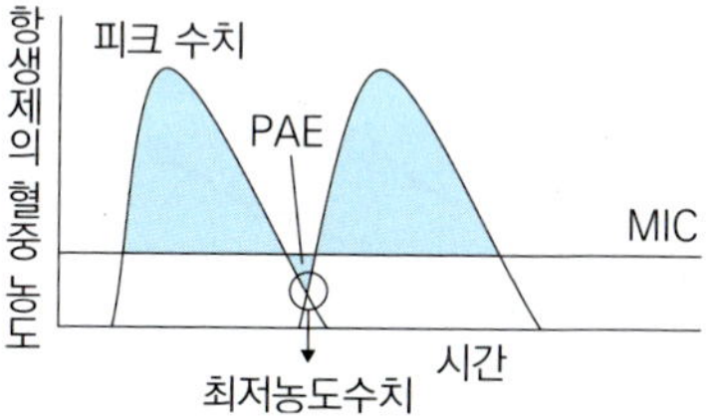

그림 2-3 | **농도 의존성 개념**

이 항생제를 사용할 때는, 투여량과 함께 적절한 투여 간격이 중요합니다.

시간 의존성 항생제에는 β락탐계, 반코마이신, 클린다마이신, 마크로라이드계가 있습니다. 시간 의존성에서는 MIC 이상의 농도 유지가 중요하기 때문에 감염성 심내막염 치료에서 페니실린 감수성 연쇄상구균이 원인 병원체일 경우, 페니실린 G를 24시간 지속투여(continuous drip)하기도 합니다.

반면, 농도 의존성은 1회당 최고혈중농도(peak 수치)가 항균 활성을 결정하고, MIC 이하의 post–antibiotic effect (PAE)도 높인다는 특징이 있습니다.

농도가 높을수록 항균 활성이 높아집니다**(그림 2–3)**.

Post–antibiotic effect란 항생제 농도가 MIC 이하로 떨어져도, 항균 활성 효과를 일정 시간 지속할 수 있는 효과를 말합니다. 농도가 높을수록 항생제 효과와 PAE 효과가 높아지기 때문에, 대부분의 농도 의존적 항생제는 1일 1회 혹은 2회 투여되고 있습니다.

농도 의존성 항생제에는 아미노글리코시드, 플루오로퀴놀론, 메트로니다졸, 답토마이신이 있습니다. 특히 아미노글리코시드는 농도 의존성 측면에서 3회/day의 투여에서 1회/day 투여로 변경하면, 피크 수치를 높이고 최저혈중농도(trough value)는 낮춰 항균 활성은 높이고 부작용을 경감시키는 효과를 인정받고 있습니다. 아미노글리코시드의 부작용은 우려되는 부분이지만, 최저농도(trough) 수치가 부작용과 관련있다고 생각됩니다.

항생제의 유효성을 평가할 때 가끔, 「깔끔하다」라는 표현을 듣는 경우가 있습니다. 「강하다」, 「깔끔하다」라는 표현은, 아마도 **그림 2–4**의 'time–kill curve'의 하향이 가파른 것을 가리키는 뜻일 겁니다.

Time–kill curve는 가로축이 시간, 세로축이 균의 양입니다. **그림 2–4**의 B는 항생제 농도가 상승함에 따라, 낮아지는 정도가 더 가파릅니다. MIC의 64배라면 균이 순식간에 사멸합니다. 이것은 농도 의존성 항생제에서 볼 수 있는 현상입니다.

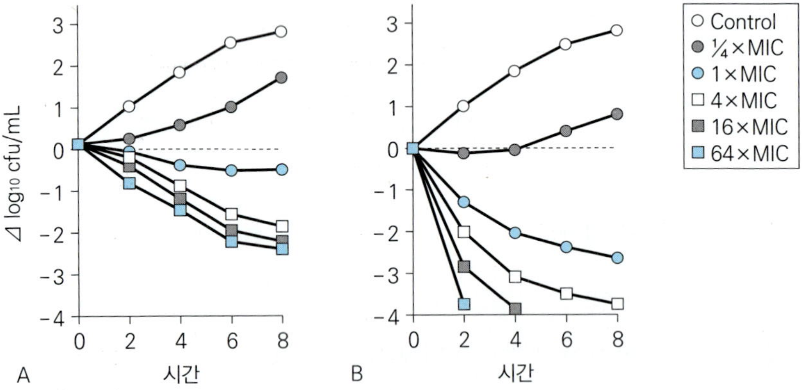

그림 2-4 | 농도 의존성(b)과 농도 비의존성[3]의 항생제 차이에 따른 time-kill curve의 차이[5]

그러나 A에서는 항생제 농도를 높여도, 효과가 그다지 바뀌지 않습니다. 이것은 시간 의존성 항생제의 특징입니다. 즉, β락탐계 항생제는 농도를 올려도 의미가 없는 것입니다. 살균력이 좋은 것은 농도 의존성 약(**그림 2-4의 B**)입니다.

이 특징을 활용한 사용을 하나 소개합니다. 응급 외래나 ICU 등에서 어떤 세균 감염병으로 쇼크 상태일 때, 첫 번째로 아미노글리코시드를 투여하는 방법이 있습니다. 아미노글리코시드는 농도 의존성 항생제입니다. **그림 2-4**와 같이 투여량이 많으면 매우 가파른 time-kill curve를 그립니다. 중증감염병에서 첫 번째 투여 약제로 아미노글리코시드를 사용하는 이유입니다. 아미노글리코시드의 1일 1회 투여량에 준하여 겐타마이신과 토브라마이신은 5 mg/kg/day, 아미카신이라면 15 mg/kg/day을 투여합니다. 아미노글리코시드 부작용 중 신기능 장애는 너무도 유명하지만, 신장애가 있었더라도 아미노글리코시드의 1회 투여로 인해 비가역적인 신장애가 일어나지는 않을 것입니다. 실제 필자도 응급 외래나 병동, ICU 등에서 패혈증성 쇼크로 인해 급격히 순환동태가 악화될 것 같은 경우나, 그람 음성균 감염이 의심될 경우에는 종종 아미노글리코시드를 투여하고 있습니다.

● AUC/MIC

그림 2-5 그래프 곡선의 총면적이, AUC (area under curve)에 해당합니다. AUC/MIC에 의존하는 항생제는 농도 의존성 항생제만큼은 아니지만, 어느 정도 PAE를 가지고 있으므로 시간 의존성 항생제만큼 투여횟수가 중요하지 않습니다. 치료 효과를 높이려면 이 AUC 면적을 넓혀야 하므로, 농도와 투여횟수 모두 중요하며

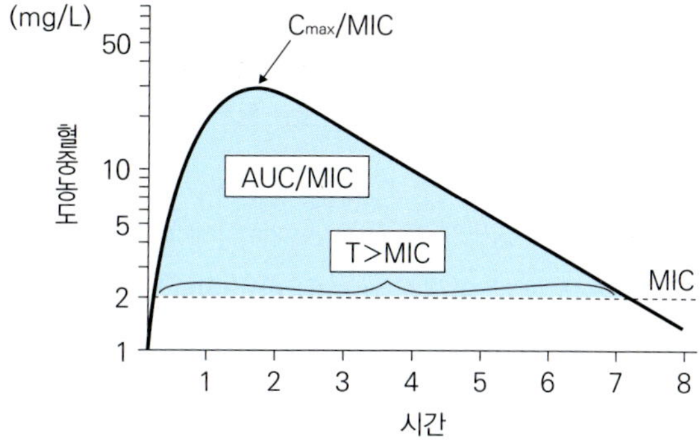

그림 2-5 | **AUC/MIC의 개념**

총투여량이 관건입니다.

각 카테고리에 속한 항생제는 다음과 같습니다.

시간 의존성 항생제	페니실린, 세팔로스포린, 카바페넴, 아즈트레오남
농도 의존성 항생제	아미노글리코시드, 플루오로퀴놀론, 메트로니다졸, 댑토마이신
AUC/MIC에 의존하는 항생제	마크로라이드, 테트라사이클린, 타이제사이클린, 반코마이신, 퀴누프리스틴 · 달포프리스틴, 리네졸리드

농도 의존성, 시간 의존성, AUC/MIC에 대한 이해는 실제 항생제의 투여설계를 고려할 때 중요합니다. 시간 의존성 항생제 β락탐계라면, 충분한 치료 효과를 기대하기 위해 투여횟수를 늘리는 것이 중요합니다. β락탐계 항생제 대부분의 하루 투여횟수는 3~4회, 아미노글리코시드나 플루오로퀴놀론은 하루 1회 투여가 바람직하다는 이유는 이 때문입니다.

살균성과 정균성

살균성(bactericidal)은 문자 그대로 세균을 죽이는 것이며, 정균성(bacteriostatic)은 균을 죽이지 않지만 분열과 증식을 억제하는 효과입니다. 대체로 세포벽에 작용하는 것에는 살균성이 많고, 단백질 합성에 작용하는 것에는 정균성이 많다고 이해하면 됩니다. 일반적으로 살균성, 정균성으로 알려진 항생제는 다음과 같습니다.

「살균성」 항생제	페니실린, 세팔로스포린, 아미노글리코시드, 반코마이신, 플루오로퀴놀론, 리팜피신, 메트로니다졸, ST합제(박트림)
「정균성」 항생제	마크로라이드, 테트라사이클린, 클로람페니콜, 클린다마이신, 리네졸리드

일반 세균검사실에서는 항생제 효과를 보기 위해 MIC를 이용해 정균 작용을 확인합니다. 살균 작용을 보기 위해서는 MBC (minimal bactericidal concentration)가 이용되며, 이것은 「99.9% 또는 그 이상의 세균을 18~24시간 이내에 죽일 수 있는 항생제 농도」로 정의됩니다. MBC가 세균검사실에서 루틴으로 이루어지는 것은 아닙니다. MBC를 재지 않는 이유는, 이 수치가 임상적으로 별 의미가 없기 때문입니다. MIC로 항생제의 감수성을 판정하고, '감수성'으로 판단된 항생제를 적절한 투여량과 투여 간격으로 사용하면, 분명 환자가 치유되리란 것을 알고 있기 때문입니다.

「정균성으로 괜찮을까…」 걱정할 수도 있지만, 사람에게는 면역이라는 훌륭한 기능이 있습니다. 항생제를 사용해 정균적으로 균 증식을 억제하면, 나머지는 사람의 면역력으로 호전됩니다.

단, 예외는 있습니다. 반드시 살균성 항생제를 사용해야 할 감염병, 살균성 항생제 사용이 더 바람직한 감염병이 몇 가지 있습니다.

반드시 살균성을 사용해야 할 감염병은, 발열성 호중구감소증(febrile neutropenia), 세균성 수막염, 감염성 심내막염입니다. febrile neutropenia에서는 문자 그대로 백혈구가 없습니다. 세균성 수막염에서 감염의 포커스가 되는 뇌척수액에는 보통 백혈구가 없기 때문에, 살균성 항생제가 아니면 세균을 처리할 수 없습니다. 감염성 심내막염은 혈류 속 세균량이 많아서, 살균적 항생제가 아니면 치유되기 어렵습니다.

살균성 항생제가 필요한 감염병은, 균혈증과 중증 감염병입니다. 이론이나 근거는 제한적이지만, 대부분의 감염 전문의들이 살균성 항생제를 선호하고 있습니다. 예를 들면 혈액배양에서 MRSA가 검출되었을 때, 클린다마이신에 감수성이 있더라도 살균성 반코마이신을 선택하는 것이 일반적입니다. 카테터 관련 혈류감염병에서 *Bacillus cereus*가 검출된 경우도 마찬가지입니다. 교과서에는 제2의 선택으로 클린다마이신이 나와 있지만, 즐겨 사용하는 감염 전문의는 많지 않습니다. 대부분 제1의 선택 약제인 반코마이신을 사용하고 있습니다. 중증 감염병 역시 마찬가지입니다. 살균성 항생제를 사용할 수 있는 상황이라면, 굳이 정균성 항생제를 선택하지 않습니다.

반드시 살균성 항생제를 사용해야 할 감염병	발열성 호중구감소증, 세균성 수막염, 감염성 심내막염
살균성 항생제 사용이 바람직한 감염병	균혈증, 중증 감염병

Tolerance

앞에서 「살균성 항생제의 MIC(최소 저지농도)와 MBC(최소 살균농도)에 큰 차이가 없다」고 언급하였습니다. 따라서 살균성 항생제는 MIC보다 혈중농도가 높아지면 대부분의 균에 살균적으로 작용합니다. MIC와 MBC에 거의 차이가 없으므로 당연합니다.

그러나 MIC와 MBC에 괴리가 나타날 수 있습니다. MBC가 MIC보다 훨씬 높은 경우입니다. 이것을 관용이라고 합니다. 장구균에 대한 암피실린이나 녹농균에 대한 피페라실린이 유명합니다.

암피실린은 보통 살균성이지만, 장구균에서는 정균적으로 작용합니다. 장구균의 MIC와 MBC에 괴리가 있기 때문입니다. 장구균에 의한 감염성 심내막염의 치료는 매우 까다롭습니다. 감염성 심내막염에는 살균성 항생제가 필요한 감염병이지만, 제1선택제인 암피실린은 정균적으로 작용합니다. 그러므로 겐타마이신 병용에 의한 시너지 효과가 필요한 것입니다.

녹농균도 피페라실린에 대해 MIC와 MBC에 차이가 있으므로, 치료할 때 대량의 피페라실린을 투여합니다. 녹농균에 기인한 세균성 수막염의 경우, 역시 관용 현상 때문에 피페라실린을 사용할 수 없습니다. IDSA 세균성 수막염 가이드라인[6]에 피페라실린이 권장약에 포함되지 않은 이유는, 이 관용 현상 때문에 치료에 실패한 사례가 상당수 보고되었기 때문입니다. 뇌척수액 내에서는 MBC를 초과하는 투여량이 필요하지만, 피페라실린을 400 mg/kg/day로 투여해도 녹농균의 MBC를 넘을 수 없습니다.

Inoculum effect와 Eagle effect

Inoculum effect에서 'inoculum'의 의미는 「접종물」입니다. 「MIC를 측정할 때 균량을 많이 『이식(접종)』해버리면 MIC가 높아진다」라는 *in vitro* 효과를, inoculum effect라고 합니다. 균량에 따라 MIC가 바뀌면 곤란하므로, 감수성 시험을 실시할 때는 추가할 균량이 정해져 있습니다.

Inoculum effect는 *in vitro*에서의 효과인데, 최근 감염성 심내막염이나 농양 등 균량이 많은 감염병일 경우 「*in vivo*에서도 inoculum effect가 일어나지 않을까」라는 의견이 나왔습니다. 예를 들면, *K. pneumoniae*로 초래된 간농양은 세파졸린보다 inoculum effect를 쉽게 일으키지 않는 제3세대 세팔로스포린으로 치료하는 것이 합병증 발생률이 낮다는 데이터가 있습니다.[7]

반면, *K. pneumoniae*로 야기된 간농양 치료에 세파졸린이나 제3세대 세파로스포린을 사용해도 사망률은 변하지 않았다는 논문도 있습니다.[8] 현재로서는 간농양에 세파졸린을 사용해서는 안 된다는 강력한 근거는 없습니다.

유사한 현상으로, 「Eagle effect」가 있습니다. 즉, β락탐계 항생제와 같은 세포벽 합성 길항제를 다량으로 사용하면 오히려 치료 효과가 떨어진다는 것입니다. 대표적인 예로, A군 연쇄상구균에 대한 페니실린 G가 있습니다. A군 연쇄상구균으로 인한 괴사성 근막염에는, 페니실린 G뿐만 아니라 β락탐계 외의 항생제 클린다마이신의 병용도 추천하고 있습니다(이 경우, 클린다마이신의 독소 생산 억제 작용도 기대됩니다).

현재로서는 inoculum effect도 Eagle effect도 항생제를 선택하는데 큰 영향을 주는 경우가 많지 않지만, 향후 연구가 진행될 가능성도 있습니다.

文献

1) MacGregor RR, Graziani AL. Oral administration of antibiotics : a rational alternative to the parenteral route. Clinical infectious diseases : an official publication of the Infectious Diseases Society of America ; 24 : 457-467, 1997

2) Mesut Yilmaz DP. Ceftizoxime, Cefdinir, Cefditoren, Cefpodoxime, Ceftibuten, Cefsulodin, and Cefpiramide. In : Kucers' The Use of Antibiotics, 6th edition. : pp 390-397, 2010

3) Kearns GL, Abdel-Rahman SM, Blumer JL, et al. Single dose pharmacokinetics of linezolid in infants and children. The Pediatric infectious disease journal ; 19 : 1178-1184, 2000

4) Susan M A-R, Jennifer L Goldman, Gregory L Kearns. The Pharmacokinetic-Pharmacodynamic Interface : Determinants of Anti-Infective Drug Action and Efficacy in Pediatrics. Feigin and Cherry's Textbook of Pediatric Infectious Diseases, 7th edition. 2013

5) Craig WA, Ebert SC. Killing and regrowth of bacteria In vitro : a review. Scand J Infect Dis Suppl ; 74 : 63-70, 1990

6) Tunkel AR, Hartman BJ, Kaplan SL, et al. Practice guidelines for the management of bacterial meningitis. Clin Infect Dis ; 39 : 1267-1284, 2004

7) Cheng HP, Siu LK, Chang FY. Extended-spectrum cephalosporin compared to cefazolin for treatment of Klebsiella pneumoniae-caused liver abscess. Antimicrob Agents Chemother (Bethesda) ; 47 : 2088-2092, 2003

8) Lee SS, Chen YS, Tsai HC, et al. Predictors of septic metastatic infection and mortality among patients with Klebsiella pneumoniae liver abscess. Clinical infectious diseases : an official publication of the Infectious Diseases Society of America ; 47 : 642-650, 2008

2 | 페니실린

POINT 페니실린 결합단백질

- 중이염, 부비동염, 기관지염, 폐렴 등의 호흡기 감염은 암피실린 단독으로 충분히 싸울 수 있다.
- 아목시실린·클라불란산은 일반감염에서 매우 광범위한 항생제로, 외래에서 루틴하게 사용하지 않는다.

피페라실린을 경험적으로 사용하는 경우는 없지만, 감수성이 있다면 고용량의 단일 약제로 사용할 수 있습니다.

필자도 자주 사용하고 있는 페니실린은 가장 기본적인 항생제로, 능숙하게 다뤄야 합니다. 페니실린계 항생제 종류는 다음과 같습니다.

❶ 벤질페니실린칼륨(페니실린G칼륨®)
❷ 암피실린
❸ 암피실린 · 설박탐
❹ 피페라실린
❺ 피페라실린 · 타조박탐

경구로는

❶ 벤질페니실린벤자틴(바이실린G®)
❷ 아목시실린
❸ 아목시실린 · 클라불란산

경구까지 포함하면 8개입니다. 많은 종류의 페니실린을 유효적절하게 사용하는데 필요한 지식은, 「각각의 항생제 위치」를 철저히 이해하는 것입니다.

- 그 항생제 외에 할 수 없는 것은 무엇인가?
- 가장 큰 특징은 무엇인가?

이상 두 가지 사항에 대한 파악이, 항생제 정리에 매우 중요합니다. 각각의 항생제에는 각자만이 할 수 있는 「역할」이 있습니다.

페니실린 각론에 들어가기에 앞서, 우선 β락탐계 항생제의 작용 기전을 살펴보겠습니다. 작용 기전에 대한 이해가 부족하면 내성균을 이해하기 어렵습니다.

1 | β락탐계 항생제의 작용 기전

β락탐계 항생제의 작용 기전은, 세포벽 합성저해입니다. 세포벽은 세균의 가장 외측에 있으며, 주로 펩타이드글리칸이라는 물질로 구성되어 있습니다. 이 펩타이드글리칸을 합성하는 효소의 하나로, 페니실린 결합단백(PBPs, penicillin binding proteins)이 있습니다. 페니실린 결합단백은 펩타이드글리칸 속의 알라닌-알라닌 펩타이드 결합을 인식하지만, β락탐계 항생제는 알라닌-알라닌 결합과 비슷하기 때문에**(그림 2-6)** 아날로그로 작용합니다. 그리고 페니실린 결합단백과 β락탐계 항생제의 상호작용에 의해, 페니실린 결합단백이 비활성화됩니다. 이로 인해 새로운 펩타이드글리칸 합성이 저해되어 더 이상 세포벽이 만들어지지 않으면, 세균은 자멸하거나 더 이상 분열할 수 없게 되고 나머지는 자신의 면역세포가 깨끗하게 처리하게 됩니다.

페니실린 결합단백의 종류는 많습니다. PBP1, PBP2, PBP3과 같이 분자량이 큰 순서대로 나열되어 있습니다. 이후 PBP1, 2에 대한 추가 연구를 통해 단독 단백이 아니라는 사실이 밝혀져, PBP2a, PBP2b와 같은 세분화가 진행되고 있습니다.

어쨌든 페니실린 결합단백질에는 많은 종류가 있다는 것만 기억해 주십시오.

POINT 페니실린 결합단백질

- β락탐계 항생제는 페니실린 결합단백질에 달라붙어 작용한다.
- 페니실린 결합단백질은 세균이 세포벽을 만드는 데 필요한 효소이다.
- 페니실린 결합단백질에는 많은 종류가 있다.

2 | β락탐계 약제의 내성획득 메커니즘

항생제 내성에는 고유형 내성과 획득형 내성 두 종류가 있습니다. 고유형 내성이란 그 세균이 태어나면서 본질적으로 지니고 있는 내성입니다. 예를 들면, 기본적으로 *Klebsiella*는 암피실린 내성입니다. *Klebsiella*가 암피실린에 감수성을 나타내는 경우는 절대 없습니다. *Klebsiella*가 태어날 때부터 페니실린을 분해하는 페니실리나아제라는 효소를 생성하고 있기 때문입니다.

이와 대조적으로 획득형 내성이란, 세균이 본래 감수성을 가진 어떤 항생제에 대해 돌연변이나 외래 유전자에 의해 내성을 획득한 것입니다. 예를 들면 일반적으로 녹농균은 카바페넴에 감수성을 갖고 있지만, 후술할 포린(porin)에 돌연변이

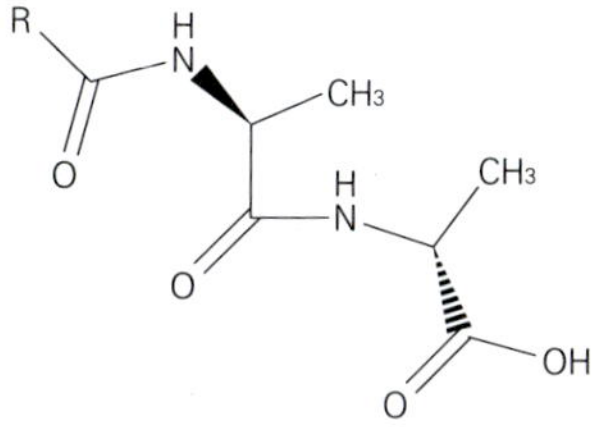

D-Ala-D-Ala결합

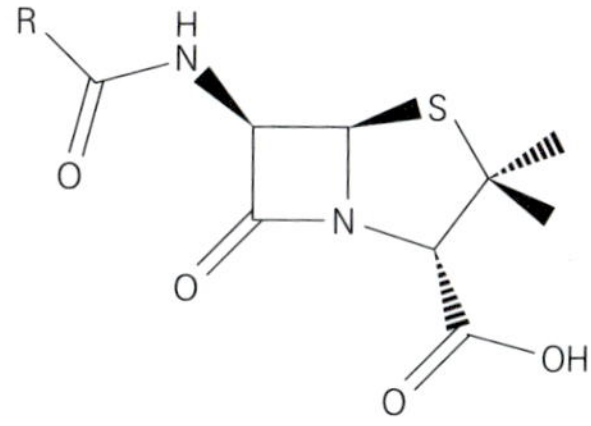

페니실린

그림 2-6 | 페니실린과 펩타이드글리칸의 D-Ala-D-Ala 결합

가 초래되면 카바페넴에 대한 내성을 획득합니다. 즉 고유형 내성은 모든 균주(株)가 그 항생제에 대해 내성이고, 획득형 내성은 어떤 균주만이 내성을 나타내는 것입니다.

β락탐계 항생제의 내성 획득 메커니즘은, 다음 4가지입니다.

가장 빈도가 많은 것은 세 번째 β락타마제입니다.

① 포린: β락탐계 항생제가 작용하려면 PBPs에 도달해야 합니다. 그곳에 도달하기까지 그람 음성간균은 세포외막을 가지고 있으며, 그곳에 포린이라는 단백질 채널이 있습니다. 이 포린을 통과할 수 없는 항생제는 내성이 됩니다.

② 배출 펌프: 포린을 통과한 항생제를 밖으로 퍼낼 배출 펌프를 갖춘 균도 있습니다. 이 펌프 때문에 항생제가 무효화 되기도 합니다.

③ β락타마제: 많은 세균이 페니실리나아제나 세파로스폴리나아제 등의 β락타마제를 생산하여 내성을 획득합니다. 이 β락타마제는 β락탐계 항생제를 분해하는 효소이며, 이 분해효소가 있으면 항생제가 PBPs에 도달하기 전에 분해됩니다.

④ PBPs(페니실린 결합단백): β락탐계 항생제는 상술한 바와 같이 PBPs와 결합하여 작용을 발휘하는데, PBPs가 β락탐계 항생제에 친화성을 저하시키는 돌연변이를 일으키면 항생제에 내성을 갖습니다.

3 | 페니실린 G

페니실린 G는 **그림 2-7**과 같은 구조를 가지고 있습니다. 동그랗게 둘러싸인 부분이 β락탐 고리입니다.

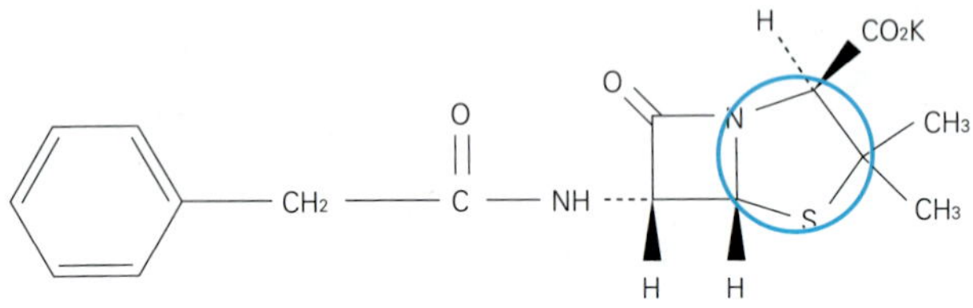

그림 2-7 | **페니실린 G의 구조식**

페니실린 G는 오래된 약이지만, 연쇄상구균 치료제로서의 경험치가 매우 높습니다. A군 연쇄상구균에 의한 괴사성 근막염에는 「페니실린 G를 사용해야 한다」고 가이드라인에도 명시되어 있습니다. 괴사성 근막염에 경험적 치료로 메로페넴을 사용했더라도 원인 병원체가 판명되면 반드시 사용해야 할 항생제가 페니실린 G입니다.

페니실린 G의 주요 타겟은 기본적으로 그람 양성구균입니다. 그람 양성구균은 크게 연쇄상구균, 장구균, 포도상구균 등 3가지가 있으며 이 3가지에 감수성이 있다면 페니실린 G가 유효합니다. 기본적으로 그람 음성간균에는 효과가 없습니다. 전체 항생제 중 페니실린 G의 항균범위가 가장 좁습니다.

「페니실린 G는 항균범위가 좁아서 별로 쓸모가 없는 걸까…」라고 생각하기 쉽지만, 그렇지 않습니다. 오히려 페니실린 G의 장점은, 「다른 균에는 항균작용이 거의 없다」는 점입니다. 다양한 β용혈성 연쇄상구균(A군 연쇄상구균, B군 연쇄상구균, D군 연쇄상구균, F군 연쇄상구균, G군 연쇄상구균)이나 *Streptococcus anginosus, Streptococcus bovis, Streptococcus intermedius, Streptococcus anginosus, Streptococcus constellatus*((구) *Streptoccus milleri*) 등에는 매우 효과적입니다. 또 구강 내 혐기성균(*Peptostreptoccus, Prevotella melaninogenica*)에도 유효합니다.

연쇄상구균에 유효하고 항균범위가 좁다는 점은, 감염성 심내막염을 치료하는데 장점입니다. 감염성 심내막염의 치료 기간은 4~6주로 장기간입니다. 항균범위의 범위가 좁으면, 상재균총을 교란시키지 않기 때문에 부작용이 경감되고 내성균 출현도 어렵습니다. 페니실린 G의 항균범위는 매우 좁지만, 페니실린 G만이 가능한 훌륭한 역할이 있다는 뜻입니다.

POINT 연쇄상구균에는 페니실린 G가 효과적

좁은 항균범위가 오히려 「강점」이다.

페니실린 G는 황색포도상구균에도 유효하지만, 사용가능한 것은 페니실리나아제 비생산 황색포도상구균뿐입니다. 페니실리나아제 비생산을 확인하려면 전문적 지식이 필요하므로, 황색포도상구균에 페니실린 G를 사용하고자 할 때는 감염병 전문의와 상의하며 사용하도록 합니다.

그 밖에 페니실린 G가 첫 번째 선택지가 될 균은, *Neisseria meningitidis*에 의한 세균성 수막염, *Clostridium perfringens* 의한 가스괴저, 괴사성 근막염, 근염, *Fusobacterium necrophorum*에 의한 Lemierre 증후군(경정맥 패혈성정맥염), 신경매독 등입니다. 리스테리아와 장구균에도 유효하지만, 항균성 측면에서는 암피실린 사용을 추천합니다.

다만 약점이 두 가지 있습니다. 하나는 페니실린 G 칼륨입니다. 이름처럼 칼륨이 들어있기 때문에 정맥염을 일으킬 수 있다는 점입니다. 1바이알 100만 단위 중, 1.53 mEq의 칼륨이 함유되어 있습니다. 성인 하루 최대량은 2,400만 단위이므로 최대량으로도 36 mE 정도입니다. 칼륨 투여량치고는 크게 걱정할 필요가 없지만, 말초에서 주사할 때는 5% 포도당액이나 증류수로 용해하여 삼투압을 상승시키지 않도록 주의합니다.

다른 하나는 짧은 반감기 때문에 1일 6회 투여가 필요한데, 일반 병동에서 투여 시 좀처럼 양해구하기가 어렵다는 점입니다. 1일 6회 투여를 피하기 위해, 지속적 주사로 투여할 수도 있습니다. 페니실린 G는 지속적 주사로도 감염성 심내막염이나 폐렴성 폐렴을 치료할 수 있습니다.

4 | 암피실린/아목시실린

페니실린 G와 항균범위는 거의 비슷하지만, 소아에게 가장 빈번하게 사용하는 항생제입니다. 아목시실린은 암피실린의 프로드러그(prodrug)로, 항균범위는 동일하고 암피실린보다 소화관에서의 흡수율은 더 좋습니다.

그람 양성구균에는 크게 3가지(포도상구균, 연쇄상구균, 장구균)가 있는데, 연쇄상구균에 매우 효과적이며 장구균(*Enterococcus faecalis*)에도 효능이 있습니다. 포도상구균에도 페니실리나아제 비생산 황색포도상구균이라면 유효합니다.

그람 음성간균이라면, 대장균이나 헤모필루스 인플루엔자균에 효과가 있습니다. 구강 내 혐기성균에도 탁월한 위력을 발휘합니다.

암피실린은 다음과 같은 상황에서 사용됩니다.

- 페니실린 감수성 폐렴구균(penicillin-susceptible *Streptococcus pneumoniae*, PSSP)에 의한 세균성 수막염에 단일 약제로, 혹은 리스테리아에 의한 수막염에 겐타마이신과 함께 사용
- 중이염이나 급성세균성 부비동염, 일반 폐렴
- A군 연쇄상구균에 의한 인후염
- 암피실린 감수성 대장균에 의한 요로감염이나 담관염 등

중이염이나 부비동염에 고용량의 아목시실린을 사용하는 목적은, PRSP를 치료하기 위함입니다. PRSP는 페니실린 결합단백 변이에 의해, 페니실린 내성을 획득합니다. 페니실린 결합단백 변이로 인해 페니실린과의 친화성이 떨어지는 것이 문제이므로, 페니실린 투여량을 높이면 페니실린 결합단백과 결합할 페니실린 양이 증가하기 때문에 내성을 극복할 수 있다고 생각됩니다.

기관지염은 기본적으로 바이러스 감염이므로 항생제가 필요하지 않습니다. 기관지염에 대한 항생제 처방은 꽤 많은 연구에서 지지하지 않고 있습니다. 예를 들면 2007년의 BMJ[3]에서는, 상기도염에 항생제를 처방했을 경우 어느 정도 합병증을 예방할 수 있는가에 대해, 0~4세 소아 상기도염에 항생제를 처방했을 경우 폐렴을 예방하기 위한 NNT (number need to treat)는 2,469, 편도주위농양은 8,696, 유돌봉소염은 12,500으로 보고되었습니다. 이 결과는, 상기도염에 항생제를 처방하면 수천 명에서 1만 수천 명 중 한 명 꼴로 상기도염 후의 합병증을 예방할 수 있다고 해석할 수 있습니다. 항생제는 분명 예방에 유효하다고 할 수 있지만, 이 결과는 중요할까요?

기관지염에 항생제가 기본적으로 필요하지는 않지만, 전신이나 호흡 상태에 문제가 있다면 항생제를 사용할 수 있습니다. 다만 그런 경우에도 기본적으로는 암피실린이나 아목시실린으로 충분합니다.

특히 기저질환이 없는 영유아의 세균성 폐렴의 제1선택 약제는, 아목시실린이나 암피실린입니다. 제3세대 세팔로스포린이나 암피실린·설박탐 등의 광범위 항생제를 사용할 일은 좀처럼 없습니다. 필자가 지금까지 근무했던 쿠라시키 중앙병원이나 세이쿠의료연구센터 같은 대형 병원에서도 기저질환이 없는 대부분의 영유아 일반 폐렴에 암피실린을 사용했고, 치료 과정에서 특별히 어려움을 겪은 경험도 없습니다. 성인에서는 「폐렴에 대해 경험적으로 암피실린 치료」라는 선택을 거의 하지 않지만, 소아에게는 암피실린이 제1선택 약제입니다.

5 | 암피실린 · 설박탐과 아목시실린 · 클라불란산

암피실린·설박탐과 아목시실린·클라불란산은 지역사회 일반감염의 원인이 되는 세균 대부분에 대한 항균범위를 갖고 있는 항생제입니다. 아목시실린·클라불란산은 암피실린·설박탐과 거의 동일한 항균범위를 갖고 있습니다. 실제로 입원 중에 암피실린·설박탐으로 주사 치료 후, 경구 아목시실린·클라불란산으로 진행되는 치료법을 종종 실시하고 있습니다.

암피실린·설박탐의 항균 항균범위는 대단히 넓습니다. β락타마제 길항제인 설박탐이 추가됨으로써, 암피실린 항균범위와 더불어 상당수의 균으로 항균범위가 확산됩니다. 그람 양성구균에서는 페니실리나아제를 생산하는 MSSA, 그람 음성구균의 모락셀라, 그람 음성간균에서는 장내 세균 전반에 유효합니다. ESBL생산균이 아니라면 암피실린·설박탐은 대부분의 그람 음성간균에 유효합니다. 다만, 원내 감염 SPACE (*Serratia*, *Pseudomonas*, *Acinetobacter*, *Enterobacter*, *Citrobacter*의 머리글자: 원내 감염의 대표적인 그람 음성간균)에는 아시네토박터를 제외하면 듣지 않으므로, 원내 감염에 사용할 때는 원내 감염에서 문제되기 쉬운 그람 음성간균에는 사용하기 어렵다고 인식해야 합니다.

암피실린·설박탐을 소아의 어떤 감염병에 사용하면 좋을까요? 주요 감염병을 아래에서 하나씩 검토해보겠습니다.

세균성 수막염	설박탐에는 뇌척수액 이행성이 없으므로 사용하지 않음
중이염	경구 아목시실린 90 mg/kg/day로 충분. 「난치성 중이염, 아목시실린으로 치료 실패」한 사례에 가까스로 아목시실린·클라불란산을 사용. 중이염에서 제1선택제로 사용할 경우는 거의 없음
급성세균성 부비동염	경구 아목시실린 90 mg/kg/day. 중이염과 마찬가지로 「아목시실린으로 치료 실패」한 사례, 가까스로 아목시실린·클라불란산을 사용. 부비동염에 제1선택제로 사용한 경우는 거의 없음
인후염	A군 연쇄상구균 이외의 인후염은 항생제 적응 없음. 또 A군 연쇄상구균은 아목시실린으로 충분하므로 기회 없음
편도 주위 농양, 화농성 갑상선염, 안면 주위 봉와직염, 인후농양, 폐농양 등	암피실린·설박탐 사용. 횡격막보다 상부의 농양성 병변 원인 병원체는 A군 연쇄상구균이 많고, 그 외 폐렴구균이나 헤모필루스 인플루엔자균, 모락셀라, 구강 내 혐기성균이 원인 병원체. 따라서 BLNAR를 제외한 거의 모든 균을 커버할 수 있으므로, 암피실린·설박탐은 좋은 선택지. 그대로 경구 변경할 수 있다는 점도 장점(아목시실린·클라불란산 사용 가능). BLNAR조차 뗄 수 없는, 곧 질식할 것 같은 인후농양 등을 치료할 때는 3세대 세팔로스포린+클린다마이신 등이 좋은 선택지
기관지염, 폐렴	기본적으로 기회(차례)가 없음. 사용한다면 암피실린, 중증이라면 세프트리악손
감염성 심내막염	배양음성 감염성 심내막염의 선택지 중 하나가 될 수 있음

세균성 장염	기본적으로 항생제 적응 없음. 6개월 이하 유아나 체내에 인공물이 삽입된 사람, 면역 억제자 외에는 항생제 필요 없음
충수염, 게실염 등	암피실린·설박탐은 선택지 중 하나. 원인 병원체는 'PEK'라는 *Proteus*, spp., *E. coli*(대장균), *Klebsiella* spp. 등의 장내 세균+박테로이데스 혐기성균. 복강 내 감염병의 경우 반드시 장구균을 커버할 필요가 없다고 하지만, 1제로 갈 수 있는 점은 매력적. 다른 선택지는 모두 아래의 장내세균+박테로이데스 커버 조합 • 겐타마이신+메트로니다졸(농양이 없는 경우에만) • 2세대/3세대 세팔로스포린+메트로니다졸 • 퀴놀론+메트로니다졸 • 아즈트레오남+메트로니다졸 • 세프메타졸
일반발병(지역사회 발병) 담도감염병	소아에게 매우 드문 감염병. 기인균은 'PEK'라는 *Proteus*, *E. coli*(대장균), *Klebsiella*가 많고, 혐기성균의 관여가 발견되는 경우도 있어 암피실린·설박탐은 좋은 선택제
신우신염	호기성 그람 음성간균으로 인한 감염병. 암피실린·설박탐으로도 치료할 수 있지만 보통 제2, 혹은 제3세대 세팔로스포린이나 아미노글리코시드가 좋은 적응이다. 암피실린·설박탐 기회 없음
봉와직염	세파졸린이나 클린다마이신이 사용되므로 암피실린·설박탐이 나올 기회는 없음
괴사성 근막염	암피실린·설박탐 사용 기회는 약간 있음. Empiric하게 카바페넴을 사용할 수 있는 몇 안되는 감염병이지만, 암피실린·설박탐도 사용할 수 있다. 일반발병 괴사성 근막염의 원인 병원체는 대부분 황색 포도상구균이나 연쇄상구균. 소아의 빈도는 낮지만, 혼합감염이거나 장내 세균, 혐기성균의 *Clostridium perfringens*이 원인일 수 있음 이 미생물들이라면 암피실린·설박탐으로 충분히 커버 가능

정리하자면,

- 암피실린·설박탐은 일반(지역사회)감염 시 거의 모든 것을 죽일 수 있는 매우 광범위(broad spectrum)한 항생제
- 적응은 편도주위농양, 화농성갑상선염, 안면주위 봉와직염, 인후농양, 폐농양, 충수염, 게실염, 담도감염병, 괴사성 근막염 등

암피실린·설박탐은 일반감염에서 비장의 카드로 사용될 수 있으므로, 남용하지 않아야 합니다. 또 설박탐은 *Acinetobacter*에 감수성을 가지며, *Acinetobacter*에 대한 제1선택제로 암피실린·설박탐을 사용할 수 있다는 점도 기억해 둡니다.

또, 경구변경을 예상하여 처음부터 암피실린·설박탐을 사용하는 흥미로운 방법이 있습니다. 배농하기 어려운 두경부 농양, 충수염 천공에 수반되는 농양 등에 암피실린·설박탐을 경험적으로 사용하고, 호전되면 아목시실린·클라불란산으로 변경하는 치료법을 필자도 자주 시행하고 있습니다.

6 | 피페라실린

피페라실린은 현재 용도가 없어지는 추세이지만, 사용하는 경우도 있습니다.

무수히 많은 항생제를 정리하는 방법 중 하나는, 「항생제 각각의 역할을 생각하는 것」입니다. 피페라실린만이 할 수 있는 것이 무엇인지를 생각하면, 그 사용이 매우 선명해질 것입니다.

피페라실린의 최대 특징은 인류 최대의 적 녹농균에 대한 효과입니다. 피페라실린은 녹농균 박멸 항생제이며 그 이상도 이하도 아닙니다. 「녹농균 전용 항생제」로 기억해 두십시오.

아래와 같이 암피실린에서 그람 음성간균으로 항균범위를 넓히고 있기 때문에, 항균범위로는 꽤 광범위한 항생제입니다.

- 그람 양성구균: 연쇄상구균, 장구균(암피실린의 활성이 높다)
- 그람 음성간균: 대장균, *Klebsiella* spp, 프로테우스 등 장내 세균군, 헤모필루스 인플루엔자균(BLNAR는 무효), SPACE 중 녹농균, 시트로박터, 엔테로박터 등 원내 감염 원인 병원체, 박테로이데스를 포함한 혐기성균 전반
- 그람 양성간균: 리스테리아
- 그람 음성구균: 수막구균(meningogoccus)

암피실린보다 광범위한데, 현재 적응이 제한되고 있는 이유는 무엇일까요?

피페라실린의 위치를 생각하면 저절로 답이 나옵니다. 피페라실린은 녹농균을 공격하기 위한 항생제로, 요컨대 사용처는 「원내 감염」으로 한정됩니다.

헤모필루스 인플루엔자균이나 혐기성균에 유효하다는 이유로 남발해서는 안 됩니다. 녹농균을 공격할 수 있는 몇 안 되는 항생제 중 하나이므로, 「녹농균과의 전투」 목적 이외에 사용해서는 안 됩니다.

항생제 사용의 원칙을 다시 한 번 상기해 보도록 합시다. 중증도, 원인 병원체, 환자 배경, 감염 장기, 네 가지였습니다.

녹농균 감염은 대부분 중증이며, 기저질환을 가진 환자가 대부분입니다. 또 면역저하자들에게 치명적인 감염을 유발합니다. 게다가 녹농균으로 대표되는 원내 감염균인 그람 음성간균(세라티아, 아시네토팩터 등)은 β락타마제 등을 가지고 있는 경우도 많고 항생제에 내성인 경우도 많습니다. 피페라실린은 febrile neutropenia에도 선택지 중의 하나지만, 단일 약제로 사용할 수 있는 것은 세페핌이나 세프타지딤, 카바페넴이고, 피페라실린은 아미노글리코시드와 병용하여 사용합니다. 즉 원내 감염에서 녹농균을 커버할 때 피페라실린만으로는 다소 불안

합니다.

피페라실린만으로 불안한 또 다른 이유로 「피페라실린·타조박탐」 존재입니다. 암피실린과 암피실린·설박탐이 구분되는 것은 이미 기술했습니다. 이는 소아 폐렴이 성인 폐렴에 비해 경증인 경우가 많다는 것과, 대부분의 세균성 원인 병원체가 폐렴구균이기 때문에 암피실린을 소아 폐렴의 경험적 치료로 충분히 사용할 수 있기 때문입니다.

하지만 「면역저하」 상태나 그에 준하는 환자에서 「녹농균」 감염이 의심될 때, 피페라실린·타조박탐을 사용하지 않고 피페라실린을 사용하는 근거를 필자는 생각할 수 없습니다. 그 이유는 녹농균 감염이 의심되는 상황이 이미 「기다릴 수 없는」 상황이기 때문입니다. 이처럼 녹농균 감염이 의심될 때는,

β락탐계로부터 1제(세프타지딤, 세페핌, 메로페넴, 피페라실린·타조박탐)

±

아미노글리코시드(겐타마이신, 토브라마이신, 아미카신)

으로 시작해야 합니다(성인이라면 아미노글리코시드 대신 플루오로퀴놀론 사용도 가능).

피페라실린을 사용할 때는,

배양결과가 나오고 피페라실린에 감수성이라는 것이 확인되었을 때뿐입니다.

원인 병원체는 녹농균으로 판명되고 피페라실린에 감수성이 있다면, 피페라실린을 사용하십시오. 녹농균은 β락타마제를 생산하지 않기 때문에 원인 병원체가 녹농균뿐이라는 것을 알게 된다면 피페라실린·타조박탐을 사용할 이유가 없습니다.

매우 광범위한 항생제이지만, 사용해야 할 때가 중증 감염으로 제한되어 있기 때문에, 그 위치를 피페라실린·타조박탐에게 양도하기 시작했습니다.

- 피페라실린을 경험적 치료로 사용할 수 있는 상황은 없다.
- 배양결과를 보고 피페라실린에 de-escalation을 실시한다.

투여량은 항상 최대로 사용하십시오. 피페라실린을 사용할 때는 녹농균 감염이 의심될 때입니다. 녹농균은 강적이므로 항상 대량 투여가 필요합니다.

7 | 피페라실린 · 타조박탐

녹농균을 커버할 수 있는 피페라실린에, β락타마제 길항제가 부착되어 있기 때문에 무적입니다. 「카바페넴에 필적한다」 해도 과언이 아니며, 본질적으로 내성인 미생물은 아래와 같은 정도입니다.

그람 양성구균	MRSA, 표피포도상구균, *Enterococcus faecium*
그람 음성간균	*Stenotrophomonas maltophilia*, *Burkholderia cepacia*
혐기성균	*Clostroides difficile*
기타	마이코플라즈마, 클라미디아, 클라미드필라, 레지오넬라 등의 세포 내 기생균

유효하지 않은 균은 카바페넴과 거의 동일합니다. 카바페넴과 다른 점은 아래 두 가지 정도로, 거의 카바페넴과 유사하게 사용할 수 있습니다.

- ESBL에는 사용할 수 없다.
- 타조박탐은 척수액 이행성이 적다(따라서 수막염에는 사용할 수 없다).

그렇다면 이 광범위한 피페라실린·타조박탐이 사용되어야 하는 경우는 언제일까요? 「피페라실린·타조박탐의 효능이 없는 균이 거의 없다」는 것이 이 항생제의 최대 특징입니다. 피페라실린에서 개선된 것이므로, 당연히 일반감염에서는 사용할 필요가 없습니다.

즉 더 이상 방법이 없는 원내감염에 사용합니다.

구체적으로는 호중구 감소 시의 발열이나 ICU에 장기 입원 중인 환아의 카테터 관련 혈류감염병에 반코마이신과의 병용, 흡입성 폐렴, 담관염, 농양 등입니다.

즉 장기 입원 중이면서 치료실패가 허용되지 않는 상황에서만, 피페라실린·타조박탐을 사용할 수 있게 되겠습니다.

다만 한 가지 주의할 점이 있습니다. 녹농균에 대한 활성은 β락타마제 길항제와 병합되더라도 바뀌지 않습니다. 이는 타조박탐 등의 β락타마제 길항제가 녹농균이 생산할 수 있는 β락타마제에 대해서는 무효이면서, 녹농균 유전자상에 코드(암호화)되어 있는 β락타마제를 강력하게 유도하기 때문입니다.

녹농균 한 가지만 치료할 때 피페라실린·타조박탐은, 타조박탐 투여량이 족쇄로 작용하여 녹농균 치료에 필요한 피페라실린 양이 부족합니다(피페라실린·타조박탐일 경우 피페라실린으로 300 mg/kg/day 밖에 투여할 수 없습니다). 따라서 오히려 피페라실린·타조박탐보다 피페라실린 단일 약제가 녹농균 치료에 적합하다는 점은 기억해 두십시오.

文献

1) Ranganathan SC, Sonnappa S. Pneumonia and other respiratory infections. Pediatr Clin North Am ; 56 : 135-156, 2009
2) Zaoutis TE, Goyal M, Chu JH, et al. Risk factors for and outcomes of bloodstream infection caused by extended-spectrum beta-lactamase-producing Escherichia coli and Klebsiella species in children. Pediatrics ; 115 : 942-949, 2005
3) Petersen I, Johnson AM, Islam A, et. al. Protective effect of antibiotics against serious complications of common respiratory tract infections : retrospective cohort study with the UK General Practice Research Database. BMJ ; 335 : 982, 2007

3 | 세팔로스포린

POINT

- (일본에서) 황색포도상구균에 가장 효과적인 항생제는 세파졸린이다.
- ESBL 생산균은 세프메타졸이나 플로목세프로도 치료할 수 있다.
- 주사용 제3세대 세팔로스포린은 소아 일반감염의 원인 세균 대부분을 커버할 수 있으므로, 비장의 카드로 소중히 사용한다.
- 경구 제3세대 세팔로스포린은 존재 가치가 없다.

1 | 세팔로스포린 총론

세팔로스포린은 β락탐계 항생제로서, 페니실린계와 마찬가지로 세포벽을 가진 세균에만 효과가 있습니다.

세팔로스포린을 종합적으로 이해하기 위해 다음 4가지가 중요합니다.

- 항균범위는 새로운 세대의 세팔로스포린에서보다 그람 양성구균에 활성이 강해진다.
- 세대가 올라갈수록 그람 음성간균에 활성이 강해진다.
- 혐기성균에 약하다.
- 장구균, 리스테리아에서는 'intrinsic(본질적으로)' 무효다(감수성 검사에서 거짓 감수성으로 나올 수 있으므로 주의).

세팔로스포린 분류

		정맥주사	경구
제1세대 세팔로스포린		세파졸린	세팔렉신
제2세대 세팔로스포린		세포티암	세플록심, 세포티암, 세파크롤
제3세대 세팔로스포린		세포탁심, 세포트리악손	세프디토렌, 세프디니르, 세픽심, 세프카펜
혐기성균용 세팔로스포린 (세파마이신계, 제2세대에 상당)		세프메타졸, 플로목세프	–
녹농균 전용 세팔로스포린	제3세대 세팔로스포린	세프타지딤	–
	제4세대 세팔로스포린	세페핌	–

제1세대보다 제4세대가 더 우수한 것은 아니며, 각 세대의 역할이 있습니다(후술).

2 | 세팔로스포린의 함정– ESBL의 공포

β락타마제

세균이 생산하는 효소 이름이며, β락탐계 항생제의 기본 구조인 β락탐 고리에 작용하여 항균 활성을 비활성화시키는 작용을 합니다. β락타마제는 **표 2-3**과 같이 4개의 클래스로 분류됩니다. 각각 주요 기질이 있는데 Class A와 D는 주로 페니실린을 분해하고, Class C는 주로 세팔로스포린을 분해합니다. Class B는 페니실린이나 세팔로스포린 분해 능력이 높지만, 카바페넴을 분해할 수 있는 특징이 있어서 카바페네마제(카바페넴 분해효소)라고 합니다. 또한 중심물질이 아연이라는 금속(메탈)이기 때문에 「메탈로β락타마제」라고도 합니다.

β락타마제의 역사는 1960년대로 거슬러 올라갑니다. 플라스미드 매개성 β락타마제가 처음 발견된 곳은 그리스로, 그 당시 환자의 이름이 "Temoniera"였다는 것에 착안하여 β락탐 분해효소의 이름이 "TEM"으로 명명되었습니다. 그 후 동일한 β락타마제가 발견되어, TEM2로 불립니다.

이 2개의 β락타마제가 코드(code)된 유전자는 플라스미드(plasmid)에 존재하며, 그 때문에 많은 균이 이 β락타마제를 갖게 되었습니다. 그 후에도 SHV나 CTX–M, OXA 등의 β락탐 분해효소가 발견되었습니다. 처음에 이들 β락타마제는 특이적인 β락탐계 항생제를 저해하는 작용밖에 없었습니다. 예를 들어 페니실린을 저해하는 페니실리나아제, 옥사실린을 저해하는 옥사실리나아제 등입니다.

표 2-3 | β락탐 분해효소 분류

	소재 대표적인 균	주요기질	중심물질	비고
Class A	플라스미드 대장균, Klebsiella	페니실린	세린	ESBL의 대부분
Class B	염색체	카바페넴도	아연	카바페네마제 (메타로β락타마제)
Class C	염색체 Enterobacter	세팔로스포린	세린	AmpC의 대부분
Class D	플라스미드	옥사실린	세린	

ESBL

그런데 이들 β락타마제를 코드한 유전자가 플라스미드상에 존재하기 때문에, 여러 종류의 세균에 흡수되면서 다양한 내성을 획득하여 많은 β락타마제를 저해하는 괴물이 탄생했습니다. 이것이 ESBL(기질특이성 확장형 β락타마제: extended spectrum β−lactamase)입니다.

ESBL를 생산하는 균에는 기본적으로 페니실린계, 세팔로스포린계, 모노박탐계 항생제를 사용해서는 안 됩니다. ESBL에 대항할 수 있는 β락탐계 항생제는 두 가지, 카바페넴(메로페넴, 이미페넴 등)과 세파마이신(세프메타졸, 플로목세프 등)입니다.

ESBL를 생산하는 대표적인 균은 *Klebsiella pneumoniae*, *Klebsiella oxytoca*, 대장균 등의 장내 세균군입니다. 그 외 *Acinetobacter*나 *Burkholderia*, *Citrobacter*, *Enterobacter*, *Morganella*, *Proteus*, *Pseudomonas*, *Salmonella*, *Serratia*, *Shigella* 등도 ESBL을 생산한다는 보고가 있습니다.

ESBL의 생산 여부는 세균검사실에서 간단하게 알아볼 수 있습니다. 제3세대 세팔로스포린이나 아즈트레오남 어느 한쪽의 MIC가 2 이상일 경우 ESBL을 의심하고 ESBL테스트를 실시합니다. 하지만 "*in vitro*"에서는 클라불란산이나 설박탐, 타조박탐 등의 β락타마제 길항제가 ESBL를 저해할 수 있습니다. 즉 제3세대 세팔로스포린, 아즈트레오남에 내성이라면 ESBL 생산균 가능성이 있는데, 클라불란산을 첨가하여 감수성이 돌아오면 ESBL생산균으로 판정합니다. **그림 2-8**은 실제 디스크 법(disc method)의 모습입니다. Cefpodoxime Proxetil (CPX), 세포탁심(CTX), 세프피롬(CPR), 세프트리악손(CRX) 주위에는 억제 원(円)이 없고(상단), 양끝 세프타지딤(CAZ)과 아즈트레오남(AZT) 주위의 억제 원은 작습니다.

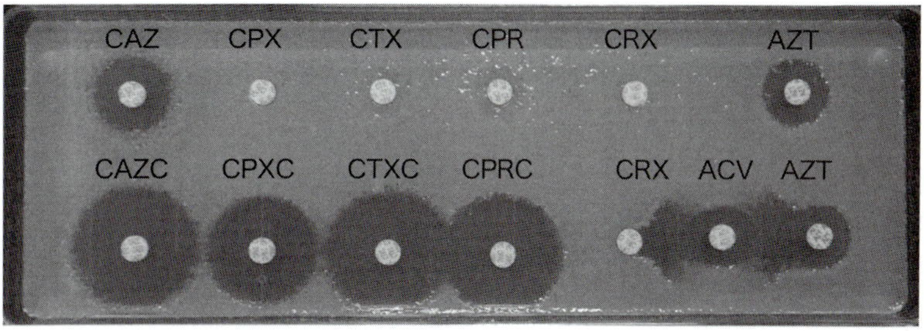

그림 2-8 | **ESBL 확인시험**

Clavulanate (CVA) 디스크를 추가하면(하단), 이들 전체의 억제 원이 커진 것을 볼 수 있습니다. CRX와 AZT의 디스크 중심에 아목시실린 클라불란산(ACV) 디스크가 배치되어 있는데, ACV 디스크 쪽 억제 원이 각각 커지고 있음을 알 수 있습니다. 이런 방법으로 ESBL의 확인 실험을 하고 있습니다.

ESBL과 비슷한 내성패턴을 보이는 β락타마제에 AmpC가 있습니다. AmpC 타입의 β락타마제는 클라불란산에 저해되지 않고, 세파마이신에도 내성이라는 점이 ESBL과 다릅니다.

ESBL에 유효한 β락탐계 항생제는 카바페넴과 세파마이신뿐입니다(β락탐계 항생제는 아니다. 아미노글리코시드나 ST합제(박트림), 플루오로퀴놀론 등은 감수성이 있으면 사용할 수 있습니다). 다만, 세파마이신은 임상적으로 유효하다는 정보가 충분하지 않으므로, 중증 환자나 균량이 많은 혈관 내 감염병, 배농되지 않은 농양 등에는 카르페넴을 사용하는 것이 무난합니다.

이 ESBL과 싸우려면 적정 항생제를 사용하여 ESBL생산균을 만들지 않을 것, 그리고 한 번 검출된 ESBL생산균을 다른 환자에게 확산시키지 않도록 표준예방책이나 접촉감염 예방책 등의 감염대책을 철저히 할 것, 이 두 가지가 중요합니다.

3 | 제1세대 세팔로스포린

세파졸린 최대의 장점은 「그람 양성구균에 유효하다」는 것입니다. 그람 음성간균 PEK (*Proteus*, *E. coli*, *Klebsiella*) 부에도 효과가 있지만, 그람 음성간균을 타겟으로 empiric하게 세파졸린을 사용할 일은 거의 없습니다. 자체시설의 안티바이오그람에서 대장균에 대한 세파졸린 감수성이 괜찮다면 요로감염에 empiric하게 세파졸린을 사용할 수 있지만, 그람 음성간균에 세파졸린을 사용할 때는 균의 명칭·감수성 결과가 판명되어 de-escalation 할 때일 것입니다.

그람 양성구균에는 포도상구균, 연쇄상구균, 장구균 등 세 가지가 있는데 세파졸린이 유효한 것은 다음 두 가지입니다.

① 포도상구균 중, MSSA(메티실린 감수성 황색포도상구균)

② 연쇄상구균 전반(A군 연쇄상구균, B군 연쇄상구균, 폐렴구균 등)

장구균에는 유효하지 않습니다. 장구균에 유효하지 않다는 점은 세팔로스포린의 가장 주요한 취약점 중 하나입니다.

POINT 제1세대 세팔로스포린

MSSA와 연쇄상구균을 위한 항생제이다.

세파졸린이 유효한 그람 양성구균은 피부에 분포되어 있습니다. 따라서 제1세대 세팔로스포린이 경험적으로 가장 많이 사용되는 감염병은 피부·연부조직 감염입니다. 피부에 상재하는 황색포도상구균을 커버하기 위해, 수술 전후 항생제 예방투여에도 사용됩니다. 또 원인 병원체 동정이 불가능한 골수염이나 관절염, 원발성 장요근 농양(실제 원인 병원체의 가장 흔한 포도상구균)에도 사용할 수 있습니다.

POINT 세파졸린

봉와직염, 골수염, 관절염이나 원발성 장요근 농양에 경험적으로 사용할 수 있다.

기본적으로 세팔렉신의 적응은 세파졸린과 동일합니다. 세파졸린에서 경구로 변경할 때나 경증 봉와직염, 요로감염에 경험적 치료로 사용합니다.

4 | 제2세대 세팔로스포린

제2세대에는 2종류가 있습니다. 인플루엔자균 등에 유효한 세포티암과 *Bacteroides* spp. 등의 혐기성균에 유효한 세파마이신계입니다. 세파마이신계에 세프메타졸과 플로목세프가 있습니다. 제2세대는 일반적으로 세포티암을 가리킵니다. 그러나 제2세대 세팔로스포린은 경험적 치료로서의 역할이 거의 없습니다. 실제로 세포티암을 사용해 본 경험이 있는 분은 많지 않을 것입니다.

역할이 없다는 것은 항균범위도 약물 동태도 모두 어중간하기 때문입니다. 항균범위를 보면 일목요연합니다. 그람 양성구균에 대한 효과는 세파졸린보다 떨어집니다. MSSA에 효과가 있으나, 세파졸린의 효과가 높습니다. 폐렴구균에 대한 데이터도 적고, PRSP치료제는 고용량의 암피실린이나 세프트리악손 등 제3세대가 사용되어 제2세대의 기회는 없습니다.

따라서 그람 양성구균의 감염이 강력히 의심될 경우, 항상 「세파졸린 ≫ 세포티암」이며 경험적 치료로서의 기회는 없습니다.

그람 음성균에서는 장내세균의 대표격 「PEK (*Proteus*, *E. coli*, *Klebsiella*)」와 기도 감염을 야기하는 헤모필루스 인플루엔자균, *Moraxella catarrhalis*에 유효합니다. 하지만 이것 또한 어중간합니다. 헤모필루스 인플루엔자균의 경우 보통 *In vitro*에서는 활성이 있습니다. 그러나 BLNAR (β락타마제 비생산 암피실린 내성)에서는 같은 제2세대 cefuroxime은 유효한 것으로 알려져 있으나, 세파크롤은 감수성이 없는 경우가 많고 세포티암은 불투명하여 헤모필루스 인플루엔자균에 적극적으로 사용할 이유가 없습니다. Proteus에는 치료 중에 β락타마제를 유도하고 내성화되어(특히 *Proteus vulgaris*), 역시 사용할 수 없습니다.

안정적인 것은 나머지 *Moraxella*, 대장균, *Klebsiella* 등 3개 균종입니다. 「*Moraxella*를 경험적으로 노려서…」라고 하면 폐렴 등을 상정하지만, 폐렴구균, 인플루엔자균 모두 어중간한 활성밖에 없어서 경험적 치료로는 사용하기 어렵습니다.

남은 용도는 대장균과 Klebsiella 2개 균종입니다. 이 2개 균종에 의한 대표 감염병은 요로감염입니다. 다만 지역에 따라 내성화가 진행될 수도 있으므로, 원내 안티바이오그람에서 80% 이상의 감수성을 보인다면 요로감염에 대해 경험적 치료로 사용할 수 있습니다.

지금까지 기술했듯이 제2세대 세팔로스포린으로만 할 수 있는 것은 아무것도 없으며, 사용은 아래와 같이 매우 제한적입니다.

❶ 자체시설의 안티바이오그람에서 대장균의 세포티암 감수성률이 80%를 넘을 때, 요로감염의 경험적 치료로 사용한다.

❷ 장기이행성이 문제되지 않는 수막염 이외에서 de-escalation할 때 사용한다.

❸ 객담 그람 염색에서 그람 음성쌍구균이 보이고 모락셀라에 의한 폐렴으로 확실하게 진단할 수 있을 때, 경험적 치료로 사용한다.

이어서, 세파마이신계입니다. 세파마이신계에는 세프메타졸과 플로목세프가 있습니다. 플로목세프는 옥사세펨계로 기재되기도 하지만, 세계적으로는 세파마이신계 항생제로 인식되어 있습니다. 세파마이신은 스트렙토미세스속 균에서 파생된 것으로, 세파마이신의 고리를 변화시킨 것을 세파마이신계라고 합니다. 세프메타졸(**그림 2-9**)과 플로목세프(**그림 2-10**)의 화학구조는 흡사합니다. 이 책에서도 플로목세프를 세파마이신계로 취급합니다.

세파마이신계 항생제는 세팔로스포린 중 드물게 혐기성균에 대한 항균범위가 넓은 편입니다. 그람 양성구균과 그람 음성간균에는 세포틈 효과와 거의 동등하지만, 헤모필루스 인플루엔자균에는 효과가 없습니다. 하지만 세파마이신은 2가지 큰 특징을 갖고 있기 때문에 앞으로도 쓰임새가 꽤 있을 것입니다.

POINT 세파마이신의 특징 ①

혐기성균에 감수성이 있다.

첫 번째 특징은「혐기성균에 감수성이 있다」는 것입니다. 따라서 충수염이나 복막염 등에 경험적 치료로 사용할 수 있지만, 암피실린·설박탐에도 같은 적응이 있기 때문에 어느 쪽을 선택해야 할지 고민스러운 문제입니다. 혐기성균의 감수성률은 병원이나 지역사회의 내성률에 크게 좌우되므로[1], 자체 시설에서의 감수성 패턴은 확인해 두는 것이 좋습니다.

혐기성균에 감수성이 있기 때문에, 하부소화관 수술 등 주술기 예방투여에 자주 사용됩니다. 소아는 드물지만, 골반 내 염증성 질환(PID: pelvic inflammatory disease)에 독시사이클린과 세프메타졸을 병용하는 방법도 있습니다.

POINT 세파마이신의 특징 ②

ESBL생산균에 사용할 수 있다.

세파마이신은 ESBL에 유효하므로 감수성이 있으면 사용할 수 있습니다. 세프메타졸도 플로목세프도 *In vitro*에서는 ESBL생산균에 효과가 있고, ESBL생산균은 세파마이신을 분해할 수 없습니다. 아직 후향적 연구(retrospective study)지만, 균혈증을 동반한 증례를 포함해 ESBL생산균에 의한 감염병에도 안전하게 사용할 수 있는가에 대해 연구[2-4]도 있습니다. 그러나 아직 소아에 대한 데이터가 적고, 같은 세파마이신계 cefoxitin이 AmpC형 β락탐 분해효소를 유도하여 치료 중 내성화한다고 보고되었기 때문에[5], 중증환자나 균량이 많은 배농이 안된 농양치료 등

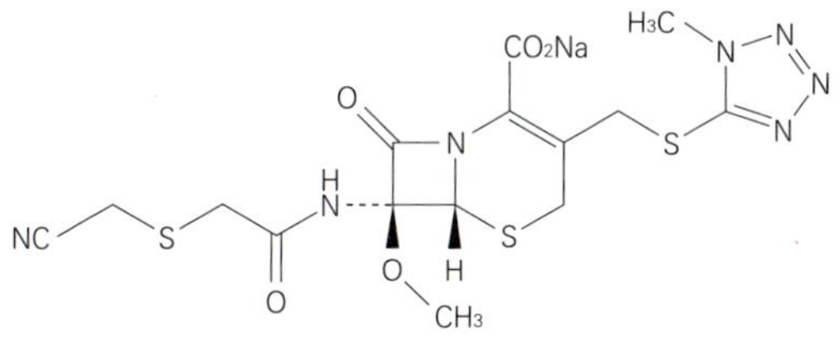

그림 2-9 | **세프메타졸 구조**

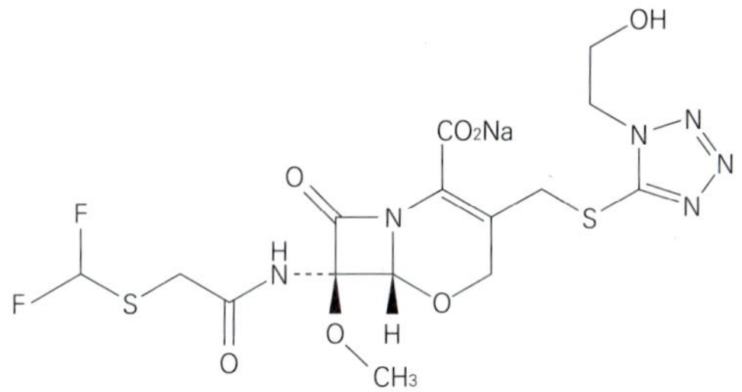

그림 2-10 | **플로목세프 구조**

에는 주의가 필요할 수도 있습니다(필자는 승압제가 필요한 경우 이외에는 메로페넴이 아니라 기본적으로 세프메타졸을 사용합니다).

세프메타졸은 아직 용도가 많은 항생제입니다. 적절하게 사용하여 카바페넴을 아껴쓸 수 있도록 유의합시다.

5 | 제3세대 세팔로스포린

제3세대 세팔로스포린은 소아에서 많이 사용되고 있는 항생제 중 하나입니다. 주사용 세포탁심과 세프트리악손의 항균범위는 기본적으로 동일합니다.

이 두 가지 항생제는 둘 중 하나가 아니라, 반드시 두 가지 다 병원에 구비해둬야 합니다. 항균범위가 동일한데 왜 두 가지 다 필요할까요?

> 이유 1: 신기능과 간기능에 문제 있는 환자에게, 구분하여 사용 가능.
> 간부전에는 세포탁심, 신부전에는 세프트리악손을 사용한다.

사실 이 점은 매우 중요합니다. 세포탁심은 오랜 역사를 가진 약제이므로 신부전 환자의 신기능에 따라 투여량을 조절할 수 있지만, 세프트리악손은 신부전에서도 용량 조절이 불필요합니다.

반면 간경변 환자는, 간 대사의 세프트리악손을 사용하기 어렵습니다. 세프트리악손은 담즙 찌꺼기(biliary sludge)를 만들기 쉽기 때문에, 담석이 있는 사람에게는 사용을 피하는 것이 좋습니다. 따라서 간경변이나 담석이 있는 환자에게는 세포탁심을 권합니다.

신부전이나 간부전은 소아에서의 이환율은 그다지 높지 않지만, 다발성 낭포신 등으로 복막투석을 받고 있는 환아나 선천성 담도폐쇄로 카사이 수술(Kasai's procedure)을 받은 환자에서도 간경변이 진행되어 생체간이식을 시행한 사실이 있습니다. 반드시 구분하여 사용해 주십시오.

이유 2: 세프트리악손은 신생아에게 사용할 수 없다.

앞서 다뤘던 세프트리악손과 칼슘 관계에서 비롯된 것은 아닙니다(이것에 대해서는 나중에 설명). 세프트리악손은 단백결합률이 매우 높은 항생제입니다. 신생아에서 종종 고빌리루빈혈증을 볼 수 있는데, 간접빌리루빈의 대부분은 알부민 등의 단백과 결합합니다. 여기에 단백결합률이 높은 세프트리악손을 투여하면 세프트리악손이 알부민 등의 단백과 결합하여 결과적으로 「프리」한 간접빌리루빈이 증가합니다. 핵황달의 원인은 단백과 결합하지 않은 프리한 간접빌리루빈입니다. 그 결과 핵황달이 발병하는 것입니다. 신생아에게는 세프트리악손 대신 세포탁심을 사용합니다.

POINT 신생아

세프트리악손이 아닌 세포탁심을 사용하라!

이유 3: 투여 간격의 차이.

이것은 바쁜 간호사 업무를 고려할 때 매우 중요합니다. 세포탁심은 6~8시간마다 투여합니다. 세프트리악손은 1일 1회 투여하며, 효과는 동일합니다. 신장도 간도 건강합니다.

이럴 때는 세프트리악손을 사용합니다. 바쁜 간호사의 업무량을 배려하는 것은 중요합니다.

응급 외래에서는 1일 1회, 세프트리악손의 활약상이 펼쳐집니다. 예를 들어 occult bacteremia를 의심했을 때 세프트리악손 50~75 mg/kg/dose를 1회 주사해

두면 설령 귀가시켜 혈액배양이 양성으로 나오더라도, 환아에게 해가 미칠 일은 없습니다. 신우신염에서 소변그람염색으로 그람 음성간균이 확인되었을 경우 「입원할 정도는 아닌」 환아에게 주사를 확보해두면, 세프트리악손이나 겐타마이신을 1회 투여하고 귀가시켜 추후 외래 추적검사라는 전략도 고려할 수 있습니다.

POINT occult bacteremia나 신우신염

응급외래에서 세프트리악손을 처리하고, 외래 추적검사로 연결할 수 있다.

2개의 약제 모두 소아와 성인에게 필수불가결하다는 것을 이해하셨습니까?

제3세대 세팔로스포린은 대단한 광범위 항균 범위 항생제로, 일반감염병 대부분을 커버합니다. 세포탁심과 세프트리악손의 항균 항균 범위에 대해 간단히 설명합니다.

- 연쇄상구균과 녹농균, 아시네토박터를 제외한 그람 음성간균 전반

SPACE*중에서도 *Serratia*속(屬), *Citrobacter*속, *Enterobacter*속에는 감수성이 있으면 사용할 수 있습니다. 장구균 이외의 연쇄상구균인 연쇄상구균(A군, B군, C군, G군 등), 폐렴구균, 녹색 연쇄구균 등 대부분의 연쇄상구균에 유효합니다. 세파졸린만큼의 치료 효과는 아니지만, MSSA에도 유효합니다.

유효한 균에 대해 상세히 정리합니다.

그람 양성구균	장구균 이외의 연쇄상구균, MSSA
그람 음성간균	제2세대가 유효한 균종을 포함해 녹농균, *Acinetobacter*속 이외의 그람 음성간균 (*Serratia*속, *Citrobacter*속, *Enterobacter*속에도 감수성이 있으며 AmpC생산균이 아니라면 사용가능)
그람 음성구균	Neisseria속, Moraxella속
혐기성균	구강 내 혐기성균(*Fusobacterium*, *Eubacterium*, *Peptococcus* 등)

그람 음성간균에 대해서는 생각 이상으로 유효하지만, *Pseudomonas*와 *Acinetobacter*에는 무효합니다. 이 *Pseudomonas*와 *Acinetobacte*는 「SPACE」 중에서도 예외적으로 취급하므로 구별해 두도록 합니다.

혐기성균의 경우 구강 내 혐기성균에 유효하지만, 절대적이진 않습니다.

* : SPACE는 *Serratia*(세라티아), *Pseudomonas*(녹농균), *Acinetobacter*(아시네토박터), *Citrobacter*(시트로박터), *Enterobacter*(엔테로박터)의 머리글자.

Chapter 2 소아의 항생제 사용

제3세대 세팔로스포린은 연쇄상구균 전반에 매우 적합하며 MSSA에도 다소 효과가 있습니다. 그람 음성구균에 대해서는 녹농균과 아시네토박터를 제외하면 대체로 유효하고, 혐기성균에도 썩 좋지는 않지만, 다소 유효한 편입니다.

대체로 이런 항균범위입니다. 일반감염일 경우 대부분의 세균성 감염에 대한 항균범위를 갖고 있습니다. 제3세대 세팔로스포린은 중요한 항생제이므로 소중히 사용합시다.

제3세대 세팔로스포린을 경험적으로 사용할 수 있는 구체적 상황을 들면,

- 신생아 패혈증에 암피실린과 병용
- 세균성 수막염
- 암피실린으로는 불안한 일반 폐렴, 후두개염이나 기관염
- 장티푸스나 면역결핍증, 6개월 미만의 비티푸스성 살모넬라 감염병
- 요로감염
- 헤모필루스 인플루엔자균이나 *Kingella kingae*까지 커버해야 할 때의 골수염, 관절염
- 난치성 중이염, 부비동염
- 두경부 감염병에서 농양 형성이 의심될 때 클린다마이신과 병용
- (소아에서는 드물지만) 골반 내 염증성 질환이나 임질균 감염병 등

제3세대 세팔로스포린은 다양한 조직 속으로의 이행력이 좋습니다. 그중에서도 염증 시 뇌척수액 이행성이 우수하기 때문에 세균성 수막염에서는 주요 약제(key drug)로 인식되어 있습니다.

경구 제3세대 세팔로스포린의 용도가 거의 없다는 것은 PK/PD에서 이미 언급했습니다. Bioavailability(생체이용률)가 떨어지기 때문입니다. 항균범위는 넓지만 거의 흡수되지 않는 제3세대 세팔로스포린은 사용해서는 안 된다는 것이 필자의 생각입니다(실제 과거 10년 전으로 거슬러 올라가도, 사용한 예가 한 번도 없습니다). 2016년도 (일본)후생노동성이 발표한 항생제 내성대책 종합계획에서도 경구 세팔로스포린 처방을 줄이자는 내용이 있으므로, 적어도 제1선택 약제로 처방하는 것은 좋지 않습니다.

6 | 유도 내성에 대해- AmpC β락타마제란

임상적으로도 중요한 현상 중에 항생제 유도 내성이 있습니다. 이것은 세균검사실에서 감수성에 "S" 판정을 받더라도 치료 중간에 균이 내성화되는 것입니다. "AmpC"라는 β락타마제가 유명합니다. 치료 시작 전에는 세균의 염색체상에 존재하는 AmpC유전자 발현을 제한시킴에 따라, AmpC β락타마제 생산이 억제되어 있습니다. 그러나 β락탐계 항생제에 노출되면 억제가 풀려, 세팔로스포리나제(세팔로스포린을 분해하는 β락타마제)를 대량으로 「과잉 생산」하여 제1~3세대 세팔로스포린에 내성이 됩니다. 이것이 유도 내성입니다.

AmpC β락타마제가 생산되면 제1~3세대 세팔로스포린, 세파마이신, 아즈트레오남 등 대부분의 β락탐계 항생제가 무효화됩니다. 유효한 항생제는 제4세대 세팔로스포린, 피페라실린, 타조박탐[7], 카바페넴, 퀴놀론, 아미노글리코시드, ST합제(박트림) 정도로 한정됩니다.

AmpC를 가지고 있는 것으로 유명한 세균은 *Enterobacter*입니다. 그 외에도 *Serratia*, *Citrobacter*, *Morganella*등이 AmpC β락타마제를 생산하기도 합니다. 이들 균에 의한 감염병은 치료 중에 내성이 생길 수 있습니다. 그러므로 장기치료가 필요한 경우나 농양 등 세균의 총량이 많은 감염병을 치료할 때는, 사용을 피하는 것이 현명합니다. 참고로 필자는 1~2주 정도 치료 기간이 필요한 감염병일 경우, 감수성이 있다면 제3세대 세팔로스포린으로 치료하고 있습니다.

Column

세프트리악손과 칼슘의 관계

신생아에 대한 세프트리악손 사용으로 인한 심정지 증례 보고가 있어, 이슈가 된 적이 있었습니다. 신생아에게 세프트리악손의 투여 후, 심폐 정지에 이른 7건의 증례를 정리한 보고입니다.[6] 모두 세프트리악손과 심폐 정지의 인과관계가 불분명하다는 결론이었습니다. 다만 이 심폐 정지의 증례 내용을 보면 세프트리악손의 투여가 터무니없습니다. 3개의 예는 200 mg/kg/day, 1개의 예는 150 mg/kg/day로 분명히 과량 투여인데다 원래 신생아에게 세프트리악손을 사용해서는 안되므로, 솔직히 말이 되지 않습니다.

참고로 미국 FDA에서는, 생후 28일 이후라면 동일한 루트로 투여하지 않으면[혹은 투여 전후에 플래시(flash)하면], 세프트리악손과 칼슘을 동시에 투여해도 좋다는 의견을 코멘트했습니다. 세프트리악손과 칼슘은 배합 변화를 일으켜 칼슘염이 형성되기 때문입니다.

Acinetobacter에 유효한 항생제

제1선택	• 암피실린·설박탐(사실 설박탐이 *Acinetobacter*에 대한 활성을 가지고 있다) • 메로페넴 등의 카바페넴계	
제2선택	• 아미카신 • 토브라마이신 • 코리스틴	• 타이제사이클린 • 미노사이클린
유효할 수 있지만, 정보가 적다	• 피페라실린·타조박탐 • 세페핌	• 시프로플록사신 • 레보플록사신

7 | 세프타지딤

세프타지딤의 뇌척수액 이행성은 높아 수막염에 사용할 수 있습니다. 피페라실린은 관용 문제로 녹농균에 의한 수막염에 사용할 수 없지만, 세프타지딤은 사용할 수 있습니다.[8]

세프타지딤의 가장 큰 특징은, 녹농균에 듣는다는 것입니다. 그람 음성간균에 대한 효과가 탁월하여 SPACE 중 *Acinetobacter*를 제외한 SPCE에 유효합니다.

Column

피복실(Pivoxyl)기

세프지트렌(메이액트®)이나 세프카펜(플로목스®), 세프테럼(토미론®), 테비페넴(오라페넴®) 등에는 피복실(Pivoxyl)기가 결합되어 있습니다. 이 피복실기로 인해 저카르니틴 혈증이나 저혈당이 초래되는 것으로 알려졌습니다. 최근 PMDA나 일본 소아과학회잡지에도 주의를 환기시키는 내용이 실렸습니다.

그러나 항생제의 효과 면에서도 상기 항생제 모두 애초에 사용할 필요가 없는 것들입니다. 테비페넴이라는 경구 카바페넴도 쓸모없습니다. 카바페넴이 아니면 치료할 수 없는 내성균 치료를 외래에서 치료해서는 안 됩니다. 입원하여 제대로 치료해야 합니다.

이들 제3세대 세팔로스포린 경구는, 필자가 무지했던 수련의 시절을 제외하고는 처방한 적도 처방을 권유한 적도 없습니다. 테비페넴도 마찬가지입니다.

PMDA의 주의 환기: http://www.pmda.go.jp/files/000143929.pdf

일본소아과학회 저널에도 「피복실기 함유 항생제 투여에 따른 2차성 카르니틴 결핍증에 대한 주의 환기」가 게재되었습니다(일본소아과학회 저널 116:804-806, 2012년).

2002년 IDSA의 febrile neutropenia 가이드라인에, 세프타지딤은 단일 약제로도 아미노글리코시드와의 병용으로도 사용할 수 있다고 기재되었을 정도입니다.

또한 뇌신경외과 수술 후 수막염에는 장내세균, 녹농균 등의 커버가 필수이므로 예전에는 반코마이신+세프타지딤의 병용으로 경험적 치료를 시행했습니다. 과거에는 적극적인 역할을 하는 곳이 많았지만, ESBL생산균이나 AmpC의 검출빈도가 증가하고 있는 요즘에는 녹농균 등의 내성그람 음성간균을 커버해야 할 상황에서는 세프타지딤을 경험적으로 사용하기 어려워졌습니다.

세프타지딤은 제3세대이기 때문에 ESBL은 물론, AmpC생산균 치료에도 어렵습니다. 그 때문에 ESBL이나 AmpC등의 β락타마제 생산균이 우려되는 상황에는 경험적으로 사용하기 어려운 것입니다. 피페라실린과 마찬가지로, 현재로서는 다소 어중간한 항균범위입니다.

POINT 세프타지딤 ①

장내세균이 관여할 수 있는 중증 감염병인 경우, ESBL과 AmpC 문제에 경험적으로 사용하기 어렵다.

Column

SPACE를 커버하는 항생제

- 피페라실린 : PCE (*Serratia*, *Acinetobacter*는 제외)
- 피페라실린·타조박탐 : SPCE (*Acinetobacter*는 제외)
- 세프타지딤 : SPCE (*Acinetobacter*는 제외)
- 세페핌 : SPCE (*Acinetobacter*는 제외)
- 메로페넴 : SPACE
- 아즈트레오남 : SPCE (*Acinetobacter*는 제외)
- 시프로플록사신 : SPCE (*Acinetobacter*는 제외)
- 겐타마이신 : SPCE (*Acinetobacter*는 제외)
- 토브라마이신 / 아미카신 : SPACE

이 항생제를 보면, *Acinetobacter*가 얼마나 특수한지 알 수 있습니다. 항녹농균제는 기본적으로 SPACE에 유효하지만, *Acinetobacter*는 특수하여 *Acinetobacter*에 유효한 항생제는 별도로 기억해야 합니다.

세프타지딤은 같은 제3세대인 세포탁심이나 세프트리악손과 달리, 그람 양성구균 치료에 효능이 떨어집니다. 때문에 폐렴 치료 시, 폐렴구균에 의한 폐렴을 확실하게 배제할 정도가 아니라면 세프타지딤 사용을 피해야 합니다. 특히 양질의 객담이 확보되지 않는 경우, 절대 경험적으로 사용해서는 안 됩니다.

POINT 세프타지딤 ②

그람 양성구균에 약하므로, 폐렴에 경험적으로 사용해서는 안 된다.

세프타지딤에 장점이 없는 것 같지만, 사실 세프타지딤만이 가능한 것이 있습니다. 세프타지딤은 *Stenotrophomonas maltophilia*와 *Burkholderia cepacia*에 활성을 갖고 있습니다. 다소 생소한 세균이지만, ICU 체류 환자나 면역저하 환자, 장기 입원환자들에서 문제를 일으키고 있는 경우가 있습니다.

ESBL과 AmpC가 늘고 있는 요즘은 세프타지딤을 경험적으로 사용하기 어렵지만, 녹농균 등의 감수성이 나타난 후에 de-escalation 이후 사용하는 것 외에, *S. maltophilia*와 *B. cepacia*에 사용할 수 있으므로 소중히 여기도록 합시다.

POINT 세프타지딤 ③

*S. maltophilia*와 *B. cepacia*에 감수성이 있다.

세프타지딤에 알레르기가 있으면 아즈트레오남은 사용할 수 없습니다. 세프타지딤과 아즈트레오남의 측쇄가 공통되어 있기 때문입니다. 아즈트레오남은 페니실린 알레르기가 있어도 교차 알레르기가 없는 β락탐이지만, 세프타지딤만은 교차 알레르기를 나타냅니다.

8 | 세페핌

세팔로스포린 제4세대 중 마지막입니다. MRSA나 장구균에도 유효한 경이로운 제5세대 세팔로스포린(ceftaroline)이 언젠가는 일본에도 도입되겠지만, 아직 몇 년 후의 일일 것입니다.

세페핌은 양성 이온이기 때문에[다른 세팔로스포린은 음성 하전(荷電)뿐], 다른 세팔로스포린보다 그람 음성간균의 외막을 보다 짧은 시간에 통과합니다. 이것이 그람 음성간균에 대한 활성이 높은 이유입니다.

표 2-4 | 세팔로스포린의 반감기

세파졸린	신생아 : 3~5시간, 소아/성인 : 1.5~2.5시간	**세프트리악손**	신생아 : 9~19시간, 소아 : 4~7시간, 성인 : 6~9시간
세프록심	신생아 : 3~6시간, 영유아/소아 : 1.5~2시간, 성인 : 1.2시간	**세프타지딤**	신생아 : 4~7시간, 소아/성인 : 1.4~2시간
세포탁심	신생아 : 2~6시간, 영유아/소아 : 1~1.5시간, 성인 : 45분~1시간	**세페핌**	신생아 : 3~7시간, 소아/성인 : ~2시간

세페핌은 AmpC에 의한 영향을 덜 받기 때문에 AmpC생산균에도 사용할 수 있습니다. 녹농균에는 세프타지딤과 거의 동일한 활성과 유효성이 있습니다. 원인 병원체가 녹농균이라는 것을 정확히 알고 있고 세프타지딤에 감수성이 남아 있다면, 굳이 세페핌을 선택할 이유는 없습니다(드물게 AmpC를 생산하는 녹농균도 보고되어 있지만, 일상진료에서는 그다지 걱정할 필요는 없습니다). 그러나 세프타지딤 내성으로 때때로 세페핌 감수성의 녹농균이 발견되므로, 경험적으로 사용할 때는 역시「세페핌 > 세프타지딤」입니다.

세프타지딤은 그람 양성구균에 약하지만, 세페핌은 그람 양성구균에도 유효합니다. 세파졸린만큼은 아니지만 MSSA에도 유효하고, 폐렴구균 등의 연쇄구균에도 세프트리악손이나 세포탁심과 마찬가지로 유효합니다. 매우 광범위(브로드 항균범위)한 항생제입니다.

febrile neutropenia나 중증감염병에 대한 세페핌의 투여량은, 150 mg/kg/day 8시간마다, 그 외에는 100 mg/kg/day 12시간마다 투여합니다. 세프트리악손 이외의 세팔로스포린은 원칙적으로 8시간마다 투여하기 때문에, 세페핌도 세프트리악손처럼 반감기가 길까요? 각 세팔로스포린의 반감기를 살펴보면 의외로 세페핌의 반감기는 다른 세팔로스포린과 거의 동일하다는 것을 알 수 있습니다(**표 2-4**).[9]

세페핌이 왜 12시간마다 투여되었는지 자세한 내용은 알 수 없으나, 존스홉킨스대학 감염병 매뉴얼에서는 요로감염 외에는 8시간마다 세페핌 투여를 고려할 때는 대부분 중증이므로 항상 8시간마다 투여할 것을 권장하고 있습니다.

그런데 세페핌의 유효성에 대해 의문을 제기하는 몇몇 보고가 있습니다. Bhat 등의 보고[10]는, 혈액배양 양성 사례에서 검출된 장내세균이나 녹농균의 세페핌에 대한 MIC마다 28일 후의 사망률(primary outcome)을 조사했습니다. 이 보고 내용에 의하면 각 MIC에 대한 사망률이 아래와 같이 MIC 8 이상에서 유의하게 상승하고 있습니다.

MIC ≦ 1 mg/dL : 23.3%

MIC = 2 mg/dL : 27.8%

MIC = 4 mg/dL : 27.3%

MIC = 8 mg/dL : 56.3%

MIC ≧ 16 mg/dL : 53.3%

즉 MIC가 8을 넘으면 세페핌을 사용할 수 없지만, CLSI 기준으로는 세페핌의 장내세균과 녹농균에 대한 MIC가 8 이하에서 감수성으로 판단되기 때문에 MIC=8은 감수성을 갖게 됩니다. 반면 European Committee on Antimicrobial Susceptibility Testing (EUCAST)에서는 장내세균에 대해 1 이하, 녹농균에 대해서는 8 이하에서 감수성으로 설정되어 있습니다. 즉 유럽에서는 MIC 8의 장내세균은 내성으로 판정됩니다. 이와 같이 유럽과 미국의 브레이크포인트(breakpoint)에는 차이가 있습니다.

Paul 등[11]에 의한 33개의 무작위 할당 시험을 대상으로 한 메타분석에서도 세페핌의 유효성이 낮은 것으로 보고되었습니다. Primary outcome을 30일 후의 전체 사망률(감염병에 한정되지 않는 모든 원인에 의한 사망)로 한 결과, 세프타지딤, 세페핌, 이미페넴, 메로페넴, 피페라실린·타조박탐 중 세페핌만이 유의하게 30일 후의 사망률이 높은 것으로 나왔습니다. 다만, 임상적 치료 실패(감염징후가 호전되지 않아 반코마이신이나 항진균제를 추가하거나 감염병 자체에 의한 사망), 미생물학적 치료 실패(원인 병원체를 제거하지 못함), 2차 감염, 부작용 등의 secondary outcome은 다른 항생제와 유의차가 없었습니다. 참고로 권장된 투여량(소아는 150 mg/kg/day 8시간마다 투여, 성인은 6 g/day 8시간마다 투여)보다 적어지자 사망률에 유의한 차이가 있었습니다.

Towne 등[12]에 의한 57개 study 메타분석에서도 Paul 등의 메타분석과 마찬가지로, 세페핌만이 유의하게 사망률이 높아졌습니다. 감염원별 사망률을 살펴보면, 요로 이외의 감염원 중 세페핌만이 유의한 차이로 높은 사망률을 보였습니다.

이 결과에 대해 세페핌의 부작용(세페핌으로 인한 신증이나 뇌증 영향), 투여량의 문제(투여량이 적음), 약물 동태가 여느 세팔로스포린과 다를 수 있다는 점 등이 상정되었으나 모두 유추에 지나지 않습니다.

이처럼 세페핌에 관한 부정적인 데이터(negative data)가 많은 것은 분명합니다. 그리고 2010년 이후 장내세균의 브레이크포인트가 변경되어 현재는 **표 2-5**와 같습니다.

표 2-5 | 장내세균과(科)의 현재 브레이크포인트(괄호 안은 2009년판)

	S	I	R
세파졸린	≦2(≦8)	4(16)	≧8(≧32)
세포탁심	≦1(≦8)	2(16-32)	≧4(≧64)
세프트리악손	≦1(≦8)	2(16-32)	≧4(≧64)
세프타지딤	≦4(≦8)	8(16)	≧16(≧32)
세페핌	≦2(≦8)	4~8은 SDD(16)	≧16(≧32)
아즈트레오남	≦4(≦8)	8(16)	≧16(≧32)

※SDD : susceptible-dose-dependent의 약자. 감수성 여부는 용량에 의존할 것

세팔로스포린계 breakpoint MIC를 낮춰 ESBL등의 특수한 내성균을 놓치지 않도록 하기 위해 2010년에 판정기준이 대폭 변경되었습니다. 세페핌의 감수성 기준도 2014년에 변경되었습니다. 과거에는 MIC가 8이라면 장내세균과(科) 치료가 가능했으나, 치료 실패 사례가 다수 나타났기 때문에 이것을 줄이기 위해 감수성 테스트 판정기준이 변경된 것입니다. 그만큼 그람 음성간균 치료가 까다로워졌음을 의미합니다.

시설에 따라 최신 판정 기준이 도입되지 않은 병원도 있을 것입니다. 이번 기회에 자체시설의 판정 기준을 확인해 볼 필요도 있습니다. 오래된 판정 기준을 따르고 있는 경우 MIC가 8이면 「S」 판정이지만, 현재 기준으로는 SDD이므로 투여량이 충분하지 않으면 치료에 실패할 가능성이 있습니다.

이상을 근거로, 세페핌을 사용할 때는 항상 150 mg/kg/day(성인은 6 g/day) 8시간마다 투여합니다.

세페핌은 특히 신부전일 때 과량투여에 주의해야 합니다. 배설이 지연되고 있을 때 뇌증이나 미오클로누스, 경련 등의 부작용에 대한 우려가 있습니다.[13]

9 | 세포페라존 · 설박탐

마지막으로 세포페라존·설박탐에 대해 서술하겠습니다. 필자는 거의 사용하지 않지만, 성인 담관염을 중심으로 꽤 처방되고 있습니다.

세포페라존은 원래 녹농균에 대한 항생제이자 간 대사라는 특징을 가지고 출시되었습니다. 그러나 다음과 같은 단점이 있습니다.

① 뇌척수액 이행이 나쁘다.

② 녹농균에 대한 항균력이 *in vivo*로 신뢰할 수 있는지 확실하지 않다.

현시점에서는 녹농균에 대해 신뢰성이 높고 뇌척수액으로의 이행성을 가진 세프타지딤과 세페핌이라는 세팔로스포린이 존재하기 때문에, 임상적 효용성이 떨어져 북미에서는 판매가 중단되었습니다.

또 세포페라존은 간을 통해 대사되지만, 담관계 감염에 대해서는 세프트리악손을 많이 써왔기 때문에 특별한 존재 가치가 없습니다.

이런 세포페라존을 모회사가 매입하여 설박탐과 합제하여 일본에서의 출시에 성공했습니다. 합제의 장점은 혐기성균으로 커버가 넓혀졌을 뿐, 상기 ①과 ②의 결점은 호전되지 않았습니다. 북미나 오스트레일리아, 서유럽에서 인가를 받지 못한 이유입니다. 소아에 대한 유효성이나 안전성 같은 임상 데이터가 전혀 없을 정도입니다.

또 세포페라존·설박탐은 간 배설이기 때문에 담관염에 유효한 것으로 알려져 있습니다. 세포페라존은 간 대사이지만, 설박탐은 신장 배설입니다. 담관염 치료에 간 배설이 필수인 것은 아니며, 책에도 담도배설 항생제를 사용해야 한다는 내용은 적혀있지 않습니다.

소아에서 가장 큰 문제는 세포페라존·설박탐의 PK/PD를 거의 알 수 없다는 점입니다. 게다가 세포페라존·설박탐만이 치유할 수 있는 감염병이 하나도 없기 때문에, 굳이 사용할 필연성도 없습니다. 세포페라존·설박탐으로 치료할 수 있는 감염병은 존재하지만, 세포페라존·설박탐이 아니면 치료할 수 없는 감염병은 하나도 없는 것입니다. 세포페라존·설박탐 사용을 권하지 않는 이유는 이 때문입니다.

세팔로스포린은 부작용도 적고 항균범위도 넓은데다 환아의 호전 상태를 눈앞에서 목격하다 보면 무의식적으로 처방하기 쉽지만, 소아청소년과에서 비장의 카드로 사용할 수 있는 항생제이므로 적정한 처방을 하는 것이 좋겠습니다.

文献

1) Snydman DR, McDermott L, Cuchural GJ Jr, et al. Analysis of trends in antimicrobial resistance patterns among clinical isolates of Bacteroides fragilis group species from 1990 to 1994. Clin Infect Dis ; 23 Suppl 1 : S54-65, 1996
2) Lee CH, Su LH, Tang YF, et al. Treatment of ESBL-producing Klebsiella pneumoniae bacteraemia with carbapenems or flomoxef : a retrospective study and laboratory analysis of the isolates. The Journal of antimicrobial chemotherapy ; 58 : 1074-1077, 2006
3) Doi A, Shimada T, Harada S, et al. The efficacy of cefmetazole against pyelonephritis caused by extended-spectrum beta-lactamase-producing Enterobacteriaceae. Int J Infect Dis 17 : e159-163. 2012
4) Matsumura Y, Yamamoto M, Nagao M, et al. Multicenter retrospective study of cefmetazole and flomoxef for treatment of extended-spectrum-beta-lactamase-producing Escherichia coli bacteremia. Antimicrob Agents Chemother (Bethesda) ; 59 : 5107-5113, 2015
5) Turgeon P, Turgeon V, Gourdeau M, et al. Longitudinal study of susceptibilities of species of

the Bacteroides fragilis group to five antimicrobial agents in three medical centers. Antimicrob Agents Chemother (Bethesda) ; 38 : 2276-2279, 1994

6) Bradley JS, Wassel RT, Lee L, et al. Intravenous ceftriaxone and calcium in the neonate : assessing the risk for cardiopulmonary adverse events. Pediatrics ; 123 : e609-613, 2009

7) Cheng L, Nelson BC, Mehta M, et al. Piperacillin-tazobactam versus Other Antibacterial Agents for Treatment of Bloodstream Infections due to AmpC Beta-Lactamase-Producing Enterobacteriaceae. Antimicrob Agents Chemother (Bethesda) 61 : e00276-17 , 2017

8) Tunkel AR, Hartman BJ, Kaplan SL, et al. Practice guidelines for the management of bacterial meningitis. Clin Infect Dis ; 39 : 1267-1284, 2004

9) John S, Bradley JBS. Chapter 292, Antimicrobial Agents. In : Principles and Practice of Pediatric Infectious Diseases, 4th edition. : pp 1453-1484, 2012

10) Bhat SV, Peleg AY, Lodise TP Jr, et al. Failure of current cefepime breakpoints to predict clinical outcomes of bacteremia caused by gram-negative organisms. Antimicrob Agents Chemother ; 51 : 4390-4395, 2007

11) Paul M, Yahav D, Fraser A, et. al. Empirical antibiotic monotherapy for febrile neutropenia : systematic review and meta-analysis of randomized controlled trials. J Antimicrob Chemother ; 57 : 176-189, 2006

12) Towne TG, Lewis JS, Echevarria K. Efficacy and safety of cefepime. Lancet Infect Dis ; 9 : 4-6 ; author reply-7, 2009

13) Bazan JA, Martin SI, Kaye KM. Newer beta-lactam antibiotics : doripenem, ceftobiprole, ceftaroline, and cefepime. Infect Dis Clin North Am ; 23 : 983-996, 2009

4 | 카바페넴

POINT

- 카바페넴 내성균은 이미 출현하였다.
- 카바페넴의 절대적응은 ESBL생산균에 의한 중증감염병뿐이며, 카바페넴이 아니면 치료할 수 없는 감염병에만 사용한다.
- 카바페넴은 내성균 치료를 위한 항생제로, 오히려 그 항균범위가 넓다는 점이 약점이다.

카바페넴은 매우 광범위한 항생제입니다. 이렇게 광범위한 항균범위를 가진 이유는 무엇일까요? 그것은 카바페넴이 지닌 작용 기전에 비밀이 있습니다.

1 | 광범위 항생범위 비밀

결합가능한 PBPs의 종류가 많다

그람 양성구균, 그람 음성간균이 가진 페니실린 결합 단백(penicillin-binding

proteins: PBPs)에 대한 친화성이 매우 높아서, 꽤 다양한 종류의 PBPs와 결합할 수 있습니다.

그람 음성간균의 장벽(barrier)통과 능력이 높다

카바페넴은 그람 음성간균이 가진 장벽 중, OprD라는 포린을 통과할 수 있습니다. β락탐계 항생제가 그람 음성간균에 작용할 때는 이 포린을 통과해 PBPs와 결합하여 항균력을 발휘합니다. OprD라는 이 포린은, 페니실린이 통과하는 OmpF나 세팔로스포린이 통과하는 OmpC라는 포린보다 투과능력이 높은 것으로 알려져 있습니다.

β락타마제에 안정

페니실린계나 세팔로스포린계의 다른 β락탐계 항생제에 비하면, β락타마제에 매우 안정적입니다.

위의 세 가지 이유로 카바페넴은 상당한 광범위 항균범위를 자랑하며, 다른 β락탐계와 교차 내성을 나타내기 어려운 것입니다.

2 | 카바페넴 내성의 메커니즘

그러나 무적이라고 여겨졌던 카바페넴이지만, 이미 카바페넴이 듣지 않는 내성균이 출현하였습니다. 항생제 사용량이 증가하면 증가할수록 내성균이 증가하는 것은 자명한 일이지만, 카바페넴도 예외는 아닙니다. 카바페넴 내성화에는 주로 아래 4개의 메커니즘이 알려져 있습니다.

❶ 카바페네마제(carbapenemase)	❷ 포린의 변이 혹은 결손
❸ 배출 펌프의 존재	❹ 페니실린 결합단백의 변이 혹은 친화성 저하

차례로 살펴보겠습니다.

카바페네마제

β락타마제에는 크게 4가지 클래스가 있다는 것을 전술했습니다. 클래스B에 속

한 카바페네마제가 유명하지만, 그 외에도 클래스A, D에도 카바페네마제를 생산하는 것이 있습니다.

클래스A에 속한 카바페네마제에서 유명한 것은 *K. pneumoniae* carbapenemase (KPC)입니다. 모든 β락탐계 항생제를 분해하는 능력이 있습니다. 클래스A에 속하기 때문에 ESBL과 마찬가지로 클라불란산으로 저해됩니다. 클래스A의 카바페네마제는 플라스미드에 코드되어 있기 때문에 다른 균으로 전달될 가능성이 있어 매우 까다롭습니다.

클래스B에 속한 카바페네마제는 메탈로β락타마제로도 알려져 있습니다. 이 β락타마제는 활성화에 아연을 필요로 하기 때문에 「메탈로」라는 이름이 붙었습니다. 메탈로β락타마제는, EDTA(이온 흡착물질)가 동시에 존재하면 아연이 EDTA에 흡착되어 활성을 잃게 됩니다. 다른 β락타마제는 EDTA(이온 흡착물질)가 있어도 활성이 저해되지 않기 때문에, EDTA시험으로 메탈로β락타마제의 유무를 조사하기도 합니다.

메탈로β락타마제는 본질적으로 처음부터 가지고 있는 세균과 후천적으로 획득된 것이 있으며, *Aeromonas hydrophila*나 *Chryseobacterium* spp., *S. maltophilia* 등은 본질적으로 메탈로β락타마제를 생산합니다. 후천적으로 획득된 메타로β락타마제를 규정하는 유전자는, 플라스미드상에 코드되어 있기 때문에 역시 다른 균으로 전파될 가능성이 있습니다. 최근 화제가 된 NDM-1 (New Delhi metallo-β-lactamase)도 이 메탈로β락타마제 중의 하나입니다.

클래스D의 β락타마제는 옥사실리나제(oxacillinase)라는 옥사실린을 분해하는 효소였는데, 이 타입의 β락타마제가 카바페넴을 분해하게 된 것을 OXA 카바페네마제라고 합니다. OXA는 Oxacillin(옥사실린)에서 빌린 명칭입니다. *A. baumannii*에 있는 경우가 많습니다. 일본에는 클래스D에 속한 카바페네마제가 해외유입 사례에서만 검출되고 있지만, 언젠가 큰 위협이 될 가능성은 있습니다.

포린의 변이 혹은 결손

포린은 그람 음성간균 세포막에 있는 항생제가 통과하기 위한 「구멍」이었습니다. 카바페넴은 OprD라는 유전자가 코드하고 있는 포린을 통과할 수 있지만, 이 포린이 변이를 일으키면 카바페넴 내성이 됩니다. 다른 β락탐계 항생제는 이 OprD 외에도 통과할 수 있는 포린을 가지고 있기 때문에, 감수성이 남아 있는 경우가 있습니다. 포린 변이에 따른 카바페넴 내성이라면, 감수성 있는 다른 β락탐계 항생제는 사용할 수 있습니다. 즉 메로페넴에 내성이더라도 세페핌이나 피페라실린 감수성일 수 있다는 것입니다.

배출 펌프의 존재

녹농균은 MexA−MexB−OprM이라는 약물 배출펌프를 가지고 있습니다. 메로페넴과 드리페넴은 녹농균이 가지고 있는 MexA−MexB−OprM이라는 약물 배출펌프와 친화성이 있어서, 배출펌프가 대량으로 나타나는 경우 듣지 않게 되어버립니다. 하지만 이미페넴은 배출펌프와 친화성이 없기 때문에 내성화되지 않습니다. 그러므로 녹농균에서는 메로페넴 내성과 이미페넴 감수성이 일어날 수 있습니다.

페니실린 결합단백의 변이 또는 친화성 저하

카바페넴도 결국은 PBP와 결합하여 항균력을 발휘합니다. 그 때문에 이 PBP 변이에 의해서도 카바페넴 내성이 됩니다. 폐렴구균이나 viridans그룹의 연쇄상구균, 황색포도상구균 등은 PBP 변이에 따라 내성이 되지만, 이 세균들도 PBP 변이에 따라 카바페넴 내성이 됩니다.

3 | 항균범위

대표적인 카바페넴계 항생제는 메로페넴입니다. 그 밖에 일본에서 사용할 수 있는 카바페넴계 항생제에는 이미페넴·실라스타틴, 드리페넴, 파니페넴·베타미프론, 비어페넴이 있습니다. 기본적으로 메로페넴만 잘 사용해도 충분합니다.

카바페넴의 항균범위는 매우 광범위합니다. 따라서 매우 유효한 균을 외우기보다 그다지 유효하지 않은 균을 기억하는 편이 효율적입니다. 그다지 유효하지 않은 균 가운데 널리 알려진 것은, *S. maltophilia*, *B. cepacia*, *E. faecium*, MRSA, 그리고 세포 내 세균인 마이코플라스마, 클라미도필라균, 레지오넬라 등입니다. 위를 제외한 거의 모든 그람 양성구균·간균, 그람 음성구균·간균 그리고 혐기성균에 감수성이 있습니다.

매우 광범위한 항균범위를 가진 카바페넴은 대부분의 세균에 유효하여 쓸모가 많을 것 같지만, 실제 사용하는 경우는 거의 없습니다. 카바페넴을 사용해야 할 적응 감염병은 「카바페넴만이 할 수 있는 것」을 생각하면 답이 떠오릅니다. 카바페넴의 큰 특징은 아래 2가지입니다.

❶ ESBL생산균을 치료할 수 있다.
❷ 혐기성균을 커버할 수 있고 뇌척수액 이행성이 있다.

이 두 가지를 감안할 때 카바페넴의 적응은 다음 3가지입니다.

❶ ESBL생산균에 의한 중증감염

현재 ESBL 생산균 치료에서 신뢰할 수 있는 항생제는 카바페넴 뿐입니다. 그러므로 ESBL생산균에 의한 균혈증, 수막염 등의 중증감염병에는 카바페넴을 사용해야 합니다. 특히 최근 일반감염에서도 ESBL생산균이 증가하고 있으므로, ESBL 검출률이 높은 지역이라면 신생아 수막염의 경험적 치료로 카바페넴을 사용해야만 하는 상황도 있습니다.

❷ 뇌농양

뇌농양은 혐기성균을 포함한 다균종에 의한 감염병인 경우가 많아서, 뇌척수액 이행성이 있고 혐기성균 커버가 가능한 항생제 치료가 필요합니다. 단일 약제 치료제는 메로페넴뿐입니다. 혐기성균에 대한 활성과 뇌척수액 이행성이 좋은 메트로니다졸도 세프트리악손과 병용하면 뇌농양을 충분히 치료할 수 있습니다.

❸ 카바페넴에만 감수성이 있는 내성균 치료

다만 ESBL생산균에 의한 감염병 치료는 세프메타졸이나 아미노글리코시드로도 치료할 수 있고, 뇌농양도 메트로니다졸을 병용하면 치료가 가능하기 때문에 카바페넴 외에도 치료가 가능한 것은 알아두도록 합니다.

기타 카바페넴의 상대 적응으로는 다음 세 가지가 있습니다.

- 천공성 복막염
- 괴사성 근막염
- 급격히 진행되는 패혈증성 쇼크

위 세 가지 감염병도 카바페넴이 아니면 치료할 수 없는 것은 아닙니다. 카바페넴 사용을 허용할 수 있다는 의미입니다.

천공성 복막염의 경우, 가령 충수염 천공으로 국한성 복막염 상태라면 암피실린·설박탐, 중증 복막염이라면 피페라실린·타조박탐으로 충분합니다. 메로페넴과 피페라실린, 타조박탐의 차이는 ESBL생산균 커버의 유무 정도입니다.

특별한 기왕력이 없는 소아괴사성 근막염에도 암피실린·설박탐으로 충분합니다. 녹농균이 원인 병원체가 되는 경우는 드뭅니다.

Chapter 2 소아의 항생제 사용

포커스가 불확실한 패혈증 쇼크에도 반드시 메로페넴을 써야 할 상황은 거의 없습니다. 암피실린·설박탐이나 세프트리악손으로도 치료 가능한 경우가 많습니다.

반드시 메로페넴을 사용해야 할 감염병이 있다면, ESBL 등의 내성균에 의한 중증감염병을 염두에 두었을 때 정도입니다. 즉 카바페넴을 반드시 사용해야 할 상황이란, 내성균에 의한 중증감염에 한정되어 있다는 의미입니다.

물론 「경험적 치료법을 제외하면, 더이상 방법이 없는」 상황이라면 카바페넴을 사용해도 좋지만, 반드시 혈액배양, 소변배양, 객담배양 등 필요한 배양을 시행해 두는 것이 필요합니다. 배양만 해 두면 나중에 필요한 경우 항생제를 조정할 수 있습니다.

카바페넴에는 메로페넴, 이미페넴·실라스타틴, 드리페넴, 파니페넴·베타미프론, 비어페넴 등 5종류의 카바페넴계 항생제가 있습니다. 이 가운데 소아에게 안전성이나 임상적으로 가장 유효한 데이터가 풍부한 것은 메로페넴입니다.

항생제는 안전성, 임상적으로 유효하다는 증거가 대단히 중요합니다. 특히 항생제는 *in vitro*에서는 유효해도 실제 환자에게 투여하면 유효하지 않는 경우가 많습니다. 감수성이 있음에도 무효했던 예를, ESBL 부분에서도 언급했습니다. 「드리페넴은 녹농균에 매우 유효합니다!」라는 제약회사의 설명은 사실일까요? 제약사의 설명은, 단순히 MIC가 낮다는 의미입니다. MIC가 낮다고 하여 항생제로서 우수한 것은 아닙니다. 투여량, 약물 동태, 약역학 등도 가미해야 합니다. 실제 메로페넴보다도 드리페넴의 유효성을 증명하려면, 녹농균 균혈증 환자를 2그룹으로 나누어 무작위 비교 테스트를 하지 않으면 알 수 없습니다.

정맥주사 치료제 카바페넴의 적응이 매우 제한되어 있기 때문에 경구 카바페넴인 테비페넴·피복실(오라페넴®)을 사용하는 경우는 거의 없습니다. 현재 카바페넴 등의 광범위 항생제는 허가제를 도입해 병원에서 관리하게 되어 있습니다. 지역사회에서도 내성균이 늘고 있는 최근, 외래 경증환자에게 이런 광범위 항생제를 처방해서는 안 됩니다. 또한 당연히, 테비페넴·피복실의 안전성과 임상적인 유효성을 제시한 무작위 임상시험은 없습니다.

카바페넴은 매우 광범위한 항균범위를 자랑합니다. 카바페넴은 내성균을 치료하기 위한 항생제이며 오히려 그 광범위한 항균범위가 약점이라고 이해해 주십시오.

5 | 모노박탐계 항생제 – 아즈트레오남

POINT

- 아즈트레오남은 신독성이 없는 아미노글리코시드성 항생제이다.
- 메탈로β락타마제 생산균에 유효한 항생제, 아즈트레오남을 안이하게 사용하지 않는다.

1 | 작용 기전과 약물내성 획득 기전

아즈트레오남은 모노박탐계에 속합니다. 모노박탐계 이름은 다른 β락탐계가 「2개의 고리」가 붙은 구조임에 반해, 모노박탐계는 「한 개의 고리」라는 것에서 유래합니다.

아즈트레오남도 β락탐계이므로 작용 부위는 페니실린 결합단백질입니다. 특히 그람 음성간균이 가진 PBP–3에 작용합니다. 다만 그람 양성균과 혐기성균 페니실린 결합단백과는 결합할 수 없으므로 그람 음성간균 외에는 듣지 않습니다. 아즈트레오남 약제 내성의 획득 기전은 배출펌프와 세포 외막에 위치한 포린의 발현 저하, AmpC–β락타마제나 ESBL 등의 β락타마제가 있습니다.

투여된 아즈트레오남은 전신으로 분포되고 뇌척수액으로도 이행됩니다. 따라서 감수성의 그람 음성간균에 의한 세균성 수막염에 사용할 수 있습니다.[1)]

2 | 항균범위

아즈트레오남의 항균범위는 장내세균이나 원내 감염의 원인인 녹농균과 세라티아에도 유효하고, 거의 모든 호기성 그람 음성간균에 유효합니다. 다만 아시네토박터에 대해서는 감수성은 거의 없습니다. 항균범위는 후술할 아미노글리코시드와 거의 동일합니다.

POINT 아즈트레오남은 그람 음성간균에 「만」, 유효

신독성·이독성(ototoxicity)이 없는 아미노글리코시드적 존재이다.

아즈트레오남의 용도는 언뜻 보기에는 많을 것 같지만, 실제 임상현장에서는 그다지 쓰이지 않습니다. 필자 역시 다른 β락탐계에 비해 잘 쓰지 않습니다. 아즈트레오남이 가진 세 가지의 약점 때문입니다.

약점

● AmpC-β락탐 분해효소 및 ESBL생산균에는 무효

아즈트레오남은 AmpC-β락타마제에 불안정하여, AmpC-β락타마제를 생산할 수 있는 *Enterobacter*나 *Citrobacter*, *Serratia*, *Morganella* 등에 경험적으로 사용하기 어렵습니다. ESBL생산균에도 효과가 없습니다. 따라서 그람 음성간균에 대한 폭넓은 항균범위를 가진 것에 비해, 아미노글리코시드와는 달리 원내 감염병을 의식한 경우 사용하기 어려운 항생제입니다. 물론 병원의 역학이 중요하며 ESBL도, AmpC-β락타마제 빈도가 낮은 병원에서는 경험적으로 사용할 수 있을 것입니다.

● 그람 양성균, 혐기성균에 대해 전혀 활성이 없다

아즈트레오남의 활성은 그람 음성간균에만 있습니다. 그러므로 원인 병원체가 「그람 음성 간균 뿐!」이라는 확신이 없다면, 좀처럼 경험적으로 사용하기 어렵습니다. 전신 상태가 불량한 패혈증이나 폐렴 등에 경험적으로 사용하려면, 그람 양성구균을 커버할 수 있는 항생제와 병용하는 것이 안전합니다.

● 녹농균 치료 중에 내성화 될 수 있다

녹농균을 아즈트레오남 단일 약제로 치료했을 경우, 치료 중에 내성화될 수 있습니다.

반대로 아즈트레오남만이 가능한 장점도 있습니다.

장점

● 메탈로β락탐 분해효소에 활성이 있다

최근 ESBL, AmpC-β락타마제, MRSA 등의 내성균이 늘고 있습니다. 내성균 중에서도 「보스」라고 할 만한 초내성균의 하나가 메탈로β락타마제 생산균입니다. 아즈트레오남은 이 메탈로β락타마제 생산균에 효과가 있습니다.

● 세프타지딤 외의 다른 β락탐계와 교차 알레르기가 없다

아즈트레오남은 β락탐계 항생제에 속하지만, 페니실린 알레르기 환자에서도 교차 알레르기를 보이지 않는 것으로 알려져 있습니다. 따라서 아나필락시스쇼크 등

기왕력을 가진 중증도 페니실린 알레르기 환자에게도 안전하게 사용할 수 있습니다. 예를 들어 중증도 페니실린 알레르기 기왕력으로 세팔로스포린 사용이 어려울 때, 아즈트레오남을 사용할 수 있습니다.

아즈토레오남은 「약한」 이미지가 강한 항생제이지만, 항균활성은 아미노글리코시드에 필적하며 뇌척수액 이행성도 있습니다. 신독성이나 이독성도 적고 암피실린과 병용할 경우에는 가령 NICU 내 감염병의 상당 부분을 커버할 수 있습니다. 신독성이 없기 때문에 반코마이신과의 병용도 OK입니다. 이 항생제는 「슈퍼 서브」로서 힘을 발휘하는 항생제입니다. 제1차 선택으로는 등장하지 않지만, 대기 선수로 벤치에 들어가는 선수. 일단 출장하면 결승점을 획득해주는 그런 슈퍼 서브적 존재가 아즈트레오남입니다. 아즈트레오남도 마지막까지 옵션으로 잡아 둬야 할 항생제라고 할 수 있는 이유입니다.

文献

1) Tunkel AR, Hartman BJ, Kaplan SL, et al. Practice guidelines for the management of bacterial meningitis. Clin Infect Dis ; 39 : 1267-1284, 2004

6 | 아미노글리코시드

POINT

- 거의 모든 그람 음성간균에 유효하고, 내성을 얻는 경우가 적다.
- 소아는 성인에 비해 부작용 출현율이 낮아서 유효하게 활용한다.
- 아미카신은 겐타마이신과 토브라마이신 내성에도 유효한 경우가 많아서 보존해야 한다.
- 시너지 효과를 낼 수 있는 병용 약제는, 겐타마이신과 스트렙토마이신뿐이다.

사용 기회는 적지만, 아미노글리코시드를 잘 활용할 수 있다면 항생제 선택 폭이 단번에 넓어집니다.

1 | 작용 기전과 약제내성의 획득 기전

아미노글리코시드는 리보솜 30S 서브유닛(subunit)과 결합하여 단백합성을 저해합니다. 리보솜에서는 mRNA배열을 바탕으로 단백질 합성을 수행하는데, 여기에 아미노글리코시드가 결합함으로써 합성이 원활하게 이루어지지 않습니다.

세균 측은 아미노글리코시드에 대해, ① 아미노글리코시드를 분해하는 효소를 생산하거나 ② 아미노글리코시드가 결합하지 못하도록 아미노글리코시드 결합 부위를 메틸화하거나 ③ 배출 펌프를 발현하여, 아미노글리코시드 자체를 세포 밖으로 배출하는 3가지 기전에 의해 내성화됩니다.

아미노글리코시드는 다른 항생제에 비해 내성을 얻기 어려운 것으로 판단됩니다. 예를 들어 β락탐계 항생제는 치료 중에 세균이 내성화되는 유도 내성이라는 개념이 있었습니다. AmpC가 대표적인데, 아미노글리코시드는 기본적으로 이런 현상이 없습니다.

또 겐타마이신과 토브라마이신에 내성이더라도, 아미카신에는 감수성이 남아 있는 경우가 많은 점도 특징입니다. 아미카신은 균이 생산하는 효소에 안정적이기 때문입니다. 따라서 아미카신은 겐타마이신과 토브라마이신이 내성일 때나 비결핵성 항산균 감염병을 위해 보존해 두는 것이 적절한 사용입니다.

2 | 항균범위

아미노글리코시드의 항균범위는「호기성 그람 음성간균」입니다. 물론 *Stenotrophomas maltophilia*나 *Burkholderia cepacia* 등에는 효과가 없다는 예외도 있습니다.

듣지 않는 균은 그람 양성구균과 혐기성균입니다. 아즈트레오남과 같은 항균범위입니다.

겐타마이신은 아미노글리코시드의 표준 항생제이자 사용 용도가 가장 많습니다. 감염성 심내막염이나 혈관 내 감염병에 β락탐제와 함께 사용하여 「시너지」를 얻는 것으로 유명합니다. 참고로 아미노글리코시드 중에서도 시너지를 내는 것은, 겐타마이신과 스트렙토마이신 뿐입니다. 또한 임상적으로 큰 의미가 있는지 불확실하지만, 아미노글리코시드 중 겐타마이신이 세라티아에 대해 가장 항균활성이 강한 것으로 알려져 있습니다.

토브라마이신은 겐타마이신에 비해, 「항녹농균 활성이 강한」 것이 특징입니다. 다른 약제와 병용해도 시너지는 없습니다. 겐타마이신에 비해 신독성이 적은 편입니다.

아미카신의 항녹농균 활성은, 토브라마이신만큼 강하다고 합니다. 아미카신도 시너지는 없습니다.

따라서 아미노글리코시드 중에 가장 처음 사용해야 할 것은 겐타마이신과 토브라마이신이며, 이 두 약제의 내성균에 대해서는 아미카신을 사용하는 전략을 취해야 합니다. 필자는 겐타마이신과 토브라마이신은 자주 사용하지만, 소아에게 아미카신을 사용하는 경우는 거의 없습니다.

3 | 아미노글리코시드의 특징

아미노글리코시드 사용에 익숙해질 것을 권한 이유는 무엇일까요? 그 이유는 아미노글리코시드의 몇 가지 특징 때문입니다.

① 거의 모든 호기성 그람 음성간균에 대해 유효하다

아미노글리코시드는 호기성 그람 음성간균에 탁월한 위력을 발휘합니다. 대장균이나 *Klebsiella*, 프로테우스 등의 장내 세균군뿐만 아니라 소위 원내 감염균인 「SPACE」에 효과가 있습니다. 매우 광범위한 항균범위입니다.

② 내성균이 존재할 확률이 낮다

그 이유는 아미노글리코시드가 일본에서 사용될 기회가 압도적으로 적기 때문입니다. 물론 각 지역사회 및 병원의 안티바이오그램에 달려있지만, 아미노글리코시드 내성균은 비교적 적기 때문에 호기성 그람 음성간균을 상정할 때는 「거의 100% 효과 있다!」라는 확신으로 치료에 임할 수 있습니다.

③ 내성이 생기기 어렵다

아미노글리코시드는 aminoglycoseide-modifying enzyme나 배출 펌프의 변이 등, 복수의 내성기구를 가졌기 때문에 내성이 생기기 어렵다는 특징이 있습니다. 따라서 겐타마이신이나 토브라마이신에 내성이 보여도 아미카신이 선택지로 남아 있는 경우가 많을 것으로 생각됩니다.

④ 설령 내성이 생기더라도, 곤란하지 않다

내성이 생기기 어려운 아미노글리코시드이지만, 내성이 생기더라도 그다지 곤란하지 않습니다. 세팔로스포린 내성 대장균은 곤란하지만, 아미노글리코시드 내성이더라도 크게 곤란하지 않을 것 같다는 생각이 듭니다.

⑤ 뇨중 이행성이 탁월하다!

투여 1시간 이내에 소변에서의 농도는 혈중농도 25~100배까지 상승합니다. 그러므로 요로감염 치료에는 매우 전향적입니다. 설령 아미노글리코시드에 내성이 있더라도 요중 농도가 매우 높아지기 때문에 치료되는 경우도 종종 있습니다.

⑥ 치료 효과를 빠르게 얻을 수 있다

β락탐계 항생제는 투여에서 효과 발현까지 약 4~5시간 정도 소요됩니다. 세균은 세포벽을 만들었다 부수기를 반복합니다. β락탐계 항생제는 이 세포벽 만들기를 저해합니다. 때문에 세균은 세포벽을 만들지 못하고 파괴만 반복하다가 자멸하는 방식으로 죽어갑니다. 당연히 작용하는데 시간이 걸립니다.

하지만 아미노글리코시드는 수십 분 내에 살균작용이 발휘되는 것으로 알려져 있어, 일부 중환자의학 선생님들 중에는 패혈증성 쇼크일 경우 최초 치료전략에 겐타마이신 1샷(one shot)을 추가하여 사용하는 경우도 있을 정도입니다(아무리 신기능이 나빠도 첫 회 투여량을 감량할 필요가 없으며 일반적으로 1회 투여로 신기능이 나빠지는 경우는 거의 없습니다).

상기 ③~⑥을 이유로 필자는 요로감염의 제1선택으로 삼고 있습니다(물론 그람 염색으로 장내세균이 보였을 경우에 한합니다만). 소아 요로감염일 경우에는 VUR등이 기저질환으로 있을 가능성이 있고, 향후 요로감염의 재발 위험을 짊어질 가능성이 있습니다. 그런 환아를 위해 향후 치료 옵션을 많이 남겨두는 것은 매우 매력적입니다. 또 뇨중 이행성도 좋고 치료 효과도 뛰어나기 때문에 소변의 그람 염색에서 장내세균이 보이고 신우신염 진단에 확신이 든다면 아미노글리코시드는 매우 좋은 선택지입니다.

⑦ 세팔로스포린을 아낄 수 있다!

그람 음성간균을 치료할 때 종종 세팔로스포린이 사용되지만, 아미노글리코시드는 세팔로스포린계보다 그람 음성간균에 적합합니다. 아미노글리코시드를 싫어하는 감염병(농양이나 폐렴 등)을 제외한다면 아미노글리코시드는 좋은 선택지가 됩니다.

⑧ 소아에 대한 사용 경험이 많다!

신생아에게도 사용할 수 있는 아미노글리코시드이기 때문에, 실제 사용 경험도 많고 다수의 임상연구가 보고되어 있습니다.

⑨ 장구균과 황색포도상구균, 리스테리아에 대해 시너지가 있다!

겐타마이신 뿐이지만, β락탐계 항생제와 병용하면 시너지 효과를 얻을 수 있습니다. 이상은 필자가 겐타마이신과 토브라마이신을 자주 사용하는 이유입니다.

4 | 아미노글리코시드의 부작용

아미노글리코시드 특징(장점)에 대해 다뤘습니다. 하지만 아미노글리코시드는 왜 사용될 기회가 적은 걸까요? 유명한 부작용 때문입니다.

부작용 중 가장 중요한 두 가지는 신(腎)독성, 이(耳)독성입니다. 간기능 장애, 용혈은 일으키지 않습니다. 알레르기나 주사 부위의 정맥염도 매우 드뭅니다. 특히 알레르기는 β락탐에 비해 압도적으로 빈도가 낮아, 안심하고 사용할 수 있습니다.

먼저 신독성에 대해 알아보겠습니다. 아미노글리코시드는 신생아에게 다용되지만, 올바르게 사용하면 신독성을 유발하는 경우는 드뭅니다. 신생아의 신장은 미숙하지만, 아미노글리코시드 부작용은 왠지 쉽게 나오지 않습니다. 게다가 신독성은 가역적이고 비핍뇨성이라고 알려져 있어, 소변량만 모니터링해서는 아미노글리코시드의 신독성을 알 수 없습니다. 지체없이 크레아티닌을 측정합니다. 프로세미드, 반코마이신, 인도메타신 등의 프로스타글란진 생산 길항제, 암포테리신B, 사이클로스포린, 메토트렉세이트 등과의 병용도 주의가 필요합니다. 특히 신생아의 경우 동맥관 개존 시 주의해 주십시오.

> CRP상승 → 감염이다! → 경험적으로 반코마이신+겐타마이신 시작 → 동맥관이 다시 개통되었다 → 인도메타신 투여……

...등등 패턴이 많은 것 같습니다(사실 필자도 해 본 적 있습니다…깊이 반성합니다). 만성 폐질환 때문에 프로세미드를 복용하고 있거나 수분제한을 하고 있다면, 차마 눈 뜨고 볼 수가 없습니다. 주의합시다.

이렇게 프로세미드나 인도메타신, 반코마이신 등을 사용하고 있는 신생아에서 신기능이 불안할 경우, 「그럼 음성간균을 겨냥한다면 무엇을 사용해야 할까?」라는 질문에는 다음 4가지 옵션이 있습니다.

1. 아즈트레오남
2. 제3세대, 제4세대 세팔로스포린
3. 카바페넴
4. 피페라실린·타조박탐

아미노글리코시드의 신독성은 주의해야 하지만, 아미노글리코시드가 꼭 필요한 감염병도 있습니다. 장구균에 의한 감염성 심내막염이나 화농성 혈전성 정맥염 등의 「혈관 내 감염병」입니다. 장구균에 의한 혈관 내 감염이 발생하는 경우, 치료가 어려우며, 감수성이 있는 항생제를 사용해도 종종 치료실패가 나타나는 경우가 있습니다. 따라서 기본적으로 장구균에 의한 혈관 내 감염병일 때는 아래의 병용 요법으로 치료합니다.

암피실린 + 겐타마이신
반코마이신 + 겐타마이신

이때 주의할 점은 겐타마이신에 대한 감수성 여부를 판단하는 것입니다. 일반 MIC가 아닌 「장구균용」 브레이크포인트로 감수성 여부를 판단합니다(구체적으로는 MIC <500 μg/mL에서 감수성으로 판단).

이어서 이독성이 있습니다. 사실 잘 알려져 있지 않지만, 이독성은 난청뿐만 아니라 평형장애도 유발합니다. 즉 와우(cochlea)와 전정 양측의 장애를 일으킵니다. 고령자는 난청의 유무만 체크하다 보니, 자리에서 일어나 걷기 시작하면 데굴데굴……이런 모습도 흔합니다. 또한 신독성과 달리 이독성은 「비가역적」입니다.

부작용을 줄이기 위한 투여방법에, once daily dose(하루 한 번 복용 처방)라는 것이 있습니다. 아미노글리코시드는 농도 의존성 약제로, 1회 투여량을 높이면 항균활성이 증대되고 치료 효과 상승과 함께 최저농도수치를 낮게 억제시켜 부작용이 경감되는 것입니다.

신독성과 이독성이 유명하지만, 그 외에도 중요한 부작용이 있습니다. 아미노글리코시드는 중증 근무력증이나 유아 보툴리누스 환자에게 사용해서는 안 됩니다. 신경근 접합부를 가역적으로 차단하는 작용이 있기 때문입니다.

5 | 아미노글리코시드의 약점

아미노글리코시드는 부작용에도 주의해야 하지만, 아미노글리코시드가 다루기 힘든 몇 가지 감염병이 있습니다. 폐로 가는 이행성이 좋지 않아서, 폐렴에는 단일 약제로 치료할 수 없습니다. 녹농균에 의한 폐렴일 경우 토브라마이신으로만 치료해서는 안 됩니다. 폐렴에 아미노글리코시드를 사용할 경우, 반드시 β락탐제 등과 2개의 약제를 병용하여 치료해 주십시오.

수막염도 뇌척수액 이행성이 없어서 다루기 힘들지만, 이상하게도 *Listeria monocytogenes*에 의한 수막염은 암피실린+겐타마이신으로 치료합니다. 뇌척수액 이행성이 없는 아미노글리코시드인데 왜 *L. monocytogenes*에 의한 수막염에는 병용 사용이 가능한 걸까요?

아마도 *Listeria*가 뇌척수액 속에서는 세포 외에 있고, 뇌척수액 이행성은 나쁘지만 뇌척수액 속에서 시너지를 낼만큼 농도가 충분해졌다는 점이 이유라고 생각됩니다.

다른 사용으로는, 뇌신경외과 영역에서 션트 감염이 발생한 경우 겐타마이신 척수강내 주사(intraspinal injection)라는 수단도 취해지지만, 척수강내 주사는 최후의 수단입니다. VP션트 감염에서는 심한 염증이 일어나기 어렵기 때문에, 항생제의 뇌척수액 이행성은 결코 높지 않습니다. VP션트 감염은 매우 강력한 감염병이기 때문에 척수강내 주사 치료가 필요한 경우가 있습니다.

농양은 매우 까다롭습니다. 아미노글리코시드는 알칼리성에서 효과가 높아지고 산성에서는 효과가 감소합니다. 따라서 산성으로 기울어진 농양에서는 아미노글리코시드의 효과가 줄어듭니다.

담즙으로의 이행이 나쁘다고는 하지만, 아미노글리코시드로도 담관염을 치료할 수 있습니다. 중요한 것은 혈중농도를 올려서 담관벽에 항생제를 분포시키는 것입니다.

반대로 분포가 양호하다고 알려진 것은 관절, 복수, 흉수입니다. 다만 세균성 관절염에 아미노글리코시드를 사용하기에는 투여 기간이 지나치게 길어지므로(관절염이라면 2~3주간 치료), 대체약이 있다면 그쪽이 좋습니다.

흉수에도 양호하게 이행하지만, 농흉에는 사용할 수 없습니다. 앞에서 언급한

대로 「농양은 다루기 힘든 상대」이기 때문입니다.

복수중으로의 이행성이 좋은 것은 치료에 응용할 수 있습니다. CAPD (continuous ambulatory peritoneal dialysis, 지속외래복막투석) 환자가 복막염을 일으킨 경우나 간경변환자가 SBP (spontaneous bacterial perit, 특발성세균성 복막염)를 일으킨 경우입니다. 다만 CAPD 환자는 소변량이 유지되고 있기도 하므로, 그런 경우는 투석액 속에 아미노글리코시드를 넣습니다. 복수 속으로 들어간 아미노글리코시드는 다행히 혈중으로는 거의 이행하지 않기 때문에 치료에는 적합합니다.

6 | 아미노글리코시드 투여 방법

아미노글리코시드 투여에 필요한 약력학적 지식은, ① 농도의존성 ② post antibiotic effect ③ adaptive resistance 등 세 가지입니다. ①과 ②에 대해서는 이미 언급했으므로, ③에 대해 설명합니다. 녹농균 등은 아미노글리코시드에 노출되면 일시적으로 항생제 배출 펌프 중의 하나가 기동하기 시작한다고 합니다. 하지만 이 배출 펌프는 노출 후 몇 시간만 기동하는 것이며, 노출 지속이 사라지면 펌프는 정지합니다. 이 현상을 adaptive resistance라고 합니다.

높은 혈중농도를 얻을 때 아미노글리코시드 효과가 높아지는 농도의존성 특성, 그리고 post antibiotic effect. 세 번째 adaptive resistance. 이 세 가지가 아미노글리코시드의 1일 1회 투여를 매력적으로 만들고 있는 것입니다.

아직 소아에서는 1일 복수 회 투여와 1일 1회 투여에 대해 뚜렷한 결론은 나지 않았으나 겐타마이신, 토브라마이신, 아미카신은 1일 1회 투여로도 충분히 효과적이라는 보고가 가끔 보이므로, 머지않아 1일 1회 투여가 표준화 될 가능성이 있습니다. 필자는 요로감염을 치료할 때 기본적으로 1일 1회 투여하고 있습니다.

7 | 아르베카신을 사용할 때가 있을까

마지막으로 아르베카신(하베카신®)에 대해 간단히 언급하겠습니다. 현재로서는 아르베카신을 적극적으로 사용하는 예가 아마 하나도 없을 것입니다.

그 이유는 ① 아르베카신이 아니면 낫지 않는 감염병이 없다는 점, 소아에서 반코마이신이나 테이코플라닌 등의 항MRSA제보다 확립된 안전성, 유효성이 없다는 점을 들 수 있습니다. 반면 「반코마이신 내성균을 유도하지 않기 때문에」라는 이유로 「아르베카신을 사용해야 한다」는 의견도 있습니다. 그러나 반코마이신 투여량에 비례하여 MRSA가 증가하고 VRSA (vancomycin-resistant *Staphylococcus aureus*)가 증가하는 내성 기전은 현재 알려진 바가 없습니다. 반코마이신 투여에 의해 VRE (vancomycin-resistant enterococci)가 증가 「할 수도」 있다는 지적이 있으나 현재는 부정적입니다. 적어도 유효성과 안전성 측면에서 아르베카신이 반코마이신을 능가하는 것은 현재로서는 없기 때문에 사용할 기회는 없습니다.

알레르기나 반코마이신이 임상적으로 안듣는 경우는 어떻게 해야 할까. 그런 경우는 역시, 소아에 대한 데이터가 어느 정도 갖춰져 있는 테이코플라닌이나 리네졸리드를 사용해야 합니다.

7 | 마크로라이드

POINT

- 마크로라이드 내성균이 증가하고 있기 때문에 제1선택제로 사용하기 어렵지만 백일해에는 제1선택제로 사용 가능하다.
- 마이코플라즈마 폐렴에 사용할 수 있지만, 마크로라이드 내성이 증가하고 있어서 효과를 기대하기 어렵다. 다만 마크로라이드를 사용하지 않고 플루오로퀴놀론을 사용해서는 안 된다.
- 상호 작용하는 약제가 많으므로 병용약에 충분히 주의한다.
- 원래 폐렴구균이나 A군 연쇄상구균 등의 그람 양성구균에 감수성이 있지만, 마크로라이드 내성이 증가하고 있기 때문에 경험적으로 사용하지 않는다.
- 캄필로박터나 이질에는 제1선택제로 사용 가능하다.
- STD영역에서는 아직도 용도가 많다.
- 항염증효과, 바이오필름을 녹이는 효과가 존재하지만, 그 행위는 「항생제로서의 마크로라이드를 버리는 행위」임을 자각한다.

마크로라이드계 항생제에는 14고리(員環, 14-membered-ring)인 에리트로마이신과 클래리트로마이신, 15고리인 아지스로마이신 세 가지가 있습니다. 주사로 사용할 수 있는 것은 에리트로마이신과 아지스로마이신입니다. 다만, 에리트로마이신은 소화기계 부작용 비율이 클래리트로마이신과 아지스로마이신에 비해 많고 경구 횟수도 1일 4회 필요하기 때문에, 에리트로마이신을 사용하는 경우는 현실적이지 않습니다.

여기에서는 클래리트로마이신과 아지스로마이신에 대해 다루겠습니다. 화학구조는 **그림 2-11, 12**와 같습니다. 중심의 환(環)구조는 클래리트로마이신에 14개, 아지스로마이신에는 15개 있습니다. 14에서 15개 고리가 되면 위산에 의해 안정적이고 반감기가 길어지며 조직이행성이 호전되어 그람 음성간균에 대한 활성이 높아집니다.

1 | 작용 기전과 약제 내성의 획득 기전

마크로라이드계 항생제는 세균의 리보솜 50S 서브유닛과 결합하여 단백합성을 저해하고 정균적으로 작용합니다. 리보솜의 RNA (ribosomal RNA라고 합니다)에서 단백질이 번역되는데, 이 ribosomal RNA에 마크로라이드가 결합함으로써 번역에 성공하지 못하게 됩니다.

마크로라이드 내성 기전에는 ① 메틸화 ② 배출펌프, 두 가지가 있습니다. ①에서는 마크로라이드가 결합하는 부위(리보솜 50S 서브유닛)가 메틸화됨에 따라 구조가 변화하고, 마크로라이드가 결합할 수 없게 됩니다. ②에서는 세균 측에 배출펌프가 발현되어, 세포 안으로 들어온 항생제가 외부로 배출되기 때문에 항생제가 듣지 않게 됩니다. 이들 내성 기전은 에리트로마이신, 클래리트로마이신, 아지스로마이신 모두에 공통적이므로 마크로라이드계 항생제 하나에 내성이 발생하면, 모든 마크로라이드계가 내성화됩니다. 즉 클래리트로마이신이 안듣는데 아지스로마이신은 듣는다는 것은 있을 수 없습니다. 마크로라이드 내성은 모든 마크로라이드를 사용할 수 없다는 것을 의미합니다.

사실 마크로라이드계 항생제의 생체이용률(bioavailability)은 의외로 좋지 않습니다. 클래리트로마이신은 55%, 아지스로마이신은 37%에 불과합니다. 생체이용률을 고려한다면, 아지스로마이신 정맥 주사제는 나름 쓸모가 있습니다. 다만 고농도로 투여하면 정맥염을 초래하기 쉬우므로, 투여 농도를 1 mg/mL, 3시간 이상 투여합니다. 체중 20 kg의 소아라면 10 mg/kg/dose의 양이 투여되므로, 200 mL를 3시간에 걸쳐 주사합니다.

다만 일본에서는 아직 소아에 대한 주사제 투여가 보험에서 인정되지 않기 때문에 아지스로마이신 주사의 필요성을 잘 생각한 후 투여를 검토해 주십시오. 참고로 필자는 경구 아지스로마이신만으로 충분하기 때문에 주사는 사용한 적이 없습니다.

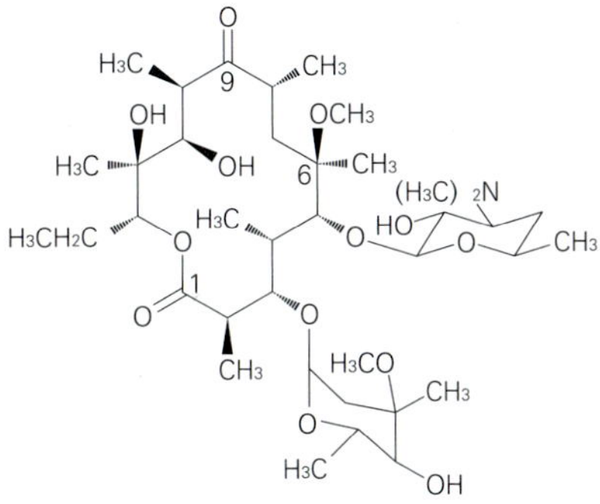

그림 2-11 | 클래리트로마이신

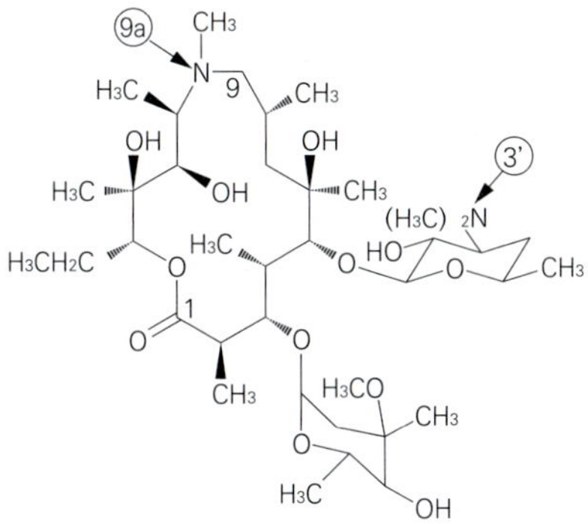

그림 2-12 | 아지스로마이신

마크로라이드를 사용할 때 가장 중요한 약리학적 주의사항은 상호작용입니다. 아지스로마이신을 제외한 마크로라이드계 항생제는, 간의 시토크롬 P450시스템에 의해 대사되기 때문에 동일한 시토크롬 P450으로 대사되는 다른 약물의 상호작용을 받습니다. 구체적으로는 와파린이나 벤조디아제핀(미다졸람, 트리아졸람, 알프라졸람), HMG-CoA리닥타제 길항제(로수바스타틴, 심바스타틴, 아토바스타틴), 클래스1A의 항부정맥제(퀴니딘, 디소피라미드), 테오필린, 칼바마제핀, 와파린, 시클로스포린 등입니다. 이 약들과 클래리트로마이신을 병용하면, 병용제의 혈중농도가 증가합니다. 테오필린, 캘배마제핀, 와파린, 시클로스포린 등은 소아에게 자주 사용됩니다. 혈중농도로 모니터링할 수 있는 것은 혈중농도를 면밀하게 측정합니다.

2 | 항균범위

감수성 여부를 결정하기 위한 주요 지표인 브레이크포인트에 관하여 미국 CLSI (Clinical and Laboratory Standards Institute)에서는 클래리트로마이신은 혈중농도를 기준으로, 아지스로마이신은 조직농도를 기준으로 결정되었습니다. 아지스로마이신은 폐나 객담중에서 혈중농도보다 10~100배 이상의 농도를 달성합니다. 클래리트로마이신은 폐로의 이행성이 아지스로마이신만큼 좋지 않아, 혈중농도의 6~8배 정도입니다.

항균범위의 경우 클래리트로마이신도 아지스로마이신도 원래는 황색포도상구균, A군, B군, C군, G군, 연쇄상구균, 폐렴구균에 감수성이 있습니다. *in vitro*에서의 감수성은 클래리트로마이신이 더 좋은 것 같지만, 임상적 의의는 불확실합니다. 폐 조직으로의 이행성 차이(아지스로마이신이 더 좋다)도 가미하면 구분하여 사용할 필요는 없습니다.

그러나 매우 유감스럽게도 일본에서는 마크로라이드가 남용되고 있어서, 폐렴구균이나 A군 연쇄상구균에 대한 감수성이 매우 낮습니다. 국립감염병연구소 보고에 따르면[1], 2007~2010년에 분리된 A군 연쇄상구균의 마크로라이드 내성 비율은 45%였습니다. 폐렴구균 데이터는 1999~2000년으로 약간 오래되었지만, 마크로라이드 내성 폐렴구균의 비율은 77.9%로 보고되었습니다.[2] 그러므로 그람 양성구균을 겨냥하여 마크로라이드를 사용하는 것은 어렵습니다.

또 황색포도상구균에 관해서도, 마크로라이드에 감수성을 가진 경우는 매우 적었습니다. 예를 들면 필자가 근무했던 카와키타(河北)종합병원의 경우, 황색포도상구균에 대한 마크로라이드 감수성주(sensitive strain)의 비율이 외래환자는 62%, 입원환자는 24%, 도쿄의과대학병원의 경우 입원환자에서 47%였습니다(외래환자는 안티바이오그램을 쓰지 않는다).

이와 같이 마크로라이드 내성이 현저히 많은 일본에서는, 마크로라이드계 항생제를 황색포도상구균이나 A군 연쇄상구균을 가정한 감염병에 대해 경험적으로 치료하기는 어렵습니다. 『샌포드 감염병 치료 가이드』에는 A군 연쇄상구균에 의한 인후염의 경우, 페니실린 알레르기가 있으면 마크로라이드도 선택지로 기재되어 있지만, 일본에서는 다른 선택지를 고민하는 것이 좋을 것 같습니다.

그람 음성균은 헤모필루스 인플루엔자균, *M. catarrhalis*, *Campylobacter jejuni*, *Vibrio choierae*, *Neisseria gonorrhoeae*, *Helicobacter pylori* 등에 감수성이 있습니다. 또 아지스로마이신은 대장균, *Salmonella* spp., *Yersinia enterocolitica*. *Shigella* spp. 등과 같은 'enteric pathogen'에도 감수성이 있습니다. enteric pathogen의 경우 클래리트로마이신에는 감수성이 없습니다. 마크로라이드는 Yersinia나 Shigella에 의한 장염에 사용되기도 하지만, 클래리트로마이신에는 이 세균에 대한 감수성이 없으므로 주의하십시오.

또 세포 내 기생균인 *Mycoplasma pneumoniae*, *Legionella pneumophila*, *Chlamydophila* spp., *Chlamydia* spp., *Bordeteiia pertussis*(백일해), *Bartonella henselae*(묘소병=고양이 할퀸병)등에 감수성이 있다는 것은 유명합니다. *Legionela*와 *Chiamydophiia*에는 클래리트로마이신의 활성이 높고, *Mycoplasma*에는 아지스로마이신 활성이 높다고 알려져 있으나 임상적 의미는 명확히 밝혀지지 않았습니다. 「클래리트로마이신으로 호전되지 않는 *Mycoplasma*폐렴에 아지스로마이신을 사용하면 좋아질까?」라는 질문을 받게 된다면, 아마도 임상적인 효과는 크게 바뀌지 않을 것으로 생각됩니다.

3 | 소아에게 마크로라이드 사용

마크로라이드 적응에는 중이염, 부비동염, 인후염, 폐렴, 백일해 등의 호흡기 감염병, *Campylobacter*나 *Shigella*에 의한 세균성 장염, 사춘기 *Chlamydia*에 의한 성감염병 등이 있습니다. 드물지만 *H. pylori*에 의한 위궤양이나 비결핵성 항산균 감염병 등도 적응됩니다.

호흡기 감염병에서 마크로라이드의 사용과 관련하여, 폐렴구균이나 A군 연쇄상구균을 겨냥하여 마크로라이드를 경험적으로 사용하는 것은 어렵다고 서술하였습니다. 그렇다면 중이염, 부비동염, 폐렴구균성 폐렴을 고려할 때 마크로라이드를 사용하는 것은 그다지 현명한 선택지라고 할 수 없습니다. 호흡기 감염병에 사용할 수 있다면 이미 A군 연쇄상구균에 의한 인후염의 배양결과로 마크로라이드 감수성이라는 것을 알고 있는 경우나, *M. pneumoniae*, *L.pneumophila*, *Chiamydophila* spp., *B. pertussis*를 상정하고 있는 경우로 한정됩니다. 다만 최근 마크로라이드 내성 *M. pneumoniae*가 급증하고 있기 때문에 소아에서는 마크로라이드를 매우 제한된 상황에서만 사용할 수 있습니다.

세균성 장염의 경우 보통 경험적으로 사용할 필요가 없으므로(오히려 유해한 경우도 많다), 변의 그람염색에서 *Campylobacter*를 강하게 의심하거나 대변 배양에서 *Campylobacter*나 *Shigella*가 검출될 경우 사용합니다. 다만 *Campylobacter*에 의한 장염은 자연 치유되기 때문에 대변 배양결과가 나올 무렵에는 이미 호전된 경우도 많습니다. 이 경우 항생제를 처방할 필요는 없습니다. 일반적으로 살모넬라에도 감수성은 있으나, 6개월 미만의 영아이거나 환자 배경에 면역저하가 없는 한, 살모넬라로 야기된 장염에는 항생제가 필요하지 않습니다.

소아청소년과 의사로서 만날 기회는 드물지만, 성매개감염(STD: sexually transmitted diseases)에도 마크로라이드를 사용할 수 있습니다. STD에서 마크로라이드로 커버할 수 있는 세균은, *N. gonorrhoeae*, *Haemophilus ducreyi*(연성하감의 원인 병원체), *Ureapiasma ureaiyticum*, *Chlamydia trachomatis*입니다. 요도염이나 자궁경관염부터 골반 내 염증성질환(PID : pelvic inflammatory disease)까지 일으킬 수 있습니다.

원래 마크로라이드는 사용하기 편리한 항생제였으나, 현재는 그 용도가 줄어들고 있습니다. 거담제로 사용할 것이 아니라 미래의 아이들에게 항생제로 남을 수 있도록 소중히 사용해주시기 바랍니다.

4 | 부작용

마크로라이드 부작용 중 가장 많은 것은 소화기 증상이며, 가장 주의해야 할 것은 QT연장증후군입니다.

QT연장증후군에 대한 다수의 보고가 있으며, 성인에서는 심혈관 사망 위험이 높아진다는 보고도 있습니다.[3] 저칼륨혈증이나 저마그네슘 혈증 등의 유병자나 클래스 IA, 클래스 Ⅲ의 항부정맥을 내복하고 있는 경우, 기저질환으로 부정맥을 지적받고 있는 경우는 주의해야 합니다.

소화기 증상으로 구역질, 설사, 복통 등이 2~5%에서 나타납니다. 또, 간 장애, 간염, 담즙울체 등도 일어나며 드물게 극증화되기도 합니다.

신생아에게 에리트로마이신을 투여하면 비후성 유문협착증 위험이 초래되는 것으로 알려져 있지만, 현실적으로 에리트로마이신은 거의 사용되지 않기 때문에 크게 우려하지 않아도 됩니다.

생후 6개월까지 클래리트로마이신의 안전성은 확립되어 있지 않으며, 신생아 백일해에는 아지스로마이신을 사용합니다.

마크로라이드는 항염증 및 바이오 필름 용해 효과가 있습니다. 미만성 범모세기관지염이나 낭포성 섬유증에 마크로라이드(낭포성 섬유증)를 장기 투여하면 증상이나 폐기능, 예후가 호전되는 효과가 있습니다.[4] 그러나 실제로는 감기나 기관지염, 모세기관지염, 천식 같은 「기도에 어떤 문제가 있는」 상태에서 마크로라이드가 처방되는 예를 다수 볼 수 있습니다. 이론적으로는 항염증 효과나 바이오 필름 용해 효과가 있지만, 그 이론의 임상적 효과도 확인되지 않았는데 마크로라이드를 남용하는 것은 중단되기를 간절히 바랍니다. 그 댓가로 지금 우리는 마크로라이드 내성 마이코플라즈마 폐렴으로 괴로워하는 아이들에게 플루오로퀴놀론을 처방해야만 하는 상황에 와버렸습니다. 항염증 효과와 바이오 필름 용해 효과가 있다는 것은 필자도 인정하지만, 그 이상의 폐해로서 아이들에게서 마크로라이드 항생제를 빼앗아 가고 있는 현실에 관심을 기울여 주십시오.

文献

1) A群溶血性レンサ球菌 (Streptococcus pyogenes) の薬剤感受性，2007~2010年．IASR 33 : 214-215, 2012
2) Felmingham D, Reinert RR, Hirakata Y, et al. Increasing prevalence of antimicrobial resistance among isolates of Streptococcus pneumoniae from the PROTEKT surveillance study, and compatative in vitro activity of the ketolide, telithromycin. The Journal of antimicrobial chemotherapy ; 50 Suppl S1 : 25-37, 2002
3) Ray WA, Murray KT, Hall K, et al. Azithromycin and the risk of cardiovascular death. The New England journal of medicine ; 366 : 1881-1890, 2012
4) Harvey RJ, Wallwork BD, Lund VJ. Anti-inflammatory effects of macrolides : applications in chronic rhinosinusitis. Immunol Allergy Clin North Am ; 29 : 689-703, 2009

8 | 플루오로퀴놀론

POINT

- 소아에게 잘 사용해야 할 플루오로퀴놀론은, 시프로플록사신과 레보플록사신 2종류.
- 항균범위는 카바페넴에 필적할 만큼 「브로드 항균범위」이라는 것을 인식한다.
- 소아에 대한 적응은 2가지. 퀴놀론에만 감수성이 있는 그람 음성간균 감염병과 중증 마이코플라즈마 폐렴.
- 소아에서도 부작용의 우려가 거의 없고, 다른 항생제와 마찬가지로 안전성은 문제없다.

1 | 작용 기전과 약제내성의 획득 기전

퀴놀론의 구조식은 **그림 2-13, 14**와 같습니다. 시프로플록사신과 레보플록사신 모두 중심에 2개의 환상구조가 있습니다. 나리딕스산 등 올드 퀴놀론으로도 알려진 최초로 시장에 나온 퀴놀론에도 이 2개의 환상구조는 공통입니다. 이 환상구조에 불소가 결합된 것이 시프로플록사신이나 레보플록사신 등의 「플루오로퀴놀론」입니다. 일본에서는 나리딕스산 등의 올드 퀴놀론과 대비하여, 뉴 퀴놀론으로 부르기도 합니다. 불소가 결합하여, 나리딕스산보다 활성이 강해집니다.

플루오로퀴놀론은 세균성 토포이소머라제와 결합하여 DNA 합성을 저해하고, 살균작용을 합니다. DNA는 이중나선이며, 그대로는 DNA를 주형(鑄型, template)으로 번역할 수 없습니다. 그때 토포이소머라제가 DNA의 이중나선구조를 풀어주면, 비로소 번역이 가능해집니다. 이 토포이소머라제에 플루오로퀴놀론이 결합하면, 항균력을 발휘합니다. 플로오로퀴놀론은 주로 그람 음성간균에 발현하는 토포이소머라아제 II (DNA자이레이스라고도 한다)와 그람 양성구균에 주로 발현하는 토포이소머라아제 IV와 결합합니다.

플루오로퀴놀론의 내성 기전은 두 가지입니다. 하나는 이 토포이소머라아제를 인코드(encode)하고 있는 유전자 변이가 일어나서 토포이소머라아제의 구조가 바뀌어 결합할 수 없게 되고 내성화됩니다. 다른 하나는 배출 펌프의 이상 발현(배출펌프를 억제하는 유전자의 변이)에 의한 내성입니다.

플루오로퀴놀론은 비교적 쉽게 내성을 획득하며, 실제로 투여량과 투여기간에 비례하여 퀴놀론 내성균도 증가한다는 보고도 있습니다.[1] 불필요한 항생제 처방을 피해야 함은 물론 모든 항생제에 해당되는 점이지만, 퀴놀론 사용에는 보다 신중한 투여가 요망됩니다. 퀴놀론의 약물 동태/약역학적 특징의 포인트는 두 가지입니다.

① 농도 의존성

② 생체이용률(Bioavailability)이 좋다.

시프로플록사신은 1일 2회 투여하지만, 대부분의 퀴놀론은 1일 1회 투여할 수 있습니다. 흡수율이 좋아서 많은 감염병에 대해 경구 치료가 가능합니다.

2 | 항균범위

퀴놀론과 관련하여 특히 중요한 것은 시프로플록사신과 레보플록사신입니다. 목시플록사신은 성인에게 매우 중요한 항생제이지만, 소아의 경우 안전성이 확립되어 있지 않기 때문에 현재 사용해서는 안 됩니다.

퀴놀론의 항균범위과 관련하여 가장 큰 특징은,「녹농균에 감수성이 있다」는 것입니다. 경구용으로 항녹농균 작용을 하는 항생제는 플루오로퀴놀론 밖에 없습니다. 신중히 사용해야 할 이유가 여기에 있습니다. 퀴놀론은 매우 넓은 항균범위를 갖습니다.

그람 양성구균 중에 황색포도상구균, A군 및 B군, C군, G군, 연쇄상구균 등의 연쇄상구균, 폐렴구균, 장구균에 효과가 있습니다. 그러나 황색포도상구균이나 장구균에 감수성은 있어도 항균력이 높지 않으므로, 세파졸린이나 암피실린 등의 제1선택제를 사용할 수 있다면 그 쪽을 선택하는 편이 좋습니다.

그람 음성간균은 거의 모든 것에 유효합니다. 세라티아와 녹농균에도 물론 유효합니다. 감수성이 있다면, *Stenotrophomonas maltophilia*나 *Burkholderia cepacia*와 같은 난치성 그람 음성간균에도 사용할 수 있습니다. 또 세포 내 세균에도 유효합니다.

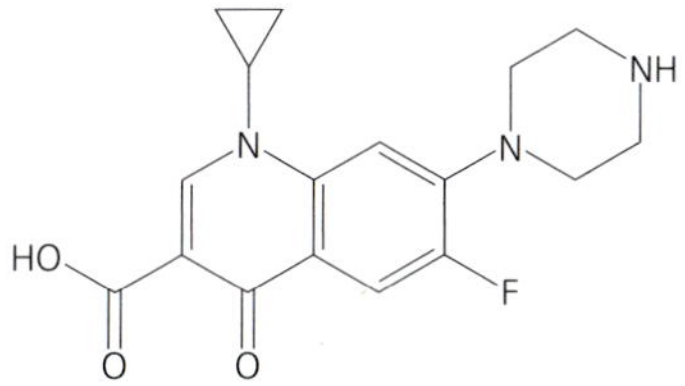

그림 2-13 | **시프로플록사신**

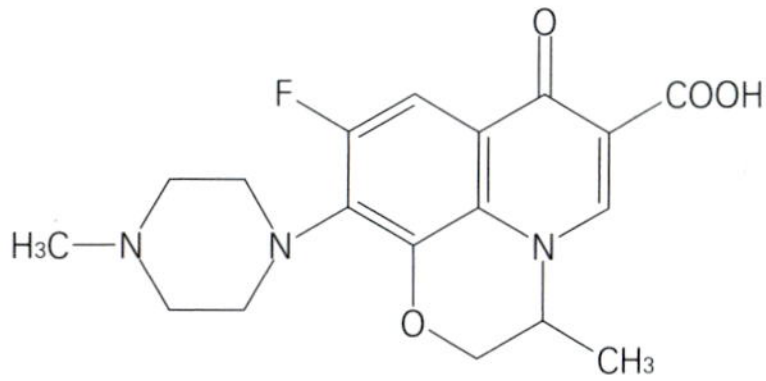

그림 2-14 | **레보플록사신**

비정형 폐렴의 원인균인 *M. pneumoniae*, *L. pneumophila*, *Chlamydophila* spp., *Chlamydia* spp., *B. pertussis*, *Ureaplasma*, *Mycoplasma hominis*, 그리고 결핵, 비결핵성 항산균에도 효과가 있습니다.

목시플록사신을 제외한 퀴놀론은, 혐기성균을 잘 다루지 못합니다. 혐기성균을 커버하고 싶다면 메트로니다졸이나 암피실린·설박탐, 혹은 내성률이 다소 높지만 클린다마이신과의 병용도 고려할 수 있습니다.

이처럼 퀴놀론은 매우 넓은 항균범위입니다. 그람 양성구균, 그람 음성간균 및 세포 내 기생균에도 유효합니다. 목시플록사신은 혐기성균에 대해서도 감수성이 있습니다. 전술한 카바페넴과 비교할 때, 항균범위 상 큰 차이가 없습니다. 카바페넴과 시프로플록사신, 레보플록사신의 항균범위 차이는 혐기성균의 커버 여부입니다.

시프로플록사신과 레보플록사신의 가장 큰 차이점은, 그람 양성구균에 대한 감수성입니다. 그람 양성구균에는 항상 레보플록사신>시프로플록사신입니다. 특히 연쇄상 구균에 대해 감수성이 있다면 레보플록사신은 뛰어난 효과를 발휘합니다. 시프로플록사신은 폐렴구균에 감수성이 있기도 하지만, 치료에 실패한 사례 보고도 있으므로 사용을 피하는 것이 좋습니다.

3 | 소아에 대한 플루오로퀴놀론 사용

매우 넓은 항균범위의 플루오로퀴놀론은을 소아에서 어떻게 사용해야 할까요? 퀴놀론의 특징은 다음 3가지입니다.

❶ 카바페넴에 필적할 만큼, 넓은 항균범위이다.
❷ 소아에서는 안전성에 대해 아직 정보가 적다.
❸ 내성획득이 용이하다.

위 3가지 내용을 살펴보면, 안이하게 사용해서는 안 된다는 것을 쉽게 이해할 수 있습니다. 즉 「퀴놀론만이 치료할 수 있는 감염병」으로 한정해야 합니다. 이에 다음 두 가지를 생각할 수 있습니다.

❶ 퀴놀론에만 감수성이 남아 있는 내성 그람 음성간균 치료
(예: 시프로플록사신에만 감수성인 녹농균, *Stenotophomanss maltophilia*, *Acinetobacter* 등에 의한 균혈증)
❷ 「중증」 마이코플라즈마 감염병

❶의 내성 그람 음성간균 치료는 다른 적절한 치료제가 없는 경우입니다. 혈액배양에서 녹농균이 검출되고 유일한 퀴놀론에만 감수성이 남아 있는 경우로 사용을 한정합니다.

❷의 「중증」인 마이코플라즈마 감염병에 대해서는, 「중증」으로 한정해야 한다는 것이 필자 견해입니다. 마크로라이드 내성의 마이코플라즈마에 의한 폐렴이 증가하고 있기 때문에, 마크로라이드로 해열되지 않는 사례를 많이 봅니다. 그리고 토스플록사신이라는 퀴놀론이 외래에서 부담없이 처방되고 있는 현상이 있습니다. 하지만 마이코플라즈마 폐렴은 기본적으로 「self–limited(자연치유되는)」 질환입니다. 발열기간이 길어지는 것은 환아에게 안타까운 일이지만, 퀴놀론의 남용은 피하고 싶은 것입니다. 마이코플라즈마 폐렴의 경우, 우선 마크로라이드를 처방하거나 영구치가 모두 자라고 있는 아이는 독시사이클린 등의 테트라사이클린을 처방합니다. 그래도 증상이 호전되지 않고 입원이 필요한 환아에게 처음으로 퀴놀론을 처방할 정도의 허들 높이가 필요합니다. 현재와 같은 속도로 토스플록사신을 남용한다면, 퀴놀론 내성 마이코플라즈마의 출현은 물론 퀴놀론 내성의 음성 그람간균이 조만간 소아에서도 나타날 것입니다.

4 | 부작용

퀴놀론의 부작용은 비교적 적지만, 주의해야 할 부작용은 있습니다. 처음부터 소아에 대한 퀴놀론 사용에 대해, 신중한 의견이 많았습니다. 일찍이 나리딕스산,

pefloxacin(미국에서 처방)이라는 퀴놀론에 의한 관절증 사례가 다수 보고되었습니다. 1962년부터 나리딕스산이 출시되었습니다. 2년 후, 요로감염으로 나리딕스산을 처방받았던 소아에서 손목 관절증이 출현한 사례가 보고되었습니다. 당시 제약회사의 기록에 의하면, 유사한 보고가 'about a dozen such reports'라는 내용으로 남아 있습니다. 상당수 유사한 보고가 있었던 모양입니다. 그 후 이 부작용을 검증하기 위해 많은 동물실험이 이루어졌습니다. 비글 견종에서 퀴놀론에 의한 연골형성 장애가 보고된 때는 1977년이었습니다. 1977~1979년 동안, 4개 그룹의 동물실험에서 연골형성 장애가 보고되었습니다.

그 후 소아의 퀴놀론에 의한 관절장애 증례 조사가 이루어졌고 「관절통」 보고가 있었지만, MRI나 에코, 생검 등에서 동물실험에서 증명된 것과 같은 연골형성 장애는 물론, 객관적인 관절장애 증거는 나타나지 않았습니다. 이는 퀴놀론이 소아 특발성 관절염(juvenile idiopathic arthritis)이나 cystic fibrosis 환자에서 많이 사용되어, 기저질환과 관련하여 발생한 관절통인 경우가 많았기 때문입니다. 그 결과 퀴놀론 사용과 관절장애의 유의한 인과관계는 나타나지 않는다는 결론이 나왔습니다.[2,3]

그리고 건(腱)장애도 유명합니다. 이 부작용은 축적성에 의한 것이므로, 투여량과 투여기간에 비례하여 위험 요인도 높아집니다. 건의 종창·동통에는 주의가 필요하지만, 다행히 소아에서는 거의 나타나지 않습니다(위험 요인은 스테로이드의 장기 사용과 고령, 신장애).

테오필린, NSAIDs와의 병용에 의해 경련을 유발하는 것으로도 알려져 있으므로, 가급적 사용하지 않는 것이 좋습니다. 아무래도 테오필린을 사용해야 할 경우라면(거의 없다고 생각하지만), 테오필린의 혈중농도를 세심하게 측정해야 합니다. NSAIDs가 금기시되는 것은 아니지만, 소아에서는 원래 NSAIDs의 사용기회도 거의 없으므로 병용해야 할 상황은 적습니다.

QT연장도 주의합니다. 이것은 퀴놀론이 K채널을 차단하기 때문에 일어나는 부작용입니다. 목시플록사신의 빈도가 가장 높고 이어서 시프로플록사신, 레보플록사신 순서입니다. QT연장의 기왕력(long QT 증후군 포함), 저칼륨혈증, 저Mg혈증, 아미사린, 아미오달론과의 병용은 피하는 것이 좋습니다.

상기와 같이 언뜻 보면 부작용이 많은 것 같지만, 각 부작용의 빈도는 그다지 높지 않고 안전성은 높습니다. 부작용 위험 요인이 낮고 흡수율이 좋으며, 균을 빠짐없이 커버해 준다…라는 장점 때문에 아무래도 남용되기 쉽습니다.

하지만 소아의 경우 '퀴놀론이 정말 안전한가'라는 문제는 따라다닙니다. 성인에 비하면 역시 처방 사례가 적기 때문입니다. 이미 시장에 등장한 플루오로퀴놀론 중 트로바플록사신은 간 장애 때문에, 가티플록사신은 빈번하게 일어난 저혈당 때문에 판매 후 중단되었습니다. 일본에서는 소아에게 보험이 적용되는 플루오로퀴놀론에는 다른 토스플록사신이 있지만, 세계적으로는 사용 경험이 거의 없습니다.

필자는 현시점에서, 소아에게 토스플록사신 사용을 권하지 않습니다. 소아에 대한 토스플록사신의 안정성이 확립되어 있다고 할 수 없으므로, 「현시점에서는」 보다 안전성과 유효성이 확립된 시플록사신과 레보플록사신을 사용해야 합니다. 시프로플록사신을 소아에게 사용 시, 요로감염과 탄저, 낭포성섬유증에만 보험이 적용됩니다. 레보플록사신에 관한 보험은 일절 없지만, 오히려 「보험이 적용되지 않지만, 그래도 퀴놀론을 사용해야 한다」는 각오로 소아에게 퀴놀론이 사용되기를 간절히 바라고 있습니다.

文献

1) Tam VH, Louie A, Fritsche TR, et al. Impact of drug-exposure intensity and duration of therapy on the emergence of Staphylococcus aureus resistance to a quinolone antimicrobial. The Journal of infectious diseases ; 195 : 1818-1827, 2007
2) Schaad UB. Fluoroquinolone antibiotics in infants and children. Infectious disease clinics of North America ; 19 : 617-628, 2005
3) Forsythe CT, Ernst ME. Do fluoroquinolones commonly cause arthropathy in children? CJEM ; 9 : 459-462, 2007

9 | ST합제(박트림)

POINT

- ST합제(박트림)의 항균범위는 「제3세대 세팔로스포린과 비슷하다」.
- ST합제(박트림)의 바람직한 적응은, 그람 음성간균(ESBL이나 AmpC생산균 등 내성 그람음성간균 포함)에 의한 요로감염이다.
- 황색포도상구균에 의한 피부·연부조직 감염병에는 대체제로 검토해도 좋다.
- VUR환아에게 예방적 경구 효과는 제한적일 뿐만 아니라, 적극적인 사용은 불필요하다.
- 사용할 때 병용약에 주의해야 한다.

ST합제(박트림)는 마이너한 항생제 이미지가 강하지만, 실제 소아에게도 쓸모가 많은 항생제 중 하나입니다. 술파제로 분류된 항생제이며, 역사가 매우 오래되었습니다. 술파제가 사용된 최초 보고는 1937년으로 거슬러 올라갑니다. 자외선에 노출된 단독(丹毒) 환자와 Sulphanilamide를 경구한 경우에, Sulphanilamide쪽의 치료 효과가 높았다는 보고가 있었습니다.[1]

그 후 1968년에 트리메토프림과 병용하면 치료 효과가 증강된다는 사실이 밝혀졌고, 그 후 술파제는 대부분의 경우에 트리메토프림과 병용하게 됩니다. 술파제에 Sulfisoxazole, Sulfamethoxazole, Sulfadiazine 등 3개가 있으며, 북미에서는 Sulfisoxazole와 에리트로마이신 합제가 출시되어 중이염 치료에 사용되고 있습니다. 폐렴구균은 Sdfisoxazole로, 헤모필루스 인플루엔자균은 에리트로마이신으로 커버한다는 목적으로 이 합제가 사용되고 있지만, 폐렴구균은 술파제에 내성을 획득하고 있는 경우가 많아서 자금은 별로 사용되지 않습니다.

Sulfadiazine은 Pyrimethamine과 병용하여 톡소플라즈마나 말라리아 치료에 사용되고 있습니다. 소아에게는 오직 선천성 톡소플라즈마 감염병 치료제로만 사용됩니다.

1 | 작용 기전과 약제내성의 획득 기전

엽산은 세균이 DNA를 합성하는 데 필수 보인자로, 세균 스스로 합성합니다. ST합제(박트림)는 이 세균의 엽산대사를 2단계로 저해합니다. 1단계는 설파메톡사졸이 아날로그로 작용함으로써 p-아미노안식향산과 경쟁적으로 작용하여, p-아미노안식향산에서 디히드로프테로인산(酸)으로의 합성을 저해합니다. 2단계 역시, 트리메토프림이 아날로그로 작용하여 디히드로엽산과 경쟁적으로 작용, 디히드로엽산에서 테트라히드로 엽산으로의 합성을 저해합니다**(그림 2-15)**.

이 저해작용이 2단계이기 때문에 내성의 출현 가능성이 낮을 것으로 예상되었으나, ST합제(박트림)의 역사가 길고 수년간 전 세계적으로 사용되어 왔기 때문에 ST합제(박트림)는 본래의 항균범위를 잃어가고 있습니다.

내성의 획득 기전은 다수 존재하는 것으로 알려져 있습니다. 세균 내로의 투과성을 감소시키거나 ST합제(박트림)가 쉽게 결합하지 않도록 결합 부위의 구조를 변화시키거나, 배출 펌프를 출현시키거나 p-아미노안식향산을 과다 생산하는 등 내성의 획득 방식은 다양합니다.

ST합제(박트림)는 매우 좋은 항생제입니다. PK/PD적으로 경구 흡수율이 좋고 내성이 쉽게 생기지 않으며, 중추신경으로의 이행성도 좋아서 리스테리아에 의한 수막염에도 사용할 수 있습니다. 전립선으로의 이행성도 좋지만, 소아의 전립선은 아직 발달되지 않았기 때문에 기본적으로 전립선염은 일어나지 않으므로 알아둘 필요는 없을 것입니다.

또 설파메톡사졸, 트리메토프림 단일 약제는 「정균적」으로 작용하지만, 합제라면 시너지 효과가 있어 많은 미생물에 대해 살균적으로 작용하게 됩니다.

2 | 항균범위

ST합제(박트림)는 본래 넓은 항균범위를 갖는 항생제입니다. 아래 상세한 항균범위에 대한 설명이 나와 있지만, 대략적으로 이해하기 위한 포인트는 「제3세대 세팔로스포린과 항균범위가 매우 유사하다」는 것입니다. 그람 양성구균에서는 황색포도상구균과 폐렴구균에 효과적입니다. 그람 음성간균에서는 장내세균 전반에 유효하고, 인플루엔자균에도 감수성이 있습니다. 감수성이 있으면, 요로감염이나 폐렴치료도 가능합니다.

자세하게 항균범위를 살펴보면, 그람 양성구균에서는 황색포도상구균(MRSA 포함), 폐렴구균에 유효합니다. A군 연쇄상구균에는 활성이 약해서 in vitro에서 감수성이 있어도 제균할 수 없으므로, A군 연쇄상구균의 인후염에 사용해서는 안 됩니다.

황색포도상구균에 유효하지만, 소아의 경우 임상적으로 유효하다는 데이터가 적기 때문에 적극적인 사용은 피하는 것이 좋습니다. 폐렴구균에도 원래 유효하지만, 지역마다 감수성이 다르므로 주의해서 사용해야 합니다.

그람 음성간균에서는 장내세균(대장균, *Klebsiella* spp., *Enterobacter* spp., *M.morganii*, *Proteus* spp.), 세균성 장염의 원인인 *Salmonella* spp., *Shigella* spp., 그리고 헤모필루스 인플루엔자균, 병원성은 약하지만 내성도가 강한 *S. maltophilia*, *B. cepacia*, 인축공통감염병 *Brucella* spp. 등에 감수성이 있습니다.

기타 분류에서 중요한 것은, 그람 양성간균 리스테리아입니다. 제1선택제는 암피실린이지만, 페니실린 알레르기 환아에게는 제2선택 약으로 사용할 수 있습니다. 세포 내 기생균 *B. pertussis*, 고양이 할퀴병의 *B. henselae*, 방선균의 일종 *Nocardia* spp., 진균 *P. jiroveci*, 원충 *Toxoplasma gondii*, *Plasmodium* spp., *Cydospora* spp., *Cystoisospora*, 비결핵성 항산균 *Mycobacterium marlnum*, *M. fortium*, *M. kansasii*, *M. szulgai* 등에도 유효합니다.

상기 외, 기타 미생물중에서 중요한 것은 *L. monocytogenes*, B. pertussis, B.

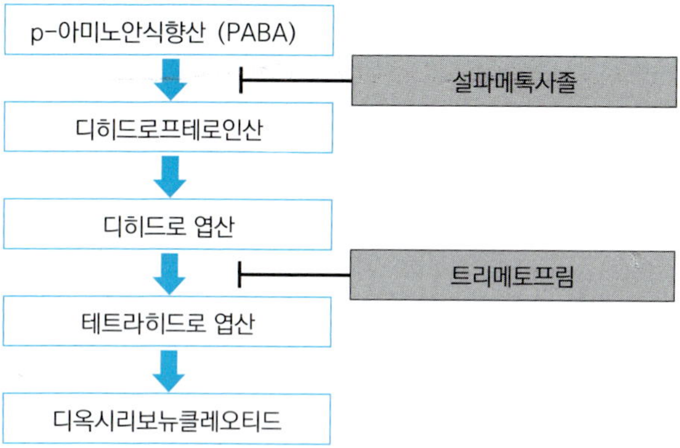

그림 2-15 | **ST 합제의 작용 기전**

*henselae*입니다. 어느 것도 제1선택 약제는 아니지만, 제2의 선택 약제로 사용 가능합니다.

3 | 소아에 대한 ST합제(박트림) 사용

실제 소아에게 ST합제(박트림)를 사용하는 장면을 생각해 보겠습니다. 물론 뉴모시스 폐렴이나 *Cyclospora* spp. 등의 원충감염병이 있다면 제1선택 약제로 사용해야 하고, *L. monocytogenes*에 의한 세균성 수막염에서 페니실린 알레르기 때문에 암피실린을 사용할 수 없는 경우에도 사용해야 합니다. 하지만 이들은 드문 질환이므로 나름 일반(common)질환 중에서 거론한다면 다음 세 가지를 들 수 있습니다.

❶ ST합제(박트림)에 감수성인 황색포도상구균 감염병의 경구 치료
❷ ST합제(박트림)에 감수성인 그람 음성간균 감염병의 경구 치료
❸ 예방 경구로 사용할 경우

① ST합제(박트림)에 감수성인 황색포도상구균 감염병의 경구 치료

소아에 대한 데이터가 적기 때문에 ST합제(박트림)의 사용을 적극적으로 권하지 않지만, 달리 선택지가 없는 경우 고려할 수 있습니다. 구체적으로 MRSA에 의한 관절염이나 골수염, 봉와직염입니다. 특히 미국에서는 일반획득형 MRSA가 문

제되고 있어 ST합제(박트림)나 클린다마이신으로 치료할 수 밖에 없는 상황이 있습니다. MRSA에 의한 봉와직염에 대해 ST합제(박트림)가 좋은 선택지라는 보고[2]와 효과가 높지 않다는 보고[3]로 찬반양론입니다. 따라서 ST합제(박트림)를 MRSA 치료에 사용할 경우에는 경증 사례로 한정하여 사용해야 하며, 골수염이나 관절염 등에는 반코마이신 주사, 경구일 때는 클린다마이신이나 리네졸리드를 우선적으로 사용해야 합니다. 피부·연부조직 감염병도 경증 사례로 한정해야 하므로, 당연히 황색포도상구균에 의한 혈류감염병에 ST합제(박트림)를 사용해서는 안 됩니다.

② ST합제(박트림)에 감수성인 그람 음성간균 감염병의 경구 치료

필자가 가장 많이 사용하는 패턴입니다. ST합제(박트림) 감수성인 대장균이나 클레브시엘라, 엔테로박터 등에 의한 요로감염이라면, 주저없이 ST합제(박트림)를 사용합니다. ESBL생산균도 ST합제(박트림)에 감수성이 있으면 문제없이 치료할 수 있습니다.

③ 예방 경구로 사용할 경우

ST합제(박트림)는 예방 경구로도 많이 사용되고 있습니다. 성인영역에서는 *P. jirovecii* 예방으로 처방되는 경우가 많지만, 소아영역에서는 방광뇨관역류현상(VUR: vesicoureteral reflux) 환아에게 요로감염 예방으로 사용될 때가 많습니다. 요로감염 부분을 자세히 설명하겠지만, VUR에서 예방 경구 효과는 한정적이므로 필자는 예방 경구를 강하게 권유하지 않습니다.

만성 육아종증 환자는 예방차원에서 ST합제(박트림)를 평생 복용합니다. 수준 높은 에비던스는 없지만, 복수의 후향적 연구에서 세균 감염병의 발병률 저하가 증명되었기 때문입니다. 참고로 ST합제(박트림)를 예방 경구하여 예방할 수 있는 감염병은, *P. jirovecii*뿐만 아니라 Nocardia spp., *L. monocytogenes*, *T. gondii*, *Cyclospora* spp., *Cystoisospora* spp.가 있습니다.

4 | 부작용

부작용은 다양하지만, 대부분의 원인은 설파메톡사졸로, 소화기 증상(구역질, 구토, 설사, 식욕부진)과 약물 알레르기(藥疹), 광과민(光過敏)에서 약 1~4%정도의 높은 빈도로 발생합니다. 다형성 삼출성 홍반이나 Stevens–Johnson 증후군 등의 중증 약진이 나타날 수도 있으므로 피부발진이 출현하면 신속히 중단합니다.

또 잘 알려져 있지는 않지만, 무균성 수막염으로 어지럼증, 실조, 두통을 호소하는 경우도 있습니다.

신기능이 저하된 환아에게 투여하면 신장애도 일으키지만, 가역성이므로 ST합제(박트림)를 중단하면 회복됩니다. 신기능 저하증을 보이는 환자에게 어쩔 수 없이 ST합제(박트림)를 사용해야 한다면, 신기능을 신중하게 모니터합니다. 다만 ST합제(박트림)는 신뇨세관의 크레아티닌 분비를 저해하기 때문에, 외관상 크레아티닌이 상승합니다. 상승 정도는 대략 기준선의 10% 정도 상승이므로 10%정도 상승하면 중단할 필요는 없습니다. 또 원위요세관의 칼륨 배설을 방해하여, 고칼륨혈증이 야기되는 것도 유명합니다.

장기 사용에 따른 골수 억제도 유명합니다. 예방 경구 이외의 목적으로 2주 이상 사용할 경우 최소 일주일에 한 번꼴로 혈액 검사를 확인합니다.

ST합제(박트림)는 단백결합률이 높아서, 세프트리악손과 마찬가지로 미숙아나 고빌리루빈혈증을 동반한 신생아에게 사용해서는 안 됩니다.

다른 약물과의 상호작용도 다수 보고되었습니다. 설파메톡사졸은 단백질 결합율이 높아서, 단백질 결합율이 높은 약물과 병용하면 병용제의 효과가 증강됩니다. 구체적으로 주의가 필요한 것은 와파린, 메소트렉세이트, 페니트인, 사이아자이드 이뇨제 등입니다. 반대로 인도메타신이나 살리실산, 프로베네시드와 병용하면 이들 병용제가 단백질에 대한 친화성이 높아서, ST합제(박트림)가 유리(遊離)되고 효과 및 부작용이 증강됩니다.

이상과 같은 부작용이 비교적 많이 보고되었지만, 주의해서 사용하면 매우 유용한 항생제입니다.

文献

1) Snodgrass WR, Anderson T. Sulphanilamide in the Treatment of Erysipelas. Br Med J ; 2 : 1156-1159, 1937
2) Khawcharoenporn T, Tice A. Empiric outpatient therapy with trimethoprim-sulfamethoxazole, cephalexin, or clindamycin for cellulitis. The American journal of medicine ; 123 : 942-950, 2010
3) Elliott DJ, Zaoutis TE, Troxel AB, et al. Empiric antimicrobial therapy for pediatric skin and soft-tissue infections in the era of methicillin-resistant Staphylococcus aureus. Pediatrics ; 123 : e959-966, 2009

10 | 테트라사이클린

POINT

- 소아에 대한 적응은 한정되어 있다. 절대적응과 상대적응을 명확히 구분한다.
- 절대적응은 리케치아 감염병 뿐이다.
- 상대적응은 난치성 마이코플라즈마 폐렴, MRSA 감염병, S. maltophilia나 B.cepacia에 의한 감염병에 해당한다.
- 생체이용률은 매우 좋다. 단, 공복 시에 투여한다.
- 치아착색 이외의 부작용도 알아두어야 한다[성장 장애, 소화기 증상, 전정(前庭)증상, 요독증, 전격성간염(fulminant hepatitis)].

처음 개발된 테트라사이클린은 Chlortetracycline입니다. 1948년에 *Streptomyces aureofaciens*라는 세균에서 분리되었습니다. 페니실린 G와 마찬가지로 최초 테트라사이클린은 천연테트라사이클린이었습니다. 그 후 5개의 테트라사이클린이 개발되었는데, 현재 주로 사용되고 있는 것은 독시사이클린과 미노사이클린입니다.

테트라사이클린은 소아 영역에 익숙하지 않은 항생제 중의 하나인데, 그 첫 번째 이유는 부작용입니다. 치아착색이라는 영구적 부작용을 초래할 수 있기 때문에, 아직 영구치가 자라지 않은 아이에게는 원칙적으로 사용해서는 안 됩니다.

1 | 작용 기전과 약제내성의 획득 기전

구조식은 **그림 2-16, 17**과 같습니다. 중심에 위치한 4개의 연속된 6개 환(環)이 특징입니다. 테트라사이클린은 수동확산 혹은, pH 의존성의 트랜스포터를 통해 세균 내로 침입합니다. 세균 내로 들어간 테트라사이클린은 리보솜 30S 서브유닛과 결합하여, 항균력을 발휘합니다. 아미노글리코시드와 같습니다. 요컨대 50S 서브유닛과 결합하는 것은 마크로라이드였습니다. 리보솜에서는 mRNA 배열을 기반으로 단백질 합성을 수행하지만, 여기에 테트라사이클린이 결합함으로써 능숙하게 번역되지 않고 정균적으로 작용하는 것입니다.

대부분의 항생제는 세균과의 결합 부위 변이에 의해 내성을 획득하는 경우가 많지만, 테트라사이클린은 결합 부위의 변이가 적고 대부분의 내성은 배출 펌프 증가에 의한 것입니다. 이 펌핑 펌프에 의한 내성은 테트라사이클린계 전체에 공통이므로, 테트라사이클린계 항생제 중 어느 하나에서 내성을 획득하면 모든 테트라사이클린에 대한 내성을 획득합니다.

독시사이클린, 미노사이클린 모두 생체이용률은 90~100%로 매우 좋습니다. 흡수된 독시사이클린과 미노사이클린은 뇌수액, 복수, 폐, 부비동, 담도, 간, 전립선, 뼈 등에도 잘 분포합니다. 다만, 신장으로 이행하는 것은 독시사이클린뿐입니다. 미노사이클린은 신장으로의 이행성이 좋지 않습니다.

미노사이클린의 배설 경로는 간대사로, 신장에서는 몇% 밖에 배설되지 않습니다. 그러므로 신부전 환자에게도 투여량 조절은 필요하지 않습니다. 간대사이므로 간부전 환자는 감량이 필요할 것 같지만, 실제로는 불필요합니다. 간부전 환자에서도 미노사이클린 축적이 일어나지 않기 때문입니다.[1)]

반면 독시사이클린은 이상한 항생제입니다. 약 90%가 소장으로 배설되며 신장이나 간을 경유하지 않기 때문에, 신부전에서건 간부전에서건 기본적으로 투여량을 조절할 필요가 없습니다. 미노사이클린이나 독시사이클린 모두 신부전 환자, 간부전 환자에게 투여량 조절이 필요하지 않은 것은 고마운 점입니다.

다만 미노사이클린은 신장에서 몇 %가 배설되기 때문에, 말기 신부전에서는 그 영향을 무시할 수 없으므로 투여를 피해야 합니다. 또한 미노사이클린은 경미한 BUN 상승을 유발하므로 경도 신부전에서는 문제가 되지 않지만, 말기 신부전에서는 요독증을 유발할 수 있으므로 독시사이클린 사용이 현명합니다.

2 | 항균범위

테트라사이클린은 의외로 광범위한 항균범위를 자랑합니다. 가장 큰 특징은 「세포 내 기생균에 효과적」이라는 점입니다. 츠츠가무시병이나 일본 홍반열의 원인 *Rickettsia* spp., Q열의 원인 *Coxiella burnetii*, *C. pneumoniae*, *C. trachomatis*, *M. pneumoniae* 등에 유효합니다.

그람 양성구균에서는 황색포도상구균에 활성이 있지만, 독시사이클린보다 미노사이클린 활성이 높습니다.

그람 음성간균에서는 헤모필루스 인플루엔자균, 대장균, *Klebsiella* spp., *Aeromonas hydrophila*, *Campylobacter* spp., *Pasteurella multocida*, *B. cepacia*, *S. maltophilia* 등에 유효하며, 임질균이나 수막구균(meningogoccus) 등의 *Neissena* spp. 등에도 감수성이 있습니다.

라임병의 원인이 되는 *Borrelia* spp., *Brucella* spp., 매독이나 *Leptospira* spp. 등

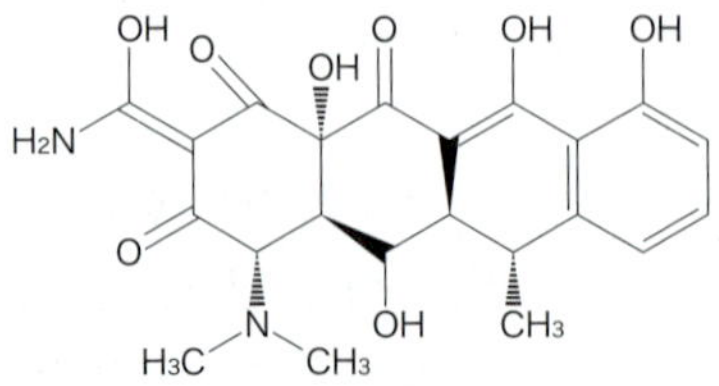

그림 2-16 | 독시사이클린

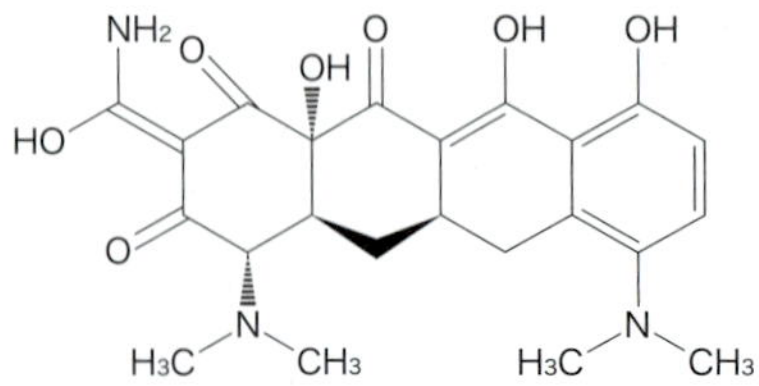

그림 2-17 | 미노사이클린

의 스피로헤타, 말라리아, 이질아메바, 비결핵성 항산균인 *Mycobacterium marinum*에도 효과적인 매우 광범위한 항균범위를 자랑합니다. 게다가 대부분 생소한 마이너 세균뿐입니다. 솔직히 전부 기억할 수 없으므로, 테트라사이클린을 능숙하게 사용하는 요령은 「테트라사이클린만이 할 수 있는 것을 이해」하는 것입니다.

3 | 소아에 대한 테트라사이클린 사용

8세 미만(엄밀하게 아직 영구치가 자라지 않은 소아)에게는 원칙적으로 금기이므로 사용 기회는 그리 많지 않습니다. 8세 1개월이라 해도 영구치로 바뀌지 않았다면, 원칙적으로 사용해서는 안 됩니다.

일본에서 소아에 대한 테트라사이클린 사용 기회가 있다면, 리케치아 감염병인 츠츠가무시병이나 일본 홍반열입니다. 리케치아 감염병일 경우, 소아라 해도 제1선택 약제는 테트라사이클린입니다. 제2선택 약제는 클로람페니콜과 시프로플록사신인데, 부작용을 고려하면 클로람페니콜은 사용하기 어렵습니다. 시프로플록사신의 치료 효과는 확고하게 실증되지 않았으므로, 역시 제1선택 약제는 테트라사이클린입니다. 리케치아 치료는 테트라사이클린만이 가능한 절대적응 감염병입니다.

상대적응이 가능한 질환은 주로 세 가지입니다. 다만 어디까지나 상대적응이며 제1선택 약제가 아니므로 주의하십시오.

❶ 마이코플라즈마, 클라미도필라, 레지오넬라 등의 세포 내 기생균에 의한 폐렴
❷ MRSA에 의한 피부·연부조직 감염병, 골수염/관절염 등
❸ 원내 감염병에서 자주 문제되는 *B. cepacia*나 *S. maltophilia* 등에 의한 감염병

테트라사이클린은 마이코플라즈마 폐렴 등의 세포 내 기생균에 의한 감염병에 분명 유효합니다. 게다가 일본에서는 이미 거담제가 된 마크로라이드 남용으로 인해 마크로라이드 내성 마이코플라즈마가 시중에 만연하고 있기 때문에, 제1선택 약제인 마크로라이드 사용이 까다로워지고 있습니다. 테트라사이클린 사용에 문제없는 연령대의 아동이라면 독시사이클린이나 미노사이클린을 제1선택제로 사용해도 무방하지만, 역시 영구치가 자라지 않은 8~9세 이하의 소아에게 사용해서는 절대 안 됩니다. 플루오로퀴놀론 항목에서도 언급했지만, 8~9세 이하의 치아착색이나 골형성 부전 위험이 있는 연령에 대해 제1선택은 마크로라이드, 입원을 요하는 중증 예에 한정하여 퀴놀론을 사용하는 것이 바람직할 것입니다.

또 다른 상대적응인 MRSA 감염병에서도, 소아의 MRSA 감염병에 대한 미노사이클린 유효성을 나타낸 데이터가 매우 부족한 것이 사실입니다. MRSA감염병이라면 기본적으로 반코마이신과 같은 항MRSA제를 사용해야 합니다. 그러나 주사가 어렵거나 부작용 측면에서 항MRSA제 사용이 불가능한 경우, 대체제의 하나로 검토합니다. 이 경우에도 치료제의 우선순위는 클린다마이신>ST합제(박트림)>미노사이클린 순서입니다.

세 번째 *B. cepacia*나 *S. maltophilia* 등에 의한 감염병 치료제의 제1선택 약제는 ST합제(박트림)입니다. 부작용 때문에 ST합제(박트림)를 사용할 수 없는 경우 대체제로 사용합니다.

더불어 실제 사용할 때 주의할 점은 다음 두 가지입니다.

병용약, 식사에 주의

미노사이클린은 2가 혹은 3가 이온(마그네슘, 철, 칼슘, 알루미늄 등)과 킬레이트(chelate)를 만들어 흡수율이 절반 이하로 떨어집니다. 병용약이나 식사에 충분히 주의합니다. 기본적으로 식후가 아닌 공복 투여가 바람직합니다. 우유는 칼슘이 풍부하기 때문에 함께 먹으면 안됩니다.

페니실린과의 안타고니즘(antagonism)

오래되었지만, 폐렴구균성 수막염에 대해 페니실린과 chlortetracycline을 병용한 경우와 페니실린 단독을 비교했을 때, chlortetracycline을 병용한 경우의 예후가 나빴다는 보고가 있습니다.[2] 페니실린과 테트라사이클린 병용에는 길항작용

(antagonism)이 있는 것으로 생각됩니다. 페니실린과의 병용은 피하는 것이 현명합니다.

4 부작용

테트라사이클린이 치아에 침착하여 치아착색을 초래한다는 것은 너무도 유명합니다. 치아착색의 부작용은 총투여량에 비례하는 것으로 알려져 있는데[3], 어느 정도의 투여량이라면 문제없는 것인지 명확하지 않습니다.

또 테트라사이클린은 치아뿐만 아니라 칼슘과 킬레이트(chelate)를 만들고 뼈에도 침착하여 성장 장애를 초래한다는 것도 알려져 있습니다. 따라서 소아에서는 부작용 우려를 상회하는 이점이 없는 한 사용해서는 안됩니다.

소화기 증상(오심, 구토, 설사, 식욕부진 등)이 발생하기 쉬운 점도 유명합니다.

미노사이클린은 단백합성을 저해하기 때문에, 합성이 저해된 아미노산이 체내에서 증가하여 결과적으로 BUN이 상승합니다. 말기 신부전일 경우 이 영향을 무시할 수 없으므로 사용해서는 안 됩니다(독시사이클린은 사용할 수 있습니다). 드물지만, 미노사이클린에 의한 전정장애(가역성)나 전격성 간염(fulminant hepatitis)도 분명히 짚고 넘어가도록 합니다.

文献

1) Jonas M, Cunha BA. Minocycline. Ther Drug Monit ; 4 : 137-145, 1982
2) Lepper MH, Dowling HF. Treatment of pneumococcic meningitis with penicillin compared with penicillin plus aureomycin ; studies including observations on an apparent antagonism between penicillin and aureomycin. AMA Arch Intern Med ; 88 : 489-494, 1951
3) Grossman ER, Walchek A, Freedman H. Tetracyclines and permanent teeth : the relation between dose and tooth color. Pediatrics ; 47 : 567-570, 1971

11 | 클린다마이신

POINT

- 마크로라이드가 남용되고 있는 일본에서는 외국보다 클린다마이신 내성이 많다.
- 생체이용률은 좋지만 캡슐 제제뿐이라 소아에게 사용 기회가 적다.
- 그람 양성구균, 혐기성균에 항균범위가 있고, 제2선택제나 병용약으로 사용되는 경우가 많다.
- 포도상구균, 연쇄상구균으로 인한 중증 감염병에 독소 생산 억제를 겨냥하여 클린다마이신을 적극적으로 사용한다.

클린다마이신은 린코마이신 계열 항생제입니다. 린코마이신은 *Streptomyces lincolnensis*에서 분리된 항생물질이며, 이것을 개량한 것이 클린다마이신입니다. 클린다마이신측의 생체이용률과 항균활성이 높기 때문에, 현재 린코마이신은 시장에서 자취를 감췄습니다.

1 | 작용 기전과 약제내성의 획득 기전

클린다마이신은 마크로라이드계 항생제와 마찬가지로, 리보솜 50S 서브유닛과 결합하여 단백질 합성을 저해하고 정균적으로 작용합니다. 작용 부위는 마크로라이드와 동일하기 때문에 마크로라이드 내성이라면 클린다마이신 내성일 가능성이 높아집니다. 이 내성 기전을 Macrolide−Lincosamide−Streptogramin (MLS)내성이라고 합니다.

리보솜 50S 서브유닛과 결합하는 기타 항생제로는, 스트렙토그라민계 항생제인 퀴누프리스틴·달포프리스틴, 옥사졸리디논계 항생제인 리네졸리드, 케트라이드계 항생제 테리스로마이신(2003년 판매, 2011년 판매 중지)이 있고 교차내성을 유도할 가능성이 있습니다.

즉 이론적으로는 마크로라이드 내성이라면 리네졸리드도 유효하지 않다고 할 수 있지만, 현재로서는 아직 그런 보고는 없습니다.

마크로라이드와 클린다마이신의 교차내성은 매우 유명하여, 클린다마이신에 감수성이 있더라도 마크라이드 내성이라면 클린다마이신 사용 중에 내성화될 위험이 있습니다(유도내성).

최근에는 감수성 시험을 측정하는 기계로 클린다마이신에 대한 유도내성 여부가 자동 체크되고 있지만, 아직 세균 검사실에서 D테스트를 하는 시설도 있을 것입니다.

그림 2-18에서와 같이 에리트로마이신과 클린다마이신 디스크를 배지(culture medium) 위에 놓아두면 에리트로마이신 내성, 클린다마이신 감수성일지라도 에리트로마이신과 클린다마이신이 겹치는 부분에는 저지 원(圓)이 형성되지 않습니다.

이 경우는 D테스트 양성이 되어 유도내성이 있으므로, 클린다마이신을 사용해서는 안됩니다.

참고로 유도내성이 존재하는 균은 포도상구균과 연쇄상구균입니다. 특히 황색포도상구균과 A군 연쇄상구균, B군 연쇄상구균에 대한 유도내성 보고가 있으므로, D테스트를 실시합니다.

클린다마이신은 생체이용률이 좋기 때문에 경구든 링거든 치료 효과가 달라지지 않습니다. 그러므로 성인들은 대부분 경구로 치료하지만, 일본에는 클린다마이신 캡슐 제형만 있기 때문에 소아에게 경구제로 사용할 기회가 매우 적습니다.

2 | 항균범위

클린다마이신은 그람 양성구균과 혐기성균에 활성이 있습니다. 그람 양성구균에서는 포도상구균, 연쇄상구균, Viridans group의 연쇄상구균, 폐렴구균에 감수성이 있지만, 장구균은 잘 다루지 못합니다. 혐기성균 경우도 횡격막 아래 원인 병원체인 *Bacteroides fragilis*의 감수성이 저하되는 것으로 알려져 있지만, 미국 보고서[2)]에 의하면 클린다마이신 내성은 30% 미만이므로 복강 내 감염에 사용할 때는 주의해야 합니다.

기본적으로 그람 음성간균은 커버되지 않습니다. *M. pneumoniae*에 활성이 있다는 의견도 더러 있지만, 활성은 없습니다. 신생아에서 문제되는 *M. hominis*에 클린다마이신이 유효하지만, 아마 「마이코플라즈마」 차이로 인한 착각일 수도 있습니다. 그 외 *T. gondii*나 *Actinomyces* spp., *Nocardia* spp., *Babesia* spp. 등의 미생물에 감수성이 있지만, 이들 미생물은 상당히 희귀합니다. 클린다마이신은 이들 감염병에 제1선택 약제가 아니므로 사용 기회는 거의 없을 것입니다.

클린다마이신은 열대열 말라리아나 삼일열 말라리아에 유효하여, 키니네나 클로로킨과 병용하여 사용되기도 합니다(단일 약제로 예방이나 치료에 사용해서는 안 됩니다).

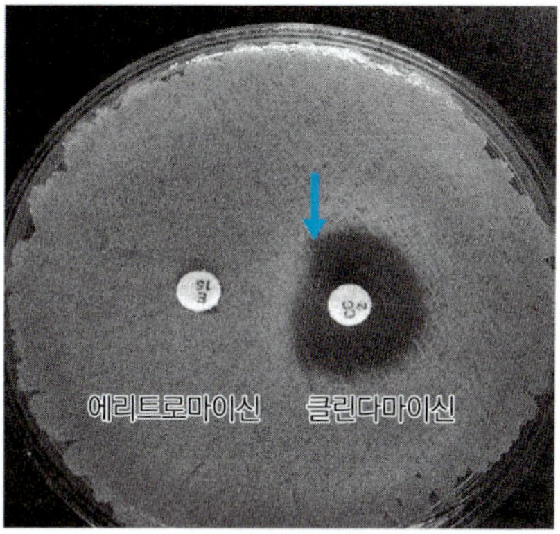

그림 2-18 | **D-Zone test**[1]
클린다마이신의 저지 원이 에리트로마이신측에서 작아지고 "D"자 형태를 취하기 때문에 D-zone test라고 한다. 이 현상이 관찰되면 클린다마이신에 대해 유도내성이 있으므로 사용해서는 안 된다.

3 | 소아에 대한 클린다마이신 사용

실제 소아에게 클린다마이신을 사용할 기회는 많지 않습니다. β락탐 알레르기가 있는 소아에게, A군 연쇄상구균성 인후염이나 봉와직염 치료 목적으로 아목시실린이나 세파졸린 대신 클린다마이신을 사용할 기회도 있지만, 그렇게 많지는 않을 것입니다. 특히 경구 치료제로서의 클린다마이신 제형은 캡슐밖에 없기 때문에 사용 빈도도 더욱 낮아집니다.

또 경부 농양이나 복강 내 농양에 세프트리악손과 병용하거나 혐기성균과 포도상구균을 겨냥하여 폐농양, 농흉 치료에 사용하지만, 역시 그다지 빈도가 높은 감염병은 아닙니다.

클린다마이신에는 황색포도상구균이나 A군 연쇄상구균의 독소 생산을 억제하는 작용이 있어서, 괴사성 근막염이나 독성쇼크증후군에 병용될 수 있습니다.

혐기성균 감염병, 포도상구균, 연쇄상구균 감염병에는 제2선택제나 병용약으로 사용되고 있는, 차분한 존재가 클린다마이신입니다.

클린다마이신은 간에서 대사되고 신장으로 배설됩니다. 기본적으로 신부전일 때도 용량 조절은 불필요하지만, 신기능이 정상일 때의 반감기는 2시간, 신부전에 이르면 반감기가 6시간 정도까지 증가하므로 신장애 유병자에게 클린다마이신을 사용할 경우에는 부작용 출현에 주의해야 합니다.

4 부작용

비교적 빈도가 높은 것은 소화기 증상입니다. *Clostroides difficile* infection을 야기하기 쉬운 항생제로도 유명하므로 클린다마이신 투여 중 설사 증세가 있는 경우, 클린다마이신 부작용인지 *Clostroides difficile* infection의 발병인지 판단하기 어렵습니다.

다만 소아는 *Clostroides difficile* infection의 빈도가 비교적 낮기 때문에, 우선 클린다마이신 부작용을 의심하고 항생제의 변경, 중지를 검토합니다. 그 밖에 미각장애, 식욕부진, 구역질, 구토 등이 나타나는 경우도 있습니다.

클린다마이신 주사액에는 벤질알코올 첨가물이 들어있기 때문에, 특히 체구가 작은 신생아에게는 사용하지 않습니다. 중독량은 99~234 mg/kg이므로 과도하게 걱정할 필요는 없지만, 체구가 왜소한 저체중아는 주의합니다.

文献

1) Daum RS. Clinical practice. Skin and soft-tissue infections caused by methicillin-resistant Staphylococcus aureus. The New England journal of medicine ; 357 : 380-390, 2007
2) Snydman DR, Jacobus NV, McDermott LA, et al. National survey on the susceptibility of Bacteroides Fragilis Group : report and analysis of trends for 1997-2000. Clinical infectious diseases : an official publication of the Infectious Diseases Society of America ; 35 : S126-134 , 2002.

12 메트로니다졸

POINT

- 구체적인 처방 사례는 *Clostroides difficile* infection, 뇌농양, 천공성 복막염, 복강 내 농양, 아메바 이질, 트리코모나스, 럼블편모충 등. 소아에서는 모두 빈도가 낮아서 처방할 기회가 적다.
- 경구약은 존재하지만 정제만 있고, 그 정제도 거대하여 소아에게 처방할 기회가 적다.

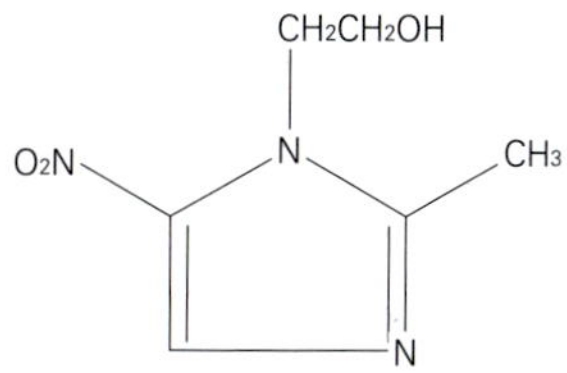

그림 2-19 | **메트로니다졸**

메트로니다졸의 조상은 의약품인 nitroimidazole입니다. nitroimidazole은 진균 *Streptomyces*에서 분리된 항생제입니다. 주로 트리코모나스의 원충 치료제로 쓰였지만, 효과가 썩 높지 않아 프랑스에서 연구·개량되어 탄생한 것이 메트로니다졸입니다. 구조식은 **그림 2-19**입니다.

구조식을 살펴보면 다른 항생제에 비해 작습니다. 전술했듯이 원래 트리코모나스 원충 치료제로 사용되었던 것으로, 1962년에 질트리코모나스(膣Trichomonas) 환자에게 병존하던 치은염이 메트로니다졸 투여 후 호전됨에 따라, 「혐기성균에도 유효하지 않을까?」라는 주목을 받게 된 것입니다. 그 후 「혐기성균에도 유효하다」는 데이터가 나오게 되어 현재와 같은 혐기성균용 항생제로서의 지위를 구축합니다.

1 | 작용 기전과 약제내성의 획득 기전

메트로니다졸은 원충 또는 세균에 의해 환원되어 항원충작용, 항균작용을 합니다. 환원된 메트로니다졸이 DNA 합성을 억제하고 살균적으로 작용합니다. 획득성 메트로니다졸 내성은 대단히 드물거나 간혹 내성이 되기도 하지만, 뚜렷한 약제내성의 획득 기전은 알려지지 않았습니다.

2 | 항균범위

메트로니다졸을 환원할 수 있는 미생물이 혐기성균과 원충뿐이므로, 메트로니다졸의 항균범위는 혐기성균과 원충에게만 유효합니다. 구체적으로, 거의 모든 혐기성균(*Bacteroides* spp., *Fusobacterium* spp., *Prevotella* spp., *Peptostreoccus* spp., *Clostridium* spp., *H.* pylorium 등)에 유효하지만, Streptococcus miiieri그룹(*S. intermedius, S. consteiiatus*)에는 내성입니다. 원충에서는 럼블편모충, 아메바 이질, 트리코모나스 등에 유효합니다.

3 | 소아에 대한 메트로니다졸 사용

PK/PD적으로 매우 뛰어난 항생제입니다. 90% 이상의 생체이용률을 가지고 있습니다. 조직 이행성도 매우 훌륭하며 관절, 뼈, 수액으로의 이행성도 탁월합니다.

그러나 소아에게 사용하게 되는 경우는 적습니다. 소아에서 적응 질환이 드문 점과 정제가 너무 커서(직경 10.8 mm) 분쇄하기 불편하고 소아가 삼키기 어렵다는 점 때문에, 경구 기회도 거의 없습니다. 성인 영역에서는 천공성 복막염, 복강 내 농양에서 혐기성균 커버가 필요할 때 자주 경험하지만, 소아는 충수염의 천공 정도입니다. 이럴 때는 세프메타졸이나 암피실린·설박탐으로 커버할 수 있기 때문에 굳이 메트로니다졸을 사용할 필요도 없을 것입니다.

트리코모나스 원충증이나 아메바 이질, *Clostroides difficile* infection의 발병 빈도도 낮아서 좀처럼 사용 기회가 없습니다. 좋은 항생제이지만, 소아에서는 쓸 기회가 거의 없는 게 현실입니다.

파상풍도 좋은 적응이지만, 최근에는 백신이 보급됨에 따라 소아에서의 파상풍 경험도 거의 없습니다.

실제 메트로니다졸이 출현할 수 있는 기회라면, 다음 세 가지입니다.

- *Clostridium difficile* infection
- 뇌농양, 경막외농양
- *Helicobacter pylori* 감염병

소아의 *Clostridioides difficile* infection (CDI)는 판단하기가 매우 어렵고, 현재까지도 뚜렷한 견해는 나와 있지 않습니다. 필자가 CDI로 치료한 경우는 생체간이식 후인 14세 남아의 설사 예와 일반감염으로 발병한 8세 남아의 만성 설사 예 등 두 개의 사례로, 결코 많지 않습니다.

뇌농양이나 경막외 농양은 감염경로에 따라 다르지만, 농양이기 때문에 다균성 감염이며 혐기성균이 관여하는 경우도 흔합니다. 메트로니다졸은 뇌척수액 이행성이 있어서, 중추신경 농양에서 혐기성균을 커버하고 싶을 때 매우 좋은 적응입니다.

Helicobacter pylori 감염병의 경우, 최근 소아에게도 위궤양이 증가하고 있어 필자도 몇 번 경험한 적 있습니다. 소아의 경우 빈혈 정밀검사에서 상부 내시경검사를 통해 위궤양이 발견된 패턴이 많은 것 같습니다. 이럴 때는 아목시실린과 프로톤펌프인히비터와 함께 메트로니다졸을 처방합니다.

이상과 같이 현재 소아에게 메트로니다졸을 쓸 기회는 적지만, 메트로니다졸이 필요한 감염병은 존재하므로 적절하게 구분하여 사용해 주십시오.

4 | 부작용

메트로니다졸에서 유명한 부작용은 신경 증상입니다. 비교적 말초 신경장애 빈도가 높습니다. 용량이 많을수록 발병하기 쉬우므로, 뇌농양 등에 투여량이 많을 때는 주의합니다. 또한 일시적으로 소변 색이 암적색으로 변할 수 있고 구역질, 구토, 식욕부진, 설사 등의 소화기 증상 등도 주의합니다.

소아에게 사용 기회가 적은 메트로니다졸이지만, 혐기성균 치료제로서 두경부 감염병이나 복강 내 감염병 등에 사용해 주십시오.

13 | 클로람페니콜

POINT

- 일본에서는 사용 기회가 거의 없지만, 의료 자원이 부족한 지역에서는 아직 사용할 기회가 많다.
- 소아에서의 주요 원인 병원체인 폐렴구균, 헤모필루스 인플루엔자균, 수막구균(meningococcus) 등에 유효.

클로람페니콜은 1949년에 미국에서 처음 승인되었습니다. 꽤 효과적이었지만, 재생불량성 빈혈에 대한 보고가 잇따르면서 시장에서 사라지고 있습니다. 그러나 넓은 항균범위를 자랑하며 그람 양성구균, 그람 음성간균, 혐기성균, 그리고 스피로헤타, 리케치아, 클라미디아, 마이코플라즈마 등에 유효합니다. 생체이용률도 좋고 조직 이행성도 뛰어나며, 가격이 싸서 지금도 장티푸스에는 사용되고 있습니다. 개발도상국에서는 제1선택 약제로 사용되는 경우가 많습니다. 일본에서는 거의 사용하지 않는 항생제로, 간단히 설명하겠습니다.

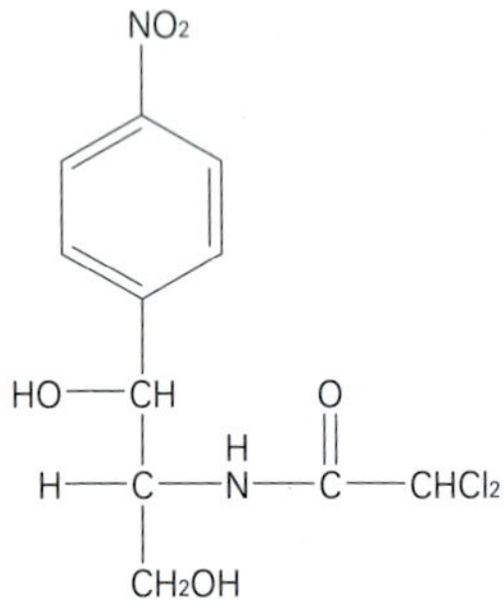

그림 2-20 | 클로람페니콜

1 | 작용 기전과 약제내성의 획득 기전

클로람페니콜은 인류 최초로 화학 합성으로 만들어진 항생제입니다**(그림 2-20)**. 익숙한 페니실린은 *Penicillium notatum*(현재는 *P. chrysogenum*)에서 분리 정제된 세계 최초의 항생 물질이었습니다.

클로람페니콜은 리보솜 50S 서브유닛과 결합하여 단백합성을 저해하고 정균 작용을 합니다. 예외적으로 폐렴구균, 헤모필루스 인플루엔자균, 수막구균에 살균작용을 합니다. 클로람페니콜은 뇌척수액 이행성도 높아서 세균성 수막염에 사용할 수 있습니다.

약제내성의 획득 기전은 주로 두 가지입니다. 세포막의 투과성이 떨어져 클로람페니콜이 세균 내로 들어가지 않거나 배출 펌프로 배출되거나 둘 중 하나입니다.

2 | 항균범위

클로람페니콜의 항균범위는 매우 광범위합니다. 그람 양성구균인 황색포도상구균, 장구균, 연쇄상구균, 그람 음성간균의 대장균, *Klebsiella* spp., *Serratia* spp., *Enterobacter* spp., 그리고 장티푸스에도 감수성이 있습니다. 그 밖에 고양이 할퀌병의 원인균 *B. henselae*나, Q열의 원인균 *C. burnetii*, 스피로헤타의 *Borrelia recurrentis*, 매독, 마이코플라즈마, 리케치아, 클라미디아 등에도 유효합니다.

3 | 소아에 대한 클로람페니콜 사용

일본에서는 기본적으로 소아에게 클로람페니콜을 사용할 기회가 없습니다. 항균범위가 넓어 클로람페니콜로 치료할 수 있는 감염병은 많지만, 더 안전한 항생제로 치료할 수 있기 때문에 굳이 클로람페니콜을 우선시할 이유가 없습니다. 그 때문에 개발도상국에서의 장티푸스, 수막염 감염, 인플루엔자, 폐렴구균 감염 등 의료 자원이 제한적일 경우에만 한정적으로 사용합니다.

4 | 부작용

골수 억제, 가역적 골수 억제와 비가역적 재생불량성 빈혈, 두 가지가 있습니다. 가역적 골수 억제는 클로람페니콜이 미토콘드리아의 단백질 합성을 저해하여 발생하는 부작용입니다. 클로람페니콜의 직접적인 하나의 약리작용에 의해 야기되어, 결과적으로 범혈구 감소를 초래합니다. 클로람페니콜의 약리작용이므로 용량 의존성이며 클로람페니콜을 중단하면 회복됩니다.

또 골수 억제는, 비가역적 재생불량성 빈혈입니다. 심각한 재생불량성 빈혈은 24,500~40,800명당 한 사람의 비율로 발생합니다.[1] 이 논문에서는 일반 인구보다 13배 더 위험한 것으로 간주하고 있지만, 일본의 재생불량성 빈혈의 발병 빈도가 인구 100만 명 당 연간 5명 정도이므로 다소 위험 요인이 높을 수 있다고 이해하는데 오류는 없을 것입니다. 소아의 발병 빈도는 결코 높지 않지만, 백혈병과의 연관성도 의심됩니다.[2]

이들 부작용은 용량 의존성이 아니라는 점과 현재 일본에는 더 안전한 대체제가 다수 존재한다는 점에서 굳이 클로람페니콜을 사용할 필요는 없을 것입니다.

그레이베이비 증후군도 클로람페니콜을 악명 높은 항생제로 만든 대표적인 부작용입니다. 그레이베이비 증후군은 복부 팽만이나 구토로 시작하여 근육 이완을 초래하고, 결국 순환 부전으로 사망하는 위험한 중증 질환입니다.

신생아의 경우, 글루쿠론산 포합(抱合)이 미숙하고 소변으로의 배설능력도 미숙하여, 클로람페니콜의 혈중농도가 상승하기 쉽다는 점을 원인으로 들 수 있습니다. 따라서 신생아 시기 이후에도 클로람페니콜을 대량으로 사용한다면, 그레이베이비 증후군이 발병할 수 있습니다. 발병하면 교환 수혈이나 혈액 흡착 등으로 약을 제거해야 합니다.

文献

1) Wallerstein RO, Condit PK, Kasper CK, et al. Statewide study of chloramphenicol therapy and fatal aplastic anemia. JAMA ; 208 : 2045-2050, 1969
2) Shu XO, Gao YT, Linet MS, et al. Chloramphenicol use and childhood leukaemia in Shanghai. Lancet ; 2 : 934-937, 1987

14 | 포스포마이신

POINT

- 흡수율은 좋지 않지만, ESBL생산균에 감수성을 가진 귀중한 경구 항생제 중 하나이다.
- O157에 기인한 장염에 대한 적극적인 사용 여부에 논란이 있지만, 필자는 사용하지 않는다.

포스포마이신은 1971년 스페인에서 처음 출시되었습니다. 일본에서는 1981년부터 판매 중이며, 대부분 장염에 사용되고 있습니다. 일본에서 장관 출혈성 대장균 O157 : H7 감염병에 사용하면 용혈성 요독증 증후군이 예방되지 않을까, 라는 후향적인 연구가 있었습니다.[1)]

다만 이 연구에 대한 이론(異論)도 많고, 본서가 집필 중이던 단계에는 결말이 나오지 않았습니다(참고로, 필자는 사용하지 않습니다. 자세한 것은 장염 부분에서 기술합니다).

1 | 작용 기전과 약제내성의 획득 기전

포스포마이신은 세포벽 합성 길항제입니다. β락탐계 항생제가 펩타이드글리칸의 가교 형성에서 최후의 합성을 저해하는 반면, 포스포마이신은 세포벽의 펩타이드글리칸 합성 초기 단계의 에놀필빌 전이효소를 저해하여 항균작용을 발휘합니다. 이 작용 기전은 다른 항생제와는 별개이므로 교차내성은 일어나지 않습니다.

또 포스포마이신은 요관의 편평상피세포에 대한 세균 친화성을 저하시키는 독특한 작용도 가지고 있습니다.[2)] 이것이 요로감염에 다용되는 이유 중의 하나입니다(그림 2-21).

일본에서 사용되는 포스포마이신은 포스포마이신 칼슘 수화물입니다. 생체이용률은 약 12~25%[3,4)]로 그다지 좋지 않습니다. 외국에서 사용되고 있는 것은

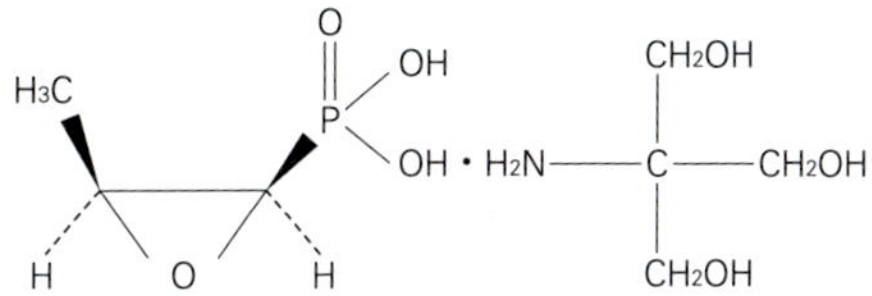

그림 2-21 | 포스포마이신

fosfomycin tromethamine이라는 제제로, 생체이용률이 35~60% 정도이므로 상당한 차이가 있습니다. *in vitro*에서는 내성화가 쉽지만, 실제 임상 현장에서의 내성화는 비교적 적습니다.[5]

외국에서는 성인에게 3 g/dose를 1일 1회 사용합니다. 포스포마이신이 농도 의존성 항생제라는 점과 post-antibiotic effect를 갖고 있기 때문입니다. 1회 3 g을 경구하면 뇨중 농도가 1,000~4,000 mg/L에 도달하기 때문에, 적어도 30~40시간 이상이면 뇨중 농도는 100 mg/L 이상 됩니다.[5] 필자는 일본의 첨부 문서대로 사용하고 있지만, 이론적으로는 1일 1회 투여가 유효합니다.

2 | 항균범위

포스포마이신은 황색포도상구균, 장구균(*E. faecalis*, *E. faecium*), 리고 다소 활성은 약하지만 *Staphylococcus saprophyticus*에도 유효합니다. 연쇄상구균에도 감수성이 있어(임상적으로 사용하지는 않지만), 그람 양성구균에 대폭 효과가 있습니다.

그람 음성간균의 대장균, *Klebsiella* spp., *Citrobacter* spp., *P. mirabills* 등의 장내 세균에 유효합니다. 단, *Enterobacter* spp.나 *P.* vulgaris, *Providencia* spp., *S. marcescens* 등에는 효과가 약하고, *Morganella morganiii*, 녹농균, *A. baumannii*에는 효과가 없습니다. 녹농균에 유효했다는 보고도 있지만[6], 이를 신뢰하여 처방 내릴 만한 근거는 아직 없습니다. 혐기성균에는 효과가 없습니다. 위의 항균범위를 보면, 요로감염 치료에 사용하기 편리한 항생제입니다.

3 | 소아에 대한 포스포마이신 사용

유일한 차례는, ESBL생산균이나 메탈로β락탐 분해효소 생산균 등의 다제내성 장내세균에 의한 요로감염에, 경구 치료제 옵션 중의 하나로 처방할 경우입니다.

ESBL생산균에 감수성이 있을 때 사용할 수 있는 경구제의 옵션은 ST합제(박트림), 플루오로퀴놀론, 포스포마이신 밖에 없으므로, 외국에서도 귀중한 치료제 중의 하나로 재검토되고 있습니다.[7] 경정맥 치료 후 마지막 마무리로, 경구로 변경할 때 치료제의 하나로 사용하는 것은 충분히 가능합니다. 처음부터 포스포마이신으로 치료할 수 있을지는 아직 데이터가 충분하지 않습니다. 특히 일본의 포스포마이신은 생체이용률이 좋지 않기 때문에, 현재 시점에서는 empiric하게 포스포마이신 경구를 사용하는 것은 피해야 합니다. 주사 약제도 감수성이 있다면, 물론 요로감염 치료제 선택지 가운데 하나가 됩니다. empiric(경험적)으로 사용할 수 있는지의 여부는, 해당 지역의 안티바이오그램에서 대장균에 대한 감수성이 80% 이상이라면 포스포마이신 주사로 요로감염의 초기 치료를 시작하는 선택지가 있어도 좋지만, 필자는 시행하지 않습니다.

MRSA 균혈증에 포스포마이신을 병용했더니 시너지 효과가 있었다는 외국보고도 있어[8], 향후 내성균 치료제뿐만 아니라 병용약으로도 이용 가치가 증가할 것으로 보입니다.

일본에서는 장염치료에 포스포마이신이 다용되고 있습니다. 특히 장관출혈성 대장균에 적극적으로 사용하는 편이 좋다는 의견도 있지만, 필자는 사용하지 않습니다. 장염 부분에서 언급했지만, 장관출혈성 대장균에 사용하는 항생제 때문에 HUS가 증가하네 감소하네 등의 보고가 존재하며, 최근 메타분석[9]으로도 명확한 결론은 나오지 않았습니다. 그러나 이 메타분석에서 바이어스가 큰 연구를 배제한 결과, 항생제 사용으로 인해 HUS 위험 요인이 높아진다는 결과가 나왔기 때문에 현시점에서 항생제는 HUS의 위험 요인을 증가시킬 가능성이 높다고 봐야 합니다. 뭔가 치료 개입을 원하는 마음은 잘 알지만, 불필요한 일을 해서 환자가 치료를 시도하는 것을 방해하지 않는 것도 중요한 생각입니다.

4 | 부작용

포스포마이신에 특별한 주의가 필요한 부작용은 그다지 없습니다. 설사, 오심, 구토 등의 증세가 있는 정도입니다.

文献

1) Ikeda K, Ida O, Kimoto K, et al. Effect of early fosfomycin treatment on prevention of hemolytic uremic syndrome accompanying Escherichia coli O157 : H7 infection. Clin Nephrol ; 52 : 357-362, 1999

2) Patel SS, Balfour JA, Bryson HM. Fosfomycin tromethamine. A review of its antibacterial activity , pharmacokinetic properties and therapeutic efficacy as a single-dose oral treatment for acute uncomplicated lower urinary tract infections. Drugs ; 53 : 637-656, 1997

3) Bergan T. Pharmacokinetic comparison between fosfomycin and other phosphonic acid derivatives. Chemotherapy ; 36 Suppl 1 : 10-18, 1990

4) Bergan T. Degree of absorption , pharmacokinetics of fosfomycin trometamol and duration of urinary antibacterial activity. Infection ; 18 Suppl 2 : S65-69, 1990

5) Garau J. Other antimicrobials of interest in the era of extended-spectrum beta-lactamases : fosfomycin, nitrofurantoin and tigecycline. Clinical microbiology and infection : the official publication of the European Society of Clinical Microbiology and Infectious Diseases ; 14 Suppl 1 : 198-202, 2008

6) Neuner EA, Sekeres J, Hall GS, et al. Experience with fosfomycin for treatment of urinary tract infections due to multidrug-resistant organisms. Antimicrob Agents Chemother (Bethesda) ; 56 : 5744-5748, 2012

7) Falagas ME, Kastoris AC, Kapaskelis AM, et al. Fosfomycin for the treatment of multidrug-resistant, including extended-spectrum beta-lactamase producing, Enterobacteriaceae infections : a systematic review. The Lancet Infectious diseases ; 10 : 43-50, 2010

8) del Rio A, Gasch O, Moreno A, et al. Efficacy and safety of fosfomycin plus imipenem as rescue therapy for complicated bacteremia and endocarditis due to methicillin-resistant Staphylococcus aureus : a multicenter clinical trial. Clinical infectious diseases : an official publication of the Infectious Diseases Society of America ; 59 : 1105-1112, 2014

9) Freedman SB, Xie J, Neufeld MS, et al. Shiga Toxin-Producing Escherichia coli Infection, Antibiotics, and Risk of Developing Hemolytic Uremic Syndrome : A Meta-analysis. Clinical infectious diseases : an official publication of the Infectious Diseases Society of America ; 62 : 1251-1258, 2016

15 | 항MRSA제

1 | 반코마이신과 테이코플라닌

POINT

- 소아에서는 반코마이신 이외의 항MRSA제를 원칙적으로 사용하지 않는다.
- 반코마이신의 최저농도수치를 반드시 성인 수준만큼 올릴 필요는 없다. 임상적으로 효과가 있다면, 그 투여량으로 문제없다. 성인과 같은 사고를 대입하지 말아야 한다.
- 반코마이신 부작용 때문에 도저히 사용할 수 없을 경우에만 리네졸리드 사용을 검토한다.
- 테이코플라닌은 반코마이신 내성 장구균 치료에 사용할 수도 있다.
- 소아에서는 답토마이신을 쓰는 경우는 거의 없다.

반코마이신은 소아에게 자주 사용되는 항생제이므로, 「핵심 영역」을 정확히 짚고 넘어가야 합니다. 적응 감염병은 성인과 동일하지만, 최적의 혈중농도나 치료효과는 성인과 다르므로 그 점을 명확히 이해합시다.

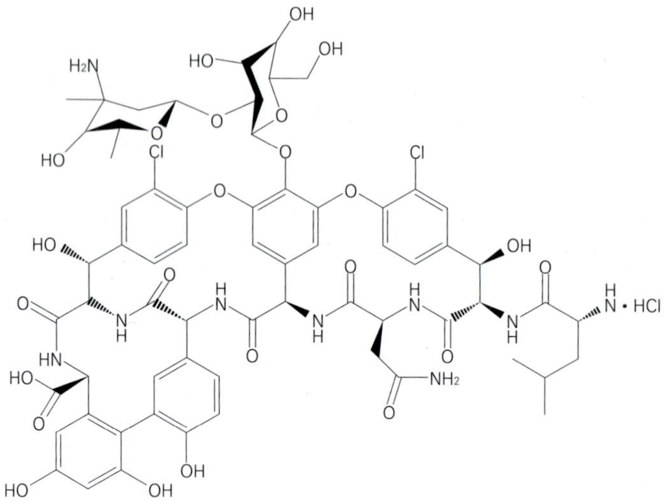

그림 2-22 | **반코마이신**

테이코플라닌, 리네졸리드, 댑토마이신은 기본적으로 소아에게 사용하지 않는 항생제이므로, 깊이 들어가지 않고 반코마이신 중심으로 설명하겠습니다.

작용 기전과 약제내성의 획득 기전

반코마이신과 테이코플라닌은 동일한 글리코펩타이드계 항생제이지만, 반코마이신은 꽤 복잡한 구조식을 가지고 있습니다(**그림 2-22**). 매우 큰 분자량 때문에, 경구로 사용해도 거의 흡수되지 않습니다.

모두 미생물 세포벽의 펩타이드글리칸 합성 저해로 살균작용을 합니다. 다만 반코마이신은 장구균에 대해서는 정균적으로만 작용합니다. 동일한 세포벽 합성 저해 페니실린과는 작용부위가 다르므로 길항현상은 일어나지 않습니다.

참고로 반코마이신은 그람 음성간균에 효과가 없습니다. 그 이유는 매우 큰 분자라, 세포 외막에서 안으로 들어가지 않기 때문입니다.

반코마이신은 뇌척수액과 안구 쪽으로의 이행을 제외하면, 조직이행성이 상당히 좋은 항생제입니다. 흉수, 심외막, 관절액, 골수, 농양 등으로의 이행성도 매우 양호합니다.

염증이 없을 때는 뇌척수액으로 거의 이행하지 않지만, 염증이 있으면 그런대로 이행합니다. 대략 혈중농도의 20% 정도입니다.

또 세균성 수막염일 때 덱사메타손을 병용하기도 하지만, 이것 역시 소아와 성인에게 흥미로운 차이점이 있습니다. 성인에게 덱사메타손을 병용 사용할 때 뇌척수액 이행성이 저하되지만, 소아에서는 변함없습니다.[1] 뇌척수액 이행성에 관한한 결코 우등생이라 할 수 없는 반코마이신이지만, 흥미롭게도 뇌실질을 향한 이행성은 매우 높은 것으로 알려져 있습니다. 그러므로 뇌농양일 경우 문제없이 치료할 수 있습니다.[2]

항균범위

반코마이신이나 테이코플라닌의 항균범위는 기본적으로 거의 동일합니다. 그람 양성구균인 포도상구균(황색포도상구균, coagulase 음성 포도상구균), 폐렴구균이나 A군 연쇄상구균 등의 연쇄상구균, 그리고 장구균을 커버합니다. 그람 음성간균에는 효과가 없습니다. 카테터 관련 혈류감염병의 원인인 *Bacillus cereus*나 *Corynebacterium* spp.에도 유효하여 제1선택 약제입니다.

반코마이신은 혐기성균 *Clostridium*속(屬)에도 유효하기 때문에 *C. difficile*에도 효과가 있습니다.

소아에 대한 반코마이신 사용

소아에게 반코마이신을 사용하는 가장 큰 이유는, 그람 양성균에 의한 감염병을 치료하기 위함입니다. MRSA에 의한 관절염, 골수염 또는 폐렴구균에 의한 세균성 수막염을 상정하여 경험적으로 사용하거나, 카테터 관련 혈류감염병의 경험적 치료로 사용하는 등 소아에 대한 반코마이신 차례는 비교적 많습니다.

그 외 *E. faecium*에 의한 혈류감염병이나 요로감염, *Bacillus cereus*나 *Corynebacterium* spp. 등에 의한 카테터 관련 혈류감염병 등에도 좋은 적응 예입니다. 신기능에 문제가 없다면 보통 성인의 경우, 표준 15 mg/kg/dose를 1일 2회 투여합니다. 투여량은 AUC24/MIC가 400 이상 되도록, 혈중농도(최저농도수치)를 측정하며 투여합니다. 최근 반코마이신에 대한 MRSA의 MIC가 상승 추세이기 때문에 과거에는 목표 최저농도수치가 5~10 μg/mL였지만, 현재의 목표 최저농도수치는 최소 10 μg/mL 이상, MRSA를 치료할 때는 15 μg/mL 이상까지 올립니다.

그러나 소아에게는 반드시 이대로 할 필요가 없습니다. 현재 소아에 대한 최적의 투여량이나 반코마이신의 최적 혈중농도가 정확하지 않지만[3~6], 아마 성인보다 최저농도수치가 낮아도 무방할 것으로 생각됩니다.[7]

필자의 현재 치료적 관점은, 초기 투여량 60 mg/kg/day 6시간마다 투여하기 시작해 4회차 투여 직전의 최저농도수치를 측정합니다. 이 투여량으로 혈액배양이 음성화되거나 임상적으로 유효하다는 판단이 든다면, 최저농도수치가 낮아도 투여량은 바꾸지 않습니다. 반대로 임상적으로 치료에 반응하지 않거나, 혈액배양이 음성화되지 않을 경우 20 mg/kg씩 증량해 갑니다. 60 mg/kg/day, 다음은 80 mg/kg/day, 100 mg/kg/day, 120 mg/kg/day로 늘려갑니다. 우선 투여량의 상한은 최저농도수치 수치 상, 15–20 μg/mL로 하고 있지만, 1세 소아에서 140 mg/kg/day까지 증량한 적이 있습니다(당시 최저농도수치는 15~20 μg/mL이었습니다).

성인의 경우 반코마이신 단일약제의 치료실패 사례나, MRSA의 지속 균혈증이 1주일 이상 지속되는 경우를 가끔 경험하지만, 소아의 MRSA 감염병(혈류감염병이나 골수염, 관절염까지 포함)에서 반코마이신을 다른 제제로 변경한 것은 부작용 때문에 변경을 피할 수 없었던 경우를 제외하고 한 번도 없습니다.

소아 영역의 MRSA 감염병을 치료할 때 반코마이신은 기본적으로 치료 실패가 없으며, 리네졸리드나 댑토마이신을 사용할 상황은 거의 없습니다. 소아에서 사용할 기회가 있다면, 가능성은 낮지만 반코마이신에 의한 심각한 부작용으로 도저히 사용할 수 없을 때나, coagulase 음성 포도상구균에 의한 난치성 수막염이나 인공물 감염일 때 입니다.

치료가 잘 안되는 경우, 감염 병소가 제거되지 않았는지, 반코마이신 투여량을 좀 더 증량해야 할지, 열이 나는 다른 원인은 없는지 등을 검사할 필요가 있습니다.

부작용

반코마이신의 부작용으로 red man증후군(정맥주사 후의 발적)이 잘 알려져있습니다. 정맥주사 후 안면, 경부, 흉부 가려움증, 홍반 시에 저혈압을 동반하는 것입니다. I형의 즉시형 알레르기 반응과는 다른, 비면역학적 기전에 의한 히스타민 분비가 원인으로서(아나필락토이드 반응), 반코마이신의 투여속도를 1시간 이상으로 늘리면 예방할 수 있습니다. 또, 정맥주사에 의한 혈전성 정맥염이나 신기능장애(다른 신독성이 있는 약제-특히 아미노 배당체나 이뇨제 등과 병용한 경우), 항반코마이신 항체 생산에 의한 혈소판 감소(투여 시작 직후부터 일어날 수 있습니다), 투여 1주일 경부터의 약제열, 투여 보름에서 한 달정도부터의 호중구 감소도 있습니다. 성인에서 신기능장애를 가끔 경험하지만, 아직 소아에서는 경험한 적 없습니다. 성인에 비해 부작용은 적은 것 같습니다.

소아에서도 테이코플라닌의 사용 기회는 많지 않습니다. 반코마이신과 테이코플라닌이 같은 글리코펩타이드계인데다 항균범위도 거의 동일하여 상대적으로 데이터가 더 많은 반코마이신을 즐겨 사용하고 있기 때문입니다. 예를 들어 페니실린 내성 폐렴구균 감염병(PRSP)에 의한 세균성 수막염에, 「반코마이신과 테이코플라닌 어떤 것을 사용할까」라는 질문을 받는다면, 아마 여러분은 반코마이신을 선택할 것입니다.

테이코플라닌의 수막염 치료 데이터가 거의 없기 때문입니다. 어쩌면 테이코플라닌의 치료성적이 더 좋을 수도 있겠지만, 실제 임상현장에서는 도박을 할 수 없으므로 역시 치료성적이 풍부한 약제를 선택해야 합니다. 하지만 테이코플라닌이 보다 선호되는 상황은 있습니다. 반코마이신 내성 장구균(VRE)을 치료할 때입니다. 현재 VRE는 *vanA*, *vanB*, *vanC*, *vanD*의 페노타입으로 나뉩니다.

vanA는 반코마이신, 테이코플라닌 양쪽에 고도의 내성을 보입니다. *vanB*는 반코마이신 내성이지만, 테이코플라닌에 감수성이 있습니다. 그러므로 분리된 VRE가 운 좋게 *vanB*라면, 테이코플라닌으로 치료할 수 있습니다. *vanC*는 반코마이신 저감수성, 테이코플라닌에 감수성이 있습니다. 때때로 임상현장에서도 분리되는 *E. casseliflavus*나 *E. gallinarum*라는 장구균은 *vanC* 유전자를 가지고 있어서, 반코마이신보다 테이코플라닌의 치료 효과가 높은 것으로 생각됩니다.

*vanD*는 *vanB*와 유사하여, *vanD* 유전자를 가진 장구균도 테이코플라닌 사용이 가능할 수 있습니다. 즉 *vanB*, *vanC*, *vanD* 유전자를 가진 장구균이라면, 반코마이신 내성이더라도 테이코플라닌은 유효할 수 있습니다.

2 | 리네졸리드

POINT

- 소아에서 반코마이신을 사용할 수 없을 때만, 사용을 고려한다.
- 성인보다 부작용 빈도가 낮을 수 있다.

리네졸리드는 옥사졸리디논계라는 새로운 계통의 항생제입니다. 미국에서 도입된 시기는 2000년으로, 역사가 길지 않은 항생제입니다. 따라서 소아에 대한 유효

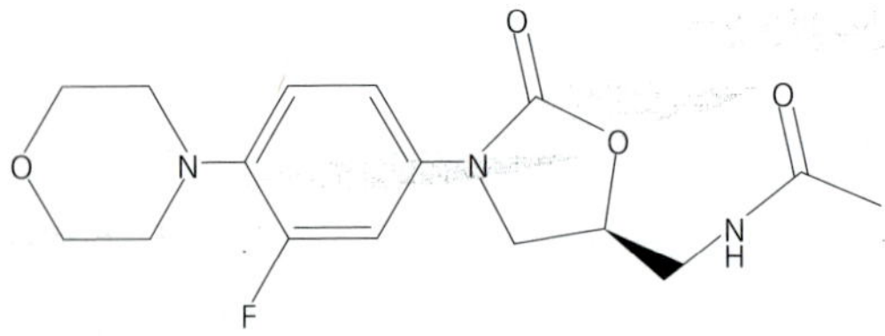

그림 2-23 | 리네졸리드

성, 부작용의 빈도도 아직 분명하지 않습니다. 또 소아에서는 기본적으로 반코마이신으로 치료를 끝낼 수 있기 때문에, 사용 기회가 좀처럼 없습니다.

작용 기전과 약제내성의 획득 기전

리네졸리드는 리보솜 50S 서브유닛과 결합하며, 단백질 합성 저해에 의해 정균적으로 작용합니다. 리네졸리드 약제내성의 획득 기전은 단순하여, 리보솜 50S 서브유닛 결합 부위의 점돌연변이(point mutation)에 의해 리네졸리드 내성을 획득합니다. 현재 시점에서 리네졸리드의 내성은 매우 드뭅니다.

리네졸리드의 구조식은 반코마이신에 비해 아주 작습니다**(그림 2-23)**. PK/PD면에서 100%의 생체이용률이 특징이며, 주사든 경구든 치료 효과는 바뀌지 않습니다.

투여된 리네졸리드는 단백질 결합율이 낮아서(31%), 체내에 골고루 분포합니다. 뼈, 폐, 뇌척수액 등 모든 조직으로의 이행성이 양호하므로 골수염, 폐렴, 수막염 등도 문제없이 치료할 수 있습니다.

항균범위

리네졸리드의 항균범위는 기본적으로 반코마이신과 동일합니다. 그람 양성구균의 포도상구균(황색포도상구균, coagulase 음성 포도상구균), 폐렴구균이나 A군 연쇄상구균 등의 연쇄상구균, 그리고 장구균을 커버합니다. 반코마이신과 마찬가지로 그람 음성간균에는 효과가 없습니다.

항균범위 상, 반코마이신과의 차이점은 반코마이신 내성 장구균(VRE)과 반코마이신 내성 황색포도상구균(VRSA)에도 유효하다는 점입니다. 따라서 리네졸리드의 사용 기회는 기본적으로 반코마이신 내성일 때라는 극히 제한적인 사용입니다. 필자도 소아의 경우, 손으로 꼽을 정도만 사용하였습니다.

결핵이나 비결핵성 항산균에도 유효한 것으로 알려졌습니다. 소아결핵은 대단히 드물지만, 결핵이 의심될 경우에는 사용하지 않습니다.

*C. difficile*에 유효한 것으로 알려져 있으나 임상데이터가 적기 때문에 *Clostroides difficile infection* (CDI)를 의심해 경험적으로 사용하는 것은 권하지 않습니다. 애당초 소아에서는 메트로니다졸, 반코마이신으로 치료할 수 없는 중증 CDI를 볼 수 없기 때문에 사용하게 될 상황도 거의 없습니다.

소아에 대한 리네졸리드 사용

기본적으로 리네졸리드가 사용될 기회는 거의 없습니다.

성인영역에서 반코마이신에 비해, 「비열등성」임을 보고한 몇몇 논문이 있지만, 현재까지 반코마이신보다 리네졸리드의 우수함을 보고한 논문은 없습니다. 리네졸리드의 특기인 MRSA 폐렴에 관해서도 메타분석[8]은, 반코마이신과 비교한 결과 유효성에 차이가 없다고 보고하였습니다. 따라서 성인 영역에서도 리네졸리드를 적극적으로 사용하는 장면은 현시점은 아니라는 점을 우선 이해해야 합니다.

그렇다면 소아에서 리네졸리드를 어떤 상황에서 사용할까요? 반코마이신이나 리네졸리드를 사용하는 장면은 대부분 MRSA 감염병이지만, 성인과 달리 소아에서는 반코마이신 치료가 실패하는 경우는 거의 없습니다. 즉 지금은 굳이 리네졸리드를 사용해야 할 상황과 마주칠 경우가 거의 없는 상황입니다.

굳이 사용할 기회라고 한다면 어떤 이유, 가령 알레르기나 반코마이신으로 인한 위중한 부작용이 출현하여 반코마이신을 사용할 수 없는 경우나,

코아그라아제 음성 포도상구균을 포함한 포도상구균에 의해 야기된 난치성 수막염(특히 VP션트 감염) 등입니다. 소아에 대한 리네졸리드 사용은 극히 제한적이라는 점을 알아두십시오.

부작용

리네졸리드의 부작용은 투여량과 사용 기간에 비례하여 발병 빈도가 증가하는 호중구 감소와 혈소판 감소가 잘 알려져있지만, 소아에서는 쉽게 일어나지 않는다고 합니다. 실제 필자의 몇 안 되는 사용 경험으로도, 호중구 감소나 혈소판 감소를 초래한 적은 없습니다.

사용 시, 「성인과 비교해 부작용이 적다」는 것은 장점이지만, 꽤 고가이며(그람

당 계산하면 금값보다 비싸다!), 유효성 측면에서는 반코마이신을 상회하는 효과가 아직 입증되지 않았습니다. 어떤 이유로 반코마이신을 사용할 수 없을 때만 검토해 주십시오.

3 | 댑토마이신

POINT

- 소아에서는 리네졸리드 이상으로 유효성에 관한 데이터가 없다.
- 소아의 약물 동태와 최적 투여량도 분명하지 않으므로, 현시점에서는 소아에게 사용해서는 안 된다.

작용 기전과 약제내성의 획득 기전

댑토마이신은 *Streptomyces roseosporus*라는 방선균에서 단리된 환(環)상 리포펩타이드구성을 가진 항생제로, **그림 2-24**와 같이 매우 큰 구조를 갖고 있습니다. 댑토마이신의 정확한 작용 기전에 대한 이해는 아직 불충분하지만, 세균의 세포막에 결합하여 칼륨 배출에 의한 막의 급속한 탈분극을 일으켜 단백, DNA, RNA 합성을 저해하고 살균작용을 합니다. 항균작용은 농도 의존성입니다.

폐포 표면활성제(alveolar surfactant)로 불활성화되기 때문에 폐렴에는 사용할 수 없습니다.

댑토마이신에 대한 내성의 획득 기전에 대해 아직 정확히 알려진 바는 없지만, 댑토마이신에 대한 황색포도상구균의 MIC가 치료 도중 상승하여 내성화한다는 보고가 있습니다.[9] 따라서 장기간의 치료 사례나 치료 중에라도 재차 세균이 검출될 경우에는, 댑토마이신의 감수성 검사를 다시 해야 한다고 합니다.

댑토마이신은 분자량이 커서 경구투여로는 거의 흡수되지 않기 때문에, 주사치료제 밖에 없습니다. 또 단백결합률이 높아서(90~95%) 혈관 내에 많이 분포합니다. 장기로의 이행성은 그다지 좋지 않아서, 폐 이행성은 9%, 뼈는 6%이며 뇌척수액 이행성도 좋지 않습니다.[10, 11] 그러므로 혈류감염병에는 사용할 수 있지만 폐렴, 골수염, 수막염에는 사용할 수 없다는 점도 알아둡니다.

댑토마이신의 반감기는 대략 8시간 정도로 길기 때문에 투여횟수는 1일 1회입니다.

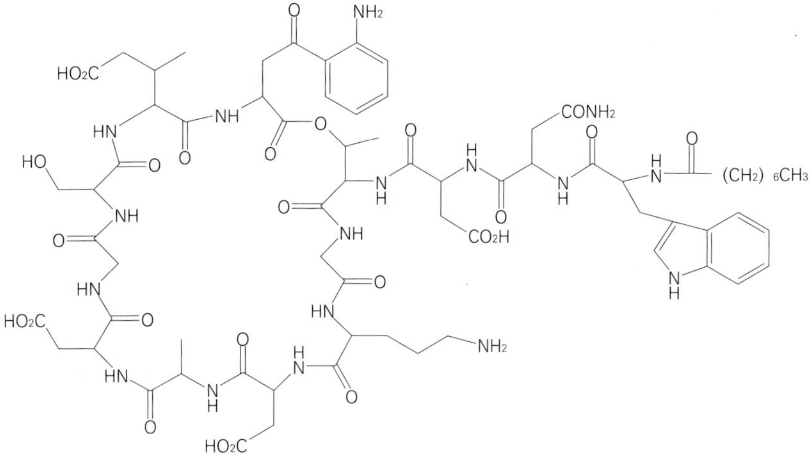

그림 2-24 | **댑토마이신**

소아에 대한 유효성이나 안전성은 2018년 현재, 피부 및 연부조직 감염병에서만 확립되어 있을 뿐 아직 유효성이나 안전성 모두 미지수입니다. 댑토마이신의 유효성과 안전성이 18세 미만에서는 확립되어 있다고 보기 어려우므로, 현시점에서의 사용은 피하는 것이 좋습니다.

항균범위

기본적으로 반코마이신이나 리네졸리드와 거의 같습니다. 그람 양성구균인 포도상구균(황색포도상구균, 코아그라아제 음성포도상구균), 폐렴구균이나 A군 연쇄상구균 등의 연쇄상구균, 그리고 장구균을 커버합니다. 그람 음성구균에는 반코마이신, 리네졸리드와 마찬가지로 효과가 없습니다.

항균범위 상, 반코마이신과의 차이점은 반코마이신 내성 장구균(VRE)이나 반코마이신 내성 황색포도상구균(VRSA)에도 유효하다는 점입니다. 따라서 댑토마이신이 필요한 경우는 기본적으로 반코마이신 내성일 때라는 극히 제한적인 상황뿐입니다.

소아에 대한 댑토마이신 사용

소아에서는 안전성도, 최적 투여량도 분명하지 않고(현재 미국에서 투여량에 대해 임상시험 중), 또 반코마이신으로 대략 충분한 소아에게 댑토마이신을 사용해야만 될 상황은 없습니다. 필자도 소아에게는 한 번도 사용한 적 없습니다.

참고로 성인에서도 반코마이신 이상으로 유효하다는 임상적 데이터가 없기 때문에, 어떤 부작용으로 반코마이신을 사용할 수 없는 혈류 감염병에 대해 반코마이신 대체제로 사용하는 경우가 대부분입니다. 반코마이신으로 좀처럼 호전되지 않는 혈류 감염병에 댑토마이신을 사용하는 경우가, 성인에서는 드물게 있습니다. 그러나 반코마이신 이상의 치료 효과는 아직 증명되지 않았으며, 필자로서도 반코마이신 이상으로 효과가 있었다고 느꼈던 예가 없습니다.

부작용

성인에서 보고된 부작용은, 크레아틴키나제 상승과 근육병(Myopathy)입니다. 미국의 제3상 시험에서 크레아틴키나제의 상승이 2.8%, Myopathy가 0.2%로 나타났습니다. 그밖에 호산구성 폐렴이나, 호중구 감소 등도 주의해야 합니다.

文献

1) Klugman KP, Friedland IR, Bradley JS. Bactericidal activity against cephalosporin-resistant Streptococcus pneumoniae in cerebrospinal fluid of children with acute bacterial meningitis. Antimicrob Agents Chemother (Bethesda) ; 39 : 1988-1992, 1995
2) Levy RM, Gutin PH, Baskin DS, et al. Vancomycin penetration of a brain abscess : case report and review of the literature. Neurosurgery ; 18 : 632-636, 1986
3) Frymoyer A, Hersh AL, El-Komy MH, et al. Association between vancomycin trough concentration and area under the concentration-time curve in neonates. Antimicrob Agents Chemother (Bethesda) ; 58 : 6454-6461, 2014
4) Frymoyer A, Hersh AL, Benet LZ, et al. Current recommended dosing of vancomycin for children with invasive methicillin-resistant Staphylococcus aureus infections is inadequate. The Pediatric infectious disease journal ; 28 : 398-402, 2009
5) Gordon CL, Thompson C, Carapetis JR, et al. Trough concentrations of vancomycin : adult therapeutic targets are not appropriate for children. The Pediatric infectious disease journal ; 31 : 1269-1271, 2012
6) Cole TS, Riordan A. Vancomycin dosing in children : what is the question? Archives of disease in childhood ; 98 : 994-997, 2013
7) Frymoyer A, Guglielmo BJ, Hersh AL. Desired vancomycin trough serum concentration for treating invasive methicillin-resistant Staphylococcal infections. The Pediatric infectious disease journal ; 32 : 1077-1079, 2013

8) Walkey AJ, O' Donnell MR, Wiener RS. Linezolid vs glycopeptide antibiotics for the treatment of suspected methicillin-resistant Staphylococcus aureus nosocomial pneumonia : a meta-analysis of randomized controlled trials. Chest ; 139 : 1148-1155, 2011
9) Fowler VG Jr, Boucher HW, Corey GR, et al. Daptomycin versus standard therapy for bacteremia and endocarditis caused by Staphylococcus aureus. The New England journal of medicine ; 355 : 653-665, 2006
10) Mangili A, Bica I, Snydman DR, et al. Daptomycin-resistant, methicillin-resistant Staphylococcus aureus bacteremia. Clinical infectious diseases : an official publication of the Infectious Diseases Society of America ; 40 : 1058-1060, 2005
11) Steenbergen JN, Alder J, Thorne GM, et al. Daptomycin : a lipopeptide antibiotic for the treatment of serious Gram-positive infections. The Journal of antimicrobial chemotherapy ; 55 : 283-288, 2005

16 | 경구 항생제 사용

POINT

- 생체이용률을 이해한다.
- 외래에서 항생제를 처방할 기회는 매우 적다.
- 외래에서도 감염병 진료의 원칙은 동일하다. 미생물진단과 장기진단을 실시한(상정하여) 후, 항생제를 처방한다. 경증이라면 경과 관찰의 옵션도 검토한다.

경구 항생제를 처방하는 경우는, 다음 세 가지로 제한됩니다.

❶ 외래에서 처방
❷ 정맥주사 항생제로부터의「스위치(전환)」
❸ 예방 경구

먼저 처방 기회가 많은 외래의 경구 항생제 사용에 대해 설명합니다.

1 | 외래의 경구 항생제 사용

소아청소년과 의사로서 능숙하게 사용하고 싶은 경구 항생제 목록을 제시합니다(항바이러스제, 항진균제 제외).

	일반명	상품명
페니실린	벤질페니실린 벤자틴	바이실린G®
	아목시실린	와이드실린®
	아목시실린·클라불란산	크라바목스®
세팔로스포린	세팔렉신	케플렉스®
	세파클롤	케프랄®
마크로라이드	클래리트로마이신	클라리스 ®
	아지스로마이신	지스로맥®
테트라사이클린	독시사이클린	비브라마이신®
	미노사이클린	미노마이신®
기타	클린다마이신	그란신®
	ST합제(박트림)	박타®
	포스포마이신	포스미신®
	시프로플록사신	시프록산®
	레보플록사신	크래빗®

'어?'라고 생각하신 분. 리스트에 처방 기회가 많은 제3세대 세팔로스포린 경구가 없군요. 게다가 퀴놀론계의 경우 토스플록사신(오젝스®)이 아닌, 굳이 보험이 적용되지 않는 시프로플록사신과 레보플록사신이 들어 있습니다. 테비페넴(오라페넴®)도 없습니다.

그 이유는 이하에서 참고해 주십시오.

(Chapter 2-4「카바페넴」89쪽, 동 2-8「플루오로퀴놀론」112쪽).

외래에서 항생제를 사용하는 대부분의 이유는,

① 「경증」일 때 치료하고 싶은 경우

② 애초에 입원 적응이 되지 않는「경증」감염병 처방

가운데 하나입니다. 드물게 중증 혹은, 입원 적응임에도 입원을 거부하고 외래 치료를 희망하는 예도 있겠으나, 기본적으로는 상기 두 가지가 외래에서 항생제를 사용하는 이유입니다. 어쨌든「경증」감염병을 다루는 인식이 필요하며, 경우에 따라 항생제 처방 없이 경과 관찰까지도 가능할 것입니다. 또 처방하는 경우에도 반드시 원인 병원체를 동정 혹은 상정하여 처방합니다.

POINT 외래에서의 항생제 처방

- 외래 치료대상은 「경증」 환자. 서둘러 항생제를 처방할 필요는 없다.
- 처방이 필요할 때는 신속검사나 혈액배양, 소변배양을 이용하여 반드시 원인 병원체를 동정한다. 구체적인 증례를 들어가며, 외래에서 항생제를 처방해야 할지 말아야 할지에 대해 설명합니다.

증례

4개월 여아

아침부터 38°C의 발열. 밤이 되자 39°C까지 상승하여, 야간 응급외래를 찾았다. 상기도 증상 없다. 체온 외 바이탈에 이상 없고, 신체소견 상 뚜렷한 이상 소견은 나타나지 않는다. 전신 상태는 양호하고, 아이를 달랬더니 웃는다.

상기 사례에서 「만약을 위해」라든가, 「감염예방」이라는 이유로 항생제를 처방한 적은 없나요? 이 경우는 fever without source 병태이므로(☞Chapter 4, 181쪽), 우선 occult bacteremia, 요로감염 가능성을 생각합니다. 소변배양이나 혈액배양을 실시한 후 항생제를 처방하거나, 실시하지 않으면 항생제를 처방해서는 안됩니다. 배양하지 않고 항생제를 처방하면, 다음 진료의가 제대로 감염병을 진단할 수 없는 곤란한 상황이 많기 때문입니다. 안이하게 항생제를 처방해도, 세균 감염병을 예방할 수 없습니다. 반드시 배양하여 균을 상정 및 확정한 후에 항생제를 처방합니다. 「배양 없는 처방은 없음!」입니다.

2세 남아

이틀 전부터 38°C대의 발열이 나타났다. 전날부터 콧물과 기침이 출현하였고, 이후에도 발열이 지속되어 야간 응급외래를 찾았다. 진찰 시 39°C의 발열 외, 바이탈 이상이 없고 신체 소견상으로 인두발적 증세가 있지만, 머리, 눈, 귀, 목, 흉부에 이상소견을 인정하지 않았다. 음수(飮水) 가능하며 전신 상태는 양호하다.

발열로 발병하여 제2유병일부터 콧물, 기침, 인두발적이 출현하였습니다. Chapter 3에서 언급한 전형적인 「감기」에 해당하므로 이 시점에서는 경과 관찰을 해야합니다.

이 남아는 10일 정도 경과 후, 다시 외래 진료를 받았습니다.

> 2주 전 외래 진료 후에 이틀 정도 지나 자연 해열했지만, 그 후에도 콧물과 기침이 계속되었기 때문에 소아청소년과 외래를 찾았다. 야간부터 특히 아침에 습성 기침이 많고, 야간 수면 중이나 낮잠 때 기침으로 자주 깬다. 깨어 있을 때는 기침이 그다지 심하지 않다. 열은 없고 바이탈도 이상 없다. 머리, 눈, 귀, 코, 목, 흉부에도 이상 소견이 나타나지 않는다.

이 증례는 10일 전에 바이러스성 상기도염으로 진단되어 경과 관찰 중이었습니다. 열이 떨어졌지만, 콧물과 기침 정도가 계속됩니다. 또 기침 때문에 수면 중 여러 번 깹니다. 기침 증상이 심하면 기관지 확장제나 거담제로 치료하는 예가 매우 많은데, 이 경우는 전형적인 부비동염입니다(☞Chapter 5, 204쪽). 세균성 부비동염 합병증으로 판단하여, 항생제 처방을 검토합니다. 자연치유율도 25% 정도이므로 경과 관찰해도 좋지만, 수면 장애 중임을 고려하여 고용량 아목시실린을 처방합니다.

● 1세 2개월 여아

> 1주일 전부터 콧물, 기침이 출현하였다. 진찰 당일 아침부터 발열이 있어 야간 응급외래를 찾았다. 진찰할 때 39.5°C의 발열이 있었다. Hib 백신과 소아용 폐렴구균 백신(PCV13)은 접종 완료했다. 심박수 170, 호흡수 44. 환아는 장난감을 가지고 놀고 있다. 왼쪽 귀 고막의 발적·팽륭이 나타나는 것 외에는 특별한 이상 소견이 발견되지 않는다.

중이염이 강하게 의심되는 경우입니다. 1세 2개월 여아의 경우 요로감염 위험이 있으므로 가능하면 소변검사는 해 둬야 합니다(☞Chapter 5, 209쪽). 소변검사에 이상이 없으면 경과 관찰의 가능 여부가 고려되지만, 2세 미만에서의 고열이기 때문에 고용량 아목시실린을 사용합니다.

● 8개월 남아

3일 전부터 38°C의 발열, 콧물, 기침이 출현하였다. 진찰 당일 아침부터 체온이 40°C까지 상승하여 야간 응급외래를 찾았다. 진찰 시 39.5°C의 발열이 있다. Hib 백신과 소아용 폐렴구균 백신(PCV13)은 접종 완료. 체온 39.5℃, 심박수 170, 호흡수 50, SpO_2는 96%, 우유는 평소대로 먹을 수 있으나, 기분은 좋지 않다. 청진 상, 양측 폐에서 습성 라음이 청취된다. 흉부 X선 사진에서 폐문부 기관지 음영의 증강이 나타나지만, 뚜렷한 폐렴상은 발견되지 않았다.

소아청소년과 외래 진찰 상에서 「폐렴」으로 의심되더라도, 실제 흉부 X선 사진에서는 뚜렷한 이상 음영이 없는 경우도 많습니다. 이 증례는 흉부 X선 사진에는 뚜렷한 폐렴 상이 없지만, 콧물, 기침 등의 호흡기 증상이 두드러지고, 다호흡, 경도의 SpO_2 저하가 있으므로 하기도 감염의 가능성이 있습니다. 이런 증례에서는 실제 어떻게 대응해야 할까요?

항생제 처방을 고려하기 전에, 우선 원인 병원체를 확실히 상정해야 합니다. 이 월령(月齡) 때는 바이러스성이 많고, 이어서 폐렴구균 등에 의한 세균성을 생각할 수 있습니다(☞ Chapter 5, 235쪽).

사춘기 연령대 환자와 달리, 이 월령에는 좋은 객담이 채취될 가능성이 낮기 때문에 필자는 반드시 객담 그람염색을 실시하지는 않습니다(물론 객담이 채취될 것 같으면, 채취합니다). 그람염색으로 원인 병원체를 짐작할 수 있으면 좋지만, 대부분의 경우 양질의 객담을 채취할 수 없는 경우가 많기 때문에, 임상증상으로 바이러스성인지 세균성인지를 감별합니다.

이 경우 전신 상태가 비교적 좋다고 판단되면 경과를 관찰하지만, 호흡 상태나 전신 상태에 약간의 불안이 감지된다면 폐렴구균을 염두에 두고, 아목시실린을 처방합니다. 입원 필요성이 판단된다면 암피실린 치료가 타당합니다.

● 5세 여아

입원 전날부터 38°C대의 발열. 건성 기침 증세가 계속 있어, 인근 의사에게 진찰받았다. 감기 진단으로 아지스로마이신이 처방되었다. 입원 당일부터 건성 기침이 악화되었고, 체온이 39°C까지 상승하였으므로 인근 의사에게 진료를 다시 받았다. 흉부X선 사진 상으로 우측 하엽의 침윤 음영(Infiltration shadow)**(그림2-25)**이 나타났기 때문에, 본원으로 소개되어 진찰하였다.

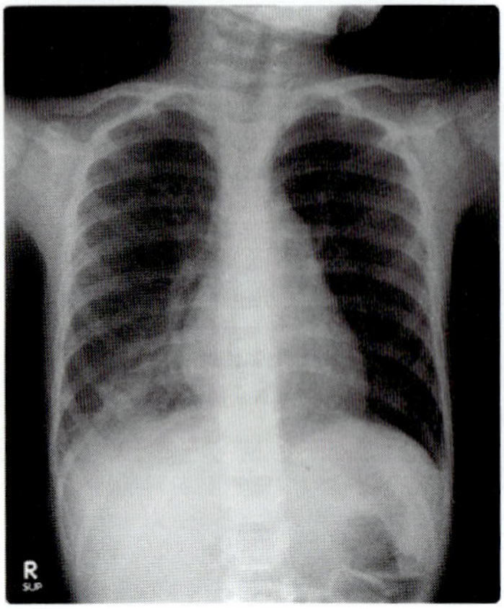

그림 2-25 | 흉부 엑스레이 사진
오른쪽 하단에 침윤 그림자.

좌위 상태에서 대화가 가능하고, 식욕도 있다. 함몰 호흡은 없고, 체온 40.0°C, SpO_2 95%(room air), 심박수 120회/분, 호흡수 28회/분이다. 인두발적이 있고 우측 하엽에서 약간의 천명을 청취한다.

5세 여아, 주체는 건성 기침입니다. 흉부 X선 사진에서 침윤 음영이 뚜렷하지만, 상대적으로 청진 소견이 부족하여 약간의 천명이 청취될 뿐입니다. 경과 중에 마이코플라즈마 폐렴이 의심됩니다. 다만 전신 상태나 호흡 상태가 비교적 양호하여, 외래에서 경과를 관찰해도 될 것 같습니다. 항생제는 아지스로마이신을 선택합니다. 그러나 마크로라이드 내성인 마이코플라즈마가 만연하다 보니(☞ Chapter 5, 202쪽), 마이코플라즈마 폐렴 치료에 대해 마크로라이드를 신뢰하지 않는 분들도 많을 수 있습니다. 처음부터 소아에서 보험적용이 가능한 토스플록사신(오젝스®)를 처방하는 분도 계실 것입니다.

그러나 필자는 이 경우 아지스로마이신을 사용합니다. 그 이유는 원래 자연 경쾌를 기대할 수 있는 감염병이고, 마크로라이드 내성 마이코플라즈마는 감수성균에 비해 유열기간이 수일간 유의하게 연장되지만 보통 중증화 단계까지 거치지 않고 경쾌하기 때문에 지나치게 두려워할 필요가 없다고 생각되기 때문입니다.[1]

퀴놀론은 녹농균까지 커버할 수 있는 매우 광범위한 항균범위 항생제이자, 내성을 비교적 쉽게 유도하는 항생제입니다. 안이하게 사용하면 퀴놀론 내성 마이코플라즈마의 만연뿐만 아니라, 퀴놀론 내성 대장균이나 Klebsiella가 만연될 수 있습니다. 그 대가는, 의사가 아닌 아이들에게 돌아옵니다(성인에서는 이미 퀴놀론 남용으로 인한 퀴놀론 내성균이 만연하고 있습니다).

그러므로 우선 마크로라이드를 사용하고, 「그래도 호전되지 않아서 어쩔 수 없을 때」 퀴놀론을 사용합니다. 그 경우에는 소아 안전성에 관한 정보 축적이 높은 시프로플록사신(채용이 없으면 레보플록사신)을 선택합니다.

외래의 항생제 사용에 대해 증례를 들어 설명했습니다. 상기 이외의 적응을 포함해 정리하면,

- A군 연쇄상구균에 의한 인후염에 아목시실린
- 급성세균성 중이염에 고용량 아목시실린
- 급성세균성 부비동염에 고용량 아목시실린
- 입원이 불필요한 폐렴에 고용량 아목시실린 혹은 아지스로마이신
- 방광염에 ST합제(박트림), 세팔렉신
- 외래 경과 관찰이 가능한 전염성 농가진이나 봉와직염에 대해, 세팔렉신(A군 연쇄상구균과 원인 병원체가 판명되었다면, 아목시실린)

동물교상이나 외상 등 특수한 경우를 제외하고, 일반 소아청소년과 외래에서 항생제를 처방하는 예는 위의 내용 정도입니다.

항생제 처방기회는 매우 적다는 것을 이해하도록 합시다. 참고로 필자가 소아청소년과 외래(오전에 30명 정도), 응급외래 당직(하룻밤에 20명 정도의 야간 응급)에서 항생제를 처방하는 횟수는 1일 1회 있을까 말까, 합니다.

2 | 정맥주사 항생제로부터의 전환

경구 항생제를 반드시 외래에서만 사용하는 것은 아닙니다. 입원한 소아들을 주사 항생제로 치료한 후, 어느 정도 호전되면 경구 항생제로 전환하여 퇴원을 검토합니다. 입원 시 시행한 배양결과가 양성으로 돌아오면, 경구 항생제 선택은 그리 어렵지 않습니다. 요로감염에서의 뇨배양, 심경부농양 등으로 배농했을 때의 배양결과, 질 좋은 객담을 채취했을 때의 객담배양 등을 참고하여, 감수성이 있으며 더 항균범위가 좁고 생체이용률이 좋은 항생제를 선택하면 됩니다. 다만, 배양결과가 항상 돌아오는 것은 아닙니다.

영유아의 세균성 폐렴, 배농이 불필요한 편도주위농양, 한밤중에 정형외과 의사를 호출할 수 없는 병원에서의 세균성 관절염이나 골수염 초기 치료, 혹은 선행된 항생제 투여로 인해 배양결과가 음성으로 나온 요로감염 등과 같이 배양을 시

표 2-6 | 정맥주사 항생제와 경구 항생제 대응표

정맥주사 항생제	경구 항생제
암피실린	아목시실린
암피실린·설박탐	아목시실린·클라불란산
세파졸린	세팔렉신
클린더마이신	클린다마이신
미노사이클린	미노사이클린
아지스로마이신	아지스로마이신
시프로플록사신	시프로플록사신
레보플록사신	레보플록사신

도할 수 없는 경우나, 배양 결과 음성으로 예상될 경우에는 경구 항생제로 이행하기 쉬운 항생제를 처음부터 우선하는 것도 하나의 방법입니다.

예를 들어 심부농양에 세포탁심과 클린다마이신 조합으로 치료하는 것이 아니라, 암피실린·설박탐 단일 약제로 치료합니다. 봉와직염이라면 세팔렉신으로의 연결을 감안하여, 세파졸린으로 치료합니다. 처음부터 흡수율이 좋은 경구 항생제가 있는 것을 사용하는 것도 중요한 방법 중의 하나입니다**(표 2-6)**.

POINT

정맥주사 항생제를 사용할 때, 종결 방법을 고려하여 사용한다.

즉 경구 항생제가 있는 항생제를 우선하는 것도 중요하다.

배양으로 균이 확실히 잡힐 것 같은 경우 예컨대 요로감염의 그람염색에서 균이 보일 것 같을 때는 나중에 항생제의 de-escalation이 가능하기 때문에 다소 광범위한 항생제를 사용해도 큰 문제는 없습니다. 경구 항생제로의 변경은, 균혈증이 없고 아래의 「포인트」 조건을 충족하면 가능합니다.

POINT 정맥주사에서 경구 항생제로의 변경 조건

- 48시간 이상 해열되었다.
- 설사 등 소화관으로부터의 약물 흡수에 문제가 없다.
- 생체이용률이 좋은 항생제가 있다.

3 | 예방 경구투여

마지막으로 예방 경구투여에 대해서입니다. 예방 경구투여의 적응 예는 아래와 같습니다.

- 수막구균·헤모필루스 인플루엔자균 감염 후, 밀접 접촉자에게 리팜피신의 예방 경구투여
- 요로감염 재발 예방을 위한 ST합제(박트림) 경구투여
- 골수이식 및 고형 장기이식, 스테로이드 및 기타 면역억제제 투여 환자의 뉴모시스티스 폐렴 발병을 예방하기 위한 ST합제(박트림)경구투여
- 골수이식, 고형 장기이식 환자에서 거대세포바이러스를 예방하기 위한 간사이클로비어
- 만성육아종증 환자의 세균감염을 예방하기 위한 ST합제(박트림), Aspergillus를 예방하기 위한 이트라코나졸 경구투여
- 고위험 환자의 발치 시, 감염성 심내막염 예방
- 고위험 환자의 수두 노출 후, 아시클로버 예방 경구투여
- 고위험 환자의 인플루엔자 감염병 노출 후 예방

VUR환자의 요로감염 예방과 수막구균·헤모필루스 인플루엔자균 감염 후, 농후 접촉자에 대한 리팜피신 예방 경구투여에 대해서는 각각 요로감염과 수막염 부분에서 다루므로, 여기에서는 치과 치료 시의 감염성 심내막염 예방에 대해 설명하겠습니다.

치과 치료 시, 감염성 심내막염 예방은 매우 제한적입니다. 이는 실제 행해진 연구에서, 치과 치료에 수반된 감염성 심내막염의 발병 빈도가 극히 드문데다 치과 치료뿐만 아니라 식사나 양치질 등의 일상생활 중에도 일시적 균혈증이 일어나므로, 치과 치료 때만 예방 투여를 실시하는 것이 비합리적이라고 생각되었기 때문입니다.

가령 심실중격결손증(Ventricular septal defect)을 패치로 폐쇄한 후 치과 치료를 할 경우에는 수술 후 6개월 이내라면 예방 경구투여가 필요하고 6개월 이후라면 불필요합니다. 즉 패치를 결손부에 대고 6개월이 경과하면 내피와 일체화되어 고위험은 없기 때문입니다. 반면에 심실중격결손증을 패치로 완전히 폐쇄할 수 없는 경우에는 내피화를 기대할 수 없으므로 예방 경구투여가 필요합니다.

호흡기계 치료에서는 편도적출술이나 기관지경으로 생검을 할 경우, 아래의 고위험 환자에게는 예방 투여를 적응합니다. 기관지경으로 관찰하는 것만으로는 예방투여 대상이 되지 않습니다. 농흉이나 흉수 저류로 배농할 때도 예방투여 적응입니다.

표 2-7 | 감염성 심내막염을 예방하기 위한 항생제[2)]

		치료 30~60분 전에 1회만 투여	
		성인	소아
경구	아목시실린	2 g	50 mg/kg/dose
경구 투여를 할 수 없는 경우	암피실린	2 g	50 mg/kg/dose
	세파졸린 or 세프트리악손	1 g	50 mg/kg/dose
페니실린 알레르기 환자	세팔렉신	2 g	50 mg/kg/dose
	클린다마이신	600 mg	20 mg/kg/dose
	아지스로마이신 or 클라리트로마이신	500 mg	15 mg/kg/dose
페니실린 알레르기 환자에서 경구투여가 불가능한 경우	세파졸린 or 세프트리악손	1 g	50 mg/kg/dose
	클린다마이신	600 mg	20 mg/kg/dose

예전과 달리 지금은 소화기나 비뇨기계 수기 시, 항생제의 예방투여를 권하지 않습니다. 소화관·비뇨기계의 상재균 중 감염성 심내막염을 야기할 수 있는 것은 장구균뿐이며, 장구균이 감염성 심내막염을 일으키는 빈도가 낮고, 장구균의 내성화가 진행된다는 것 등이 이유입니다.

감염성 심내막염의 고위험이자, 치과 치료 시 예방적 항생제의 적응 환자[2)]는 다음과 같습니다.

- 심장인공판막 수술 후
- 감염성 심내막염 기왕력이 있을 때
- 청색증을 동반한 선천성 심질환(BT션트 등의 고식적 수술 이후도 포함)
- 선천성 심질환으로 6개월 이내에 인공물을 사용한 근치술이 시행되었을 때
- 선천성 심질환으로 결손부를 인공물로 폐쇄하였으나, residual defect가 인공물 근방에 위치한 심장이식 후

예방 경구의 레지맨(regimen)은 **표 2-7**과 같고, 치료 전 1회뿐입니다.

文献

1) 和田陽一．マクロライド系抗菌薬耐性マイコプラズマの病像に関する検討．Infectious Agents Surveillance Report（IASR）；33：266-267, 2012

2) Wilson W, Taubert KA, Gewitz M, et al. Prevention of infective endocarditis：guidelines from the American Heart Association：a guideline from the American Heart Association Rheumatic Fever, Endocarditis, and Kawasaki Disease Committee, Council on Cardiovascular Disease in the Young, and the Council on Clinical Cardiology, Council on Cardiovascular Surgery and Anesthesia, and the Quality of Care and Outcomes Research Interdisciplinary Working Group. Circulation；116：1736-1754, 2007

Chapter 3 소아「감기」진단법

소아가 외래 진료를 받는 가장 흔한 이유는 아마「감기」일 것입니다. 감기는 바이러스가 원인이므로, 항생제는 듣지 않습니다. 바이러스 감염인「감기」에 항생제가 무효라는 것을 대부분의 의사들도 알고 있지만, 항생제가 도움이 안되는「감기」에 실제로는 많은 항생제가 처방되고 있습니다.

아마도 바이러스 감염과 세균 감염의 구별이 명확하지 않거나, 당장은 바이러스 감염이지만 항생제를 복용하다 보면 세균 감염을 예방할 수 있다, 라는 생각에서 비롯된 것이라고 봅니다. 항생제의 남용은, 내성균 만연으로 이어질 뿐입니다. 이미 마크로라이드 남용으로 인해 마크로라이드 내성의 마이코플라즈마 폐렴이 일본에 만연되어, 소아에게 사용하기 어려운 테트라사이클린이나 플루오로퀴놀론이 아니면 치료가 어려워지고 있습니다. 이 장을 읽고「감기」를 정확하게「감기」로 진단하여, 불필요한 항생제 처방을 줄일 수 있는 계기로 삼아주시기 바랍니다.

이 장의 최종 목표는, 다음 네 가지입니다.

- 치료가 불필요한 바이러스 감염병을 자신 있게 바이러스 감염병으로 진단한다.
- 경구 항생제로 외래치료가 가능한 세균 감염병을 자신 있게 진단한다.
- 입원 치료가 필요한 세균 감염병을 놓치지 않는다.
- 바이러스 감염병과 세균 감염병의 구별이 어려운 회색 지대를 적절히 관리한다.

1 | 소아「감기」란?

먼저「『감기』란 무엇인가?」부터 설명하겠습니다. 막연한 이미지는 그릴 수 있겠지만, 학술적 정의는 의외로 어려운 법입니다.

예를 들어 소아감염병의 교과서인 Sarah S. Long의 Principles and Practice of

Pediatric Infectious Diseases에는 「바이러스에 의한 급성 상기도감염병이며 때때로 하기도에 감염을 일으키기도 하지만, 기본적으로 자연 경쾌하는 질환」으로 나와 있습니다. 물론 감기에 대한 논리적 정의로 타당할 수 있으나, 임상현장에는 별반 도움이 되지 않습니다. 소아의 경우, 바이러스 감염이었다 하더라도 포커스를 잡기 어려운 경우도 종종 경험합니다. 후술할 fever without source도 대부분 바이러스 감염병으로, 소아에서 포커스 동정(=분류)이 얼마나 어려운지 말해줍니다.

또 원인 병원체 동정도 어렵습니다. 애초에 「감기」의 원인 병원체가 바이러스인지 아닌지는 신속검사가 가능한 인플루엔자나 RSV, 아데노바이러스, 메타뉴모바이러스가 아니면 알 수 없습니다. 자연 경쾌 여부도 알 수 없습니다. 즉 포커스도, 원인 병원체도, 자연경과도 무척 알기 어렵습니다. 여기에 「감기」 진료의 어려움이 있습니다. 이 책에서는 「감기」의 정의나 원인 병원체에 크게 구애받지 않고, 실제 치료 포인트에 도움 되도록 「감기」를 증상으로 분류합니다.

2 「감기」를 증상으로 분류하다

한마디로 「감기」라 해도 증상은 다양합니다. 여기에서는 소아의 「감기」를 대략 다음과 같이 분류합니다.

① 비형(nasal form) 「감기」 : 콧물, 코막힘이 두드러진 유형
② 기침형(咳嗽型) 「감기」 : 기침이 두드러진 유형
③ 인후염형 「감기」 : 인두발적이 두드러진 유형
④ 중이염
⑤ 포커스가 없는 유형의 「감기」 : fever without source

상기 중 ④는 중이염, ⑤는 fever without source 부분에서 상술하므로, 여기에서는 ①~③에 초점을 두고 설명하겠습니다.

1 | 비형 「감기」: 콧물, 코막힘이 두드러진 타입

아래는 콧물이 두드러진 타입의 전형적인 경과입니다.

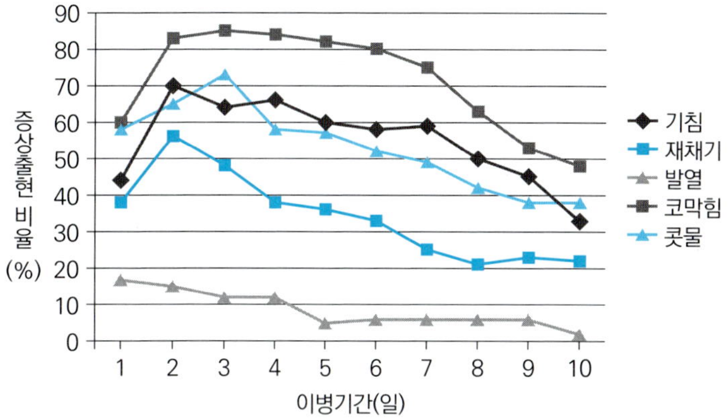

그림 3-1 | **소아 상기도염의 자연 경과**[1)]

> **증례1** 1세 남아. 어린이집에 등원. 3일 전부터 콧물이 출현했다. 그 후 서서히 콧물이 증가하고 미열, 습성 기침 증세가 있어 소아청소년과 외래 진료를 받았다. 다호흡이나 빈맥은 없고, 미열 외에 별다른 이상은 없다. 식욕도 있고 기분도 좋다. 신체소견 상, 경도의 인두 발적이 발견되지만 호흡음을 포함해 명확한 이상은 나타나지 않는다.

이 병태는 미생물에 의한 염증 주체가 코점막에 있습니다. 따라서 증상의 주체는 콧물·코막힘입니다. 증상의 절정은 2~3일이며 때때로 기관지염을 병발하여 기침이 장기화하기도 하지만, 증상 주체인 콧물 증상은 기본적으로 1주일쯤 지나면 호전됩니다. 이런 경과에서는 원인 병원체를 바이러스로 간주해도 거의 틀리지 않습니다.

이 병태의 자연경과는 **그림 3-1**과 같습니다. 5가지 증상의 출현율은 제각각이지만, 발병 후 2~3일경에 절정을 이루고 이후 「악화 경향 없이」 유지 혹은, 호전 경향을 나타내는 증상은 공통점이라 할 수 있습니다. 다소 호전이 늦어지더라도 악화 경향만 없으면, 자신 있게 경과를 관찰하십시오.

다만 소아에서는 평상시에도 콧물을 흘리는 아이를 많이 볼 수 있으므로, 콧물의 출현 시기를 반드시 확인해 두는 것이 중요합니다. 진찰 시에는 열과 콧물이 있었지만, 실제 콧물은 1주일 전부터 흘렸고 이번 진찰의 이유가 된 발열과는 무관하다는 것을 종종 겪습니다. 콧물의 출현 시기를 반드시 확인하도록 합시다.

소아에서 「콧물/코막힘이 있으면, 모두 바이러스 감염병으로 생각해도 좋을까?」라고 한다면 그렇지는 않습니다. 모든 일에는 당연히 예외가 있으며, 다음 세

가지 경우입니다.

- 급성세균성 부비동염
- 기침이 증가하고 있다면, 세균 2차 감염으로서의 기관지염/폐렴이나 기관지 천식의 합병
- 알레르기성 비염

부비동염이나 세균 2차 감염 가능성이 없거나 낮다고 생각될 경우, 자신 있게 항생제 없이 경과를 관찰할 수 있습니다. 즉 콧물이 많은 환아를 보면 「부비동염, 폐렴, 기관지염 합병이 아닐까」, 「알레르기성 비염 가능성은 어떨까」를 고려하며 진찰합니다. 비교적 간단한 접근법입니다. 이 세 가지 감별에 대해서는 그레이존(회색지대)도 있지만, 그리 난해하지는 않습니다.

급성세균성 부비동염과의 감별

급성세균성 부비동염은 common disease인데, 꽤 많은 경우를 놓치고 있다는 생각이 듭니다. 부비동염을 놓쳤다 해서 생명에 위험이 미칠만한 일은 적지만, 기침으로 불면상태인 아이와 부모의 부담을 생각하면 역시 제대로 진단하는 것이 좋습니다.

비형 「감기」와 급성세균성 부비동염의 증상은 거의 같습니다. 급성세균성 부비동염과 급성 비(鼻), 부비동염형 「감기」의 구별 방법은 미국 소아과학회의 가이드라인[2)]을 참고합니다.

① 콧물이나 후비루(後鼻漏), 주간 기침 등의 증상이 「호전되지 않은 채」 10일 이상 지속된다. 기침은 야간에 악화되는 경우가 많다(지속성 부비동염, persistent sinusitis).

② 39°C 이상의 발열과 농성 콧물이 최소 3일 이상 지속되고, 중증감이 있다(중증 부비동염, severe sinusitis).

③ 처음에는 바이러스성 상기도염(제1상)이 있고, 치유되기 시작한 제6, 7일쯤에 다시 38°C 이상의 발열이 출현하거나 주간 기침, 콧물 등의 호흡기 증상이 악화된다(제2상)(악화된 부비동염, worsening sinusitis).

급성비(鼻)부비동염형「감기」는 콧물 증상은 보통 2~3일이며 길어도 1주일 이내에는 호전 경향을 보이지만, 급성세균성 부비동염을 합병하면 콧물 증상이 1주일 이상 지속됩니다. 즉 콧물 증상의 지속 시간으로 바이러스 감염병인지 세균감염인지를 판단하는 것입니다.

POINT 급성비(鼻)부비동염형「감기」

증상이 1주일 이내에 호전 경향을 보이는 것은 바이러스성,「호전되지 않은 채」10일 이상 지속되는 것을 세균성으로 판단한다.

②의 정의는 여러분이 잘 알고 계시는 부비동염입니다. 두통을 수반하거나 부비강의 압통 등 익숙한 증상이 나타나는 것은 이런 유형입니다.

③의 'double sickening'이나 'biphasic illness'도 부비동염이 의심되는 유명한 경과입니다.

세균 2차감염과의 감별

세균 2차감염과의 감별은 이어지는 기침형「감기」부분에서 서술하겠지만, 간단히 설명하면「처음에는 콧물이 눈에 띄고 비교적 원기도 좋아 경증이었으나, 어느 시점부터 돌연 전신 상태·호흡 상태가 악화되는 것」을 세균 2차감염 의심으로 판단합니다.

알레르기성 비염과의 감별

알레르기성 비염 증상도「감기」와 거의 다르지 않지만, 알레르기성 비염은 알레르겐에 의해 초래되므로 계절성이 있거나 특정 알레르겐 노출 후에 발생하거나 결막염을 동반하는 것으로 감별할 수 있습니다. 다만 명확한 선 긋기는 어렵습니다.

이상과 같이 고작「감기」일지라도 때로는 예상외의 세균 감염병이 섞이는 경우가 있는데, 이런 병태 역시「감기」의 자연경과를 제대로 이해하는 것이 중요합니다.

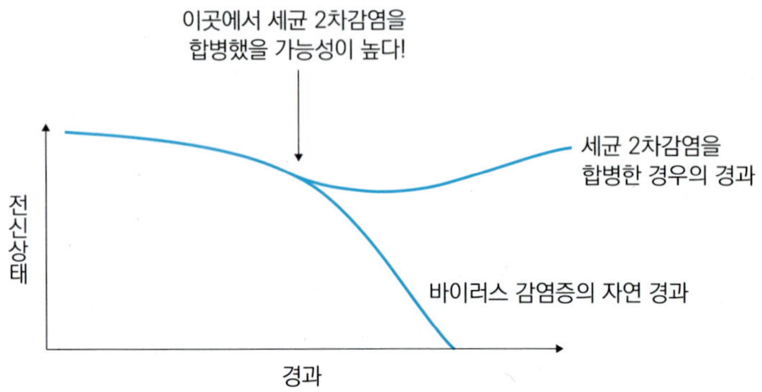

그림 3-2 | **세균 2차감염의 합병**

2 | 기침형 「감기」: 기침이 두드러진 타입

증례2 1세 4개월 남아. 2일 전부터 발열, 콧물, 기침 등의 주소(主訴)로 소아청소년과 외래진료를 받았다. 2일 전에는 발열과 콧물이 증상의 주체였으나, 진료 당일부터 기침이 악화. 야간에는 수차례의 기침으로 잠을 이룰 수 없었다고 한다. 식욕은 없지만, 수분은 취하고 있다. 바이탈사인에서 체온은 38.5°C, 호흡수 30회/분, SpO_2는 96%. 신체소견에서 인두발적과 건성수포음(rhonchi) 소견이 나왔다.

위 예와 같이 주된 증상이 기침일 경우, 대부분 급성 기관지염입니다. 급성 기관지염도 기본적으로는 바이러스 감염병입니다. 처음 1~2일은 발열과 콧물, 인두통 등의 상기도 증상이 있고, 그 후 감염 부위가 서서히 기관지로 확대되어 기침이 주체가 된 시기가 4~5일 이어집니다. 이후 회복기에 접어들어 감염 후 기침이 1~2주 동안 이어지는 것이 전형적인 경과입니다.

이 병태는 비형 「감기」에 세균 2차감염(=폐렴)을 합병하고 있는지, 아니면 순수한 바이러스성 하기도 감염인지 혹은 세균성 폐렴인지 소아청소년과 의사가 가장 관리하기 까다로운 병태입니다. 이들 병태는 다분히 중복되어(overlap)있기 때문에 명확하게 구별하기 어렵습니다. 또 소아에서는 기관절개나 기관삽관이라도 하지 않는 한, 양질의 객담을 채취하여 그람염색을 시행하기도 어려워서 세균성과 바이러스성 구별도 곤란합니다. 따라서 실제 **그림 3-2**와 같이 어떤 포인트에서 급격히 악화 경향을 보이는 증례나, 보다 중증도가 높은 증례를 세균 감염병으로 판단합니다.

반대로 말하면, 열이 지속되거나 기침이 계속되더라도 **그림 3-2**의 바이러스 감염병 경과와 같이 악화 속도에 특별한 변화가 없다면 바이러스 감염병 경과로 봐도 좋습니다.

POINT

기침형「감기」에서 바이러스성과 세균성의 감별은 다음 두 가지로 실시한다. 명확한 감별은 어렵다.

- 어떤 시기부터 급속하게 악화되는가의 여부
- 중증도

기관지염과 모세기관지염의 구별은 매우 어려워서, 사실 필자도 명확하게 구별하지 못합니다. 이 구별을 고민하는 것은 당연합니다. 기관지에 염증이 있건 세기관지에 염증이 있건, 이웃한 장기이기 때문에 증상이 극적으로 다른 것은 아닙니다. 때로는 양쪽 모두에 염증이 있습니다.

기본적으로 기관지염의 염증은 주로 기관지에 있기 때문에 호흡음은 rhonchi를 동반한 경우가 많고, 모세기관지염은 보다 말초 기관지의 염증이므로 wheezing을 동반하여 노력 호흡을 동반하는 경우가 많습니다. 기관지염도 모세기관지염도 바이러스성으로, 기관지염이 중증화되는 경우는 거의 없지만 모세기관지염은 종종 중증화됩니다. 다만 중증화되는 경우는 기도가 좁은 2세 이하이며, 그 이상의 연령에서는 면역저하, 혹은 심장이나 폐에 기저질환이 없는 한 중증화되는 경우는 드뭅니다.

기관지염이나 모세기관지염은 바이러스 감염병이므로 항생제는 필요하지 않습니다. 항생제가 필요한 경우는 세균 2차감염, 혹은 세균성 폐렴으로 진단했을 때뿐입니다.

스테로이드에 대해서는 부정적인 견해가 많아서[3] 반복성 천명의 기왕력이 있거나 기관지 천식 가능성이 높은 상황이 아니라면, 스테로이드 사용은 정당화되지 않습니다. 류코트리엔 길항제에 관해서도 찬반양론이 있지만, 가장 규모가 큰 RCT[4]에서는 유효성이 부정되고 있어 원칙적으로 처방은 불필요합니다.

RSV에 의한 모세기관지염에서는 β자극제나 에피네프린 흡입 효과가 제한적이며[5, 6] 루틴사용은 권장하지 않습니다. 다만, 외래에서 흡입을 실시해보고 치료 반응이 있다면 지속해도 좋습니다.

경구 기관지확장제는 효과가 빈약하여 원칙적으로 투여가 권장되지 않습니다.[7] 처방할 경우에는 안심하려는 차원 정도로 생각합니다.

Chapter 3 소아「감기」진단법

거담제도 대단한 근거는 없습니다. 미국 소아청소년과학회의 가이드라인에도 소아에게 유익하지 않다고 명시되어 있습니다.[8)] 거담제로 인하여 기관지 연축이 초래될 수 있으므로 기본적으로 처방은 필요하지 않습니다.

필자도 부모의 간절한 요청이 없는 한, 기본적으로 처방하지 않습니다.

기침은 기본적으로 멈추지 않는 편이 좋지만, 기침이 심해 잠을 이루지 못할 때는 진해제 처방도 검토합니다. 제1선택은 부작용이 적은 꿀이 적합합니다. 꿀에는 진해 효과가 있어서, 덱스트로메트루판(메지콘®)의 효과와 동등하다고 알려져 있습니다. 투여량은 아래와 같습니다.

2~5세	1/2 teaspoon (2.5 mL)
6~11세	1 teaspoon (5 mL)
12~18세	2 teaspoons (10 mL)

단, 보툴리누스 중독 위험이 있으므로, 1세 미만에게는 권장하지 않습니다.

3 | 인후염형 「감기」 : 인두발적이 두드러진 유형

증례 8세 남아. 진찰 전날부터 발열, 인두통이 출현했다. 집에서 상태를 지켜보다가 발열이 지속되어 야간 응급외래에서 진료받았다. 전경부 림프절비대와 백태를 동반한 인두발적이 나타났다. 콧물이나 기침 증세는 포함하지 않는다.

이 증례는 전형적인 A군 연쇄상구균에 의한 인후염 증례입니다. 이와 같은 인후염형 「감기」는 콧물이나 기침 등이 전혀 없고, 인두에 「만」 염증이 발견됩니다. 자신의 호소를 제대로 전달할 수 있는 나이라면 「목이 아프다」는 호소가 있고, 기타 증상이 없으면 진단은 비교적 용이하지만, 영유아의 경우는 당연히 이런 호소를 할 수 없습니다. 목을 관찰하여 발적이나 백태 유무를 확인하고 인후염 여부를 판단합니다. 이때 주의할 점은, 인두가 「약간」 붉은 것만으로 인후염으로 진단하지 않습니다. 소아는 소리 높여 울기만 해도 경도의 인두발적이 나타날 수 있으므로, 경도의 인두발적으로 인후염으로 진단하지 않도록 합시다.

성인은 임질균이나 HIV, 매독 등의 성감염병에도 주의가 요구되지만, 일본에서는 사춘기까지 포함해도 드물기 때문에 여기에서는 언급하지 않습니다.

표 3-1 | 급성 인두통의 원인

감염병	바이러스성	parainfluenza , coronavirus , rhinovirus , HSV , EBV , HIV (ARS : acute retrovirus syndrome) , CMV , measles , adenovirus , influenza , enterovirus , rubella , HBV
	세균성	A군 연쇄상구균, C군 연쇄상구균, G군 연쇄상구균, 임질균, 클라미도필라, Arcanobacterium, Diphtheria, Mycoplasma pneumoniae, Fusobacterium nucleatum, 매독
비감염성		SLE, Behget병, Stevens-Johnson증후군, 심상성천포창, 가와사키병, Still병, 무과립구증(원인 약제: 항암제, 항갑상선약, 항정신병약, 술파제, 항경련약 등)

표 3-2 | 치명적인 인두통의 원인 질환

- 후두개염
- 편도 주위 농양
- 인후농양
- 부인두간격농양
- Ludwig's angina
- Lemierre's syndrome

원인 병원체

A군 연쇄상구균이 인후염의 원인 병원체에서 차지하는 비율은 소아에서 15~30%, 성인은 5~10% 정도라고 합니다.[13] 즉 세균성이 차지하는 비율은 높지 않습니다. A군 연쇄상구균 이외의 세균으로 *Neisseria gonorrhoeae*, *Arcanobacterium* (그람 양성간균, 성홍열 같은 피부발진을 일으킬 수 있다), *Corynebacterium diphtheria* 등 3개가 알려져 있는데, 일상진료에서 보는 빈도를 생각하면 A군 연쇄상구균으로 초래된 인후염인지 아닌지를 어떻게 진단(혹은 제외할지)할 것인가가 중요합니다. 요컨대 C군, G군 연쇄상구균으로 야기된 인후염도 A군 연쇄상구균에 의한 인후염과 임상 증상이 거의 비슷하고 류머티스열과의 관련성도 검토되고 있지만, 현재 명확한 근거는 없기 때문에[14] C군과 G군 연쇄상구균에 의한 인후염에는 항생제가 적응되고 있지 않습니다.

인두통을 초래하는 주요 질환을 **표 3-1**에, 치명적인 질환을 **표 3-2**에 실었습니다.

진단

A군 연쇄상구균에 의한 인후염 진단은 'Centor criteria'가 너무나 유명하지만, 사실 가이드라인에서 Centor criteria를 기반으로 한 진단을 권장하고 있는 것은 영국 가이드라인 뿐입니다.[15] 미국[16, 17]가이드라인에서는「A군 연쇄상구균성 인후염 같은」,「바이러스성 인후염 같은(다운)」것을 임상 판단으로 삼아 신속검사, 인두배양에서 A군 연쇄상구균 감염이 증명되면 치료하도록 하고 있습니다. 이「같음

표 3-3 | A군 연쇄상구균과 바이러스성 인후염의 특징[17)]

A군 연쇄상구균성 인후염을 시사하는 소견	바이러스성 인후염을 시사하는 소견
돌연 발병한 인두통	결막염
연하 시의 동통	콧물
발열	쉰목소리(嗄聲)
성홍열 모양의 피부발진	기침
두통	설사
구역질, 구토, 복통	바이러스에 특징적인 발진(홍역, 풍진 등)
편도인두의 발적	특징적인 점막발진(수두, 수족구병 등)
편도인두의 삼출액	
연구개 점상출혈(「도넛」 병변)	
붉고 종대한 구개수	
통증을 동반한 전경부 림프절비대	
5~15세	
겨울부터 초봄(온난한 기후)	
A군 연쇄상구균 환자와의 접촉력	

표 3-4 | modified Centor criteria[23)]

열이 38°C이상	1점
기침이 없다	1점
압통 동반 전경 부 림프절종창	1점
백태 동반 편도선염	1점
연령이 3~14세	1점
연령이 15~44세	0점
연령 45세 이상	－1점

※ 0점이라면, (그 지역에 연쇄상구균 감염 유행이 없는 한) 연쇄상구균의 감염 가능성은 2-3%. 배양도 항생제도 불필요.
※ 1점이라면 4-6%, 역시 배양도 항생제도 불필요.
※ 2점이라면 10-12%, 신속 검사에서 양성이면 치료.
※ 3점이라면 27-28%. 신속 검사에서 양성이면 치료.
※ 4점 혹은 5점일 경우, 가능성은 38-63%, 신속 검사에서 양성이면 치료.

(다운)」을 정리한 것이 **표 3-3**입니다.

표 3-3을 간략화한 것이 Centor criteria[18)]입니다**(표 3-4)**. Centor criteria는 간편하고 점수에 따른 검사 전 확률을 어느 정도 알고 있으므로, 적극적으로 이용해야 합니다.

Centor criteria의 해석 방법에 대해서는 현재 논쟁 중입니다. Centor가 제창한 Centor criteria에서는 포인트가 2~3점이라면 검사를 실시하여 양성이라면 항생제 치료, 4점이면 어쨌든 항생제 치료라고 했습니다. 연령으로 수정한 Mclsaac도 처음에는 비슷한 견해였습니다.[19]

그러나 그 후 Mclsaac등은 점수 3점 이상에서 검사 없이 항생제로 치료함으로써 불필요한 항생제 처방이 늘어나므로, 점수가 높아도 검사하여 양성 사례만 치료해야 한다는 견해로 바뀌었습니다.[20] 최근 외국 가이드라인[15~17]에서는, Centor score등의 임상 증상에만 근거한 항생제 처방을 권고하지 않고, 검사 양성 사례만 치료해야 한다는 권고로 바뀌고 있습니다. A군 연쇄상구균 감염병의 검사 전 확률은 Centor score 3점에서 27~28%, 4점이라 해도 38~63%밖에 되지 않으므로, 최소한 신속검사는 실시하여 양성 예만 항생제를 처방합니다.

A군 연쇄상구균 인후염의 인두배양 민감도는 95%, 신속키트의 민감도는 80~90%, 특이도는 95% 이상입니다.[13] 신속검사로도 충분한 민감도와 특이도가 있지만, 인두배양과 비교하면 신속검사의 민감도가 떨어지기 때문에 A군 연쇄상구균에 의한 인후염의 빈도가 높은 소아에서는 신속검사가 음성일 경우 인두배양 실시를 권하고 있습니다(back-up culture라고 합니다).[7] 발병 후 9일 이내에 치료를 시작하면 류마티스열은 예방할 수 있으므로, 배양이 양성으로 나온 후 치료를 시작해도 문제없습니다.

A군 연쇄상구균의 잠복 기간은 보통 2~4일 정도이므로, 잠복 기간과 부합하는 타이밍에 질환 접촉력(sick contact)이 있다면 진단에 도움이 됩니다.

그러나 여전히 소아 고유의 문제가 있습니다. IDSA의 가이드라인에 따르면 3세 미만인 경우, A군 연쇄상구균성 인후염을 진단할 필요도 치료할 필요도 없다, 고 했습니다. 그 이유로 아래 3가지를 들 수 있습니다.

① 3세 미만에서는 류머티스열 발병 위험이 매우 낮다.

② 3세 미만에서는 A군 연쇄상구균성 인후염의 이환율이 낮다.

③ 3세 미만에서는 전형적인 임상소견(백태를 동반한 편도선염, 전경부 림프절 비대 등)을 얻는 경우가 적고, 경도의 콧물이나 기침을 동반한 경우가 많아서 진단하기 어렵다.

소아 이환율은 아동기에는 37%지만, 5세 미만에서는 24%, 3세 미만에서는 10~14%까지 저하합니다.[17] 류마티스열도 없고 이환율도 낮아서 검사 전 확률도 낮아지고, 비전형적인 사례가 많기 때문에 가이드라인에서는 진단도 치료도 권고하지 않는 것입니다.

다만 필자는 Centor criteria에서 2점 이상이거나 주위에서 유행하고 있는 경우, 3세 미만이라도 A군 연쇄상구균에 대한 신속한 검사를 통해 양성 사례에는 항생제를 처방하고 있습니다. 아이를 둔 부모입장에서는 역시 이병기간의 단축은 큰 의미가 있고, 치료하여 어린이집이나 유치원에서의 전파도 경감시킬 수 있기 때문에 3세 미만이라 해도 치료하는 것이 합리적이라고 생각합니다.

신속검사나 인두배양으로 A군 연쇄상구균의 감염이 입증되어도, 반드시 진단이 확정되는 것은 아닙니다. 성인은 큰 상관이 없으나 소아에게는 무증상 보균(carrier) 문제가 있습니다. 겨울부터 봄 유행기에 학령기 어린이의 15%가 A군 연쇄상구균의 보균자라는 보고도 있으므로[21] 신속검사가 양성일지라도 A군 연쇄상구균에 의한 인후염으로 단정할 수 없습니다. 반드시 2, 3일 후 외래에서 추적 관리하도록 합니다. 실제 있었던 사례로, A군 연쇄상구균에 의한 인후염으로 진단하여, 10일분의 아목시실린을 처방하고 2주 후 소변검사를 예약하였습니다. 2주 후 외래 진찰 결과, 항생제를 사용해도 열이 떨어지지 않고, 실은 가와사키병이었다는 에피소드도 있습니다. A군 연쇄상구균성 인후염이라면, 항생제 시작 후 대략 1~3일쯤이면 해열됩니다. 치료하지 않아도 통상 3~5일이면 해열됩니다. 항생제를 처방할 때 2~3일 중으로 해열되지 않으면 반드시 재진을 받을 수 있도록 지도합니다.

신속검사, 인두배양도 음성이라면 A군 연쇄상구균성 인후염으로서의 치료는 불필요합니다. 인두배양의 민감도는 95% 이상으로 높고, 치료의 주목적이 류마티스열 예방이므로 원래 질환 빈도가 낮은 류마티스열을 예방하기 위해 배양음성인 경우까지 대비하여 치료개입을 할 필요는 없습니다.

A군 연쇄상구균의 항체가 antistreptolysin O (ASO)와 antideoxyribonuclease B (anti-DNase B)는 현재의 감염을 의미하지 않으므로, 연쇄상구균으로 인한 인후염 여부를 판정하는데 사용할 수 없습니다. ASO는 감염 후 1주일 후부터 상승하여 3~6주에 절정을 이루고, ADNase B는 1~2주에 상승하기 시작하여 6~8주가 절정입니다. ASO보다 1~2주 정도 늦게 상승한다고 기억해 둡니다. 따라서 류마티스열이나 post-streptococcal reactive arthritis, 사구체신염, 소아 자가면역성 연쇄상구균 감염관련성 정신신경장애(pediatric autoimmune neuropsychiatric disorders associated with streptoccal infections: PANDAS)를 의심했을 때 측정합니다. anti-streptokinase (ASK)에 관해서는, 명확한 진단 근거가 정해지지 않았기 때문에 굳이 검사할 필요는 없습니다.

표 3-5 | 연령별 ASO와 ADNase B의 기준수치[23)]

연령	ASO 평균수치 (Todd Units)	ASO 기준수치 상한 (Todd Units)	ADNase B 평균수치 (Units)	ADNase B 기준수치 상한 (Units)
2	52	160	46	240
3	52	120	30	60
4	52	120	49	240
5	56	160	58	320
6	72	240	76	480
7	87	240	126	640
8	110	240	166	640
9	117	240	186	640
10	126	320	166	640
11	129	320	204	800
12	141	320	219	480
전체 연령	89	240	112	640

ASO와 anti-DNase B는, 연령 별 기준수치가 다릅니다(**표 3-5**). 일반적으로는 정상 상한수치를 초과한다면, 선행하는 A군 연쇄상구균 감염병이 증명됩니다. A군 연쇄상구균의 선행 감염이 강하게 의심될 경우, 페어 혈청(paired serum) 평가도 유효합니다. ASO보다 anti-DNaseB쪽의 민감도가 약간 높지만, 보험점수를 고려하여(ASO 15점, anti-DNase B는 100점) ASO상승이 없는 경우 ADNase B를 시행합니다.

주의할 점은, ASO와 ADNaseB 모두 A군 연쇄상구균 이외의 감염병(C군이나 G군 연쇄상구균)에서도 양성이 나올 수 있으며, A군 연쇄상구균 보균상태에서는 양성이 지속적으로 나옵니다.[24)] 항체가 자체는 질환 활동성에 대한 지표가 아니므로 반복 측정은 불필요합니다.

치료

A군 연쇄상구균에 의한 인후염은 자연스럽게 완화되는 질환인데 페니실린을 처방하는 이유는 무엇일까요? 네 가지 이유가 있습니다.

❶ 인후염 자체를 치료하고 증상개선을 앞당기기 때문에 증상의 경쾌속도가 하루 정도 빨라진다고 합니다.
❷ 편도주위농양, 인두후농양, 경부림프절염 등의 감염 합병증을 예방하기 위함입니다.
❸ 류마티스열을 예방하기 위함입니다. 다만, post-streptococcal acute glomerulo nephritis (AGN)는 예방할 수 있는 에비던스는 없습니다.
❹ 주변으로의 전염을 예방하기 위해 치료 시작 후 24시간이 경과하면 감염성은 소실됩니다.

참고로 피부·연부조직감염병(농가진이나 농피증)은 류머티즘열과의 인과관계가 명확하지 않습니다. 현재로서는 인후염만 류머티스열과 연관성이 있는 것으로 추정됩니다.

A군 연쇄상구균에 의한 급성 인후염 치료는, 페니실린계 항생제가 첫 번째 선택입니다.

- 경구 바이실린®G(벤질페니실린 벤자틴) 5만 단위/kg/day, 1일 3회 투여(최대량 120~160만 단위/day) 10일간
- 아목시실린 50 mg/kg/day, 1일 1회 혹은 2회 경구투여 10일간(최대량 1,000 mg/day)

페니실린 알레르기가 있으면

- 세팔렉신 40 mg/kg/day, 1일 2회 경구투여 10일간(최대량 100 mg/day)
- 클린다마이신 21 mg/kg/day, 1일 3회 경구투여 10일간(최대량 1,800 mg/day)
- 아지스로마이신 12 mg/kg/day, 1일 1회 경구투여 5일간(최대량 500 mg/day)
- 클래리트로마이신 15 mg/kg/day, 1일 2회 경구투여 10일간(최대량 500 mg/day)

아지스로마이신보다 클래리트로마이신 치유율이 양호하지만[25], 필자는 우선적으로 치료 기간이 짧은 아지스로마이신을 처방합니다. 다만 외국과 달리 일본에서는 마크로라이드가 대량으로 사용되고 있기 때문인지 2016년 JANIS 보고에 의하면, A군 연쇄상구균의 마크로라이드 감수성률이 63.4%에 불과합니다. 클린다마이신은 85.8%이지만, 일본에는 캡슐 제형밖에 없어 캡슐을 투여할 수 없는 아이는 처방을 내릴 수 없습니다.

테트라사이클린계는 A군 연쇄상구균에 거의 감수성이 없어서 처방할 수 없습니다. ST합제(박트림)는 감수성은 있지만 제균이 불가능하여 이 역시 안됩니다.

인후염에 아목시실린·클라불란산, 제3세대 세팔로스포린 경구, 레보플록사신 등의 광범위 항생제는 거의 의미가 없습니다. 제3세대 세팔로스포린을 5일 동안 복용한 것과 페니실린을 10일간 복용했을 경우의 치료 효과는「동등」한 효과가 있다고 합니다.[26~29] 그러나 페니실린은 저렴하면서 항균범위가 좁으며, 오랫동안 사용되면서 확립된 유효성이 있습니다. 페니실린 내성의 A군 연쇄상구균이 존재하지 않는다는 것을 가정한다면, 필자는 굳이 광범위 스펙트럼 제3세대 세팔로스포린으로 치료하려는 의의를 발견할 수가 없습니다. IDSA[13]와 AHA[16] 가이드라인에서도 페니실린이나 아목시실린보다 고가인데다 내성균을 유도하기 때문에, 설령 5일 이내의 치료가 가능하다 하더라도 현재로서는「허용할 수 없다」고 명기되어 있습니다. 세팔로스포린의 복약순응도(adherence)가 우수하다는 의견도 있지만, 페니실린은 1일 1회로도 충분한 효과를 발휘할 수 있다고 하므로 복약순응도를 이유로 제3세대 세팔로스포린을 우선시할 이유도 없습니다.

또 상기도 상재균이 β락타마제를 생산하기 때문에 본래 GAS에 감수성을 가진 페니실린 치료가 실패한다는 보고가 있으나 확실하지 않습니다. 현시점에서는 이러한 현상을 염려하여, 광범위 세팔로스포린이나 아목시실린·클라불란산으로 치료하는 것을 권하지 않습니다.

미래의 아이들을 위해, 더이상 내성균을 늘리지 않고 사용할 수 있는 항생제를 제대로 남겨 두는 것이 훨씬 중요합니다.

A군 연쇄상구균 감염병 아이가 입원했을 경우 격리 문제가 일어나지만, 치료 시작 후 24시간이 경과하면 감염성은 사라지기 때문에 격리는 하루만으로 충분합니다.

치료 후

이제 치료 이후 문제에 대해 몇 가지 소개하겠습니다. 보통 치료 후의 배양은 필요 없지만, 네 가지 정도 예외가 있습니다. 그것은, ① 증상이 지속되고 있다, ② 재발이 의심된다, ③ 류마티스열 기왕력이 있다, ④ 류머티스열 기왕력을 가진 환자가 가족 중에 있다, 이상 네 가지입니다.

증상이 지속될 경우에는 다음 네 가지를 생각합니다.

A. A군 연쇄상구균은 보균이며, 다른 발열의 원인이 있다.

B. 편도선주위 농양 등의 합병증이 발생한다.

C. 항생제를 복용하지 않고 있다(복약순응도 문제).

D. 재감염(지역 유행으로 A군 연쇄상구균을 다시 획득했다). 특히 페니실린 이외의 방법으로 치료하고 있는 경우, 가능성이 있습니다.

기본적으로 재발은, 재감염인 경우가 많습니다. 지역 유행이 있다 생각하고 다시 페니실린으로 치료하면 될 것입니다. 세프트리악손이나 아목시실린·클라불란산 등의 광범위 항생제로 치료할 필요는 없습니다.

류머티스열 기왕력이 있거나 류머티스열 기왕력 환자가 가족 중에 있는 경우에는, 치료 후 다시 인두배양을 실시합니다. 양성으로 나오면 무증상이더라도 재차 치료합니다.

일본에서는 좀처럼 볼 수 없는 류마티스열, 아래 몇 가지 포인트를 적습니다.

- 류머티스열로 진단한다면 신속하게 페니실린 10일간의 코스를 시작해야 한다. 설령 배양에서 음성이라 해도 치료한다. 류머티스열 환자의 가족이 A군 연쇄상구균에 의한 인후염으로 진단된다면 신속하게 치료한다.
- 류마티스열 기왕력을 가진 사람이 A군 연쇄상구균에 의한 인후염으로 진단되면 류마티스열의 재발 위험이 높고 적절하게 치료해도 류마티스열이 재발할 수 있으므로, 예방적 투여가 필요하다(secondary prophylaxis). 지속적 예방투여야 말로 예방효과가 가장 높다.
- A군 연쇄상구균에 이환된 직후가 재발 위험이 가장 높다. 시간이 지날수록 재발 위험은 줄어든다.
- 예방은 판막치환(valve replacement) 등의 심장외과 수술을 받아도 계속할 수 있다.
- 예방 투여 기간은 **표 3-6**과 같으나, 환자마다 위험 요인을 평가하여 연장하는 옵션도 있다.
- 투약내용은 **표 3-7**과 같지만, 일본에는 페니실린 V가 없으므로 아목시실린 20 mg/kg/dose, 1일 1회로 대체한다.

아목시실린의 2차 예방 투여량은 가이드라인에도 나와 있지 않지만, 페니실린 V의 통상 투여량 125~500 mg을 1일 3~4회 복용하므로 동일한 양의 아목시실린으로 충분할 것으로 생각합니다.

류마티스열과 감별해야 할 질환은, poststreptoccal reactive arthritis (PSRA)입니다. 류마티스열도 관절염이 있으므로 종종 감별에 고심하지만, 몇 가지의 특징으로 감별할 수 있습니다. 그 포인트는 다음과 같습니다.

표 3-6 | 류마티스열의 2차 예방(류마티스열의 재발 예방) 치료 기간

카테고리	치료 기간*
심염 있음, 심 장애 잔존(판막증) 있음	10년 또는 40세까지
심염은 있으나 심 장애 잔존(판막증) 없음	10년 또는 21세까지
심염 없음	5년 또는 21세까지

* 치료 기간은 더 장기화되는 쪽에 맞춘다.

표 3-7 | 류마티스열의 2차 예방(류마티스열의 재발 예방) 치료

항생제	투여량
Benzathine penicillin G (Class I A)	60만 단위(27 kg 이하의 소아), 120만 단위(27 kg 이상), 위의 내용을 4주마다※
Penicillin V (Class I B)†	500 mg/일 1일 2회 복용
Sulfadiazine (Class I B)†	0.5 g(27 kg 이하) 1 g (27 kg 이상), 위 내용을 1일 1회 경구투여
페니실린, Sulfadiazine에 알레르기가 있는 경우 아지스로마이신(Class I C)†	5 mg/kg/dose(27 kg 이하) 250 mg (27 kg 이상), 위 내용을 1일 1회 경구 투여

※ 류마티스열 발병률이 높은 지역은, 3주마다. 4주마다 실시한 근육주사에서 재발한 경우도 3주마다 투여하도록 권장된다.

† 경구제는 근육주사보다 재발률이 높다. 매일 복용해도 근육주사보다 뒤떨어진다. 따라서 저위험 환자나 예방 시작 후 적어도 5년 동안 재발이 없다면 경구 옵션을 고려해도 좋다.

- postreptococcal reactive arthritis (PSRA)는 A군 연쇄상구균성 인후염 발병 10일 후까지, 류머티스열로 인한 관절염은 14~21일경쯤 발병하는 경우가 많다.
- 류마티스열은 아세틸살리틸산에 신속하게 반응하지만, PSRA는 아세틸살리틸산에 반응하지 않는 경우가 많다.
- 류마티스열 관절염은 이동성이고 대관절을 침범하지만 PSRA는 대관절, 소관절, 축골격(척추, 두개골, 이소골, 설골, 흉곽)도 침범한다.
- PSRA에서도 판막증이 발병할 수 있으므로, carditis 징후가 없는지 수개월은 경과 관찰해야 한다. 1년 동안의 예방 투여를 권고하는 전문가도 있다.

이상, 「감기」에 대해 서술했습니다. 항생제는 필요 없고 경과를 관찰하다 보면 자연스레 낫는다는 것을 알면서도 자신도 모르게 걱정되어 항생제뿐만 아니라 여러 가지 약을 처방하기 쉽습니다. 일상진료에서 가장 많이 마주치는 질환이며, 자연적으로 낫기 때문에 항생제가 처방되면 환자도 항생제 효과를 본 것으로 생각할 수 있습니다. 즉 의사가 걱정하여 항생제를 처방하고, 환자도 투여하여 회복되었다는 구도가 형성되기 때문에 항생제를 처방하지 않는 치료법이 매우 위험한 의료 행위로 보입니다.

하지만 세상에는 「감기에는 항생제를 처방하지 않는다」고 분발하는 선생님들도 있습니다(소아 상기도염 및 관련 질환에 대한 항생제 사용 가이드라인-우리의 제안-). 본서를 참고한다면 항생제 없이도, 환자가 제대로 치유되어 가는 것을 실감할 수 있을 것입니다.

Column

PANDAS란?

PANDAS (pediatric autoimmune neuropsychiatric disorders associated with streptococcal infections: 연쇄상구균 감염병과 관련된 소아 자가면역성 신경정신질환)은 강박성 장애, 틱증(Tics) 아형 중에 하나이며, A군 연쇄상구균 감염 후 악화되는 경우를 가리킵니다. 다만 강박성 장애와 틱증, A군 연쇄상구균 감염병과의 관련성에 대한 논의는 여전히 진행 중이며, 확립된 질환 개념은 아닙니다. PANDAS라는 질환 개념이 제창된 시기는 1995년쯤입니다. 류마티스열의 주요증상에 시데남무도병(Sydenham chorea)이 있는데, A군 연쇄상구균 감염병 후에 시데남무도병 증상과 합치하지 않는 강박성 장애가 있음을 보고한 것이 최초입니다. 다음과 같은 진단 기준도 주장되고 있습니다.

① 강박성 장애 또는 틱증 존재(혹은 양측 존재)
② 발병이 사춘기 이전일 것
③ 일시적 악화가 있을 것(episodic course of symptom severity)
④ A군 β연쇄상구균 감염과의 연관이 있을 것
⑤ 관련된 신경학적 이상소견을 합병할 것

현시점에서 분명한 것은 다음 세 가지입니다.

① A군 연쇄상구균 감염병이 강박성 장애나 틱증의 악화인자 중 하나라는 것
② PANDAS의 진단 기준을 충족해도 스테로이드나 혈장 교환, 면역글로불린 투여 등의 면역조절 치료를 해서는 안 된다는 것
③ 류마티스열과 달리 항생제에 의한 2차 예방은 불필요하다는 것

한편 다음 3가지에 대해서는 논의가 분분합니다.

① PANDAS가 강박성 장애, 틱증과 확연히 다른 질환인가의 여부

② A군 연쇄상구균 감염병과 PANDAS에 명백한 관련성이 있고, 그 밖의 강박성 장애나 틱증의 악화인자 중에서 A군 연쇄상구균 감염병만을 특별한 악화 인자로 생각해야 하는지 여부

③ PANDAS를 자가면역질환으로 간주해야 하는지 여부

아직 논란의 여지가 있는 질환이지만, PANDAS라면 항생제 치료로 신속하게 증상이 호전될 수 있으므로 PANDAS를 의심할 경우에는, 이미 A군 연쇄상구균 치료 후라도 다시 항생제로 치료합니다. 항생제는 첫 치료와 동일해도 좋지만, PANDAS에서는 A군 연쇄상구균이 세포 내에 잠복 중인 것으로 판단하여 아지스로마이신을 권장하는 전문가도 있습니다.

文献

1) Pappas DE, Hendley JO, Hayden FG, et al. Symptom profile of common colds in school-aged children. The Pediatric infectious disease journal ; 27 : 8-11, 2008

2) Wald ER, Applegate KE, Bordley C, et al. Clinical practice guideline for the diagnosis and management of acute bacterial sinusitis in children aged 1 to 18 years. Pediatrics ; 132 : e262-280, 2013

3) Fernandes RM, Bialy LM, Vandermeer B, et al. Glucocorticoids for acute viral bronchiolitis in infants and young children. Cochrane database of systematic reviews : CD004878, 2010

4) Bisgaard H, Flores-Nunez A, Goh A, et al. Study of montelukast for the treatment of respiratory symptoms of post-respiratory syncytial virus bronchiolitis in children. American journal of respiratory and critical care medicine ; 178 : 854-860, 2008

5) Hartling L, Wiebe N, Russell K, et al. Epinephrine for bronchiolitis. Cochrane database of systematic reviews : CD003123, 2004

6) Hartling L, Bialy LM, Vandermeer B, et al. Epinephrine for bronchiolitis. Cochrane database of systematic reviews : CD003123, 2011

7) Patel H, Gouin S, Platt RW. Randomized, double-blind, placebo-controlled trial of oral albuterol in infants with mild-to-moderate acute viral bronchiolitis. The Journal of pediatrics ; 142 : 509-514, 2003

8) Smith SM, Schroeder K, Fahey T. Over-the-counter (OTC) medications for acute cough in children and adults in community settings. The Cochrane database of systematic reviews : CD001831, 2014

9) World Health Organization. Cough and cold remedies for the treatment of acute respiratory infections in young children. 2001

10) Paul IM, Beiler J, McMonagle A, et al. Effect of honey, dextromethorphan, and no treatment on nocturnal cough and sleep quality for coughing children and their parents. Archives of pediatrics & adolescent medicine ; 161 : 1140-1146, 2007

11) Cohen HA, Rozen J, Kristal H, et al. Effect of honey on nocturnal cough and sleep quality : a double-blind, randomized, placebo-controlled study. Pediatrics ; 130 : 465-471, 2012

12) Fashner J, Ericson K, Werner S. Treatment of the common cold in children and adults. American family physician ; 86 : 153-159, 2012

13) Bisno AL, Gerber MA, Gwaltney JM Jr, et al. Practice guidelines for the diagnosis and management of group A streptococcal pharyngitis. Infectious Diseases Society of America. Clin Infect Dis ; 35 : 113–125, 2002

14) McDonald M, Currie BJ, Carapetis JR. Acute rheumatic fever : a chink in the chain that links the heart to the throat? The Lancet infectious diseases ; 4 : 240–245, 2004

15) Excellence : NICE NIfHaC. Respiratory tract infections (self–limiting) : prescribing antibiotics. NICE clinical guidelines 2008.

16) Gerber MA, Baltimore RS, Eaton CB, et al. Prevention of rheumatic fever and diagnosis and treatment of acute Streptococcal pharyngitis : a scientific statement from the American Heart Association Rheumatic Fever, Endocarditis, and Kawasaki Disease Committee of the Council on Cardiovascular Disease in the Young, the Interdisciplinary Council on Functional Genomics and Translational Biology, and the Interdisciplinary Council on Quality of Care and Outcomes Research : endorsed by the American Academy of Pediatrics. Circulation ; 119 : 1541–1551, 2009

17) Shulman ST, Bisno AL, Clegg HW, et al. Clinical practice guideline for the diagnosis and management of group A streptococcal pharyngitis : 2012 update by the Infectious Diseases Society of America. Clinical infectious diseases : an official publication of the Infectious Diseases Society of America ; 55 : e86–102, 2012

18) Centor RM, Witherspoon JM, Dalton HP, et al. The diagnosis of strep throat in adults in the emergency room. Med Decis Making ; 1 : 239–246, 1981

19) McIsaac WJ, White D, Tannenbaum D, et al. A clinical score to reduce unnecessary antibiotic use in patients with sore throat. CMAJ ; 158 : 75–83, 1998

20) McIsaac WJ, Kellner JD, Aufricht P, et al. Empirical validation of guidelines for the management of pharyngitis in children and adults. JAMA ; 291 : 1587–1595, 2004

21) Kaplan EL. The group A streptococcal upper respiratory tract carrier state : an enigma. J Pediatr ; 97 : 337–345, 1980

22) Brink WR, Rammelkamp CH Jr, Denny FW, et al. Effect in penicillin and aureomycin on the natural course of streptococcal tonsillitis and pharyngitis. Am J Med ; 10 : 300–308, 1951

23) Kaplan EL, Rothermel CD, Johnson DR. Antistreptolysin O and anti–deoxyribonuclease B titers : normal values for children ages 2 to 12 in the United States. Pediatrics ; 101 : 86–88, 1998

24) Johnson DR, Kurlan R, Leckman J, et al. The human immune response to streptococcal extracellular antigens : clinical, diagnostic, and potential pathogenetic implications. Clin Infect Dis ; 50 : 481–490, 2010

25) Kaplan EL, Gooch IW, Notario GF, et al. Macrolide therapy of group A streptococcal pharyngitis : 10 days of macrolide therapy (clarithromycin) is more effective in streptococcal eradication than 5 days (azithromycin). Clin Infect Dis ; 32 : 1798–1802, 2001

26) Tack KJ, Hedrick JA, Rothstein E, et al. A study of 5–day cefdinir treatment for streptococcal pharyngitis in children. Cefdinir Pediatric Pharyngitis Study Group. Arch Pediatr Adolesc Med ; 151 : 45–49, 1997

27) Pichichero ME, Gooch WM, Rodriguez W, et al. Effective short–course treatment of acute group A beta–hemolytic streptococcal tonsillopharyngitis. Ten days of penicillin V vs 5 days or 10 days of cefpodoxime therapy in children. Arch Pediatr Adolesc Med ; 148 : 1053–1060, 1994

28) Aujard Y, Boucot I, Brahimi N, et al. Comparative efficacy and safety of four–day cefuroxime axetil and ten–day penicillin treatment of group A beta–hemolytic streptococcal pharyngitis in children. Pediatr Infect Dis J ; 14 : 295–300, 1995

29) Dajani AS. Pharyngitis/tonsillitis : European and United States experience with cefpodoxime proxetil. Pediatr Infect Dis J ; 14 : S7–11, 1995

Chapter 4

소아의 원인불명 발열에 대한 접근 fever without source

POINT

- 월령 별 work up 시작기준을 이해한다.
- 중요한 문진사항은 「sick contact」 「예방접종력」. sick contact은 바이러스 감염의 'rule in'에, 예방접종력은 세균 감염병의 'ride out'에 도움이 된다.
- Hib 백신, 소아용 폐렴구균 백신의 유효한 접종 회수는 2회이다.
- 소아의 침습성 폐렴구균 감염병은 일단 감소했으나 다시 증가 경향이므로 예방접종력을 과신해서는 안 된다.

'fever without source' 개념은 소아청소년과 의사에게 있어 영원한 주제입니다. 'fever without source'란 「전신 상태에 문제가 없고 특이한 신체소견도 없는 영유아의 발열 예」를 말합니다. fever without source는 대부분 자연 경쾌하는 바이러스성 질환이지만, 중증 감염병의 초기 혹은 중증 감염병의 전구 상태로 여겨지는 occult bacteremia(잠재 균혈증)가 섞여 있을 수 있습니다. 이것을 어떻게 진단하고 (혹은 제외) 치료하느냐는 것이 이 질환 개념의 근본적인 사고입니다.

occult bacteremia는 전신 상태에 문제가 없는 영유아에서 혈액배양을 했더니 뜻밖에 양성으로 나온 균혈증을 말합니다. 균혈증이 없을 것 같은데, 혈액배양 결과 양성으로 나왔다는 뜻에서 "occult bacteremia"라는 이름이 붙었습니다.

여기에서 다룰 것은 어디까지나 「발열」 증상만 있는 소아이며, 상기도 증상을 동반하거나 구토, 설사 등 감염 포커스가 병력·신체소견에서 좁혀질 수 있는 것은 언급하지 않습니다. 또 축 늘어진 상태에서 진찰받은 경우도 일반적으로 풀·워크업(full work up, 뇌척수액검사를 포함한 열원 정밀검사) 대상이므로 여기서에서의 포인트는 「전신 상태가 좋은 3세 이하 소아의 발열」을 어떻게 대응할까에 대해서입니다.

여기에서는 소아 발열을 다음 세 가지 범주로 나누어 설명하겠습니다.

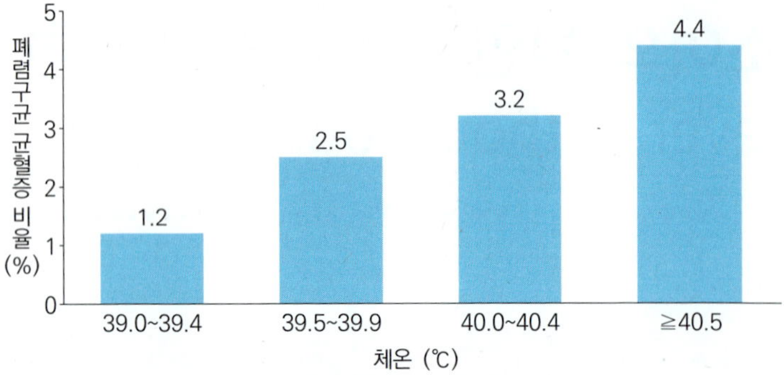

그림 4-1 | **체온과 폐렴구균 균혈증 관계[2]. 체온이 높아질수록 폐렴구균 균혈증의 위험 요인이 높아진다.**

① ~1개월　　② 1~3개월　　③ 3개월~3세

각각의 세균 감염병 위험도도 미묘하게 다르고 전신 상태가 좋다는 이유만으로 응급 외래에서 돌려보내서는 안 되는 고위험 그룹입니다. 접근법의 기본은 리스크 평가에 불과하지만, 「연령별 소견이나 검사 결과를 조합하면 x%의 확률로 중증 감염병을 배제할 수 있고, 치료하면 y%의 확률로 중증 감염병으로의 이행을 막을 수 있다」는 사고가 기본입니다.

먼저 면밀한 조사 대상이 되어야 할 체온은, 일반적으로 직장체온 38.0°C 이상으로 알려져 있습니다. 그러나 바쁜 응급 외래, 많은 환자가 몰려드는 일반 소아청소년과 외래에서 모든 발열 환자에게 직장체온을 측정할 수는 없기 때문에 대부분 겨드랑이 체온으로 판단합니다.

종종 응급실에서 「집에서는 열이 있었는데……」라고 호소하는 부모도 있습니다. 사실 세균성 수막염이나 균혈증 아동 63명 중 6명은, 집에서는 열이 있고 병원에서는 열이 없었다는 보고도 있습니다.[1] 부모 호소에 진지하게 귀를 기울이고 「열이 있었다」는 말을 믿고 열이 있는 것으로 대응합니다.

발열의 정도도 중요합니다. 열이 높아질수록 폐렴구균 감염 위험이 높아진다는 근거가 있습니다**(그림 4-1).**[2] 3개월 이하 유아에서는 직장체온 40°C 이상일 경우, 38%에서 심각한 세균감염이 발견되었다는 보고도 있습니다**(표 4-1).**[3]

POINT 고체온은 주의가 필요하다

3개월 이하는 38℃ 이상, 3~36개월은 39℃ 이상에서 워크업을 시작한다.

표 4-1 | 체온과 중증 세균 감염병의 관계[3)]

	>40℃	38~39.9℃
중증 감염병(SBI) 있음	35 (38%)	445 (8.8%)
SBI 없음	57 (62%)	4,742 (91.2%)
총수	92 (100%)	5,187 (100%)

※ SBI : 중증 감염병(serious bacterial infection)

해열제에 대한 반응은 바이러스 감염과 세균감염을 감별하는 판단 근거가 아닙니다.[4~8)] 「해열제로 열이 내리면, 바이러스 감염」이라고 판단하지 않도록 합시다.

POINT 해열제에 대한 반응

바이러스 감염과 세균감염 감별의 판단재료가 되지 않는다.

일본에서는 2009년에 Hib 백신이, 2010년, 2013년에 각각 7가, 13가의 소아용 폐렴구균 백신(PCV7, PCV13[*1] 이 도입되어 혈액배양 양성으로 나온 경우가 상당히 적어졌습니다.

일본보다 먼저 Hib 백신, 소아용 폐렴구균 백신이 도입된 미국에서는 소아 혈액에서 가장 많이 분리되는 균은 요로감염에 의한 대장균이며, 양성율도 오염균(contamination)과 비슷하게 떨어졌기 때문에[9)] 언제, 어떤 환자의 혈액을 배양해야 할지 매우 어려워지고 있습니다. 일본에서도 백신이 도입되면서 폐렴구균과 인플루엔자균의 위험 요인이 상당히 감소되고 있으므로, 미국의 현재 대응을 참고할 수 있습니다.

1 | 역학: 어떤 균이 혈액배양에서 검출되는가

Hib 백신이 도입되기 전인 1972년, 헤모필루스 인플루엔자균은 혈액배양 양성

*1 : PCV7 : 7-valent pneumococcal conjugate vaccine의 약자. 폐렴구균 7종류의 협막 Polysaccharide를 비활성화 디프테리아독소에 결합한 백신. 단백질과 결합시킴으로서 항원성·면역원성이 높아지고 유아에 대한 접종에서도 면역 형성이 가능해졌습니다. 기존 성인에게 접종되고 있는 23가 폐렴구균 백신으로는 면역계가 미숙한 2세 미만 유아에서 항체 응답이 부족하기 때문에, PCV7이 개발된 것입니다. 그러나 PCV7에 포함되지 않는 혈청형에 의한 감염병의 절대 수가 늘고 있어, 현재는 13가 혈청형을 커버하는 PCV13이 판매되고 있으며 2017년 1월 현재 15가 백신이 개발 중입니다.

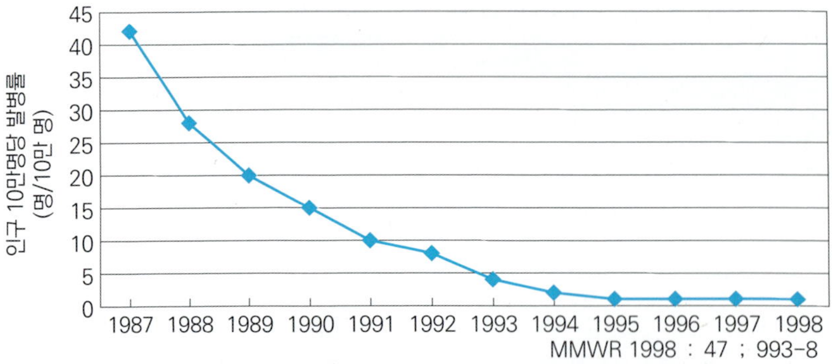

그림 4-2 | **미국에서 침습성 헤모필루스 인플루엔자균 감염병의 발병률 추이**[11)]
Hib 백신을 도입한 1988년 이후, 침습성 헤모필루스 인플루엔자균 감염병 발병률 격감

사례의 19%를 차지하였습니다. 그러나 Hib 백신 도입 후인 1998년이 되자, 응급 외래를 방문한 소아 환자 9,465명의 혈액배양에서 단 한 사례에서도 헤모필루스 인플루엔자균이 검출되지 않았습니다.[10)] 멸종이라 할만한 상태였습니다. Hib 백신 도입 후, 혈액에서 가장 많이 분리된 것은 폐렴구균으로, 혈액배양 양성 사례의 90% 전후를 차지하게 되었습니다. 때마침 PCV7이 등장하여 폐렴구균 감염병은 격감하였습니다. efficacy[*2]는 97%에 달합니다. 그 결과, 현재 미국에서 혈액배양으로 가장 많이 분리되는 균은 대장균입니다.[9)] Hib와 폐렴구균의 분리 상황은 **그림 4-2, 그림 4-3**와 같습니다.

일본에서도 **그림 4-4**처럼 폐렴구균, 헤모필루스 인플루엔자균에 의한 침습성 감염병은 감소경향입니다.

이상과 같이 폐렴구균과 헤모필루스 인플루엔자균의 예방접종은 매우 유효합니다.

*2 : efficacy와 effectiveness: 일본어로 이 두 가지는 같은 의미지만, efficacy는 엄밀한 조건하에서 얻을 수 있는 효능(실험실 레벨에서의 약효 등)을 의미하는 것이며, effectiveness는 현실적인 상황 하에서 얻을 수 있는 효과(임상현장에서 실제 얻을 수 있는 효과)를 의미합니다. 예를 들면 어떤 질환에 대해 유효성이 증명된 하나의 치료법이 있다고 합시다. 그 치료법의 이론적 유효성이 efficacy이고, 실제 현장에서 그 치료를 실시했을 때의 유효성이 effectiveness입니다. 즉 efficacy와 effectiveness의 근사성이 fidelity(충실도)이며 fidelity를 올리면 실제 치료로서 유효하다는 것입니다. 본문에서 PCV7의 efficacy와 effectiveness에 대해 언급했지만, 구체적으로는 PCV7 접종에 의해 폐렴구균으로의 이환 그 자체를 저하시키는 것이 'efficacy(발병 예방)'이고, 사망률 등의 예후를 호전시키는 효과가 'effectiveness(예방 효과)'입니다.

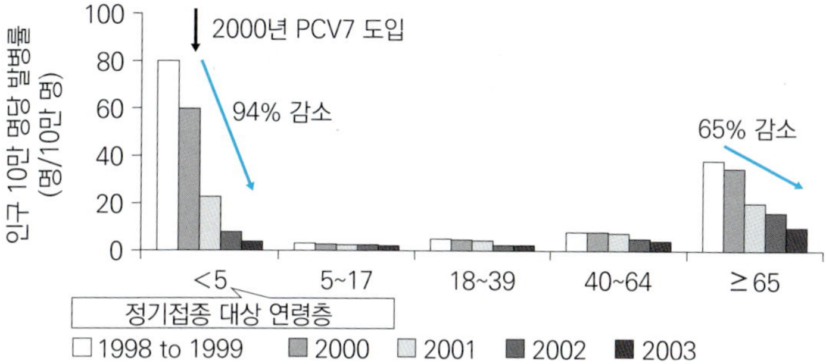

MMWR 54 (36) : 893, 2005

그림 4-3 | 미국에서의 PCV7 도입 전후에 연령·연차별 백신 혈청형주(血清型株)의 침습성 폐렴구균감염병 발병률[12]

정기접종 대상의 연령층에서 침습성 폐렴구균 감염병이 격감하고 있지만, 직접 PCV7을 접종하지 않은 고령자에서도 침습성 폐렴구균 감염병이 감소(=herd immunity 효과)

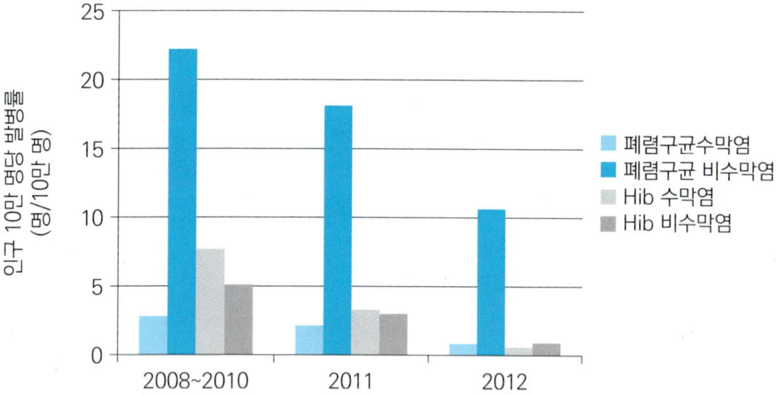

그림 4-4 | 일본의 소아기 침습성 세균 감염병 이환율(5세 미만 인구 10만명 당)[13]

2 | 1개월 미만 영아의 발열

신생아는 심각한 세균감염의 고위험 그룹입니다. 1개월 미만의 발열 영아를, 응급실에서 쉽게 돌려보낼 사람은 없을 것입니다. 모든 사례가 입원 및 검사 대상입니다.

POINT 생후 1개월 미만의 신생아

모든 예 입원, 검사 시행

이 고위험 그룹에서도 발열 원인의 대부분은 바이러스 감염병인데, 발열로 진찰받은 신생아의 약 12%에서 심각한 세균감염이 있다고 합니다. 주요 원인 병원체는 대장균, *L. monocytogenes*, B군 연쇄상구균입니다. 또 이 시기에 중요하고 치료 가능한 바이러스 감염병으로서, 신생아 헤르페스 감염병도 잊어서는 안 됩니다. 특히 모체에 음부헤르페스 등의 과거력이 있으면, 적극적으로 신생아 헤르페스 감염병을 의심합니다. 하지만 설령 모체에 단순헤르페스 감염이 있더라도 모체의 64%가 무증상이라고 알려져 있으므로, 신생아 헤르페스 감염병을 의심하기는 어려운 것입니다. PCR이나 아시클로버 항생제 치료 등의 진보에도 불구하고 최근 20년 동안 발병에서 치료까지의 기간이 별로 바뀌지 않은 점도 이 증거라고 할 수 있습니다.[14] 분만 시 단순 헤르페스에 이환된 경우는, 보통 출생 후 2~4주 정도에서(95% 이상에서 생후 3주까지) 증상이 현재화됩니다. 신생아 헤르페스 감염병은 예후가 불량한 질환이므로, 의심이 가면 아시클로버로 치료합니다. 참고로 신생아 헤르페스 감염병의 위험 요인은 다음 다섯 가지입니다.

❶ 모체가 음부헤르페스 시초이다(헤르페스 재활성화는 low risk).
❷ 모체의 단순 헤르페스에 대한 중화 항체가 저가이다.
❸ 파수(破水)한 후의 시간이 길다.
❹ 자연분만일 때이다(제왕절개에 비해 위험 요인이 높다).
❺ fetal scalp electrode(자궁 내 태아 심박을 모니터하기 위해 태아 두피의 아래 유치된 기구) 사용했을 때이다.

❺의 fetal scalp electrode를 필자는 본 적이 없습니다. 일본에서 사용하고 있는 시설은 아마 없을 것으로 생각됩니다.

위의 신생아 헤르페스 감염병의 위험 요인을 참고할 수는 있지만, 이것만으로 신생아 헤르페스 감염병의 유무를 결정하는 것은 무리입니다. 5년 동안 약 10,000명의 신생아가 입원한 미국 텍사스 소아병원 연구에 따르면[15], 신생아 헤르페스 감염병이 확인된 것은 이 중 10개 사례(파종성 병변 3개 예, 중추신경병변 3개 예, 피부, 눈, 구강병변이 4개 예)이므로, 극히 드문 질환이라는 것을 알 수 있습니다. 이렇게 드문 질환에 대해 100% 타율로 적절한 치료를 시작하는 것은 불가능합니다. 다소 타율은 낮아지더라도 어느 정도 의심이 들면 치료를 시작하는 치료적 관점이 필요합니다. 하나의 기준으로서, 헤르페스 바이러스 감염병 전문가인 David Kimberlin은 다음 5가지를 충족하면 아시클로버를 경험적으로 시작할 수 있다고 권고합니다.[16)]

❶ 피부에 수포가 있다.
❷ 경련이 있다.
❸ 간효소(AST, ALT) 상승이 있다.
❹ 패혈증을 시사하는 증상이 있다(저체온도 포함).
❺ 임상적 중증감염을 시사하는 소견이 있다.

위 논문에 대한 letter에서 Long[17)]은 상기에 다음 세 가지 조건을 추가로 제안했습니다.

❻ 뇌척수액 검사에서 단핵구 우위 증가를 볼 수 있다.
❼ 명확한 원인불명의 발열
❽ fetal scalp electrode 유치 부위에 일치한 홍반이나 화농성 병변이 있다.

위의 8가지 조건도 절대적인 것은 아니며, 기본적으로 의심되면 적절한 배양(구강·비인두·결막·직장의 면봉 배양, 피부의 수포·혈액·수액배양 혹은 PCR)을 이용해 아시클로버로 치료합니다. 중요한 것은 아시클로버의 중지 방법을 생각해두는 것입니다.

신생아기에 발병하는 SBI 증상과 소견은, 비특이적인 것이 많고 감염장기 특정이 곤란하기 때문에 모든 사례의 채혈, 혈액배양, 소변배양, 뇌척수액배양을 실시합니다. 3개월 미만 영아에서 심각한 세균감염을 추출하기 위한 Rochester criteria[18)]가 있는데, 이 Rochester criteria에 의해 저위험으로 분류되더라도 심각한 세균 감염병이 적잖이 있어(0.9~6%), 이것 역시 완벽하지 않습니다. 'Philadelphia criteria'[19)]나 'Boston criteria'[20)]등의 결과도 비슷합니다. 이 결과들로 볼 때 신체소견이나 검사를 하더라도 심각한 세균 감염병을 제외하기란 쉽지 않다는 것을 알 수 있습니다. 이것을 전제로, 현재 다음과 같은 검사와 치료전략을 취하고 있습니다.

- 전체 사례 입원
- 전체 사례 혈액배양, 소변일반검사, 소변배양, 수액검사, 수액배양

이 시기에서 혈산은 별로 참고가 되지 않습니다. 흉부 X선 사진도 호흡기 증상

이 없으면 의의가 부족하고, 변배양도 설사가 없으면 시행 의미가 없습니다. 이 월령에서 변배양이 필요한 경우는 *Salmonella* spp.가 감별로 거론될 경우입니다. 또 1개월 미만의 신생아는, RSV에 감염되었더라도 세균감염 가능성을 부정하지 않으므로 주의하십시오. 즉 RSV 감염이 있든 없든 세균감염의 위험은 변하지 않습니다. RSV 감염병은 원래 발열이 주체인 감염병이 아니라, 상기도 증상이 주체인 감염병이기 때문이라는 점도 이유 중 하나입니다.

POINT RSV 감염의 존재

1개월 미만 신생아에서만 세균감염 합병률이 낮아지지 않는다.

1개월 미만의 영아는 검사와 치료를 동시에 실시합니다. 12%에 심각한 세균감염이 있는 것으로 보고되었고 바이러스 감염과 세균감염을 감별할 수 있는 결정적인 방법이 없기 때문에, 모든 예가 항생제 투여 대상입니다. 주요 원인 병원체는 대장균, *L monocytogenes*, B군 연쇄상구균, 폐렴구균입니다. 이 시기는 주산기와 연관된 것이 많습니다. 이상의 그람 양성구균과 장내세균, 그리고 리스테리아를 커버하기 위해 다음과 같이 처방합니다.

전체 사례 항생제 투여 대상!

생후 0~7일	세포탁심 50 mg/kg/dose 8시간마다 + 암피실린 50 mg/kg/dose 8시간마다
생후 8~28일	세포탁심 50 mg/kg/dose 6시간마다 + 암피실린 50 mg/kg/dose 6시간마다
헤르페스 뇌염이 의심된다면	아시클로버 20 mg/kg/dose 1시간 동안 링거 8시간마다

흔히 신생아 패혈증의 경험적 치료로 「암피실린+겐타마이신」이라는 항균요법(regimen)이 소개되지만, 필자는 그다지 권하지 않습니다. 리스테리아나 B군 연쇄상구균을 상정했다면 좋은 선택지이지만, 대장균이나 Klebsiella 등의 장내세균이 감염을 일으켰을 경우 겐타마이신은 뇌척수액과 폐로의 이행성이 나빠서 수막염, 폐렴에 대한 치료 효과가 떨어지기 때문입니다.

또한 지역의 국부적 요인(local factor)이나 부모(특히 엄마)의 보균상태도 가미하지만, 해당 지역에서 ESBL을 생산하는 균이 많이 발생하는 경우에는 경험적 치료로 메로페넴을 검토하기도 합니다.

신생아 헤르페스 감염병 진단은 매우 까다롭고, 전형적인 수포나 발열이 나타나지 않는 경우도 있습니다. 1개월 이내 영아의 발열 시에는, 반드시 모친의 헤르페스 기왕력을 확인합니다. 음부헤르페스의 유무를 묻는 게 꺼려진다면 임신 중 검사, 치료제 등을 자연스럽게 엄마에게 확인하는 것도 좋은 방법입니다. 항생제에 반응하지 않을 때도 신생아 헤르페스 감염병을 의심할 수 있는 근거가 됩니다.

Boston criteria

생후 28~89일, 직장체온 38.0°C 이상의 영아에서 다음 조건을 만족시키면 '저위험(low risk)'으로 정의한다.

- 48시간 이내에 예방접종, 항생제를 투여하지 않았다.
- 탈수, 중이염, 피부·연부조직감염병, 골수염 소견이 없다.
- 외형적으로 전신 상태가 유지되고 있다(well-appearing).
- 전화로 즉시 병원 액세스가 가능하다.
- WBC < 20,000/μL
- 수액 세포수 <10/μL
- 뇨중 WBC < 10/HPF
- (촬영하면) 흉부 X선 사진상에 침윤영(浸潤影)이 없다.

Philadelphia criteria

생후 29~60일, 직장체온 38.2°C 이상의 영아에서 외형적 전신 상태가 좋고(well-appearing), 다음 조건을 만족시키면 'low risk'로 정의한다.

- WBC <15,000 / μL
- 간상핵구/분엽핵구 < 0.2
- 뇨중 WBC<10/HPF 동시에 그람염색 음성이다.
- 수액 세포수 < 8/μL 동시에 그람염색 음성이다.
- (촬영하면) 흉부 X선 사진 상에 침윤영이 없다.
- 대변에서 RBC 음성 및 WBC를 거의 확인할 수 없다.

표 4-2 | **급성질환 관찰 스케일(Acute Illness Observation Scales: AIOS)[24]**

	정상(1점)	중등증(moderate)(3점)	중증(severe)(5점)
우는 모습	• 힘차게 큰 소리로 움 • 불안한 기색 없고 울지 않는 상태	• 훌쩍훌쩍 움 • 흐느끼며 움	• 가냘픈 상태 • 신음소리 내며 움 • 날카로운 목소리로 움
양친에 대한 반응	• 곧바로 울음을 그침 • 안정된 모습이고 울지 않음	• 간헐적으로 큰 소리로 움	• 계속 움 • 거의 반응이 없음
자극에 대한 반응	• 깨어있음 • 자극에 바로 일어남	• 눈을 감고 있지만, 자극에는 쉽게 눈을 뜸 • 반복적인 자극에 깸	• 각성하지 않음
피부색	• 핑크	• 사지창백 • 말초 청색증	• 전신 청색증 • 대리석 모양
탈수 유무	• 피부, 눈은 정상이고 점막 습윤	• 피부와 눈은 정상이지만, 구강 내 경도 건조	• 피부 팽창은 저하, 안구 함몰, 피부 점막 건조
주위에 대한 반응	• 미소	• 약간 웃음	• 무반응

(10점 이하: well-appearing, 11~15점: ill-appearing, 16점 이상: toxic)

Rochester criteria

생후 60일 이하, 직장체온 38.0°C 이상의 영아에서 다음 조건을 만족시키면 'low risk'로 정의한다.

- 출생 주(週)수가 37주 이상이고, 엄마보다 오래 입원하지 않았다.
- 출생 후 건강상으로, 이상이 없다.
- 외형적 전신 상태가 좋고(well-appearing), 중이염, 피부·연부조직감염병, 골수염 소견이 없다.
- WBC 5,000~15,000/μL 동시에 간상핵수 < 1,500/μL
- 뇨중 WBC < 10 / HPF 동시에 그람염색 음성이다.
- (검사하면) 대변에 WBC < 5/HPF

이 세 가지 기준(criteria)에서 언급된 "well-appearing"의 정의는 **표 4-2**의 급성 질환 관찰 스케일에 근거합니다.

3 | 1~3개월 아이의 발열

출생 후 1개월이 지나면 위험 요인이 다소 내려가 모든 사례가 입원·풀 워크업 대상은 아니지만, 이 그룹에도 고위험 증례가 숨어 있습니다. 「모든 사례의 입원, 워크업(work up), 항생제 투여」로 정해져 있는 신생아 발열과 비교하면 임상 능력이 요구됩니다.

Rochester criteria[18]에서 저위험군으로 판단되면 심각한 세균감염은 98.9% 제외할 수 있습니다. Boston criteria[20]의 경우는 저위험군 5.4%에서, Philadelphia criteria[19]경우는 8.7%에서 심각한 세균감염이 발견되었습니다. 이들 판단 기준에서는 전신 상태가 양호하고 동시에 검사소견 상 백혈구, 간상핵호중구수, 소변검사, 척수액검사, 그람염색 음성, 흉부X선 사진 정상, 대변의 호중구수 증가 없음 등 모든 검사에서 이상이 없는 경우를 저위험(low risk)으로 정의하고 있습니다. 그럼에도 1.4~8.7%라는 심각한 세균감염이 숨어 있기 때문에, 기본적으로 1개월 미만 신생아에 대한 관리 대응과 크게 다르지 않습니다.

> 모든 사례 혈산, 혈액배양, 소변 일반검사, 소변배양

신생아와 다른 점은 다음 세 가지입니다.

> - 모든 사례가 입원 대상이 아니라는 점.
> - 혈산을 시행하는 것
> - 뇌척수액 검사는 루틴이 아니라는 점

물론 호흡기 증상이나 설사가 없다면, 흉부X선 사진이나 변배양이 불필요한 것은 신생아와 같습니다. 뇌척수액 검사의 실시 여부는 의견이 나뉩니다.

이 연령층 발열 아기의 세균성 수막염 빈도는 4.1/1000명입니다. 증상·신체소견이나 백혈구수 등도 세균성 수막염의 진단과 제외에 유효성이 낮은 점을 알고 있습니다. 그러나 많은 전문가들은 뇌척수액 검사 시행을 권고하고 있습니다.

POINT

뇌척수액 검사는 하는 것이 좋다(expert opinion).

표 4-3 | 항생제 치료의 적응 기준

- WBC ≧ 15,000/μL 또는 ≦ 5,000/μL
- 간상핵/호중구의 비율이 0.2 이상
- dipstick test에서 아질산염 또는 백혈구가 양성
- 뇨중 백혈구 ≧ 5/HPF 또는 뇨그람염색 양성
- 뇌척수액 검사에서 WBC ≧ 8/μL 또는, 뇌척수액 그람 양성
- 흉부X선 사진에 침윤영 있음
- 대변 중에 WBC ≧ 5/HPF

표 4-4 | 1~3개월 아이의 대응 정리

- 검사 결과 이상이 없으면,
  세프트리악손 50 mg/kg/dose로 귀가. 24시간 이내에 재진
  뇌척수액 배양을 시행하지 않는다면, 항생제 처방 없이 귀가. 24시간 이내에 재진
- 검사(일반채혈, 소변검사, 뇌척수액검사)결과 이상이 나온다면, 입원 후 세프트리악손 50 mg/kg/dose, 24시간마다(수막염이 의심될 때 50 mg/kg/dose, 12시간마다)

생후 1개월 미만 신생아의 경우 바이러스에 감염되었어도 세균감염을 부정할 수 없었으나, 생후 1개월이 넘으면 세균감염의 가능성을 낮출 수 있습니다. 2004년 보고에 따르면 RSV 음성군에서 세균감염병이 11.7%로 나타난 반면, 양성군에서는 5.5%였다는 보고가 있었습니다(이 세균감염은 대부분 요로감염입니다).[21] 생후 1개월 이후 바이러스 감염이 있으면 세균감염 위험 요인은 감소하는 것으로 알려져 있습니다. 그러나 이 보고에서도 알 수 있듯이 바이러스 감염이 있었을 경우 세균감염의 가능성은 감소하지만, 완전히 부정하는 것은 위험할 것으로 생각됩니다.

검사소견이 모두 음성이었을 경우, 재검진의 필요성을 부모에게 충분히 설명하여 24시간 이내의 재진을 조건으로 귀가시켜도 무방할 것입니다. 귀가 시에는 세프트리악손 50 mg/kg를 주사합니다(모든 배양을 채취했다는 것이 전제입니다). 만약 뇌척수액검사를 하지 않았을 경우, 항생제를 처방해서는 안 됩니다. 발열이 지속될 경우, 혈액배양이나 뇌척수액배양에서 원인 병원체를 동정할 수 없기 때문입니다. 3개월 된 발열 아이를 항생제 없이 귀가시키는 일이 두렵다면, 배양에 더욱 만전을 기하도록 합시다.

뇌척수액 검사를 통해 occult bacteremia가 나온 경우, 요추천자가 세균성수막염의 원인이 될 수 있으므로[22,23] 요추천자를 했을 때는 항생제를 투여하는 것이 좋다고 생각합니다. 만약 검사에 이상이 있다면 항생제 적응 및 입원 대상입니다(**표 4-3,4**).

4 | 3~36개월(3세) 아이의 발열

3개월이 지나면 다소 안심하고 진찰받을 수 있습니다. 사실 이 연령의 경우 전신 상태가 좋다면, 심각한 세균감염의 가능성은 상당히 낮아집니다. 따라서 work up 시작의 기준 체온이 3개월 이후에는 약간 다릅니다. 전신 상태가 좋고, 발열만 보이는 아이는 직장체온 39°C 이상일 때 work up을 시작합니다.

POINT

3개월이 지났다면, 39°C 이상에서 워크업 시작(직장체온)

39°C 이하였다면 안심하고 귀가시킬 확률은 높아지지만, 100% 안전하지 못합니다. 발열이 지속될 경우 48시간 이내에 재진을 받도록 지도합니다.

세균감염 비율이 toxic일 때 92%, ill-appearing일 때 26%, well-appearing일 때 3%로, 겉으로 보이는 모습은 중요합니다. 겉모습에 대한 평가는, 급성질환 관찰스케일(**표 4-2**)로 분류합니다.

well-appearing에서도 세균감염의 가능성이 3%라는 사실에서 알 수 있듯이, 전신 상태가 좋다는 것이 세균감염을 부정하는 것은 아닙니다. 세균감염인지 바이러스 감염인지 채혈로 판단하는 분이 많습니다. 그러나 민감도와 특이도에 대해 숙지하고 계신 분은 그리 많지 않을 것 같습니다. 예를 들면 백혈구는, 컷오프 기준이 15,000/μL일때 민감도 80~86%, 특이도 69~77%에 불과합니다. 반면 호중구의 절대수 ≧ 10,000/μL로 보면, 8%에서 세균감염(특히 *S. pneumonia*)이 발견된 것에 대해, 10,000/μL 이하에서는 0.8%로 1/10이었습니다.[2] 약간의 참고는 될 수 있지만, 야간 응급 외래에서는 분획까지 측정할 수 없는 경우가 많아 항상 사용할 수 있는 것은 아닙니다. 이 연령층 또한 검사나 항생제를 적응할 때 고민해야 할 대상입니다.

CRP의 결과 또한 비슷합니다. Pulliam등[25]은 SBI를 균혈증, 수막염, 요로감염, 폐렴, 화농성 관절염, 골수염으로 정의했습니다. CRP>7 mg/dL 이상에서 최대의 민감도, 특이도를 나타내고(민감도 79%, 특이도 91%), CRP<5 mg/dL에서 우도비 0.087로 SBI를 배제(rule out)할 수 있다며, CRP의 유효성을 주장하고 있습니다. 다만 이 논문은, 1~36개월 아이를 대상으로 한 연구이자 신체소견 상 열원을 알 수 없던 경우로 한정되어 있습니다. 상기도 증상이 있거나 소견 상 폐렴이 확실하게 의심되거나 중이염이 있거나 인후염이 있는 경우는 제외되었습니다. 또 항생제가

선행투여된 경우도 제외되었습니다(혈액배양 양성 가능성이 적기 때문입니다). 이른바 'fever without source' 아이에 한정된 조사였던 것입니다.

Isaacman[26]등은 fever without source 3~36개월 소아에서 CRP의 컷오프를 4.4 mg/dL로 하면 민감도 63%, 특이도 81%, ANC (absolute neutrophil count)의 컷오프를 10,600/μL로 하면 민감도 69%, 특이도 79%, WBC의 컷오프를 17,100/μL로 하면 민감도 69%, 특이도 80%였다고 보고했습니다. 또 WBC 17,100/μL 이상, 혹은 CRP 3.1 mg/dL 이상 중 어느 하나를 충족했을 경우 민감도는 76%까지 상승하지만, 특이도는 58%로 저하, ANC 10,500/μL이상 혹은 CRP 3.1 mg/dL 이상 중 어느 하나를 충족했을 경우 민감도 79%, 특이도는 50%로 CRP나 WBC는 민감도와 특이도 모두 불충분하다고 했습니다.

이들 논문에 의하면 'fever without source' 환아에서 CRP를 계측하여(물론 혈액배양도) CRP가 높으면, 세균감염(특히 occult bacteremia)을 의심하여 빈틈없이 워크업을 실행하는 전략은 성립될 것 같습니다. 이는 fever without source 아이의 세균감염에 대한 평가가 어렵기 때문에 CRP를 진단하는데 「일조」할 수 있다는 의미로서, 절대적인 것은 아닙니다. CRP가 음성이더라도 occult bacteremia는 부정할 수 없습니다. 이점은 가이드라인에서도 다양한 판단 기준(criteria)에서도 강조되고 있습니다.[7,18,20]

POINT

CRP가 높으면 열원을 알 수 없는 아이에서만 세균감염 가능성이 높아진다. 열원이 분명하지 않고 CRP가 높으면, 혈액배양 2세트, 뇨배양, 경우에 따라서는 뇌척수액배양도 해야 한다. CRP가 음성이라고 하여 세균감염을 부정해서는 안된다.

주의해야 할 것은 세균성 장염, 중이염, 상기도염, 비특이적 피부발진 증세가 나타난 경우에도, 요로감염 존재가 부정되지 않는다는 점입니다. 이들의 감염 포커스가 발견되었어도 2.7~3.5%에서 요로감염이 존재했다는 연구/국가가 있습니다. 장염이나 중이염, 상기도염일 때 요로감염을 의심하는 것은 어렵지만, 적어도 초진 시에 장염이나 중이염으로 진단하여 재진할 때 해열되지 않는 경우에는 요로감염을 새롭게 감별에 포함시키도록 합니다.

백혈구와 CRP는 나름 유효하지만, 기대했던 만큼 도움이 되지 않습니다. 보다 유효한 것에 두 가지가 있습니다. ① sick contact ② 예방접종력입니다.

sick contact의 중요성은 두말할 필요도 없습니다. 소아의 경우 바이러스 감염병

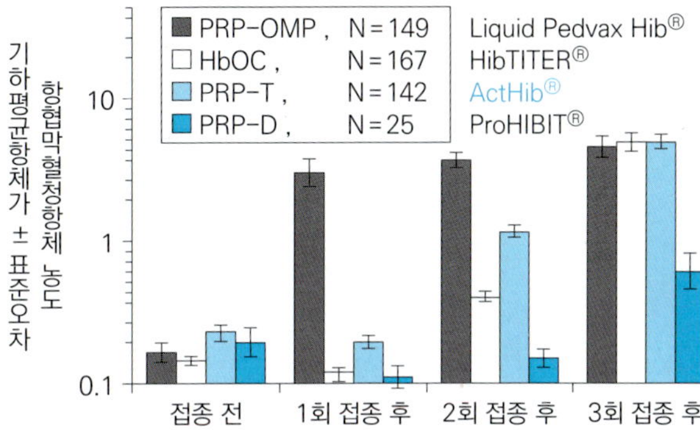

그림 4-5 | **Hib 백신 접종 후 항체가 상승**[29)]

이 차지하는 비율이 매우 높기 때문에, 바이러스 감염병의 노출력과 잠복기를 알아두는 것이 대단히 중요합니다. 증상과 노출력, 잠복기가 합치된다면 그것만으로도 거의 진단이 내려지기도 합니다.

sick contact가 바이러스 감염병의 'rule in'에 도움되는 것에 반해 ②의 예방접종력은 세균 감염병의 'rule out'에 도움됩니다.

예방접종의 강력한 효과에 대해서는 앞장에서 설명했습니다. 구체적으로 몇 회 정도 접종해야 할까요? 각국 가이드라인에 위험 요인 없는 접종 횟수에 대한 언급은 없지만, 몇 가지 시사하는 데이터는 있습니다.

그림 4-5는 Hib 백신 접종 후의 항체가를 보고 있습니다. HbOC타입 외의 백신일 경우 2회 접종으로 유효한 항체가로 여겨지는 1 μg/mL를 초과하여 2회 접종으로 충분한 항체가를 얻을 수 있습니다. 일본에서 사용되는 악티브®는 PRP-T타입의 백신이므로, 역시 2회 접종으로 충분한 항체가의 상승을 기대할 수 있습니다.

세계 각국의 예방접종 스케줄을 보면**(표 4-5)** 핀란드, 노르웨이, 이탈리아에서는 생후 1세까지의 예방접종 스케줄이 2회로 구성되어 있습니다. 이들 유럽 국가에서도 침습성 헤모필루스 인플루엔자균 감염병은 거의 발견되지 않았으며, 이 스케줄로도 충분한 예방효과가 있다는 것이 이미 입증되었습니다. 요컨대 Hib백신은 2회의 접종으로 예방효과를 얻을 수 있을 것이라 생각합니다.

다음은 폐렴구균에 대해 검토하겠습니다. PCV9 (9가의 소아용 폐렴구균 백신) 접종 후, 항체가 상승에 대해 검토한 논문이 있습니다.[30)] 이 논문에 따르면, PCV9를 2회 접종하면 유효한 항체가로 간주되는 0.2 μg/mL을 초과하므로 이론상으로는 2회의 접종으로 충분한 예방효과를 기대할 수 있습니다. 이탈리아, 벨기에, 노

표 4-5 | 세계 각국의 Hib 백신 스케쥴

국가	스케쥴(숫자는 생후)
WHO	3 doses with DTP (booster dose는 권장되지 않음)
미국	2 , 4 , 6 , 12~15
핀란드	4 , 6 , 14 ~ 18 (PRP-T)
영국	2 , 3 , 4 , 12
노르웨이	3 , 5 , 12 (PRP-T)
이탈리아	3 , 5 , 11~12 (HbOC)
칠레, 브라질, 콜롬비아	2 , 4 , 6 (HbOC , PRP-T)

표 4-6 | 세계 각국의 소아용 폐렴구균 백신 스케쥴

국가	스케쥴(숫자는 생후)
WHO	3 doses with DTP (booster dose 없음) 또는 생후 6개월까지 2회, 9~15개월에 booster를 1회
미국	2 , 4 , 6 , 12~15
이탈리아	3 , 5 , 11~13
벨기에	2 , 4 , 12
노르웨이	3 , 5 , 11~12
네덜란드	2 , 3 , 4 , 11
영국	2 , 4 , 13

르웨이, 영국 등의 경우 1세까지의 접종 횟수가 2회입니다(**표 4-6**). 종합적으로, 소아용 폐렴구균 백신도 2회의 접종으로 충분한 예방효과를 얻을 수 있다고 생각합니다.

POINT

① Hib 백신과 소아용 폐렴구균 백신을 2회 접종 시, 예방효과가 있는 것으로 추정된다.

② 중요한 문진사항은 「sick contact」 「예방접종력」이다. sick contact은 바이러스 감염의 'rule in'에, 예방접종력은 세균 감염병의 'rule out'에 도움이 된다.

fever without source에서 구체적으로 염두에 둬야 할 질환은 발병 빈도로 볼 때 요로감염, occult bacteremia, 폐렴 세 가지입니다.

fever without source는 포커스가 불확실한 발열인데 왜 폐렴이 포함되어 있는지 의아해 하시는 분이 계실 겁니다. 보통 폐렴이라면, 무엇인가 호흡기 증상을 볼 수 있기 때문입니다. 그러나 소아에게는 'occult pneumonia'라는 질환 개념이 있습니다. 소아에서는 호흡기 증상이 없어도 X선을 사용하면 폐렴이 발견된다는 것입니다. 3개월 이하의 아이는 호흡기 증상이 없으면 흉부 X선 사진이 필요없지만, 3개월 이상의 아이가 열원이 불분명하면서 직장체온 39℃ 이상일 때는 폐렴 확률이 올라가므로 흉부 X선 사진이 필요합니다.[31)]

몇몇 연구에서 「세균 감염병 초기에 경구 항생제를 처방하면 심각한 합병증을 예방할 수 있지 않을까?」라고 검토 중이지만, 그 효과에는 의문이 듭니다.[32,33)] 「왠지 불안해서」라는 이유만으로 항생제를 처방해서는 안 됩니다. 「항불안제」로 사용된 항생제 때문에 배양이 음성화되고 진단이 늦어지는 경우도 많습니다. 안이하게 항생제를 처방하지 않도록 합니다.

실제 일본보다 먼저 백신이 도입된 외국의 경우, 혈액배양이 양성으로 나온 감염병 빈도가 매우 낮아서 주의 깊게 경과 관찰하는 것이 기본 전략입니다. 일본도 소아용 폐렴구균 백신, Hib 백신이 도입된 지 몇 년이 흘러, 이들 세균으로 인한 감염병 위험 요인이 상당히 감소하였습니다. 그러나 폐렴구균과 관련하여 후술할 serotype replacement가 발생하여 때때로 폐렴구균 균혈증을 마주할 때가 있습니다.

예방 접종력을 확인하여 Hib 백신 또는 소아용 폐렴구균 백신 중 어느 하나가 미접종이라면, 혈액검사·혈액배양을 실시하여 치료개입을 검토합니다. 치료개입을 하지 않을 경우에도 다음날 반드시 재진을 받게 하는 전략이 가장 안전하고 현실적입니다. 다행히 일본은 외래 접근성이 매우 좋기 때문에, 꼭 이 장점을 살려서 자주 외래를 찾도록 합시다. fever without source의 대응방법을 **그림 4-6**에 정리했습니다.

혈액배양이 양성으로 나왔을 경우, 원인 병원체가 폐렴구균인지 아닌지에 따라 관리가 크게 달라집니다. 혈액배양이 양성일 경우, 가장 먼저 해야 할 일은 세균검사실로 향하는 것입니다. 그리고 그람염색으로 「폐렴구균 같은 협막을 가진 그람양성 쌍구균인지 아닌지」를 확인하십시오. 균혈증의 원인이 폐렴구균이고 환자의 전신 상태가 좋다면, 외래치료도 가능합니다. 이미 입원하여 암피실린이나 세프트리악손으로 치료 중이라면, 균명과 감수성 결과가 확정될 때까지 그대로 항생제 치료를 유지합니다. 페니실린 혹은 제3세대 세팔로스포린을 사용하고 있는데 해열되지 않는 경우는 뇌척수액검사 적응입니다.

환자가 일단 귀가 상태이면서 원인 병원체가 폐렴구균일 경우에는 재진을 받고, 해열되고 전신 상태가 좋다면 혈액배양을 재검사하여 세프트리악손 주사와 경구항생제(아목시실린 90 mg/kg/day 1일 2회)를 처방하여 외래 추적검사를 할 수 있습니다. 반드시 입원할 필요는 없습니다. 재진했을 때 해열되지 않았거나 혹은 전신 상태가 불안할 경우에는, 뇌척수액 천자가 필요하며 입원 치료를 시행해 주십시오. occult bacteremia라면 경구와 주사를 합쳐 7~10일 정도의 치료 기간으로 충분합니다.

혈액배양 결과가 폐렴구균 이외일 경우 즉, 헤모필루스 인플루엔자균 등의 그람 음성간균이나 B군 연쇄상구균이라면 기본적으로 입원 치료합니다.

occult bacteremia의 구체적 대응은 다음과 같습니다.

증례1 occult bacteremia를 의심하여 혈액배양 시행, 세프트리악손 시작. 폐렴구균 양성 해열되면 경구투여로 변경 가능. 치료 기간은 total 7~10일. 경구약의 투여량은,

PCG MIC < 0.06이라면, 아목시실린 40 mg/kg/일 1일 2회 경구

PCG MIC 0.06~2라면, 아목시실린 80 mg/kg/일 1일 2회 경구

PCG MIC > 2라면, 페니실린의 경구 치료는 곤란할 것으로 판단하여 정맥주사로 치료를 완수하거나 리네졸리드 사용을 고려. 감수성이 있으면 마크로라이드계 항생제(클래리트로마이신, 아지스로마이신), 클린다마이신, 레보플록사신 등도 대체약으로 가능.

증례2 occult bacteremia를 의심하여 혈액배양 시행, 세프트리악손 시작.

헤모필루스 인플루엔자균 양성

기본적으로 정맥주사에 의한 항생제 투여가 필요. 단,

① 환자의 전신 상태가 양호

② 치료에 대한 반응이 양호

③ 아목시실린 or 아목시실린·클라불란산 감수성

상기 세 가지를 모두 충족한다면, 아목시실린 80~100 mg/kg/day 혹은 아목시실린·클라불란산(아목시실린으로 90 mg/kg/day 1일 2회 경구) 경구약으로 변경 검토. 상기를 충족시키지 못하면, 정맥주사로 7~10일간 치료를 완수.

증례3 occult bacteremia를 의심하여 혈액배양 시행. CRP 0.4 mg/dL, WBC 8,900/μL. 항생제 투여 없이 귀가. 다음 날 폐렴구균양(様) 그람양성 연쇄상구균 양성. 재진한 환자는 해열 항생제 투여 없이 해열되었을 경우에도 9%에 지속균혈증이 있다고 하므로,[34] 혈액배양을 재검사하여 아목시실린 80~100 mg/kg/day 1일 2회 경구 처방 후 외래에서 경과 관찰한다.

증례4 occult bacteremia를 의심하여 혈액배양 시행. CRP 0.4 mg/dL, WBC 8,900/μL. 항생제 투여 없이 귀가. 다음 날 폐렴구균양(樣) 그람양성 연쇄상구균 양성. 재진한 환자는 발열 지속. 약 40%에 지속 균혈증이 있고 세균성 수막염의 합병율도 4.4%이므로[34], 혈액배양을 재검사하고 요추천자도 실시, 입원 치료가 바람직하다. 항생제는 제3세대 세팔로스포린이나 암피실린을 처방한다. 수막염 소견이 있다면 투여량은 수막염 양으로 해야하고, 아니면 표준 투여량으로 해도 괜찮다.

증례5 occult bacteremia를 의심하여 혈액배양 시행. CRP 0.4 mg/dL, WBC 8,900/μL. 항생제 투여 없이 귀가. 다음 날 헤모필루스 인플루엔자균(樣)의 그람 음성 간균 양성. 재진한 환자는 열이 내렸다. Hib에 관한 데이터가 없기 때문에 입원 후 제3세대 세팔로스포린 투여가 바람직하지만, 증례 2의 세 가지 조건을 충족한다면 경구약을 검토해도 좋다.

증례6 occult bacteremia를 의심하여 혈액배양 시행. CRP 0.4 mg/dL, WBC 8,900/μL. 항생제 투여 없이 귀가. 다음 날 헤모필루스 인플루엔자균(樣) 그람 음성간균 양성. 재진한 환자는 발열이 지속되었다. 당연히 요추천자를 포함한 work up을 실시하고 입원 치료가 필요한 상황이다. 이때 항생제는 제3세대 세팔로스포린 투여가 바람직하다.

지금까지 3세 이하에서 전신 상태가 좋은 발열 아기에 대한 대응을 기술했습니다. 전신 상태가 좋으면 역시 대부분 바이러스 질환인 경우가 많습니다. 그러나 전신 상태가 좋아도 심각한 세균감염이 존재할 경우가 드물지 않다는 점, 어떤 검사로도 쉽게 세균감염을 부정할 수 없다는 점을 이해하고 있다면 대응에 실수할 일은 적을 것입니다. 그리고 가장 중요한 것은 외래에서 집으로 돌려보낼 때 아무리 검사를 해도 세균감염을 부정하기 어렵다는 것, 때문에 24시간 이내에 재진이 필요하고 진찰했을 때 보다 상태가 더 나빠지면 즉시 재진을 받도록 보호자에게 설명하는 것입니다. 다음 외래로 능숙하게 「연결하는」 스킬이야 말로, 건강한 소아에게 감춰진 심각한 세균감염을 놓치지 않기 위해 가장 중요한 것입니다.

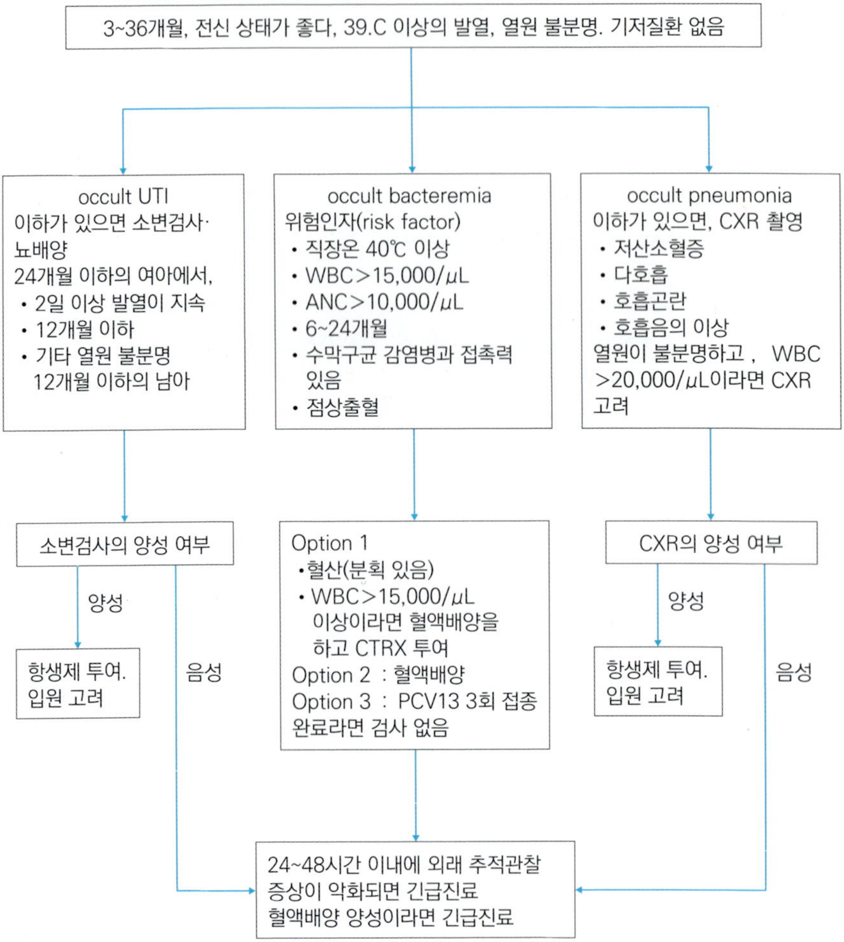

그림 4-6 | **fever without source의 관리(management)**

文献

1) Pantell RH, Newman TB, Bernzweig J, et al. Management and outcomes of care of fever in early infancy. JAMA ; 291 : 1203-1212, 2004

2) Kuppermann N, Fleisher GR, Jaffe DM. Predictors of occult pneumococcal bacteremia in young febrile children. Ann Emerg Med ; 31 : 679-687, 1998

3) Stanley R, Pagon Z, Bachur R. Hyperpyrexia among infants younger than 3 months. Pediatr Emerg Care ; 21 : 291-294, 2005

4) Torrey SB, Henretig F, Fleisher G, et al. Temperature response to antipyretic therapy in children : relationship to occult bacteremia. Am J Emerg Med ; 3 : 190-192, 1985

5) Yamamoto LT, Wigder HN, Fligner DJ, et al. Relationship of bacteremia to antipyretic therapy in febrile children. Pediatr Emerg Care ; 3 : 223-227, 1987

6) Baker RC, Tiller T, Bausher JC, et al. Severity of disease correlated with fever reduction in febrile infants. Pediatrics ; 83 : 1016-1019, 1989

7) Baker MD, Bell LM, Avner JR. The efficacy of routine outpatient management without antibiotics of fever in selected infants. Pediatrics ; 103 : 627-631, 1999

8) Huang SY, Greenes DS. Effect of recent antipyretic use on measured fever in the pediatric emergency department. Arch Pediatr Adolesc Med ; 158 : 972-976, 2004

9) Herz AM, Greenhow TL, Alcantara J, et al. Changing epidemiology of outpatient bacteremia in 3-to 36-month-old children after the introduction of the heptavalent-conjugated pneumococcal vaccine. Pediatr Infect Dis J ; 25 : 293-300, 2006

10) Lee GM, Harper MB. Risk of bacteremia for febrile young children in the post-Haemophilus influenzae type b era. Arch Pediatr Adolesc Med ; 152 : 624-628, 1998

11) CDC. Progress Toward Eliminating Haemophilus influenzae Type b Disease Among Infants and Children-United States, 1987-1997. MMWR Morb Mortal Wkly Rep ; 47 : 993-998, 1998

12) CDC. Direct and Indirect Effects of Routine Vaccination of Children with 7-Valent Pneumococcal Conjugate Vaccine on Incidence of Invasive Pneumococcal Disease-United States, 1998-2003. MMWR Morb Mortal Wkly Rep ; 54 : 893-897, 2005

13) 7価肺炎球菌結合型ワクチン（PCV7）導入が侵襲性細菌感染症に及ぼす効果：2012. IASR ; 34 : 62-63, 2013

14) Kimberlin DW, Whitley RJ. Neonatal herpes : what have we learned. Semin Pediatr Infect Dis ; 16 : 7-16, 2005

15) Caviness AC, Demmler GJ, Almendarez Y, et al. The prevalence of neonatal herpes simplex virus infection compared with serious bacterial illness in hospitalized neonates. J Pediatr ; 153 : 164-169, 2008

16) Kimberlin DW. When should you initiate acyclovir therapy in a neonate? J Pediatr ; 153 : 155-156, 2008

17) Long SS. In defense of empiric acyclovir therapy in certain neonates. J Pediatr ; 153 : 157-158, 2008

18) Jaskiewicz JA, McCarthy CA, Richardson AC, et al. Febrile infants at low risk for serious bacterial infection-an appraisal of the Rochester criteria and implications for management. Febrile Infant Collaborative Study Group. Pediatrics ; 94 : 390-396, 1994

19) Baker MD, Bell LM, Avner JR. Outpatient management without antibiotics of fever in selected infants. N Engl J Med ; 329 : 1437-1441, 1993

20) Baskin MN, O'Rourke EJ, Fleisher GR. Outpatient treatment of febrile infants 28 to 89 days of age with intramuscular administration of ceftriaxone. J Pediatr ; 120 : 22-27, 1992

21) Colditz GA, Brewer TF, Berkey CS, et al. Efficacy of BCG vaccine in the prevention of tuberculosis. Meta-analysis of the published literature. JAMA ; 271 : 698-702, 1994

22) Shapiro ED, Aaron NH, Wald ER, et al. Risk factors for development of bacterial meningitis among children with occult bacteremia. The Journal of pediatrics ; 109 : 15-19, 1986

23) Teele DW, Dashefsky B, Rakusan T, et al. Meningitis after lumbar puncture in children with bacteremia. The New England journal of medicine ; 305 : 1079-1081, 1981

24) McCarthy PL, Sharpe MR, Spiesel SZ, et al. Observation scales to identify serious illness in febrile children. Pediatrics ; 70 : 802-809, 1982

25) Pulliam PN, Attia MW, Cronan KM. C-reactive protein in febrile children 1 to 36 months of age with clinically undetectable serious bacterial infection. Pediatrics ; 108 : 1275-1279, 2001

26) Isaacman DJ, Burke BL. Utility of the serum C-reactive protein for detection of occult bacterial infection in children. Arch Pediatr Adolesc Med ; 156 : 905-909, 2002

27) Hoberman A, Chao HP, Keller DM, et al. Prevalence of urinary tract infection in febrile infants. J Pediatr ; 123 : 17-23, 1993

28) Shaw KN, Gorelick M, McGowan KL, et al. Prevalence of urinary tract infection in febrile young children in the emergency department. Pediatrics ; 102 : e16, 1998

29) Granoff DM, Anderson EL, Osterholm MT, et al. Differences in the immunogenicity of three Haemophilus influenzae type b conjugate vaccines in infants. The Journal of pediatrics ; 121 :

187–194, 1992

30) Goldblatt D, Southern J, Ashton L, et al. Immunogenicity and boosting after a reduced number of doses of a pneumococcal conjugate vaccine in infants and toddlers. Pediatr Infect Dis J ; 25 : 312–319, 2006

31) American College of Emergency Physicians Clinical Policies C, American College of Emergency Physicians Clinical Policies Subcommittee on Pediatric Fever. Clinical policy for children younger than three years presenting to the emergency department with fever. Ann Emerg Med ; 42 : 530–545, 2003

32) Jaffe DM, Tanz RR, Davis AT, et al. Antibiotic administration to treat possible occult bacteremia in febrile children. N Engl J Med ; 317 : 1175–1180, 1987

33) Rothrock SG, Harper MB, Green SM, et al. Do oral antibiotics prevent meningitis and serious bacterial infections in children with Streptococcus pneumoniae occult bacteremia? A meta-analysis. Pediatrics ; 99 : 438–444, 1997

34) Bachur R, Harper MB. Reevaluation of outpatients with Streptococcus pneumoniae bacteremia. Pediatrics ; 105 : 502–509, 2000

Chapter

5 호흡기 감염

소아에서는 발열과 함께 응급 외래를 찾는 가장 많은 원인은 호흡기 감염입니다. 그 중에서도 RSV에 의한 모세기관지염, 후두개염, 크룹, 그리고 폐렴 등은 종종 호흡부전에 이르러 치명적 상황을 초래할 수 있습니다. 여기서는 각각을 질환별로 서술하겠습니다. 먼저 기침 환자에 대해서입니다.

1 | 기침에 대한 접근

기침에는 급성 기침과 만성 기침이 있습니다. 급성과 만성의 경계는 문헌별로 다르지만, 이 책에서는 4주로 정의합니다.

급성 기침의 원인은 대부분 감염이나 알레르기성 질환으로 양성 질환이 다수를 차지하며, 자연적으로 완화되는 경우도 많습니다. 감별 질환은 **표 5-1**과 같습니다.

상기 질환의 감별은 비교적 용이하지만, 부비동염에서 기침이 지속되는 것은 비교적 간과되기 쉬우므로 주의하십시오(부비동염 항에서 상술).

만성 기침의 원인은 성인과 다릅니다. 소아는 ACE 길항제의 부작용, 폐암, 만성기관지염, COPD 등이 없기 때문에 성인과는 다른 접근이 필요합니다. 만성 기침의 감별 질환을 **표 5-2**에 제시합니다.

소아의 연령은 감별 질환을 생각하는 데 매우 중요한 요소입니다. 신생아에서는 선천성 질환이 대다수를 차지하지만, 영유아기 이후에는 대부분 천식, 부비동염, 지속성세균성기관지염(protracted bacterial bronchiti)입니다. 초진 시에 신생아 시기는 영상 진단의 역치(threshold value)를 낮추고, 영유아기 이후에는 비교적 흔한 질병인 천식, 부비동염, 지속성세균성기관지염을 염두에 두고 접근할 필요가 있습니다.

또 연령과 함께 「플러스 α」 증상도 감별 질환을 좁히는데 매우 도움이 됩니다(**표 5-3**).

드물게 외이(外耳)가 미주신경의 지배를 받고 있는 사람이 있습니다. 이 경우

표 5-1 | 급성 기침의 감별 질환

호흡기계 질환	부비동염, 상기도염, 크룹 증후군, 기관염, 기관지염, 모세기관지염, 폐렴, 기관지 천식, cough-variant asthma, 기도 이물질, 감염 후 기침
비호흡기계 질환	위식도 역류

표 5-2 | 만성 기침의 감별 질환

빈도	신생아기	영유아기	아동기(초등학생)
높다	• 선천성 이상(후두·기관연화증, 기관협착, 혈관고리) • 만성 폐 질환 • 오연(수유 과오, 위식도 역류, 신경근 질환) • 간접흡연	• 기관지 천식 • 부비동염 • 기관지염 • 지속성세균성기관지염 • 백일해 • 간접흡연	• 기관지 천식 • 부비동염 • 지속성세균성기관지염 • 알레르기성 비염 • 마이코플라즈마 폐렴 • 심인성/습관성 기침 • 간접흡연
낮다	• 클라미디아·트라코마티스 폐렴	• 기도 이물 • 알레르기성 비염	• 기침 천식
희귀	• 폐결핵 • 선모운동 기능 이상 • 낭포성 섬유증 • 선천성 면역결핍증 • 간질성 폐렴	• 폐결핵 • 기침천식 • 간질성 폐렴	• 폐결핵 • 간질성 폐렴 • 의원성(ACE 길항제 등)

표 5-3 | 주목해야 할 '플러스 α'의 증상 및 감별 질환

증상	감별 질환
천명, 아토피	기관지 천식
외이염	이성 기침
수면 중/기상 시에 악화	알레르기성 비염/급성 부비동염으로 인한 후비루
돌연 발병	기도 이물
습성 기침	지속성세균성기관지염, 낭포성 섬유증, 선모운동 이상, 면역 결핍증
발작성 기침	백일해
식사 중/식후에 악화	위식도 역류
신생아기에 발병	선천성 후두/기관/기관지 연화증, 위식도 역류, 후두열, 신경근 질환, 낭포성 섬유증, 선모운동 이상
brassy(쇳소리 같은) / barking cough(개 짖는 소리의 기침)	선천성 후두/기관/기관지 연화증
수면 중에 소실, honking cough (기러기 울음 같은 기침)	tic cough
건성 기침	간질성 폐렴
발열, 체중 감소	폐결핵, 기도 이물, 진균 감염, 기생충 감염
각혈	기관지 확장증, 폐내 공동병변(결핵, 폐농양), 심부전, Hemodiderosis(혈철증)

외이에 어떠한 자극이 있으면 기침 반사가 일어나, 만성 기침의 원인이 될 수 있습니다. 이것을 이성기침(otogenic cough)라고 합니다. 물론 치료는 외이의 자극을 제거하는 것입니다.

tic cough는 과거에 습관성 기침이라고 불렸던 것입니다. 일본에서의 조사결과는 없지만, 미국에서는 소아 만성 기침의 10%를 차지하는 것으로 알려져 있습니다.[1] 병원 진료 시에는 기침이 두드러지지만, 수면을 취할 때나 어떤 놀이에 열중하고 있을 때, 대화를 나눌 때나 식사 중일 때는 기침 증세가 나타나지 않는 것이 특징입니다. 기본적으로 다른 기질적 질환을 고려한 후의 제외진단입니다.

소아의 만성 기침에서 특히 중요한 것은, protracted bacterial brochiolitis (PBB: 지속성세균성기관지염)입니다. 최근 주목받고 있는 만성 세균 감염병으로, 기관지 천식과 자주 혼동되기도 합니다.

유아기 이후의 만성 기침으로 생명 예후로 연결되는 빈도는 매우 낮지만, 야간의 수면 장애, 심한 기침으로 인한 구토나 식욕 부진 등은 부모와 아이 모두에게 큰 부담이 됩니다. 특히 손쉽게 치료할 수 있는 부비동염이나 지속성세균성기관지염은 놓치지 않도록 하십시오.

POINT 만성 기침

빈도가 높고 치료 가능한 부비동염이나 지속성세균성기관지염은 놓치지 않도록 할 것.

2 | 부비동염

POINT

- 부비동염의 대다수는 바이러스성이며, 항생제는 필요 없다.
- 세균성 부비동염 진단은 임상 진단으로 실시한다. 채혈도 영상검사도 불필요하다.
- 영상검사는 합병증이 의심되었을 때만 실시한다.
- 항생제는 고용량 아목시실린이 제1선택. 광범위 항생제는 원칙적으로 불필요하다.

1 | 병태생리

출생 시에는 체골동과 상악동 양쪽이 존재하지만, 내부 공기가 있는 것은 체골동뿐이고 상악동 내에는 아직 충분한 공간이 없습니다. 상악동 내에 공간이 생겨 내부에 공기가 발견되는 시기는 대략 4세 정도부터입니다. 이어서 접형골동이 5세 정도까지 발달하고 마지막으로 전두동이 7~8살 무렵까지 발달합니다.

부비동의 발달 유무와 상관없이 부비동염은 전체 연령에서 발병할 수 있는 질환입니다.

세균성 부비동염이 갑자기 발병하는 것은 아닙니다. 보통 부비동 내에는 선모상피가 존재하고 선모상피가 점액을 생성하여 능동적으로 부비동에서 비강 내로 배출됩니다(점액선모 배출기전). 이런 상태에서는 세균이 부비동 내로 진입할 수 없지만, 바이러스성 비염이나 알레르기성 비염이 발병하면 염증이나 부종 때문에 이 점액의 배출 경로가 차단됩니다.

이 폐색기전으로 인해 부비동 내로 세균 침입이 용이해져, 2차적으로 세균성 부비동염이 유발됩니다. 세균성 부비동염이 발생하려면, 바이러스성 비염과 알레르기성 비염이 선행되어야 합니다.

POINT 세균성 부비동염

바이러스성 비염이나 알레르기성 비염이 없으면, 발병하지 않는다.

2 | 원인 병원체

상기도 상재균이 원인이므로, 폐렴구균과 헤모필루스 인플루엔자균 두 개가 부비동염 원인의 대부분을 차지합니다. *Moraxella catarrhalis*의 빈도는 다소 떨어집니다. 황색포도상구균이나 그 밖의 연쇄상구균(A군 연쇄상구균 등), 혐기성균 등은 소아에서 비교적 드뭅니다.

2000년 마쓰바라 선생의 데이터[2]는 일본에서의 부비동염 원인 병원체에 대한 역학적 데이터로 자주 인용되고 있습니다**(그림 5-1)**.

이 데이터를 보면, 폐렴구균과 헤모필루스 인플루엔자균이 거의 비슷한 비율로 80% 이상을 차지하고 있습니다. 미국 보고[3]에서는 폐렴구균이 30%, 헤모필루스 인플루엔자균과 모락셀라가 20%씩이므로, 일본에서 헤모필루스 인플루엔자균이 많이 검출되고 있습니다. 소아 상기도염에서는 5~13%의 비율로 급성세균성 부비동염을 합병합니다.[4]

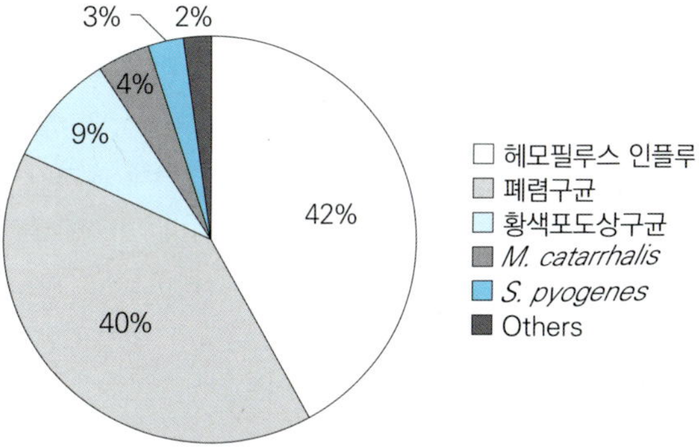

그림 5-1 | **일본의 부비동염 원인 병원체**[2)]

3 | 증상

세균성 부비동염의 증상은 다음 세 가지 패턴이며, 콧물이 두드러진 비염「감기」와의 감별이 중요합니다.

❶ 콧물이나 후비루, 주간 기침 등의 증상이「호전되지 않은 채」10일 이상 지속된다. 기침은 야간에 악화되는 경우가 많다(지속성 부비동염, persistent sinusitis).

❷ 39°C 이상의 발열과 농성 콧물이 최소 3일 이상 지속되며, 중증감이 있다(중증 부비동염 severe sinusitis).

❸ 처음에는 바이러스성 상기도염(제1상)이 있고, 치유되기 시작한 제6, 7병일쯤에 다시 38°C 이상의 발열이 발현되거나 주간에 기침, 콧물 등의 호흡기 증상이 악화된다(제2상)(악화된 부비동염, worsening sinusitis).

일반적인 상기도염은 코막힘이나 콧물, 기침 등의 감기 증상 발병 후 2~3일에 절정을 이루고, 이후「악화 경향 없이」유지 혹은 호전되는 것이 전형적입니다. 늦어도 1주일 이내에 호전 경향이 나타납니다.

그러나 1주일이 지나도 호전기미가 보이지 않을 때는 세균에 의한 2차 감염의 의심 근거가 됩니다. 당초 투명했던 콧물이 노래지거나 농성을 띨 경우「세균성 부비동염」으로 판단할 수 있는데, 그 변화는 오히려 바이러스성 상기도염의 자연스러운 경과입니다. 즉 투명→농성→투명 경과를 거치는 것은 결코 이상한 일이 아니므로 오해하지 않도록 합니다.

Chapter 5 호흡기 감염

4 | 진단

최상의 진단은 「부비동을 천자하여, 배양으로 10^4 이상의 콜로니(colony)를 검출」하는 것인데, 기저질환에 면역저하가 있어 원인 병원체 제거가 불가능하거나 후술할 합병증 문제가 없는 한, 거의 시행되지 않습니다. 만약 시행할 경우에는 그람염색은 물론 호기배양, 혐기배양, 진균배양도 시행합니다. 또 비강배양과 부비동염의 원인 병원체 사이에는 상관관계가 없으므로[3], 비강배양을 시행할 필요는 없습니다.

영상 검사는 원칙적으로 불필요합니다. Waters법이나 Caldwell법, CT등으로 부비동 내 액체 저류의 여부를 정확하게 검사할 수 있지만, 이런 영상 소견은 비특이적이며 영상으로 부비동의 염증을 시사하는 소견이 나타나더라도 바이러스성인지 세균성인지 알레르기성인지 원인까지 감별할 수는 없습니다. 영상으로 부비동염의 소견이 발견되더라도, 급성세균성 부비동염으로 치료할 것인지 아닌지는 최종적으로 임상 진단에 의존하고 있습니다. 따라서 영상은 기본적으로 불필요합니다.[5]

합병증[안와주위 봉와직염, 안와 봉와직염, 패혈증성 해면정맥동혈전증, 세균성수막염, 골막하농양을 동반한 전두골골수염(Pott's puffy tumor), 경막외농양, 경막하농양, 뇌농양]이 의심될 때는 조영 CT가 필요합니다.

POINT 합병증이 의심될 때만, 조영 CT를 시행한다.

합병증이 의심되지 않는다면 원칙적으로 영상 진단은 필요하지 않다.

Kristo등의 보고[6]에 따르면 부비동염의 합병증을 조사했던 11년간의 후향적 연구에서는 상기도 증상의 출현 후 평균 5.1일에 합병증(안와주위 봉와직염, 안와봉와직염, 안와농양)이 발병했으며, 장기적으로 상기도 증상이 지속된다 하여 반드시 합병증 위험 요인은 아닙니다. 즉 합병증이 일어날 때는 비교적 조기에 인정된다는 뜻입니다.

5 | 치료

급성세균성 부비동염으로 진단했을 때 가장 먼저 해야 할 일은, 「치료해야 할지 말아야 할지」를 판단하는 것입니다.

표 5-4 | AAP 가이드라인에 의한 급성세균성 부비동염 치료[3)]

적응	제1선택
지속성 부비동염	• 경과 관찰하고 3일 후 재진 • 처방할 경우에는, 아목시실린 45 mg/kg/day 1일 2회 경구투여
경증~중등증의 급성 세균성부비동염	4주 이내에 항생제 치료 이력이 없고, 집단 보육이 없으면 • 아목시실린 45 mg/kg/day 1일 2회 경구투여 지역에서 페니실린 저감수성 폐렴구균 비율이 10%를 넘는 경우 • 아목시실린 80~90 mg/kg/day 1일 2회 경구투여
중등도 이상의 부비동염, 2세 미만, 집단 보육 있음, 4주 이내의 항생제 치료 이력	• 아목시실린·클라불란산(아목시실린으로 80~90 mg/kg/day 1일 2회 투여, 최대량은 아목시실린으로 4 g/day)
페니실린 알레르기	아나필락시스 경우 • 세픽심+클린다마이신, 세픽심+리네졸리드 • 레보플록사신 20 mg/kg/day 1일 2회 경구투여(5세 미만), 10 mg/kg/day 1일 1회 투여(5세 이상) 아나필락시스 외 • 세프디니르 14 mg/kg/day 1일 1~2회 투여(최대량 600 mg/day) • 세프포독심 10 mg/kg/day 1일 2회 투여(최대량 400 mg/day) • Cefuroxime
경구섭취 불가능한 경우	• 세프트리악손 50 mg/kg/day 24시간마다

기본적으로 세균성 부비동염은 경증 감염이며, 대부분의 원인 병원체는 폐렴구균과 헤모필루스 인플루엔자균입니다. 빠짐없이 커버하려면 제3세대 세팔로스포린이나 암피실린·설박탐 등이 필요하지만, 고용량 아목시실린 경구투여로 거의 전체를 치료할 수 있습니다. 실제로 필자는 지금까지 아목시실린으로 치료하여 실패한 적이 없습니다.

필자가 추천하는 치료제

❶ 아목시실린 80~90 mg/kg/day 1일 2회 투여

❷ 세팔렉신 50 mg/kg/day 1일 3회 투여

❸ 아지스로마이신 10 mg/kg/day 1일 1회 투여 3일간

❹ 클린다마이신 30 mg/kg/day 1일 3회 투여(단, 헤모필루스 인플루엔자균, 모락셀라에 무효)

AAP 가이드라인[3)]의 권고에서도 제1선택 약제는 아목시실린입니다(**표 5-4**).

AAP의 권장에는 경구 제3세대 세팔로스포린으로 기재되어 있지만, 제3세대 경구 흡수율이 좋지 않아서 필자는 추천하지 않습니다. 어떤 이유로 아목시실린을 사용할 수 없는 경우에는 흡수율이 좋은 ❷, 혹은 지역의 안티바이오그램 나름이지만 폐렴구균에 대한 감수성이 80% 이상이라면 ❸, ❹를 권하고 싶습니다.

중증 페니실린 알레르기가 있고, 아지스로마이신도 클린다마이신도 감수성률이 낮다는 이유로 사용할 수 없는 경우에는 레보플록사신이 적응될 수 있습니다. 다만 향균 범위가 매우 넓고 소아에게 자주 사용할 수 없기 때문에 달리 다른 대체제가 없는 경우만으로 한정시켜야 합니다.

소아에 대한 근거가 제한적이므로 치료 기간은 성인의 부비동염 치료 기간에 준하여 10~14일입니다.

치료를 시작했을 때의 임상 경과에 대해서도 알아두면 환자나 부모에게 설명하는데 큰 도움이 됩니다. 부비동염일 때는 항생제 복용을 시작하여 대략 3~5일 정도 경과하면, 임상적 호전경향을 보입니다. 필자가 항생제를 처방할 때는 「약을 먹더라도, 오늘이나 내일 즉시 듣지 않습니다. 콧물이 줄고 푹 잘 수 있는 시기는 대략 3~4일 이후입니다」라는 설명을 덧붙입니다.

3 | 중이염

POINT

- 중이염 진단의 포인트는 「중이(中耳) 안에 삼출액 저류를 확인하는 것」이다.
- 원인 병원체는 호흡기 감염의 3대 집안(폐렴구균, 헤모필루스 인플루엔자균, 모락셀라)이다.
- 치료는 경과 관찰해야하며, 처방은 고용량 아목시실린으로 한다.
- 중이염을 진단하는 것보다 occult bacteremia와 요로감염의 가능성을 고려하는 것이 중요하다.

1 | 병태생리

급성 중이염의 호발 연령은 6개월~2세입니다. 약 80%의 소아가 3세까지 중이염을 한 번쯤 앓았던 것으로 알려져 있는 소아 특유의 감염질환 중 하나입니다.

드물게는 중학생 혹은 그 이상의 성인에서도 발생하는 경우가 있지만, 원인 병원체나 진단 치료 모두 소아와 크게 다르지 않습니다.

중이염은 이관(耳管)으로부터의 파급에 의해 발병합니다. 상기도 감염으로 비인두나 이관 점막에 울혈이 발생하여 이관 폐색이 발생합니다. 폐색되면 중이 안

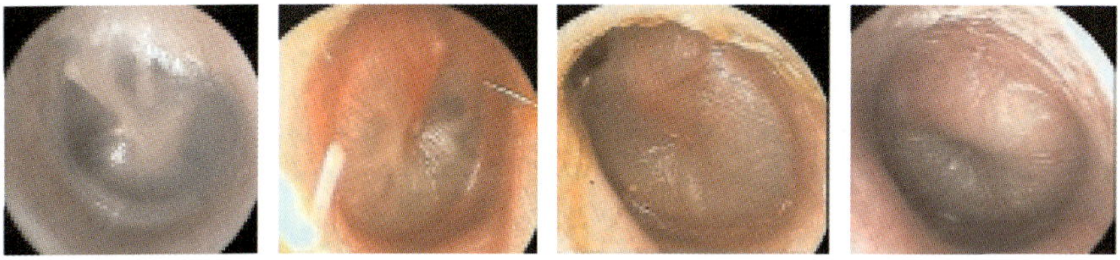

그림 5-2 | **중이염의 고막 소견**[7]
A: 정상 고막, B: 경도 팽륭한 고막, C: 중등도 팽륭한 고막, D: 중증 팽륭한 고막

쪽이 음압이 되고, 그 결과 중이의 분비물이 이관에서 배출할 수 없게 되어 중이 내에 저류합니다. 이곳에 이관을 경유하여 세균이나 바이러스가 도달하면, 중이 내에 저류된 액체가 배지(medium)가 되어 바이러스나 세균이 증식하고 쉽게 감염을 일으키게 됩니다. 특히 소아는 이관이 짧고 수평이기 때문에 중이염을 일으키기 쉽습니다.

참고로 모유 수유를 하면 원인 병원체가 되기 쉬운 균의 집락이 줄어들기 때문에 쉽게 중이염에 이환되지 않습니다.

2 | 증상과 진단

주소(chief complaint)가 이통(耳痛)이라면 진단은 비교적 용이하지만, 영유아에서는 종종 불쾌감이나 발열 등의 비특이적 증상으로 진찰받습니다. 고막 진찰을 소홀히 하면 진단할 수 없기 때문에, 항상 고막을 관찰하는 습관을 들이도록 합니다. 진단은 2013년에 개정된 AAP가이드라인[7]을 참고합니다. 아래 ❶~❸ 중 어느 하나를 인정할 수 있다면, 중이염으로 진단할 수 있습니다.

❶ 중등도에서 중증의 고막 팽륭(bulging)이 발견된다(**그림 5-2**의 C, D).
❷ 새로 발병한 이루(급성 외이도염으로 인한 이루는 제외)일 때이다.
❸ 고막의 경도 팽륭이 있고 48시간 이내에 발병한 이통, 또는 고막의 강한 발적 중 하나가 나타난다.

❶~❸의 모든 진단 기준에 삼출액의 저류가 필수, 라고 나와 있습니다. 고막이 팽륭하려면 삼출액이 중이 내에 저류해야 하며, 이루 또한 중이 내의 삼출액이 고막을 뚫고 나온 소견입니다. 가이드라인 본문에서도 삼출액 저류의 중요성을 강조

하고 있으며, 중이 내에 삼출액 저류가 없으면 급성 중이염으로 진단해서는 안 된다는 내용도 있습니다.

상기 진단 기준으로는 이해하기 어려우므로, 아래에 알기 쉽게 다시 정리합니다.

- 중이 내 삼출액 저류는 급성 중이염 진단에 필수이다.
- 중이 내의 삼출액 저류가 현저해진다면, 급성 중이염으로 진단할 수 있다.
- 이루가 새롭게 나온 경우도, 중이 내 삼출액의 현저한 저류를 반영하고 있는 것으로 판단, 급성 중이염으로 진단할 수 있다.
- 중이 내에 삼출액의 저류는 있으나 경도일 경우 이통이나 고막 발적이 있다면, 하나 합해 급성 중이염으로 진단할 수 있다.

감염병을 진단하기 위해서는 감염 장기를 명확하게 할 것과 미생물진단이 필요합니다. 다만, 중이염에서 미생물을 진단하는 것은 용이하지 않습니다. 고막을 천자하고 배양하는 수기는 이비인후과 의사만이 가능하고, 자연치유 가능성이 높은 질환의 모든 예에 고막 천자를 하는 것은 비현실적입니다. 그러므로 역학적으로 어떤 미생물이 원인이 되고 있는가에 대한 정보를 바탕으로 원인 병원체를 상정합니다.

3 | 원인 병원체

원인 병원체의 약 80%가 세균성, 20%가 바이러스성입니다. 중이염도 기도 감염병의 하나이므로 원인 병원체는 폐렴구균, 헤모필루스 인플루엔자균, 모락셀라가 대부분이며 이들만으로 세균성의 90% 이상을 차지합니다. 그 밖에 A군 연쇄상구균(외이의 파급에 의한)이 원인 병원체인 경우도 있습니다.

바이러스성은 주로 상기도 감염을 일으키는 경우가 대부분이며, RSV, 리노바이러스, 인플루엔자 바이러스, 아데노바이러스 등입니다.

4 | 치료

대부분의 중이염은 항생제를 사용하지 않아도 자연 치유되기 때문에, 어떤 환자에게 항생제가 필요할지 생각하는 것에서부터 중이염 치료는 시작됩니다.

무턱대고 중이염에 항생제를 처방하면, 내성균이 만연하게 될 수 있습니다. 실제 미국에서는 고용량의 아목시실린으로도 치유할 수 없는 페니실린 내성 폐렴구균으로 인한 중이염 빈도가 증가하여, 플루오로퀴놀론(레보프록사신)을 중이염에 처방할 수밖에 없는 증례가 늘고 있습니다. 항생제 처방으로 인해 환자에게 내성균을 만연시켜 오히려 나쁜 상황조차 초래할 수 있습니다.

Rovers 등의 보고[8)]에 의하면 항생제 처방의 혜택을 받는 경우는 ① 2세 이하 및 양측 중이염이 있는 경우(NNT=4), ② 이루를 동반한 급성 중이염이 있는 경우(NNT=3) 등 두 가지이며, 그 외의 조건 가령 편측 급성 중이염이라면 NNT는 17이 됩니다**(표 5-5)**.

또 이 연구에서는 항생제가 없어도 대부분의 경우 저절로 좋아지므로**(그림 5-3)**, 상기 두 가지 외에는 신중한 경과 관찰이 중요하다고 마무리하고 있습니다. 이 메타분석 결과에 따라 미국소아과학회의 중이염 치료 항생제 적응도 2004년에 비해 상당히 달라졌습니다**(표 5-6)**.

표 5-6에 「강한 증상」이라고 나와 있는데, 구체적으로 다음과 같은 증상을 가리킵니다.

> ❶ 전신 상태가 좋지 않은 경우(원문에는 toxic-appearing child라고 기재되어 있지만, 주관적이어서 판단이 어려움)
> ❷ 이통이 2일 이상 지속되고 있는 경우
> ❸ 39°C 이상의 발열을 수반하는 경우

간략하게 요약하면, 항생제 치료를 고려해야만 할 요주의 중이염은 다음 네 가지입니다.

> 급성 중이염에 대한 항생제 적응
> ❶ 2세 미만
> ❷ 증상이 강한 중이염(39°C 이상, 이통이 48시간 이상 지속된다, 전신 상태가 불량한 증례)
> ❸ 양쪽 중이염
> ❹ 이루를 동반한 것

항생제를 선택할 때는, 다음 두 가지가 중요합니다.

> ❶ 중이염은 자연 치유되는 경우도 있고, 경과 관찰이라는 옵션까지 존재하는 경증 감염병
> ❷ 원인 병원체 대부분이 폐렴구균

위 두 가지를 고려하면 초기부터 광범위 항생제를 시작하거나, 내성균을 걱정할 필요는 없습니다. 초기 치료에서 실패하더라도 나중에 다시 시작할 수 있는 감

표 5-5 | **급성 중이염 진단을 받은 환자에게 항생제를 처방했을 때의 Number Needed to Treat (NNT)**[8]

제3~7병일(病日)에 이통, 발열 또는 둘 다 있는 경우

	NNT	p value
2세 미만	7	
2세 이상	10	0.83
편측 중이염	17	
양측 중이염	5	0.021
2세 미만에서 양측 중이염	4	
2세 미만에서 편측 중이염	20	
2세 이상에서 양측 중이염	9	
2세 이상에서 편측 중이염	15	0.022
이루 있음	3	
이루 없음	8	0.039

제3~7병일에 이통만 있는 경우

	NNT	p value
2세 미만	9	
2세 이상	10	0.76
편측 중이염	34	
양측 중이염	5	0.005
2세 미만에서 양측 중이염	5	
2세 미만에서 편측 중이염	50	
2세 이상에서 양측 중이염	8	
2세 이상에서 편측 중이염	25	0.01

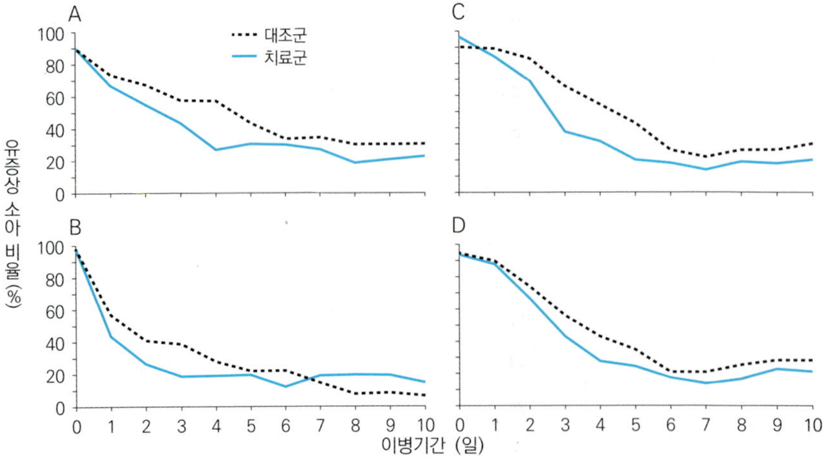

그림 5-3 | **소아의 급성 중이염 임상경과**[8]
A: 2세 이하에서 양측 중이염 있음; B: 2세 이상에서 편측 중이염 있음; C: 이루 있음; D: 이루 없음

표 5-6 | **급성 중이염의 초기 치료**[7]

연령	이루 동반 AOM	증상이 강한 AOM	이루 없는 양측 AOM	이루 없는 편측 AOM
6개월 이상 2세 미만	항생제	항생제	항생제	항생제 혹은 경과 관찰
2세 이상	항생제	항생제	항생제 혹은 경과 관찰	항생제 혹은 경과 관찰

AOM: Acute otitis media(급성 중이염)

표 5-7 | 중이염 치료

제1선택	아목시실린 90 mg/kg/day 1일 2회 경구투여
중증 혹은 아목시실린 치료가 실패했을 경우	아목시실린·클라불란산 (아목시실린으로 90 mg/kg/day 1일 2회 경구투여)
페니실린 알레르기 (아나필락시스 경우)	아지스로마이신 10 mg/kg/day 1일 1회 경구투여, 3일간 클래리트로마이신 15 mg/kg/day 1일 2회 경구투여 클린다마이신 30 mg/kg/day 1일 3회 경구투여 레보플록사신 20 mg/kg/day 1일 2회 경구투여(5세 미만), 10 mg/kg/일 1일 1회 경구투여 (5세 이상)
페니실린 알레르기 (아나필락시스 이외의 경우)	세파렉신 50 mg/kg/day 1일 3회 경구투여 세프트리악손 50 mg/kg/day 24시간마다

염병입니다. 따라서 가장 중요한 원인 병원체인 폐렴구균을 커버하면 되므로, 아목시실린이 제1선택입니다.

투여방법은, 중이에서의 높은 농도를 달성하기 위해 1일 3회가 아닌 1일 2회가 투여되므로 주의하십시오. 헤모필루스 인플루엔자균이나 모락셀라는 아목시실린 단독으로 불충분하지만, 기본적으로 중이염은 자연히 호전되는 질환이기 때문에 아목시실린으로 충분합니다(경증이라면, 대증치료만으로 경쾌된 경우가 많음). 고용량이 필요한 이유는 PRSP를 커버하기 위해서입니다. 중증으로 판단될 경우, 부비동염과 마찬가지로 아목시실린·클라불란산을 처방합니다. 일본에 많은 BLNAR에 대한 커버가 불충분하지만, 경구 세팔로스포린은 장관에서의 흡수율이 떨어지므로(대략 20% 정도) 흡수율이 좋은 아목시실린·클라불란산이 좋습니다.

페니실린 알레르기 환자의 경우, 아나필락시스라는 심각한 페니실린 알레르기가 아니라면 세팔로스포린이 2차 약제입니다. 제3세대 세팔로스포린이 권장되고 있지만, 흡수율 문제로 부비동염과 마찬가지로 세팔렉신을 추천합니다. 아나필락시 등의 심각한 알레르기가 있을 때는 세팔로스포린 사용이 어렵기때문에 마크로라이드를 사용하지 않을 수 없지만, 마크로라이드 내성균이 많은 일본에서는 효과를 기대할 수 없으므로 역시 사용하기 어렵습니다. 그러므로 부득이한 경우 플루오로퀴놀론 처방도 고려합니다. 필자가 추천하고 싶은 중이염 치료제를 정리합니다**(표 5-7)**.

치료 기간에 대해 5일간의 투여와 10일간의 투여를 비교한 논문에 따르면[9,10], 10일간 투여하는 편이 치료 효과가 높은 것으로 보고되었습니다(특히 2세 이하). 따라서 기본적으로 아지스로마이신 외에는 10일간의 투여기간이 권장되고 있으나, 2~5세에서는 7일간, 6세 이상에서는 5일간의 투여로 충분합니다.[11]

급성중이염 치료 기간[7)]

2세 미만	10일간
2~5살	7일이 바람직
6세 이상	5~7일간

중이염은 대부분 2~3일이면 증상이 호전됩니다. 호전되지 않으면 아래 두 가지를 고려하십시오.

① 진단이 잘못되었다.

② 항생제가 듣지 않는다.

항생제가 듣지 않을 경우, β락타마제 양성 헤모필루스 인플루엔자균이나 모락셀라일 수 있습니다. 특히 중이염과 동시에 화농성 결막염을 초래했을 경우 non-typable의 인플루엔자균에 의한 otitis-conjunctivitis syndrome 가능성이 있으므로, 이런 경우에는 아목시실린·클라불란산으로 변경하는 것이 좋습니다. 구토나 복용 자체를 싫어하는 아이는 세프트리악손이라는 방법도 있습니다.

중이염 증상은 평균 24~72시간 이내에 호전되지만, 보통 삼출액 저류(MEE: middle ear effusion)는 남기 때문에 삼출액 호전이 보이지 않더라도 걱정할 필요는 없습니다. 따라서 이비인후과와의 상담 타이밍은, 항생제 치료 시작 후 2~3일 지나도 이통이나 발열 등이 경쾌하지 않을 때입니다. 이런 경우에는 고막절개를 검토합니다. 기본적으로 처음부터 이비인후과와 상담합니다. 고막을 절개하게 될 상황은 어지간한 중증이 아니면 없습니다.

증상이 가벼워진 후에도 중이 내에 액체 저류가 발견될 수 있는데(삼출성 중이염), 2주 후에는 60~70%, 1개월에 40%, 3개월에 1~25% 정도의 삼출액이 중이 내에 저류합니다.[12)] 만성 중이염으로 이행하거나 영유아에서는 인지기능 장애나 발달 장애를 초래할 수 있으므로, 이 경우도 이비인후과와의 상담이 필요합니다. 구체적으로 이비인후과와 상담이 필요한 경우는 이하 3가지입니다.

❶ 다운증후군, 자폐 스펙트럼 등 원래 언어장애나 발달장애 위험 요인이 있는 경우

❷ 시력장애가 있고 청력 의존도가 높은 소아(청력장애가 치명적일 수 있으므로 조기 컨설팅 필요).

❸ 상기 위험 요인이 없는 소아에서 삼출성 중이염이 3개월 이상 지속될 경우.

중이염으로 진단하여 항생제를 처방하기 전에 한 가지 고려해야 할 사항이 있습니다. 중이 내에 삼출액의 저류가 있고 발열 증세가 있으면 중이염으로 진단하여 항생제를 처방하려고 하지만, 원래 삼출성 중이염을 가진 환자가 발열했다면 감염 장기가 귀가 아닐 수도 있습니다.

실제 중이염이 있어도 균혈증 발병률에 영향을 주지 않는다는 연구[13, 14]나, 중이염이 나타났을 때도 요로감염이 2.7~3.5%에서 발견되었다는 연구[15,16]도 있습니다. 그러므로 중이염 환자에서 발열이 있을 경우에도 반드시 소변검사를 고려합니다.

POINT

- 중이염을 발견해도 안심하지 않는다!
- 중이염이 있어도 균혈증과 요로감염 가능성은 변함없다.

사실 중이염 진료에서 가장 중요한 것은 이것입니다. 최근 일본에서도 드디어 폐렴구균과 헤모필루스 인플루엔자균 백신이 정기 접종되어 이 2가지 균에 의한 침습성 감염병 빈도는 감소했지만, 완전히 사라진 것은 아닙니다. 중이염으로 진단하여 항생제를 처방하기 전에, occult bacteremia나 요로감염 가능성도 고려하도록 합니다.

다만, 중이염 환아 모두를 대상으로 혈액배양, 소변배양을 시행하는 것은 현실적이지 않습니다. 필자의 사견이지만, 소아용 폐렴구균 백신, Hib 백신 접종이 2회 미만이라면 혈액배양을, 요로감염 기왕력이 있으면 중이염이 있더라도 소변배양을 시행하고 있습니다.

4 | 크룹 증후군(croup syndrome)

POINT

- 치료 포인트는 덱사메타손의 사용 여부를 판단한다.
- 에피네프린 흡입은 일시적 호전을 기대하는 대증치료라는 것을 이해해야 한다.
- 치료에 대한 반응이 나쁠 때는 스테로이드를 반복하기보다 기관염을 의심한다.

표 5-8 | Westley Croup Score

의식 수준	호흡
정상 = 0 의식 몽롱 = 5	정상 = 0 저하 = 1 저명하게 저하 = 2
청색증	**함몰호흡**
없음 = 0 흥분 시 = 4 안정 시 = 5	무 = 2 경도 = 1 중등도 = 2 중증 = 3
stridor	
무 = 0 흥분 시 = 1 안정 시 = 2	

mild symptoms : 2점 이하, moderate symptoms : 3~7점, severe symptoms : 8점 이상

크룹은 밤에 응급실을 자주 찾게하는 흔한 질환으로, 생후 7개월에서 36개월 사이에 호발합니다. 약 5%가 입원을 요하고, 1~2%가 기관삽관을 필요로 합니다.

크룹 진단은 쉽습니다. 한번 들으면 잊히지 않는「개가 짖는 듯한 기침」이 진찰실 밖에서 들린다면, 크룹으로 진단할 수 있습니다. 크룹은 기도를 좁히기 때문에 소아청소년과 의사들로 하여금 긴장을 하게 하는 질환이기도 합니다. 여기에서는 크룹의 중증도를 측정하는 방법, 관리 방법에 대해 설명하겠습니다. 또 크룹처럼 보이지만, 크룹이 아닌 질환(하나같이 치명적이기도 함)에 대해서도 살펴봅니다.

1 | 병태생리

크룹은 소아에서 주로 볼 수 있는 질환입니다. 소아에서 많은 이유는 해부학적인 것에 기인합니다. 소아의 기도는 성문 아래가 가장 가늘고 깔때기 모양으로 되어 있어서, 이 부위에 염증이 생기면 현저한 기도폐색 증상이 나타나기 쉽습니다.

2 | 증상

전형적으로는 콧물, 코막힘, 기침으로 시작되어 1~2일 정도 경과 후 개가 짖는 듯한 기침이 출현합니다. 크룹이라 해도 증상이나 중증도가 다양하며, Westley Croup Score를 이용해 쉽게 감별할 수 있습니다**(표 5-8)**. 크루프 스코어를 중증도 판정에 참고하고 있는 외국의 경우 moderate부터 입원 적응입니다.

크룹 스코어를 중증도 판정에 참고하고 있는 외국의 경우 moderate부터 입원의

표 5-9 | 크룹 증후군에 포함된 질환

- 경련성크룹 : Spasmodic croup
- 후두기관염 : Laryngotracheitis
- 후두기관 기관지염 : LTB: Laryngotracheobronchitis
- 후두기관 기관지폐렴 : LTBP: Laryngotracheobronchopneumonitis
- 세균성 기관염 : Bacterial tracheitis
- 후두 디프테리아 : Laryngeal Diphtheria

기타 감별질환 : 기도 이물, 후두개염, 후두부종

표 5-10 | 크룹 증후군의 감별점

	경련성 크룹	후두기관염	LTB and LTBP (세균성 기관염 포함)	후두 디프테리아
발병	야간에 갑작스런 발병	급속 진행성	완만한 진행성(12시간부터 7일간의 경과로 악화)	완만한 진행성(2~3일의 경과로 악화)
전구증상	경도 감기증상	감기증상	감기증상	인후염
발열	없음	37.8~40.5℃	37.8~40.5℃	37.8~38.5℃
전신 상태	양호	비교적 양호	불량	비교적 양호, 연하장애 있음
원인 미생물	바이러스	바이러스	황색 포도상구균, A군 연쇄상구균, 폐렴구균, 인플루엔자균, 모락셀라·카탈랄리스	디프테리아
WBC	정상	경도 상승	상승 혹은, 이상 저수치	상승

적응증입니다.

크룹은 '증후군'으로써 여러 질환이 포함되어 있으며, 구체적으로 다음 6가지가 포함됩니다(**표 5-9**). 이 가운데 흔히 크룹으로 인식되는 것은, 1과 2의 연축성크룹(spasmodic croup)와 후두기관염(laryngotracheitis)입니다. 대부분 바이러스 원인으로 발생합니다. 특히 주의를 요하는 것은 다른 3가지, 후두기관 기관지염(LTB: laryngotracheobronchitis), 후두기관 기관지 폐렴(LTBP: laryngotracheobroncho-pneumonitis), 세균성 기관염 bacterial tracheitis입니다. 이 질환들은 크룹 치료에 반응이 없는 경우가 많고, 원인 병원체도 황색포도상구균이나 폐렴구균, 인플루엔자균 등의 세균감염이 원인으로 알려져 있어 ICU에서 치료해야 할 질환입니다.

세균성 기관염에 관해서는 다른 항목에서 상술하겠지만, 크룹 증후군의 주요 감별점은 **표 5-10**과 같습니다. 크룹과 감별해야 할 것으로는 후두개염, 기도 이물, 후두부종(알레르기에 의한) 등 3가지가 있습니다.

후두개염의 특징은 개 짖는 듯한 기침이 없고 좌위를 좋아하며, 턱을 앞으로 내밀고 와위를 싫어합니다. 기본적으로 후두개염에서는 개가 짖는 듯한 기침은 나타나지 않습니다.

기도 이물질은 돌연 발병이며 후두부종일 경우 발열이 나타나지 않는 것이 특징으로, 병력도 큰 도움이 됩니다. 후두부종에 대해서는 에피네프린 원액 0.01 mL/kg을 근육주사합니다. 이러한 초긴급 질환의 투약량은 기억해 두도록 합니다.

후두기관 기관지염이나 후두기관 기관지폐렴은 치명적이기 때문에, 의심이 들면 기관 삽관이 필요합니다. 객담배양과 그람 염색은 필수이며, 이것으로 원인 병원체를 어느 정도 좁혀서 항생제를 시작합니다. 좁혀지지 않을 때는 황색포도상구균, GAS, 폐렴구균, 헤모필루스 인플루엔자균, 모락셀라·카탈라리스를 커버하기 위해 세프트리악손 ± 반코마이신으로 치료를 시작합니다.

3 | 원인 병원체

대부분 바이러스성입니다. Parainfluenza virus가 가장 많고, 이어서 RSV, Human bocavirus, Rhinovirus, Enterovirus 순서입니다. 인플루엔자나 아데노바이러스, Human metapneumovirus는 비교적 드뭅니다. 마이코플라즈마도 크룹의 원인이 되기도 하지만 극히 드물기 때문에 신경 쓸 필요는 없습니다. 원인 병원체로 알 수 있듯이 크룹은 가을부터 겨울에 걸쳐 유행합니다.

4 | 검사

기본적으로 검사는 불필요합니다. 임상적으로 의심된다면 즉시 치료합니다.

5 | 치료

크룹 치료는 「기도 확보의 여부」를 판단하는 것이 가장 중요합니다. 위험하다고 생각되면, 즉시 기관 삽관이 필요하다는 점을 명심하십시오.

mist therapy

집에서는 이상한 기침을 하다가 병원에 오니 편해졌다는 에피소드를 경험하신 적 없습니까? 습한 바깥 공기 영향으로 증상이 호전된다고 생각하여, 이 에피소드를 참고해 가습기를 사용한 mist therapy가 검토되었으나[17], 안타깝게도 치료효과는 확인되지 않았습니다.

덱사메타손 근육주사/경구

덱사메타손 한 번 투여에 관한 치료 효과가 확립되어 있으며, 진찰 시 유증상 크룹에 대해서는 0.15 mg/kg/dose(1회 투여, 최대량 10 mg/회)의 덱사메타손을 투여합니다(단, 외국 교과서에는 0.6 mg/kg/dose로 기재되어 있는 경우가 대부분). 다만 자택에서 개 짖는 듯한 기침을 하고 내원 시에는 완전히 호전된 것처럼 보이는 그룹은 비적응 대상이므로, 크룹 모든 사례에 처방하는 경우는 없도록 합시다. 어디까지나 내원 시 크룹 증상을 보이는 환자가 대상입니다. 덱사메타손의 효과는 2~3시간 후, 늦어도 6시간 후 나타납니다. 다만, 효과가 즉시 나타나진 않으므로 내원 시 상태가 나쁠 때는 에피네프린 흡입으로 임시변통하도록 합니다. 부데소니드(파르미코트® 2 mg/4 mL) 흡입도 덱사메타손 경구와 동일한 효과가 있습니다.

스테로이드의 부작용은 드물지만 어디까지나 「한 번 투여」를 전제로 하고, 2회 이상 투여하면 바이러스 감염, 세균감염, 진균 감염의 빈도가 올라갑니다.[18] 덱사메타손에 반응하지 않을 때는 덱사메타손을 추가할 것이 아니라, 덱사메타손에 반응하지 않는 상황을 주시합니다. 즉 현재 치료 중인 질환이 크룹이 아닐 가능성을 고민합니다. 덧붙이면 덱사메타손의 반감기는 36~52시간이므로, 스테로이드를 추가로 투여할 필요는 없습니다.

POINT

- 덱사메타손이 듣지 않을 때는 덱사메타손에 반응하지 않음을 주시하여 크룹이 아닐 가능성을 고려한다.
- 여러번 반복 투여는 유효성도 없고 부작용 우려도 있다.
- 중증 크룹 증후군에서는 LTB, LTBP의 가능성을 항상 고려한다.

에피네프린 흡입

크룹의 핵심 약물(key drug)은 덱사메타손이며, 에피네프린의 흡입은 모든 케이스에서 필요한 것은 아닙니다. 에피네프린의 효과는 일시적이므로, 스테로이드 효과가 나타날 때까지의 「연결」 치료입니다.

흡입 후 바로 효과가 나타나지만, 2시간 정도 지나면 효과가 사라져서 원래 증상이 나타날 수 있습니다. 흡입 후에도 증상이 지속될 경우에는, 15~20분마다 흡입을 반복합니다. 흡입량은 외국의 경우 0.1% 에피네프린 0.5 mL/kg/dose (Max 5 mL)가 권고되고 있지만[18,19], 일본에서는 0.1% 에피네프린 0.3 mL/생리식염수 2 mL가 보험 상의 한계입니다. 외국의 투여량이 매우 많다고 느낄 수 있지만, 이 양으로도 부작용 보고는 거의 없습니다.

입원 적응

크룹의 절대적 입원의 적응증은 다음과 같습니다.

- 산소 투여가 필요하다.
- 함몰호흡, 다호흡이 있다.
- 세균감염이 의심된다.
- 탈수가 있다 or 경구섭취가 불량하다.
- 6개월 이하이다.
- 보호자의 재진의 필요성에 대한 이해가 부족하다.
- 재진이 어렵다(원거리, 날씨 문제 등)

Westley Croup Score에서 중등증 이상이라면 입원을 고려합니다. 다만 일본에서는 입원장벽이 낮기 때문에, 애매한 경우 입원을 시켜도 무방하겠습니다.

5 | 세균성 기관염

POINT

- 덱사메타손에 대한 반응이 없는 크룹 증후군이다.
- 가장 많은 원인 병원체는 황색포도구균이다.
- 의심스러우면 주저없이 기관 삽관을 한다.

1 | 병태생리

세균성 기관염(bacterial tracheitis)은 비교적 드문 질환으로, 일명 「세균성 크룹」

이라고도 합니다. 임상증상은 크룹과 흡사하고 놓치면 치명적인 감염병의 하나입니다. 크룹과 마찬가지로 가을부터 겨울에 걸쳐 호발하며, 연령층 또한 6개월에서 8세에서 많이 볼 수 있습니다. 입원을 요하는 크룹의 약 2%에 세균성 기관염이 있다는 보고도 있으므로[20], 중증 크룹 증후군일 때 반드시 염두에 둬야 할 질환입니다. 이 질환은 후두부터 기관지에 걸쳐진 세균감염으로 염증 중심은 성문하입니다. 2차성 성문하 부종을 야기하거나 농성 분비물로 기관이 폐색되기도 합니다.

소아에 많은 까닭은, 크룹과 마찬가지로 해부학적 이유 때문입니다. 적절한 항생제와 중증 사례 시 기도를 관리한다면 5일쯤 후 치유됩니다.

2 | 증상

증상은 급성으로 발병하는 것과 아급성이 있습니다. 급성의 경우 후두개염양(樣)으로, 고열로 축 늘어지거나 stridor, 호흡곤란 증상이 두드러집니다. 단, 후두개염과 달리 기침이 자주 보이고 눕고 싶어하며, 유연(流涎)은 없는 경우가 많습니다.

3 | 검사

검사소견은 별 도움이 되지 않습니다. 임상 진단이 중요하며, 의심되면 이비인후과 의사의 후두경 관찰이 필요합니다. 증상이 심하면 후두개염과 마찬가지로 기관 삽관하여 후두경으로 관찰합니다. 경부 X선 사진으로 크룹과 같은 'steeple sign'을 볼 수도 있으나, 크룹과 감별되지 않으므로 큰 도움은 되지 않습니다. 물론 기관 내 분비물의 그람염색과 배양, 혈액배양은 필수입니다.

4 | 원인 병원체

가장 검출률이 높은 것은 황색포도구균이며 헤모필루스 인플루엔자균, 폐렴구균, 모락셀라·카탈라리스가 뒤를 잇습니다(**표 5-11**).

5 | 치료

기도 관리(때때로 기관삽관 필요)가 가장 중요하며, 기관염이 의심되면 기관삽

표 5-11 | 세균성기관염의 원인 병원체[21]

균명	검출률	균명	검출률
황색포도구균	41%	모락셀라·카탈랄리스	12%
헤모필루스 인플루엔자균	18%	A군 연쇄상구균	9%
폐렴구균	15%	기타	<3%

관을 주저해서는 안 됩니다. 원인 병원체를 고려하면 아래와 같은 항생제를 선택합니다.

- 세포탁심/세프트리악손±반코마이신
- 암피실린·설박탐±반코마이신

치료 기간에 대한 명확한 데이터는 없지만, 많은 사례 보고서에 따르면 7~10일 즈음에 치유되는 것으로 알려졌습니다. 균혈증이 없다면 객담 그람염색·배양 결과에 근거해 생체이용률이 좋은 경구 항생제로 변경할 수 있습니다.

6 | 모세기관지염

POINT

- 기본적으로 지지 요법(supportive therapy)이 주체이다. 수액(replacement fluid), 산소투여, 콧물흡입을 실시한다.
- 외래에서 에피네프린 흡입을 시도해도 좋지만, 효과가 없으면 반복하여 실시하지 않는다.
- β자극제 흡입도 효과가 없으면 반복 시행할 필연성은 없다.
- 원칙적으로 스테로이드는 사용하지 않는다.
- 이차성 세균감염이 의심되면 암피실린 투여를 검토한다.

1 | 병태생리

모세기관지염(bronchiolitis)은 세기관지 상피세포에 감염이 일어나 직접적 염증 반응과 2차로 발생하는 세기관지 부종, 점막에서 분비되는 과도한 점액, 상피세포 괴사 등으로 인해 기도가 폐색되는 병태를 보입니다. 따라서 기도가 좁은 2세 이하에서 중증화로 진행될 수 있고, 그 이상의 연령에서는 대부분 괜찮습니다.

2 | 증상

주된 증상은 발열, 기침, 콧물, 호기 시의 천명입니다. 바이러스 감염병이 기본이므로 감기 증상이 선행됩니다. 전형적으로 질병 초기(1~3일째)에는 코막힘, 콧물, 경도의 기침이 나타나는 경우가 많고, 열은 있어도 37℃에서 38℃대 초반입니다. 이후 감염이 조금씩 하기도로 확대되면서 발병 후 3~5일 정도 경과하면, 상기도 증상보다 천명이나 습성 기침, 다호흡 등의 하기도 증상이 두드러집니다. 발열 정도는 다양하지만, RSV일 경우 고열이 발생하지 않을 때가 많습니다.

3 | 검사

RSV나 메타뉴모바이러스의 바이러스 검사는 치료에 영향을 미치지는 않기 때문에 입원 치료를 전제할 때 감염관리 상 필요한 경우거나 지역의 유행상황을 파악하기 위한 용도로 활용되어야 합니다.

흉부 X선 사진도 일률적인 시행은 불필요하지만, 무기폐나 폐렴, 세균 2차 감염이 의심되거나 대증치료에 효과가 떨어지는 경우 등은 흉부 X선 촬영이 도움될 수 있습니다.

코막힘, 콧물, 기침으로 증상이 시작되어 호흡곤란 증상이 발생하면 바이러스성 모세기관지염 진단은 그리 어렵지 않습니다. 백혈구와 CRP 수치를 참고하여 세균 2차감염의 합병을 판단하는 경우가 많지만, 어느 시점부터 급속히 악화되었는지의 여부가 감별의 최대 포인트입니다. 백혈구와 CRP는 어느 정도 참고할 수 있지만, 혈액검사 결과「만」으로 판단하지 않는 것을 추천합니다.

4 | 원인 병원체

모세기관지염의 대부분의 원인 병원체는 바이러스입니다. 가장 많은 RSV가 약 80%를 차지합니다. 그밖에 메타뉴모바이러스, 파라인플루엔자바이러스 type 1, 3, 인플루엔자바이러스, 아데노바이러스(특히 type 1, 2, 5가 많다), 리노바이러스, 엔테로바이러스, 마이코플라즈마 등도 원인이 될 수 있습니다. 드물게 단순헤르페스에 의한 모세기관지염 보고도 있지만, 일반적이지는 않으므로 크게 신경 쓰지 않아도 됩니다. 기본적으로 모두 self-limited뿐이므로 원칙적으로 항생제는 사용하지 않습니다. 치료는 대증치료뿐이며 보통 7~10일쯤에 호전되지만, 드물게 몇 주에서 1개월 정도 지속되기도 합니다.

5 | 치료

치료는 수액, 산소 투여, 콧물 흡인, 그리고 기관 삽관을 이용한 인공호흡 관리 등의 대증치료뿐입니다. 에피네프린 흡입, β자극제 흡입, 스테로이드, 류코트리엔 길항제, 리바비린, 면역글로불린, 계면활성제, 헬륨가스, 비타민A 등이 연구되고 있지만, 모두 명확히 유효하다고 제시된 효과적인 치료 방법은 아닙니다. β자극제도 루틴 투여는 하지 않고 반응이 나타났을 때만 사용하도록 규정되어 있습니다.[22)]

과거에는 고장생리식염수(Hypertonic saline)의 흡입이 유효한 것으로 생각되었으나, 최근 연구에서 입원 기간의 단축으로까지는 이어지지 않았으므로 권장하지 않습니다.[23,24)]

외래에서 경과 관찰이 가능한 경증 모세기관지염의 에피네프린 흡입은 β자극제보다 유효할 수 있다고 지적되었으나, 입원 치료에서 에피네프린 흡입을 권장할 만한 명확한 증거는 없습니다.[25)]

스테로이드는 인공호흡 관리가 필요한 RSV로 인한 모세기관지염에서 덱사메타손과 프라세보를 비교한 RCT[26,27)]가 있지만, 모두 예후의 호전효과는 없었습니다. 코클란의 메타 분석[28)]에도 스테로이드 사용은 별 의미가 없다고 명확히 기재되어 있으므로, 모세기관지염 진단에 스테로이드를 사용해서는 안 됩니다.

1,000배 희석한 에피네프린 3 mL의 흡입과 0.6 mg/kg의 덱사메타손을 5일 동안 매일 처방하여 입원을 피할 수 있었다는 보고도 있으나[29)], 일본에는 에피네프린과 덱사메타손 투여량이 상상할 수 없을 정도로 많아 현실적이지 않습니다.

류코트리엔 길항제는 RSV에 의한 모세기관지염 자체의 치료나 이환 후 reactive airway disease를 예방하기 위해 처방된 경우가 있지만, 유효하다는 논문[30,31)]과 유효하지 않다는 논문[32–34)]이 있어 확실하지 않습니다. 다만 최대 규모의 RCT[34)]에서 부정적인 결과가 나왔고, 류코트리엔 길항제의 경구 기간은 적어도 월 단위로 경구해야 한다는 것을 감안한다면, 효과가 불명확한 약을 몇 개월씩이나 복용할 수는 없습니다.

리바비린을 투여했을 때 인공호흡기 기간 및 입원 기간이 단축된다는 연구도 있습니다.[35-37] 사망률과 관련하여 「사망률을 낮추는 경향이 있다」는 정도의 데이터지만, 향후 추가 실험 여하에 따라서는 중증 RSV 모세기관지염 치료제로 인식될 만한 가능성이 있습니다. 다만 현시점에서는 적극적인 사용을 권고할 수 없습니다.

계면활성제가 ICU 체류 기간을 단축시킬 것이라는 보고가 있긴 하지만, 임상적으로 중요한 예후호전 효과까지는 기대할 수 없으므로 현재로서는 적극적으로 사용할 필요는 없습니다.

RSV에 대한 단클론 항체(팔리비주맙)와 다클론 항체도 급성기 감염의 예후를 호전되지 못해[39-41] 현시점에서는 불필요한 약물입니다.

헬륨가스를 흡입했을 때 clinical asthma score가 호전된다는 연구[42]가 있지만, 환자 수가 18명에 불과한 소규모 연구라 결정적이지는 않습니다.

비타민A는 세포성 면역과 액성 면역유지에 중요하여[43], 비타민A가 결핍되면 홍역에 걸리기 쉽습니다.[44-46] RSV 감염병도 비타민A 결핍과의 연관성이 보고된 적 있어[47], RSV 감염병 아이에게 비타민A를 투여한 연구[48]가 시행되었으나 입원일수, ICU 체류 기간 모두 호전 경향은 나타나지 않고 오히려 장기간 지속되는 경향을 볼 수 있었습니다.

그 밖에도 인터페론이나 에리트로포이에틴 효과를 검증한 연구가 있었지만[49-51], 하나같이 예후 개선 효과는 없었습니다.

호흡기 재활이나 비강 흡인 등은 유효하다는 증거는 없지만, 해가 되지 않고 다량의 콧물이 기관 내로 흘러 들어가는 것에 의한 세균 2차 감염 위험 요인을 경감할 수 있기 때문에 적극적으로 실시해야 합니다.

유아 모세기관지염은 무호흡이나 호흡부전으로 인해 종종 치명적일 수 있기 때문에, 예방도 중요합니다. 유아 모세기관지염의 최대 원인인 RSV에 대해 팔리비주맙(시너지스®)라는 단클론 항체가 있어, RSV가 유행하는 시즌에 매월 1회 근육주사합니다. 「항체」이므로 다른 예방접종과 간섭하지 않고, 컨디션이 불량해도 접종할 수 있습니다. 중증 감염일 때 γ글로불린 적응이 있을 정도이므로 열이 나더라도 접종에 문제는 없습니다.

간접흡연은 RSV 감염의 위험 요인이므로[52], 소아청소년과 의사로서 부모님께 금연을 권합니다.

입원 적응은 호흡 상태와 전신 상태를 보고 결정하지만, 생후 2개월 이하는 무호흡을 일으킬 수 있으므로 입원을 고려할 수 있습니다.

7 | 급성 후두개염

POINT

- 가장 중요한 것은 의심하는 것이다. 4Ds [Dysphagia(연하곤란), Drooling(유연), Dyspnea(호흡 곤란), Dysphonia(발성 곤란)] 중 하나라도 있으면 후두개염으로 대응한다.
- 의심되는 시점에 이비인후과, 마취과 상담, 혹은 후방병원으로 긴급 후송한다.
- 노력 호흡이 있거나 중증감이 강하면 일단 기도확보가 최우선이다.
- 다소 유예가 있을 것 같으면, 경부연부 X선 사진 촬영을 해야 한다.

1 | 병태생리

단적으로 말해 후두개염이란 「후두개와 그 주변 조직(피열 연골, 피열후두개주름)의 봉와직염」입니다. 균혈증의 결과로, 혹은 인근 장기에서의 병원미생물이 직접 침윤하여 발생한 질환이며 진행되면 기도폐색을 일으켜 심정지에 이를 수도 있는 초긴급 질환 중 하나입니다.

소아의 호발연령은 2~8세입니다. 가장 많은 원인 병원체는 헤모필루스 인플루엔자균입니다. Hib백신이 먼저 도입된 미국의 경우 빈도가 감소하고 있어 1987년에는 인구 10만 명당 41명의 발병률이었지만, 1997년에는 1.3명까지 감소하였습니다.[53] 후두개염도 백신으로 예방 가능한 질환 중 하나입니다.

2 | 증상

후두개염의 전형적 임상양상은 다음 4가지입니다. 영어 머리글자를 따 “4Ds”라고 합니다. 크룹 증세로 보이는 개가 짖는 소리나 기침, 쉰 목소리는 거의 나타나지 않습니다.

1. Dysphagia(연하곤란)
2. Drooling(유연)
3. Dyspnea(호흡곤란)
4. Dysphonia(발성곤란)

기타 다른 특징 소견은 아래와 같습니다.

- 크룹에 비해 급성 발병이며 고열을 동반하는 경우가 많다.
- 전경부 정중앙에 저명한 압통이 있는 경우가 많다.
- 알사탕을 입에 머금은 듯한 「가라앉은 음성(muffled voice, hot potato voice라고도 불린다)」이나 tripod posture(앞으로 기울이는 듯한 자세)를 취하는 경우가 많다.

아무튼 증상으로 어떻게 해서 후두개염을 감별 질환으로 거론하느냐가 전부입니다. 후두개염이 의심되는 소아의 인두부 진찰은 아이에게 불안감을 전달하여 호흡기 증상을 악화시킬 수 있으므로 절대 해서는 안 됩니다. 반대로 성인의 경우 인두부를 진찰하여 호흡기 증상을 악화시켰다는 보고는 없으므로 인두부를 진찰해도 상관없습니다.

후두개염이 강하게 의심될 경우 기도폐쇄에 대비하여 double setup(통상적인 기도확보+외과적 기도확보 준비)체제를 갖춘 후, 수술실이나 중환자실에서 기도를 확보합니다. 숙련된 마취과 의사와 이비인후과 의사와의 상담도 필수입니다.

3 | 검사

증상으로 후두개염이 의심된다면 이비인후과 의사와 마취과 의사의 도움을 받아 후두 섬유(fiber) 등으로 종창한 후두개를 관찰하여 확정 진단을 내립니다. 또 경부연부 X선 사진으로 특징적인 'thumb sign'이 보이면 진단은 가능하나, 민감도 38%, 특이도 78%의 진단 도구로는 충분하지 않습니다.[54)]

미생물진단은 혈액배양이 결정적 단서일 때가 많으므로, 기도확보 후 전체 사례에 2세트의 혈액배양을 시행해야 합니다.

객담 그람염색이나 객담 배양도 언뜻 도움이 될 것 같지만, 후두개염은 후두개에서 발병한 「봉와직염」이기 때문에 반드시 객담 배양으로 검출된 균을 원인 병원체로 볼 수는 없습니다. 후두개 표면을 면봉으로 문질러 배양해야 한다고 하지만, 위험하므로 필자는 권하지 않습니다.

4 | 원인 병원체

Hib백신 도입 이전에는 대부분의 원인 병원체가 헤모필루스 인플루엔자균에 의한 것이었습니다.[55] Hib백신 접종률이 높아짐에 따라 후두개염 질환의 빈도 자체가 격감했지만, Hib백신 도입 후에도 primary vaccine failure에 의한 영향으로 생각되는 인플루엔자균이 많고, 이어서 폐렴구균, A군 연쇄상구균, 폐렴구균, 황색포도상구균 등의 순서였습니다.[56]

5 | 치료

가장 중요한 것은 기도확보이지만, 항생제 역시 중요한 치료 중의 하나입니다. 원인 병원체를 특정할 수 있을 때까지의 경험적 치료는 원인 병원체가 인플루엔자균, A군 연쇄상구균, 폐렴구균, 황색포도상구균이므로 제3세대 세팔로스포린 혹은 암피실린·설박탐 중 어느 하나에 MRSA 커버제로서 반코마이신을 병용할 것인가 하는 선택지입니다.

최적의 치료 기간에 대한 연구는 없지만 교과서에는 7~10일간으로 기술되어 있는 경우가 많습니다.

급성 후두개염은 절대 간과해서는 안 될 질환입니다. 질환 빈도가 격감하고 있어 향후 실제 경험할 기회는 줄어들겠지만, Hib 백신 도입 후에도 가장 많은 원인 병원체는 역시 헤모필루스 인플루엔자균이라는 점을 명심하십시오.

8 | 백일해

백일해(pertussis)는 전세계적으로 성인에서 유행하고 있으며, 성인의 추가 예방접종 투여가 권장되고 있습니다. Tdap라는 3종 혼합 백신입니다. 소아와 같은 용량의 DTaP 백신을 성인에게 접종하면 디프테리아 톡소이드 양이 과도해져, 국소 반응이나 전신 반응이 강하게 나옵니다. 때문에 DTaP에 비해 파상풍 항원의 양은 그대로이고, 디프테리아와 백일해 항원의 양을 줄인 Tdap가 외국에서 접종 가능해졌습니다. 이 백신은 항원의 양이 감소되는 Diphtheria와 Pertussis의 머리글자를 소문자로 표기하였습니다.

백일해와 같은 증상을 일으키는 다른 병원체로서, *Bordetella parapertussis*, *adenovirus*, *Chlamydia trachomatis*, *Chiamydophiia pneumoniae*가 있습니다. 이 미생

물도 백일해와 같은 증상을 일으킬 수 있습니다. 이 미생물도 백일해와 같은 증상을 일으킬 수 있습니다.

백일해 백신 도입 후 발병 수가 약 99% 감소하여, 미국의 경우 1976년에 연간 1,010건의 발병률로 격감했습니다. 그러나 최근 들어 발병사례가 증가추세를 보이며, 2004년에는 26,000건이 발병했습니다. 그 중 약 40%가 11세 이하 소아입니다.[57] 예방접종도, 감염 과거병력도 평생 면역을 유도하지 않기 때문에 성인 백일해 증례가 증가하고 있고 가족 중 아이에게 전파하는 예가 늘고 있는 것입니다. 성인이 감염되었을 경우 경증이거나 비전형적인 증상이라 백일해로 인식되지 않을 경우도 있지만, 유아에 대한 감염원으로는 중요합니다.

잠복기는 5~21일간이고, 보통 7~10일 정도입니다. 감염경로는 비말감염이며 감염력이 강한 시기는 카타르기(Catarrhal phase=전구기)와 기침이 출현한 후 2주 이내입니다. 적절한 항생제를 시작한다면 5일 이내에 배양으로는 검출되지 않기 때문에 항생제 시작 후 5일이 경과하면 감염력은 거의 없습니다.

1 | 증상

백일해 증상은 다음과 같이 3개의 병기로 나눕니다. 열은 모든 병기에서 거의 나타나지 않습니다. 6개월 미만의 영유아는 비전형적 증상이 비교적 많은 경향을 띠며 구역질, 호흡곤란이나 헐떡임, 무호흡 등이 나타나는 반면, 카타르기가 짧거나 whooping이 없거나 회복기가 길 때도 있습니다. 백신 접종 후의 소아나 성인에서 증상이 가볍거나 무증상인 경우도 흔히 있습니다.

이병기간은 보통 6~10주 정도이지만, 성인의 약 절반에서 10주 이상 지속됩니다. 청년기나 성인에서의 합병증으로는 과도한 기침으로 인한 실신이나 수면장애, 늑골골절, 실금이 많고 드물게 폐렴을 병발하기도 합니다. 6개월 미만의 유아에게 발병하면 중증화되어 23.8%에서 합병증이 나타납니다.[58] Redbook[59]에 의하면 6개월 미만 유아가 백일해에 이환되면, 폐렴 22%, 경련 2%, 뇌염 0.5% 이하의 빈도로 나타나고 최악의 경우 사망까지 초래되기도 합니다. 사망률은 생후 2개월 미만일 경우 약 1%, 2~11개월일 경우 0.5% 미만으로 매우 무서운 병입니다.[58]

카타르기 Catarrhal phase (1~2주간)	일반 감기와 유사한 경도의 상기도 증상(콧물, 결막염, 경도 기침)부터 시작되며 1~2주 동안 증상이 지속됩니다.
기침기 Paroxysmal phase (2~4주간)	심한 발작성 기침과 기침 후에 계속되는 'whooping'이 2~4주간 지속됩니다. 기침은 'staccato cough'라는 심한 기침으로, 종종 무호흡을 동반합니다. 이때 심한 기침으로 인해 구토하는 경우도 자주 있습니다. 보통 발열은 동반되지 않습니다. 심한 기침 때문에 결막출혈이나 안면 점상출혈을 초래하기도 합니다. 백일해에 의한 사망 원인의 90%는 폐렴이므로 폐렴만은 놓치지 않도록 주의합니다.
회복기 Convalescent phase (1~2주에서 수개월)	만성적인 기침만 남습니다. 1~2주 안에 거의 안정되는 경우가 많지만, 몇 주 동안 지속되기도 합니다.

2 | 검사

백일해가 의심되었을 때 실시하는 검사에는 객담배양, 유전자진단, 그리고 항체검사가 있습니다. 백일해균의 객담배양은 어렵고, 배양이 음성이더라도 백일해는 부정할 수 없습니다(특이도 100%). 또 배양에는 특수한 배지(Bordet–Gengou 배지)가 필요하며 원내에 세균검사실이 있어도 배양하지 않는 시설도 많습니다. 원내에서 배양이 가능하다면, 반드시 백일해에 대한 의심 진단을 전달하십시오.

일본에서는 유전자진단에 대한 LAMP법이 시행되고 있지만, 현시점에서 LAMP법은 전국 몇 곳의 백일해 레퍼런스 센터(국립감염병연구소 및 지방위생연구소) 등 한정된 시설에서만 가능합니다. 즉 배양도, 유전자 진단도 극히 제한된 시설에서만 검사할 수 있는 것입니다. 따라서 항체검사법에 의지해야 합니다.

과거에는 세균응집반응에 의한 백일해 항체[山口株(유행주), 東浜株(백신주)]검사가 범용되었지만, 현재는 시약제조가 중지되어 검사가 불가능합니다. 대신 현재 일본에서 시행되고 있는 것이 EIA법입니다.

백일해에서 분비되는 백일해균 독소(PT: pertussis toxin)와 균체 표면에 존재하며 숙주로의 감염 성립에 관여하는 접착인자 중의 하나인 섬유상 적혈구 응집소(FHA: Filamentous Hemagglutinin)에 대한 각각의 IgG 항체가를 측정하고 있습니다. PT와 FHA의 경우 PT가 백일해에 더 특이적이고, FHA는 다른 Bordetella에서도 양성이라는 것 외에 헤모필루스 인플루엔자균이나 마이코플라즈마에도 교차반응을 보여 양성으로 나오는 경우가 있습니다.[60]

항체가의 상승 시기는 감염 성립 후 2~3주 이후부터이며, 진단에는 다른 항체검사법과 마찬가지로 페어 혈청(paired serum)으로의 평가가 필요합니다. 진단 가치가 높은 것은 PT항체입니다. 페어 혈청에서 2배 이상의 상승이 있다면(4배 이상의 상승이 아니어도 OK) 유의한 상승으로 생각해도 좋습니다.[60] 단일혈청(single serum)진단에서는, PT항체가 94 EU/mL 이상이라면 민감도 80%, 특이도 93%입니다.[61]

POINT 백일해 검사 및 진단

- 진단에는 시간이 걸린다. 따라서 결과가 나오기까지 empiric하게 치료한다. 이때 임상 진단이 중요하다.
- 기침이 시작되고 2주 이내라면 배양, 2~4주 이상이라면 페어 혈청으로 진단한다.
- 림프구 증가는 유명한 소견(백신접종 이전이라면 75% 의 비율로 나타남)이지만, 6개월 미만이거나 백신 접종 이후라면 림프구 증가는 잘 나타나지 않는다. 다만 전형적인 사례에서 백혈구는 20,000-50,000/uL까지 증가한다.
- 사춘기~성인 백일해의 경우 림프구 증가를 동반하지 않는 경우가 많다.
- 유아에서 림프구 우위의 백혈구 증가나 폐렴을 동반하고 있는 경우는 예후가 불량하다.

3 | 치료

기본적인 치료는 마크로라이드가 1차 항생제입니다. 발병 14일 이내이거나 기침 기전에 사용하면, 기침 증상을 완화시킬 수 있습니다. 다만 백일해 진단이 나오거나 의심되는 경우가 이 시기 이후일 수도 있으므로, 이 때는 증상을 완화시킬 수 없습니다.

백일해에 대한 항생제 투여는 치료뿐만 아니라 「전파를 방지하는」 역할을 하며, 발병 후 3~4주 이내라면 주위로의 감염 확대라는 관점에서 치료해야 합니다. 다만 증상이 완화되지 않을 경우에는 주의를 기울여야 합니다. 이 기간이 지나면 항생제는 의미가 없습니다. 1차 항생제로 다음 약제가 권장됩니다.

- 에리트로마이신 40-50 mg/kg/day 1일 4회, 14일간
  (생후 1개월 이내에는 유문협착증 위험이 높아지므로 피해야 한다)
- 아지스로마이신 10 mg/kg/day 첫날, 5 mg/kg/day 4일간(생후 6개월 이내에는 10 mg/kg/day, 5일간)
- 클래리트로마이신 15 mg/kg/day 1일 2회, 7일간
  (생후 6개월 이내의 안전성에 관한 데이터가 없으므로 사용 불가)
  마크로라이드 알레르기가 있을 경우, ST합제(박트림)를 사용
- ST합제(박트림): 트리메토프림으로 8 mg/kg/day 1일 2회, 14일간(2개월 이하는 금기)

백일해의 가장 큰 합병증은 폐렴입니다. 6개월 미만의 영아가 백일해에 이환되면 폐렴이나, 뇌염, 경련 등을 합병하여 종종 치명적일 수 있습니다. 중증 폐렴이 되면 폐고혈압증을 초래하여 사망에 이를 수도 있습니다. 그 밖에 현저한 기침으로 인해, 흉강 내압이 상승하여 두개 내의 출혈을 일으키거나 횡격막 파열, 기흉, 직장탈출증 등이 나타날 수도 있습니다.

4 | 백신

최근 소아·성인에게서 백일해가 재유행하고 있습니다. 본원에서도 NICU 근무 직원이 백일해에 걸려 NICU에 입원 중인 신생아 전원에게 마크로라이드를 예방 투여한 적이 있었습니다. 부모가 백일해에 감염되어, 갓 태어난 아직 예방접종을 받지 않은 신생아를 감염시켜 중증화된 사례도 가끔 볼 수 있습니다.

백일해 예방접종은 영유아기에 끝났을 텐데, 다시 유행하는 이유는 무엇일까요? **그림 5-4**는 미국의 백일해 발병 숫자입니다. 미국에서는 1940년대에 DTaP 백신이 시작되었고, 그 후 백일해 발병 수는 현저하게 감소하여 백일해는 제압된 것처럼 보였습니다. 그런데 1980년대부터 서서히 증가세로 돌아서더니 2000년 이후에는 사춘기 이후 백일해 발병 환자의 증가가 현저해졌습니다. 이에 성인의 백일해 예방을 위해 Tdap가 새롭게 도입되었습니다. 일본도 마찬가지로 백일해 환자의 증가 경향이 국립감염병연구소 자료를 통해 확인되었습니다**(그림 5-5)**. 일본의 백일해 예방접종은 1기 첫 접종과 추가 접종 총 4회로, 이후 감염에 노출되지 않으면 서서히 항체가가 저하됩니다. 따라서 아동기에 접어들 즈음에는 감염을 방어할 수 있는 수준을 유지할 수 없게 됩니다.

일본의 백일해 예방접종은 영유아기 총 4회로, 이후 감염에 노출되지 않으면 서서히 항체가가 저하됩니다. 따라서 아동기에 접어들 즈음에는 감염을 방어할 수 있는 수준을 유지할 수 없게 됩니다. 일본 외 대부분의 나라는 초등학교 입학 전에 DTaP 추가접종이 이루어지고 있습니다. 그러나 일본에서는 영유아기 접종이 끝나면 백일해 예방접종이 일체 없습니다.

외국에서는 초등학교 입학 전에 DTap가 접종되고, 사춘기(미국에서는 11~12세)에 Tdap가 접종되고 있습니다. 또 신생아나 유아기 초기 백일해의 감염을 예방하기 위해, 임산부와 태어난 아이를 돌보는 아버지나 조부모, 어린이집·유치원 직원에게도 Tdap 접종을 권장하고 있습니다("cocoon strategy"라고 합니다. cocoon이란 누에고치를 뜻하는 단어로, 백신접종을 할 수 없는 소아를 지키기 위해 주변

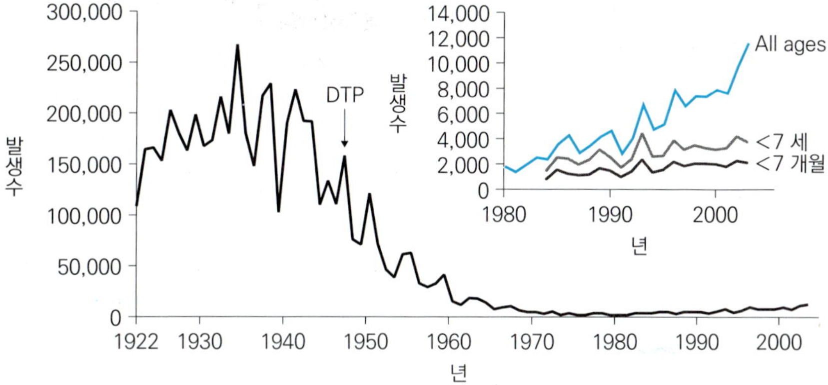

그림 5-4 | 미국의 백일해 발병수의 연도별 추이[57)]

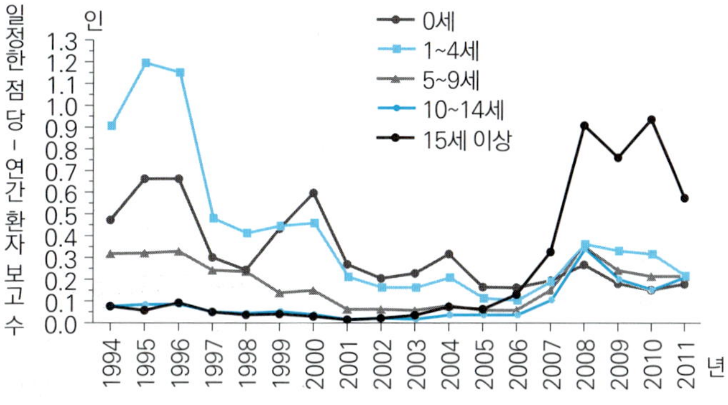

그림 5-5 | 일본 백일해 환자의 연령별 보고 숫자 추이[62)]

에 백신 접종을 권하여 감염으로부터 지킨다는 의도입니다). 그러나 일본에는 아직 백일해로 인해 중증이 되고 생명의 위험에 노출되어 있는 어린이들이 많습니다. 일정 연령이 되면 중증이 되지는 않지만, 신생아에게는 백일해가 치명적입니다. 이 구도는 풍진과 똑같습니다. 풍진 역시 유아기(만 5세까지의 아이) 어린이나 성인에게 이환되어도 중증이 될 경우는 거의 없지만, 풍진 유행으로 인해 많은 선천성 풍진증후군 환자가 발생했습니다. 사회 전체차원에서 풍진백신 접종률을 높여 두면, 선천성 풍진증후군은 예방할 수 있습니다. 백일해도 마찬가지이므로 하루라도 빠른 Tdap의 도입이 기대됩니다.

2018년 현재, 일본에서는 아직 Tdap이 인가되지 않았지만, 2018년 1월에 3종 혼합 백신 DTap(트리빅®)가 재판매되어 11세 이상 13세 미만 및 성인 대상 접종이 첨부 문서상으로도 가능해졌습니다. 향후 정기 접종화가 기대됩니다. 이어서 2018년 8월에 5세 이상 7세 미만, 11~12세 때 3종 혼합백신 추가 접종이 일본소아청소년과학회로부터 권장되었습니다.

9 | 폐렴

POINT

- 연령에 따라 원인 병원체가 크게 다르다. 성인과 달리 바이러스성이 가장 많다.
- 3대 원인 병원체는 바이러스, 폐렴구균, 마이코플라즈마이다.
- 원인 병원체는 연령, 병력, 신체소견으로 추정해야 한다. 객담 그람염색은 가능하면 시행하는 것이 좋다.
- 치료 선택지는 대증치료나 아목시실린(암피실린)이나 마크로라이드가 있다. 성인과 달리 제3세대 세팔로스포린이나 암피실린·설박탐이 필요한 경우는 거의 없다.

폐렴은 소아감염병 영역에서 비교적 많이 볼 수 있는 질환입니다. 유럽이나 북아메리카의 경우, 5세 이하 소아로 국한시키면 연간 인구 1,000명 당 36명의 폐렴이 발병하고 있습니다.[63] 일상진료에서 매일 마주치는 common disease입니다.

1 | 증상

폐렴 진단은 그다지 어렵지 않습니다. 발열, 기침, 다호흡, SpO_2의 저하, 함몰호흡 등의 노력호흡 유무, 청진소견 등으로 폐렴을 의심하여 흉부 X선 사진으로 진단 확정하면 됩니다.

다호흡의 정의(WHO의 정의에 따른다)

2개월 미만	60회/분 이상
2-12개월	50회/분 이상
1-5세	40회/분 이상
5세 이상	20회/분 이상

발열이 있으면 호흡수에 영향을 미치는데, 1℃ 상승하면 10회/분 정도 호흡수가 증가합니다.[64] 신체소견에서 가장 민감도가 좋은 것은 다호흡이며, 음성 우도비는 0.32~0.75입니다.[65] 기침이 없으면 음성 우도비가 0.19, 폐렴 가능성은 상당히 낮아집니다. 또 다호흡, 청진소견, 노력호흡 등에 이상소견이 없으면 흉부 X선 사진도 불필요합니다. 즉 폐렴을 배제하는 데는 신체소견이 가장 중요하며, 호흡 상태에 문제가 없으면 흉부 X선 사진을 촬영하지 않고도 폐렴은 배제할 수 있다는 것입니다. 폐렴은 반드시 발열을 수반하지는 않습니다.

특히 신생아 시기의 *Bordetella pertussis*, *Chlamydia trachomatis*, *Cytomegaiovirus*, *Mycoplasma hominis*, *Ureapiasma urealyticum* 등은 열을 수반하지 않을 때도 종종 있습니다.

호기 시의 천명은 모세기관지염이나 바이러스성 폐렴, 혹은 Mycoplasma나 Chlamydophila에 의한 폐렴을 시사하는 소견입니다. 폐렴구균성 폐렴에서 기본적으로 천명은 청취되지 않습니다.

감염을 계기로 기관지 천식 발작이 초래된다는 사실은 널리 알려져 있는데 그 감염의 원인은 원칙적으로 바이러스 감염, Mycoplasma, Chlamydophila뿐입니다. 폐렴구균 감염을 계기로 기관지 천식 발작이 야기되는 경우는 기본적으로 없습니다. 그러므로 입원 치료 시, 스테로이드와 암피실린, 세프트리악손의 동시 투여는 모순입니다.

5세 이하 소아에서 감염 포커스가 불분명하고 직장체온이 39℃ 이상(액와라면 38℃), WBC가 20,000/mL 이상일 때 occult pneumonia를 고려 대상으로 삼아야 한다는 점을 이미 언급하였습니다(☞ Chapter 4의 fever without source, 195쪽).

2 | 진단

폐렴 진단을 위한 검사는 다음 세 가지입니다.

❶ 객담 그람염색, 객담배양
❷ 혈액배양
❸ 흉부 X선 사진

폐렴에서 혈액배양 양성률이 낮아, 필요성에 의문을 던진 분들도 있을 것입니다. 외래에서 치료 가능한 폐렴의 혈액배양 양성률은 고작 2% 정도 입니다.[66-70] 입원이 필요한 환자라면 높아지고(1.4~7%),[66,69,71-73] 게다가 흉수에 저류가 있거나 패혈증, 장기부전 등이 인정될 경우 혈액배양 양성률도 고비율로 나오므로 (7.8~26.5%)[67,73,74] 입원을 요할 경우에는 반드시 혈액배양을 합니다.

바이러스와 세균의 co-infection

23%의 환아에서 바이러스와 세균의 co-infection이 있는 것으로 보고되었습니다.[75]

신속검사로 인플루엔자, RSV, 아데노바이러스 등이 증명되었더라도 중증감이 강하다면 co-infection을 고려하여 항생제로 치료해야 합니다.

또 선천성 심질환, 만성 폐질환, cystic fibrosis, 기관지 천식, 겸형적혈구 빈혈증, 신경근질환, 기관지 식도루, 위식도역류, 면역결핍 등의 기저질환을 가진 환자에서 폐렴이 쉽게 발병하고 중증이 되므로, 보다 주의 깊은 경과 관찰이 필요하며 항생제 투여 역치는 낮추도록 합니다.

병력과 신체소견 상 폐렴으로 의심되고 흉부 X선 사진으로 폐렴 진단이 내려지면, 다음은 중증도입니다. 중증 여부는 기저질환의 유무와 신체소견으로 판단합니다(**표 5-12**). 주로 환자의 전신 상태(안색이나 활기, 주위에 대한 반응 등의 전신 상태, 청색증 유무, 경구섭취 상태 등), 호흡 상태(다호흡, 함몰호흡, 비익 호흡, 무호흡, SpO_2 등)로 중증도를 판단해야 합니다. 백혈구나 CRP등의 검사소견은 중증도와 무관합니다. 또 면역결핍증이나 선천성 심질환, 만성 폐질환, 신경근질환 등의 기저질환이 있으면 쉽게 중증화되기 때문에, 언뜻 경증처럼 보여도 급속히 악화되거나 비전형적 임상상을 취할 수도 있으므로 주의합니다.

3 | 원인 병원체의 동정과 치료

폐렴 여부의 판별이 가능하다면 이제는 원인 병원체 동정입니다. 소아는 연령에 따라 원인 병원체, 항생제 선택이 크게 달라집니다. 소아용 폐렴구균 백신과 Hib백신 도입 후, 이들 균에 의한 폐렴이환율도 감소되고[76] 나아가 소아용 폐렴구

표 5-12 | 폐렴소견의 해석 방법

세균성 폐렴을 시사하는 증상/소견	• 돌연 발증 'Abrupt onsef' • Systemic sign이 있다(보상성 쇼크·비보상성 쇼크, 과민성) • 호흡곤란 증상이 강하다	• 청진소견이 국한되어 있다(국한성 폐렴을 시사한다) • 흉통이 있다(흉막염을 시사한다) • 고열
Mycoplasma, Chlamydophila 폐렴을 시사하는 증상/소견	• 건성 기침~경도의 습성 기침 • 다른 수반 증상이 개선되고 있는데, 기침만 악화한다 • 천명을 청취한다 • 천식 발작을 병발한다 • 다양한 증상(인두통, 두통, 근육통, 광과민증 등) • 쉰목소리(Chlamydophila에 따라 많다) • 폐외병변의 존재 (이하 Mycoplasma에서 특징적)	• 피부발진 출현(담마진, 홍반, Stevens-Johnson syndrome 까지 다양) • 용혈성 빈혈 • 다발성 관절염 • 췌장염 • 간염 • 심외막염 • 심근염 • 수막뇌염
바이러스 폐렴을 시사하는 증상/소견	• 선행한 상기도 증상(콧물, 코막힘, 재채기 등) • 비교적 전신 상태가 좋다. • 양측 미만성으로 이상호흡음이 청취되는 경우가 많다.	• 천명 존재 • 천식 발작을 병발하고 있다. • 특징적인 피진(홍역, 수두, 단순헤르페스) • sick contact가 있다.

균 백신으로 바이러스성 폐렴 이환율도 감소되고 있다는 보고가 있었습니다.[77]

일본에서도 백신 도입 후 폐렴 역학에 큰 변화가 일어나고 있을 가능성이 있어, 대규모 역학적 조사가 필요한 상황입니다.

원인 병원체 동정에는 병력과 신체소견, 객담 그람염색이 중요합니다.

흉부 X선 사진으로 「어느 정도」 세균성인지 바이러스성인지 판단할 수 있지만, 어디까지나 세균성일 가능성이 높은지 낮은지를 논의하는 수준일 뿐 결정적이지 않다는 점에 유의하십시오. 비전형적 폐렴상은 얼마든지 존재하므로, X선 소견만으로 판단하는 것은 그만두는 게 좋습니다. 냉정하게 생각하면 알 수 있는 일이지만, 하나의 검사만으로 진단이 가능할 리도 없고 흉부 X선 사진「만」으로 세균성, 바이러스성 감별은 어렵다는 보고[78]도 있으므로 병력, 신체소견, 그리고 미생물학적 데이터(그람 염색이나 배양 결과)를 토대로 종합적으로 판단합니다.[65,79] 병력과 신체소견을 중시하며 검사소견을 참고한다는 종합적인 밸런스의 조화가 중요합니다.

흉부 X선 사진에 나타나는 특징적인 폐렴은 다음과 같습니다.

대엽성 폐렴 lobar pneumonia	폐엽 혹은 폐구역에 국한된 침윤영을 나타낸 것입니다. 고전적으로는 폐렴구균에 많은 것으로 알려졌으나, *M. pneumoniae*의 약 4%에서 대엽성 폐렴이 발견됩니다.[80]

기관지 폐렴 bronchopneumonia	기관지 및 그 주변에 침윤영이 퍼지는 것으로, 바이러스성 폐렴, *M. pneumoniae* 등의 비정형 폐렴에 많은 것으로 알려졌으나 폐렴구균, *S. pyogenes*나 황색포도상구균에서도 발견되는 경우가 있습니다.
괴사성 폐렴 necrotizing pneumonia	오연성 폐렴이나 폐렴구균, 황색포도상구균에 많은 것으로 알려졌으나 *S. pyogenes*, *M. pneumoniae*, *L. pneumophila*, *Aspergillus sp.* 등에서 발견되는 경우도 있습니다.

탈수가 있으면 흉부 X선 사진의 폐렴상이 확실하지 않을 수 있으므로 주의하십시오(탈수가 해제된 다음날 흉부 X선 사진의 폐렴상이 밝혀지기도 합니다).

흉부 X선 사진으로도 세균성인지 바이러스성인지 감별하기 어렵지만, 검사소견도 마찬가지입니다. 실제 CRP나 백혈구의 고저(高低)로 바이러스성, 세균성을 감별하는 분도 많겠지만 사실 논란이 많습니다. 유효하지 않다는 보고 논문[78,81,82]과 유효하다는 보고 논문[83–85]이 산재하고 있으며, 실제적 절충안은 다음과 같습니다.

❶ CRP가 높으면 세균성 폐렴 가능성이 약간 높아진다.

❷ CRP가 높아도, 세균성으로 단정 짓지 않는다. 당연히 바이러스성 폐렴일 수도 있으므로, 항생제가 듣지 않는다고 하여 즉시 광범위 항생제를 쓰지 않는다. CRP가 높아도 바이러스성 폐렴일 가능성은 항상 염두에 둔다.

❸ CRP가 낮으면 바이러스성 폐렴일 가능성이 약간 높아진다.

❹ CRP가 낮다고 해서 세균성 폐렴을 부정하지 않는다. 중증이라면 항생제 사용을 검토한다.

일본에서의 감염병 진료의 단점은, CRP 「만」으로 세균성인지 바이러스성인지 혹은 중증인지 경증인지까지도 판단한다는 것입니다.

신생아(생후 4주까지)

신생아의 폐렴 진단은 매우 까다롭습니다. 특히 출생 직후에는 신생아 호흡곤란 증후군이나 신생아의 일시적 다호흡 같은 질환에서도 다호흡과 SpO_2 저하, 함몰호흡 등의 증상이 공통적으로 나타나고, 흉부 X선 사진으로도 미만성 망상결절영이 보이기 때문에 폐렴과 구별되지 않습니다. 기관 삽관 후 적절한 객담을 채취하여 그람염색 결과를 토대로 항생제를 시작할 수 있으면 좋겠지만, 객담 그람염색에서 어떤 균도 보이지 않더라도 민감도가 결코 100%는 아니기 때문에, 호흡기 증상이 강한 신생아는 원인이 분명해질 때까지 폐렴으로 치료하는 것이 안전합니다.

원인 병원체는 산도감염을 반영하여 B군 연쇄상구균, 대장균이나 Klebsiella속 등의 그람 음성간균(장내세균군)이 많고, 때로는 *L. monocytogenes*, *C. trachomatis*, *U. urealyticum*, Cytomegalovirus 등이 검출될 수 있습니다.

신생아기부터 유아기에 걸쳐 'afebrile pneumonia of infancy'라는 개념이 있는데, 폐렴에 걸려도 열을 일으키지 않는 예가 종종 있습니다. 고전적으로는 생후 2, 3주에서 4개월 사이에 발병하고 콧물과 다호흡, 미만성으로 청취되는 흡기성 소리(crackles)가 특징입니다. 결막염 증상이 나타나기도 합니다. 이런 임상상을 취한 전형적인 원인 병원체는 *C. trachomatis*이며, Cytomegalovirus나 *M. hominis*, *U. urealyticum* 등도 이런 임상상을 갖고 있습니다.

신생아 폐렴의 원인 병원체[63)]

높은 빈도	GBS, 장내세균군(대장균, Klebsiella속 등)
보통(common)인 것	*L. monocytogenes*, *C. trachomatis*, *U. urealyticum*, Cytomegalovirus
낮은 빈도	폐렴구균, *S. bovis*, 혐기성균

혈액배양과 소변배양, 뇌척수액배양 후 empiric하게 항생제를 시작하지만, 신생아 폐렴은 중증이기 때문에 빈도가 높은 원인 병원체를 빠짐없이 커버하기 위해 암피실린과 세포탁심, 2개 약제로 치료합니다. 치료 기간은 보통 10일 정도이고, 그람 음성간균으로 인한 폐렴은 4~21일 정도가 권고되고 있습니다. ESBL생산균 관여가 의심되면 메로페넴을 선택하십시오.

*U. urealyticum*에 의한 폐렴은, 에리트로마이신으로 치료합니다(중심정맥 카테터가 필요).

바이러스성 폐렴에서 치료가 확립되어 있는 것은 단순헤르페스에 의한 폐렴뿐이며 Acyclovir로 치료합니다.

유아기(생후 1개월~1세까지)

이 시기 폐렴의 최대 포인트는 「바이러스성인가, 세균성인가」를 판단하는 것입니다. 세균성 폐렴 「같은」 특징은 ① 고열이 있다(38.5℃ 이상) ② 습성 기침이 있다 ③ 전신 상태가 불량하다(말초순환 불량, 경면 경향, 빈맥 존재 등) ④ 다호흡이 있다(500회/분 이상) ⑤ 청색증이나 비익호흡, 함몰 호흡 등의 호흡곤란 증상 등이며, 모두 특이적 소견은 아닙니다. 그 밖에 병력에서 콧물이 두드러지고 가족 내 명백한 sick contact가 존재한다면 바이러스성일 가능성이 높지만, 바이러스 감염에 이차성으로 세균성 폐렴이 합병된 경우는 구별하기가 용이하지 않습니다. 객담 그람염색에서 세균이 발견되는가에 따라 결정하는 것이 이상적이지만, 소아에서 양질의 객담을 채취할 수 있는 경우가 많지 않습니다. 만약 객담을 채취할 수 있다면, 반드시 객담 그람염색을 현미경으로 검사해 주십시오. 양질의 객담이라면 그람 염색만으로 원인 병원체를 추출할 수 있습니다.

이 연령층에서는 드물지만 *M. pneumoniae*나 *C. pneumoniae*, *U. ureaiyticum* 등의 비정형 폐렴인 경우, 건성부터 다소 습성 기침이 있고 다호흡 증세가 나타나더라도 중증감이나 청진 소견이 부족하고, 그에 비해 흉부 X선 사진으로는 뚜렷한 폐렴상이 나타나는 것이 전형적인 패턴입니다.

이차성 세균성 폐렴은 초기 바이러스 감염에 의한 증상이 진정될 즈음에 다시 발열하여 호흡 상태가 악화되는 경과를 거치는 경우가 많지만, 당연히 비전형적인 예도 많습니다. 여기에서도 바이러스성과 이차감염 감별에 필요한 것은 종합적 판단입니다. CRP나 백혈구를 기준으로 삼아도 좋지만, 앞서 기술한 바와 같이 논의의 여지가 있으므로 혈액검사에 지나치게 의존하지 않도록 하십시오.

이 연령대의 원인 병원체는 아래와 같이 바이러스성이 가장 많습니다.

유아기 폐렴의 원인 병원체[63)]

높은 빈도	RSV, parainfluenza virus, influenza virus, adenovirus, metapneumovirus, 폐렴구균, 헤모필루스 인플루엔자균
낮은 빈도	*M. pneumoniae*, *C. trachomatis*, *U. urealyticum*, Cytomegalo virus, *M. tuberculosis*, *B. pertussis*, 황색포도상구균, *S. pyogenes*, *P. jirovecii*

바이러스성 폐렴으로 생각하고 경과를 지켜볼 때 중요한 것은, 악화 여부에 대한 판단입니다. 열이 내리지 않는다고 곧바로 세균감염으로 단정 짓는 것은 성급한 판단입니다. 세균감염이라면, 치료 없이 경과를 지켜보고 있으면 갈수록 악화되는 경향이 보입니다. 반대로 보합 상태, 전신 상태, 호흡 상태에 큰 변화가 없다면 바이러스성 폐렴입니다. 항생제 없이 경과를 지켜보는 것은 용기가 필요하지만, 제대로 환자를 진찰하고 있다면 항생제를 쓰지 않고도 경과를 관찰하는 것은 가능합니다.

치료에 관해서는, 객담 그람염색으로 원인 병원체를 좁힐 수 있다면 그 결과에 따라 항생제를 선택합니다. 백혈구에서만 균이 보이지 않으면 바이러스성으로 간주하여 항생제를 투여하지 않고 경과를 관찰합니다.

양질의 객담을 채취할 수 없는 경우는 병력, 신체소견, 흉부 X선 사진 등으로 원인 병원체를 추정하여 항생제의 투여 여부, 투여한다면 무엇을 선택해야 할지를 고민합니다.

양질의 객담을 채취하지 못했을 경우, 암피실린으로 치료할 것인지 3세대 세팔로스포린으로 치료할 것인지의 판단 기준은 다음 세 가지입니다. 기본적으로 이 연령층에서 *M. pneumoniae*는 고려의 대상이 아닙니다.

❶ 페니실린 내성 폐렴구균(PRSP)을 고려할지의 여부(PRSP는 일본에서 극히 드물다)
❷ 헤모필루스 인플루엔자균, 특히 BLNAR(β락타마제 비생산 암피실린 내성 헤모필루스 인플루엔자균)을 고려할지의 여부
❸ 중증도

원인 병원체로 분리되는 빈도가 높은 것은 폐렴구균과 헤모필루스 인플루엔자균으로 알려져 있지만, 실제 대부분의 경우 암피실린으로 치유됩니다. 소아 폐렴이 암피실린으로 치유되는 이유는 다음과 같습니다.

① 소아 폐렴의 원인균은 대부분 폐렴구균이다.
② 헤모필루스 인플루엔자균이 원인균일지라도 암피실린으로 치료할 수 있다.

일본에서는 BLNAR (β락탐 분해효소 비생산 암피실린 내성 헤모필루스 인플루엔자균)가 다수 검출되지만, 폐렴구균의 페니실린 내성과 같은 기전이므로 암피실린 투여량이 많으면 극복할 수 있을 것입니다.

일반 병동에서 치료가 가능할 정도의 폐렴이라면, 기본적으로 암피실린으로 문제없습니다. 또 아무리 중증이라도 기저질환이 없는 소아의 일반(지역) 폐렴에서는 카바페넴으로만 치료할 수 있는 세균은 없습니다. 오히려 폐렴구균에는 카바페넴 내성이 많기 때문에 카바페넴을 사용해서는 안 됩니다. 외국의 경우 암피실린·설박탐이 권장되는 경우가 많지만, 일본에서는 중증일 경우 제3세대 세팔로스포린을 사용하는 것이 좋습니다. 이유는 두 가지입니다.

① PRSP가 염려될 경우, β락타마제 길항제가 들어있어도 의미가 없습니다. PRSP를 극복하는 방법은, 페니실린 양을 늘리거나 제3세대 세펨을 사용하는 것입니다.
② 일본에는 β락타마제 비생산 암피실린 내성 헤모필루스 인플루엔자균(BLNAR)이 비교적 많지만, BLNAR에 대해 β락타마제 길항제를 병용해도

의미가 없습니다.

이상에서 일반 폐렴에는 항상 제3세대 세팔로스포린> 암피실린·설박탐입니다. 정리하면 유아기 일반 폐렴의 경험적 치료는 다음과 같습니다.

중증감이 부족하면	암피실린 200 mg/kg/day 6시간마다
비교적 중증감이 있다, 기초질환이 있는 경우	세프트리악손 50~75 mg/kg/day 24시간마다, 혹은 세포탁심 200 mg/kg/day 8시간마다
비정형 폐렴을 의심할 경우	클래리트로마이신 15 mg/kg/day 1일 2회 경구투여 아지스로마이신 10 mg/kg/day 1일 1회 경구투여 3일간

해열되고 이틀 정도 경과 후 전신 상태가 좋으면, 경구투여로 전환할 수 있습니다. 치료 기간은 경구투여 기간을 포함해 1주일 정도입니다. 비정형 폐렴에서 마이코플라즈마는 아지스로마이신으로 3일간, 클래리트로마이신으로 10일간 치료합니다.

유아기(1~5세)

원인 병원체 중 바이러스가 가장 많고, 세균감염에서는 폐렴구균을 가장 많이 볼 수 있습니다. 폐렴구균에 이어 헤모필루스 인플루엔자균, 마이코플라즈마, 황색포도상구균 등입니다. *M. catarrhalis*의 빈도가 약간 높아져 원인 병원체가 될 수 있습니다.

이 시기의 폐렴 증상은 39℃ 이상의 고열을 동반한 경우가 많지만(약 93%), 약 28%에서는 호흡기 증상을 동반하지 않는 경우가 있습니다.[86]

chapter 4 「fever without source」에서 언급했지만, 5세 이하에서 39℃ 이상의 발열이 있고 백혈구가 20,000/mL 이상이라면 occult pneumonia를 의심합니다. 즉, 발열과 함께 구토나 뚜렷하지 않은 복통 증상을 호소하는 등 소화관 증상만 보이기도 하므로(약 6%), 발열과 미묘한 복통(복통을 호소하지만, 그다지 뚜렷이 국한된 소견이 없는 경우)을 호소할 때도 폐렴을 감별 질환으로 올리는 것이 중요합니다. 천명이 있다면 바이러스성 폐렴이나 마이코플라즈마, 클라미도필라 폐렴을 의심합니다.

소아에서의 특징은, 원형폐렴(round pneumonia)입니다**(그림 5-6)**. 주로 8세 이하 소아의 등쪽이나 하엽에 생기기 쉽고, 원인 병원체는 대부분 폐렴구균이므로(드물게 헤모필루스 인플루엔자균, Klebsiella 등도 보고됨) 암피실린으로 치료합니다. 농양 형성이 아니므로 보통 7일 정도의 치료로 충분합니다.

원인 병원체는 유아기와 거의 동일하지만, *M. pneumoniae*의 빈도가 약간 올라

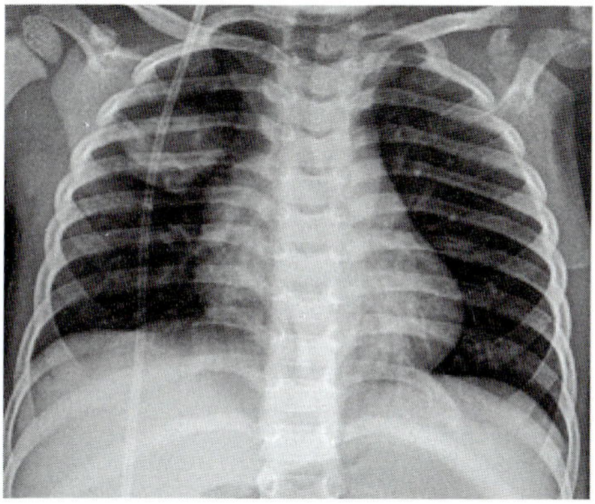

그림 5-6 | round pneumonia[87)]

갑니다. 그람 염색으로 원인 병원체가 좁혀지지 않을 때의 경험적 치료 선택은 유아기와 같습니다.

아동기 이후(5세~청소년기)

이 연령에서는 폐렴 증상이 현저하게 나타날 수 있기 때문에 진단이 꽤 용이합니다. 흉부 X선 사진의 역할은, 높은 검사 전 확률 하에 확정 진단을 내리기 위한 것이라는 개념으로 바뀔 것입니다. occult pneumonia라는 질환 개념을 가진 5세 이하와의 큰 차이입니다.

이 연령층이라면 질 좋은 객담을 채취할 수 있으므로, Geckler 분류를 참고하여 객담 그람염색으로 원인 병원체를 상정하십시오. 객담의 육안 소견에 Miller & Johns 분류도 있으므로 함께 올려둡니다. Geckler 분류의 Grade 5에서 균이 보이지 않으면, *M. pneumoniae*나 *C. pneumoniae*, 바이러스성을 의심하고 항생제는 마크로라이드 사용을 고려합니다.

Miller & Johns의 분류(객담의 육안 소견 분류)

M1	타액, 완전 점성가래
M2	점성가래 속에 농성 가래 소량 포함
P1	농성 가래에 농성 부분이 1/3 이하
P2	농성 가래에 농성 부분이 1/3~2/3
P3	농성 가래에 농성 부분이 2/3 이상

Geckler 분류(객담의 현미경 소견 분류, ×100에서의 소견)

Grade 1	편평상피> 25, 호중구<10, 배양 의의 없음
Grade 2	편평상피>25, 호중구 10~25, 배양 의의 없음
Grade 3	편평상피>25, 호중구>25, 배양 의의 없음
Grade 4	편평상피 10~25, 호중구>25, 배양 의의 있음
Grade 5	편평상피 <5, 호중구>25, 배양 의의 있음

M. pneumoniae, *C. pneumoniae*에 의한 폐렴은 바이러스성 폐렴 증상과 매우 비슷하지만, 바이러스성 폐렴과 달리 콧물은 볼 수 없습니다. 성인 세균성 폐렴으로 입원한 환자 중, 손에서 티슈를 놓지 못하고 진찰하러 갈 때마다 코를 푸는 사람을 본 적 있을 겁니다. 그만큼 콧물이란 존재는, 바이러스성을 강하게 시사하는 것입니다.

마이코플라즈마 폐렴의 전형적인 임상상은 비교적 발병이 완만하고 폐외 증상(AST/ALT의 상승, 피부발진 출현, 용혈성 빈혈, 두통)이 있으며, 초기에는 건성 기침이 두드러지다가 서서히 습성 기침으로 변화하고 흉부 청진상 소견이 부족하며 백혈구 상승이 없습니다. 비교적 젊은 사람에게 흔하며, 전형적인 잠복 기간(1~4주의 폭이 있지만, 전형적으로 2~3주)에 부합하는 sick contact가 있으면 더욱 의심할 수 있습니다. 드물게 수막뇌염, 심근염 등의 폐외 병변을 동반하거나 감염 후 반응성 관절염, 길랑바레 증후군이 발병하기도 합니다.

*C. pneumoniae*에 의한 폐렴도 마이코플라즈마 폐렴과 흡사하여, 임상 증상으로 구별하기 어렵습니다.

*L. pneumophila*에 의한 폐렴은, 민감도 약 80%의 뇨중 항원으로 진단할 수 있습니다. 단 소아에서의 발병은 드물며, 감염되어도 중증으로 진행하는 경우는 거의 없습니다.

마이코플라즈마 폐렴 진단은 기본적으로 임상 진단에 근거해 치료를 시작합니다. 확정 진단 방법에는 세 가지가 있습니다.

❶ 배양법에 따라 *M. pneumoniae*를 분리 동정하는 경우.

❷ 항체검사법의 수신응집반응(PA)에 의해 페어 혈청에서 4배 이상의 항체가 상승, 단일 혈청에서는 320배 이상의 항체가가 나타난 경우. 또는 보체결합반응(CF)에 의해 페어 혈청에서 4배 이상의 항체가 상승, 단일 혈청에서는 64배 이상의 항체가가 나타난 경우.

❸ 유전자 검출법으로 *M. pneumoniae*의 DNA가 검출된 경우.

배양법을 시행할 수 있는 시설은 한정되어 있고, 항체 검사법은 실시간 진단이 불가능하며 이뮤노카드(immunocard)는 민감도 48%, 특이도 79%로 낮아서 유용성이 낮다고 할 수 있습니다.[88] 때문에 지금은 LAMP법에 의한 마이코플라즈마 핵산 검출이 주목받고 있습니다. reference standard를 배양 양성으로 했을 때 LAMP법의 민감도는 98.3%, 특이도는 93.9%로 나타나 매우 양호합니다.[89]

또 이 문헌은 인두 면봉보다 객담검사 쪽의 민감도·특이도가 함께 높았다고 보고되어 있어, 마이코플라즈마는 기관지 상피세포에 강한 친화성이 있기 때문에 LAMP법을 이용한다면 객담으로 검사하는 것이 바람직합니다.

그러나 한편으론 LAMP법의 첨부 문서에는 임상 진단과 LAMP법과의 상관성이 기재되어 있는데, 양성일치율이 89.5%, 음성일치율이 100.0%로 나와 있어 임상 진단만으로도 충분히 진단할 수 있음을 시사하고 있습니다. 「그럼 임상판단으로 괜찮지 않을까?」라는 생각은 필자뿐일까요. LAMP법은 민감도와 특이도 모두 양호한 검사지만 임상 진단으로도 충분하므로, 마이코플라즈마 폐렴으로 확정시킬 필요가 있는 상황, 즉 적어도 입원 치료가 필요한 중증도일 때만 검사해야 합니다. 마이코플라즈마 폐렴 진단에 대해 다음과 같이 정리합니다.

- 외래 치료가 가능하다면, 임상 진단으로 치료를 시작한다. 항체검사, LAMP법은 불필요
- 보충액(補液)이 필요하다면, 루트 확보 시에 항체검사를 실시한다. 환자가 동의하면 1개월 후에 페어 혈청을 측정. 입원 치료를 필요로 하는 증례라면 LAMP법을 측정한다.

C. pneumoniae 진단의 표준(gold standard)은 비인두, 인두, 객담, 흉수 등에서 배양으로 분리하는 것이지만, 배양은 기술적으로 매우 어렵기 때문에 항체가 측정이 자주 이용되고 있습니다. 그러나 *C. pneumoniae*에는 「숙주의 면역 응답이 오래 지속되지 않는다」는 특징이 있기 때문에 항체가 측정으로도 진단은 어렵습니다. 이유는 잘 모르겠으나, 재감염이나 지속감염을 일으키는 것으로 알려져 있으며 배양에서 양성인데도 항체가의 상승이 없는 경우도 있습니다. 재감염, 지속감염 문제가 *C. pneumoniae* 진단을 곤란하게 만드는 것입니다. 진단하기 위해서는 항체가에 의지할 수밖에 없는 경우도 있지만, 해석이 매우 어렵기 때문에 필자는 항체가에 의한 진단은 추천하지 않습니다.[90]

*C. pneumoniae*의 진단은 다음과 같이 요약됩니다. EIA법에 의한 항원 검색은 민감도, 특이도가 낮으므로 권장되지 않으며, M1F법, CF법 모두 상업적으로 검사할 수 없습니다. 일본에서는 ELISA법이 자주 이용되고 있지만, 확립된 진단 기준은 없습니다. 때문에 클라미도필라 폐렴 진단은 매우 어렵습니다.

MIF (microimmunofluorescence)법

첫 감염 진단	페어 혈청에서 IgG가 4배 이상 상승, 혹은 IgM의 항체가가 1회 검사에서 16배 이상
기감염 진단	IgG가 16배 이상

※ 첫 감염 시 IgM은 약 3주 동안, IgG는 6~8주 동안 상승하고 재감염에서 IgM은 상승하지 않고, IgG는 1~2주 동안 상승합니다.

CF법

페어 혈청에서 4배 이상, 혹은 1회 검사에서 64배 이상

*M. pneumoniae*나 *L. pneumophila* 배양이 가능한 시설도 있으므로, 자체시설의 세균검사실에 문의해도 좋을 것입니다.

균이 좁혀지지 않았을 때의 경험적 치료 판단은 5세 이하 소아와 같습니다. 마크로라이드나 독시사이클린 등의 테트라사이클린의 출현 기회가 많아집니다.

학령기 이후(5세~청년기) 폐렴의 원인 병원체학[63)]

일반적인(common)것	*M. pneumoniae, C. pneumoniae*, 폐렴구균
낮은 빈도	*M. tuberculosis, L. pneumophila*, 바이러스

호흡기 감염일 때 흔히 거담제가 처방되지만, 거담제에는 증상개선에 도움이 된다는 데이터가 없으므로[91)] 기본적으로 필자는 처방하지 않습니다.

최근 마크로라이드 내성인 *M. pneumoniae*가 문제되고 있습니다. 마크로라이드 내성균은 감수성균에 비해 유열 기간이 수일간 유의하게 연장되지만, 보통 중증까지 되지 않고 경쾌해지므로 과도하게 두려워할 필요는 없습니다.[92)] 기본적으로 1차 약제는 마크로라이드이며, 학령기 이후 영구치가 자라고 있는 경우에는 독시사이클린이나 미노사이클린 처방도 가능합니다. 독시사이클린이 치아착색 등의 부작용 발병률이 낮기 때문에 미노사이클린보다 독시사이클린을 우선합니다. 외래에서 치료할 경우, 적어도 플루오로퀴놀론은 처방하지 말아야 합니다. 플루오로퀴놀론의 향균 범위는 매우 넓어서 쉽게 내성화를 초래하기(성인에서는 퀴놀론 내성의 장내세균이 맹위를 떨치고 있음) 때문입니다.

입원 치료가 필요하고 난치성일 때 플루오로퀴놀론 투여를 고려하지만, 그럴 때도 더 안전성이 높은 시프로플록사신이나 레보플록사신을 사용합니다. 일본에서 보험이 적용되는 것은 토스플록사신이지만, 전세계적으로 보면 소아 영역에서의 사용 실적이 있고 안전성이 확립되어 있는 것은 시프로플록사신, 레보플록사신입

니다. 오래전부터 사용되고 있기 때문에, 소아 영역에서도 치료와 안전성이 확립되어 있습니다. 토스플록사신이 사용되고 있는 나라는 극히 한정되어 있고(일본과 중국만), 시프로플록사신이나 레보플록사신과 비교해 안전성이 확립되어 있다고 보기에는 힘든 상황입니다. 플루오로퀴놀론은 판매 후 부작용이 발견되어 판매가 중지된 것도 있으므로(가티플록사신이나 스파르플록사신 등), 세계적으로 처방량이 적은 토스플록사신보다 안전성이 확립된 시프로플록사신이나 레보플록사신을 처방하는 것이 아이들의 안전성을 더욱 배려하는 것입니다. 시프로록사신이나 레보플록사신은 보험이 적용되지 않지만, 그래도 처방해야 한다는 각오로 처방하십시오. 플루오로퀴놀론은 소아에게 사용하기 때문에, 그만큼 각오가 필요한 항생제입니다.

4 | 폐렴진단에서 호전되지 않을 때 생각해야 할 것

폐렴치료를 시작해도 「열이 내리지 않는다」「침윤영이 개선되지 않는다」라는 이유로 안이하게 항생제를 변경해 버리는 경우가 흔히 있습니다. 그럴 때 안이하게 항생제를 변경하기 보다, 우선 폐렴으로 진단한 국소 소견을 확인하는 것이 중요합니다.

열이나 WBC, CRP에 눈을 빼앗겨 폐렴에 특이적인 parameter (SpO_2, 호흡수, 호흡음, 혈액가스)가 호전되고 있다는 것을 알아차리지 못한 경우가 의외로 많습니다. 일반적인 폐렴이라면 Follow의 흉부 X선 사진은 불필요하지만[94], 무의미하게 흉부 X선 사진을 반복 촬영하여 폐렴상이 호전되지 않기 때문에 항생제를 질질 이어가는 실수를 범할 수 있습니다. 흉부 X선 사진은 악화될 때는 빠르게 반영되지만, 폐렴이 치유되고 있어도 침윤영이 남는 경우는 보통 잘 볼 수 있으므로 임상적으로 호전되고 있다면 흉부 X선 사진을 촬영할 필요가 없습니다.

그 밖에 흔히 볼 수 있는 초보적인 실수는, 항생제의 투여량·투여 횟수가 부적절하거나(암피실린을 100 mg/kg/day 8시간마다, 암피실린·설박탐 150 mg/kg/day 8시간마다), 이행성이 나쁜 항생제를 사용하고 있거나(폐로의 이행성이 나쁜 아미노글리코시드를 사용한다), 향균 범위를 착각했거나(폐렴구균에 대한 내성률이 높은 메로페넴으로 치료하거나 그람 양성구균에 대한 활성이 극단적으로 낮은 세프타지딤을 사용하고 있다) 등은 흔히 볼 수 있는 오류입니다.

폐렴이 낫지 않는다고 생각하여 항생제를 변경하기 전에 확인해야 할 것

❶ 폐렴에 특이적인 파라미터로 판단하고 있는가?

❷ 항생제 투여량은 충분한가?

❸ 항생제의 폐로의 이행성은 문제없는가?

❹ 짐작되는 원인 병원체에 대해 잘못된 향균 범위 항생제를 사용하고 있지 않은가?

나아가 폐렴이 호전되지 않는 경우, 생각해야 할 것은 크게 나누어 다음 세 가지입니다.

❶ 진단이 틀렸다.

❷ Host에 어떤 문제가 있다.

❸ 합병증이 발생했다.

진단이 틀렸다

낫지 않는 폐렴의 가장 많은 원인입니다. 애초에 세균감염이 아닌 바이러스 감염이었거나 노카르디아나 Aspergillus, 크립토코쿠스 같은 비전형적 미생물이 원인이었을 수도 있다는 가능성을 생각합니다. 아래 ❸~❺가 의심될 경우에는, 생검이나 기관지경을 이용한 진단이 필수입니다. 틀렸더라도 경험적 치료로 나아가서는 안됩니다. 이 질환들 배경에 어떤 면역저하가 있을 가능성이 높습니다. 정확히 진단하지 않으면 무엇을 치료하고 있는지 불분명해지고, 치료 기간도 결정하지 못합니다. 호흡 상태가 악화되었을 때도 원인 병원체를 알지 못하면 추가 옵션을 고려할 수 없습니다.

❶ 원인 병원체가 바이러스일 경우: 항생제가 유효할 가능성은 제로이므로 기본적으로 경과 관찰합니다.

❷ MRSA에 의한 폐렴: 1세 이하 유아의 괴사성 폐렴이나 인플루엔자 이환 후에 고려합니다. 인플루엔자 이환 후에 황색포도상구균에 의한 폐렴 초래는 유명하지만, 실제 빈도는 높지 않습니다. 빈도로 볼 때 어디까지나 「최고 강자」는 폐렴구균이며, 인플루엔자 이환 후라면 「직속 부하」인 황색포도상구균은 기껏해야 「앞에서 10번째」 정도, 라고 이해하십시오.

❸ *M. tuberculosis* 및 기타 비결핵성 항산균

❹ 렙토스피라, 분선충증

⑤ 진균: *Aspergillus* spp., *Cryptoccus* spp., *P. jirovecii*, Histoplasmosis(미시시피강 유역으로의 도항력), Coccidioidomycosis(미국 남서부), Blastomycosis(미국 남동부, 미국 중서부) 등 *Aspergillus* spp.와 *P. jirovecii*는 배경에 면역결핍이 없는 한, 기본적으로 고려할 필요가 없습니다. 반대로 의심되었을 때는 반드시 원발성 면역저하를 정밀 조사합니다. 그 외 *Cryptococcus*, Histoplasmosis, Coccidioidomycosis, Blastomycosis는 면역이 정상이어도 발병할 수 있으므로 주의합니다.

⑥ *Nocardia*, *Actinomyces* 국한된 폐렴상을 취하는 것이 많고 종종 공동형성을 동반합니다.

⑦ 폐종양과 악성 림프종

⑧ 폐출혈

⑨ ARDS

⑩ 폐포단백증

⑪ 약제성(아미오다론, 메트트렉서트, 브레오마이신)

⑫ 폐혈전 색전증

⑬ 폐부종

⑭ 간질성 폐렴(과민성 폐장염, 특발성기질화 폐렴, 호산구성 폐렴, 사르코이드시스, 혈관염(다발혈관염성 육아종증, 결절성 다발동맥염, 굿패스쳐증후군 등), 폐 헤모시데로시스 등)

Host에 어떤 문제가 있다

여기에는 몇 가지 기저 질환이 있는 경우가 포함됩니다.

① 면역저하: 세균성 폐렴에서 특히 액성 면역저하가 문제 됩니다.
IgA결핍증, SCID (severe combined immunodeficiency), 무비증(無脾症), X연쇄 무감마글로브린 혈증, common variable immune deficiency, selective IgG subset deficiency 등이 중요하며, 폐렴구균, 헤모필루스 인플루엔자균이 특히 문제 됩니다. 스테로이드나 면역 길항제 사용에 따른 세포성 면역저하, 만성 육아종 등의 호중구 살균능 문제 등도 중요합니다.

② 만성폐색성 폐질환: 기침장애, 점막융모 클리어런스(clearance) 문제 등.

③ 신경근 질환의 존재: 오연, 기도 분비물의 클리어런스 장애, 기침 장애

④ 심부전: 폐부종 존재나 림프 배액 장애

⑤ 만성신질환: 저보체 혈증, 마크로퍼지·호중구의 기능장애, 액성면역 저하

⑥ 악성 종양: 면역 능력 저하, 화학요법에 수반한 상재균총의 변화

⑦ HIV: 세포성·액성 면역의 저하

❽ 당뇨병: 호중구 기능·세포성 면역 저하
❾ 기도 이물질 존재(땅콩 등의 오연이나 종양성 병변 등).

위와 같은 문제가 있으면 2~3일이면 호전될 폐렴의 치유가 늦어지거나, 치유에 이르지 못할 수 있습니다.

합병증이 발생했다

❶ 농흉의 합병
❷ 폐농양

모두 원인 병원체를 동정하기 위해 천자 혹은 배농이 필요합니다. 이상의 내용을 이해한다면, 일반 폐렴에 카바페넴을 사용할 이유가 하나도 없다는 것을 알 수 있습니다.

10 | 폐농양

폐농양은 조직파괴와 괴사를 동반하면서 공동을 형성하고, 그 공동 내에 염증세포가 축적되어 발생하는 병태입니다. 폐농양의 발생 과정은 주로 아래 네 가지입니다.

❶ 괴사성 폐렴에서 진전
❷ 흡입성 폐렴에서 진전(때때로 이물질을 동반)
❸ 중증 균혈증이나 septic emboli에서 진전
❹ cystic fibrosis나 장기 삽관, 원내 폐렴 후 만성적으로 기도에 감염이 초래된 결과

이 중 흡입이 가장 큰 원인이며 오연 후 1~2주 사이에 폐농양을 발병하는 것이 전형적입니다. 기도 폐색, 폐분화증 등의 해부학적 이상이 있으면 폐농양을 일으키기 쉬운 것으로 알려져 있습니다. 다발성이 나타나는 경우, septic emboli나 균혈증이 원인일 가능성이 높습니다. 또 우심계의 감염성 심내막염이나 Lemierre증후군이 원인으로 작용하여 다발성 폐농양을 유발할 수 있습니다.

표 5-13 | 폐농양의 원인 병원체[93]

원인 병원체		비율(%)
호기성균	황색포도상구균	19
	폐렴구균	10
	기타 *Streptococcus* spp.	32
	헤모필루스 인플루엔자균	6
	녹농균	13
	대장균	9
	기타 그람양성균	7
	기타 그람음성균	6
혐기성균	*Bacteroides* spp.	25
	Prevotella melaninogenica	9
	Peptostreptococcus spp.	21
	Fusobacterium spp.	5
	Veillonella spp.	8
	기타 그람양성균	8
	기타 그람음성균	3
진균		10
Mycobacteria spp.		1

일반 폐렴과 마찬가지로 원인 병원체가 판명되는 경우는 적지만, 일반 감염인 폐농양의 원인 병원체로 가장 많은 것은 황색포도상구균, 이어서 폐렴구균(특히 일상획득형 MRSA), *S. pyogenes*이며 그 외에도 **표 5-13**과 같은 원인 병원체가 있습니다.

cystic fibrosis에는 녹농균, 황색포도상구균, *Mycobacteria* spp.가 많고 오연성 폐렴에 속발한 경우는 *Bacteroides* spp. 등 혐기성균의 빈도가 높아지고 있습니다.

진단에는 영상 진단이 필요하지만, 흉부 X선 사진만으로는 약 20%를 놓쳐버리기 때문에[93], 단순 CT도 필요합니다.[93] 폐의 해부학적 이상의 유무, 이물질의 유무, 병변의 확산 등을 확인할 수 있는 장점도 있습니다.

미생물학적 진단은 기관지경으로 기관지 폐포세정액을 배양하거나 에코, 혹은 CT가이드 하에서 천자배양으로 시행하지만, 침습도가 높기 때문에 혈액배양과 객담배양으로 대체하는 경우가 많습니다. 일반적으로 배농(드레너지)이 불필요하며, 항생제로 치료하면 80~90%가 치료에 반응합니다. 치료 기간은 괴사성 폐렴과 마찬가지로 4주, 혹은 해열 후 2주 정도입니다.[93] 적절한 치료가 이루어져도 해열하는데 4~8일 정도 소요됩니다.

소아에서는 드물지만, 폐농양으로 보이는 다른 질환(악성림프종 등의 악성종양, 사르코이드시스, 폐경색 등)도 있으므로 경험적 치료에 대한 반응이 나쁠 경우 기관지경이나 천자를 검토하십시오. 부적절한 치료가 시행되면 최악의 경우, 폐엽 절제로 이어질 수 있습니다. 배농은 거의 필요하지 않지만, 고려해야 할 4가지의 예외적인 상황이 있습니다.

❶ 항생제를 시작한 지 5~7일 정도 경과했음에도 호전의 기미가 보이지 않는다.
❷ 농양 직경이 4 cm 이상
❸ 종격 변위가 있다.
❹ 인공호흡기에 의존하고 있다.

농양은 원칙적으로 배농이 필요하지만, 예외적으로 폐농양의 배농이 불필요한 이유는 항생제만으로 80~90%가 치유되고, 배농으로 인해 기관지 흉막루가 형성될 위험이 있는 등 합병증 위험 요인이 높기 때문입니다.

폐농양에서 많이 볼 수 있는 합병증은 공동 내 출혈입니다. 출혈이 있으면 각혈이 일어나거나 다른 부위로 감염이 확산 될 수도 있습니다. 기타 합병증에는 농흉, 기관지 흉강루, 패혈증 뇌농양, SIADH 등이 있습니다.

폐농양의 경험적 치료를 결정할 때 기본적으로 환자의 중증도가 가장 중요합니다. 원내 폐렴 요소가 없는 지역발병이면서 전신 상태가 안정되어 있는 경우에는 클린다마이신 단일 약제로, 그람 음성간균에 대한 커버 확대라면 암피실린·설박탐이나 제3세대 세팔로스포린과 클린다마이신의 병용이 좋습니다.

중증이면서 MRSA커버까지 고려한다면, 상기에 반코마이신을 추가합니다.

장기간의 치료이기 때문에 경구 변경까지 고려하여, 초기 치료에 클린다마이신이나 암피실린·설박탐을 선택하는 것이 필자의 권유입니다.

중증에 원내 폐렴까지 커버해야 할 상황이라면, 피페라실린·타조박탐과 반코마이신을 병용합니다. 단, 중증일 때는 처음부터 생검을 실시하여 미생물학적으로 진단해야 합니다.

표 5-14 | 장기 세균성 기관지염 진단 기준[95]

① 4주 이상 지속되는 습성 기침 증세가 나타날 것.
② 기관지 폐포세정액(BAL) 배양으로 세균을 동정할 것.
③ 아목시실린·클라불란산 투여에 따라, 2주 이내에 기침이 개선될 것.

11 | 지속성세균성기관지염

지속성세균성기관지염(PBB: protracted bacterial brochiolitis)은 기도의 선모 운동장애가 일어나 미생물 클리어런스가 불가능해지고 바이오필름 형성이 원인으로 작용하여 발병하는 기관지염입니다. 원인 병원체는 폐렴구균, 헤모필루스 인플루엔자균, 모락셀라 등 일반적인 호흡기 감염을 일으키는 세균입니다.

임상증상은 기관지 천식과 매우 흡사하여 천식과 유사한 증상이 있으며, 천식 치료를 해도 호전되지 않을 경우 지속성세균성기관지염 가능성을 고려합니다. 지속성세균성기관지염의 진단 기준은 **표 5-14**와 같습니다.

진단 기준에는 BAL 배양이 필요하지만, 소아에서의 기관지경 검사의 역치가 높기 때문에, 대부분 항생제 투여로 증상의 호전 여부를 진단합니다. 진단 기준에서는 아목시실린·클라불란산을 권장하지만, 개인적으로는 고용량 아목시실린으로 충분하다고 생각합니다. 필자는 실제로 아목시실린을 투여하여 호전이 더딜 경우, 아목시실린·클라불란산으로 향균 범위를 넓히는 방법을 이용하고 있지만, 대부분의 증례는 아목시실린으로 호전됩니다.

치료 기간에 대한 근거는 아직 제한적이지만, 기본적으로 2주가 현실적인 치료 기간입니다.[96,97] 다만 재발하는 경우도 많아, 재발했을 경우에는 6~8주간의 치료를 검토하는 것이 타당합니다.[98]

文献

1) Irwin RS, Glomb WB, Chang AB. Habit cough, tic cough, and psychogenic cough in adult and pediatric populations : ACCP evidence-based clinical practice guidelines. Chest ; 129 : 174S-179S, 2006
2) 松原茂規 . 小児副鼻腔炎の病態 . 耳鼻臨床 ; 4 : 283-289, 2000
3) Wald ER, Applegate KE, Bordley C, et al. Clinical practice guideline for the diagnosis and management of acute bacterial sinusitis in children aged 1 to 18 years. Pediatrics ; 132 : e262-280, 2013
4) Clinical practice guideline : management of sinusitis. Pediatrics ; 108 : 798-808, 2001
5) McAlister WH, Parker BR, Kushner DC, et al. Sinusitis in the pediatric population. American College of Radiology. ACR Appropriateness Criteria. Radiology ; 215 Suppl : 811-818, 2000
6) Kristo A, Uhari M. Timing of rhinosinusitis complications in children. The Pediatric infectious

disease journal ; 28 : 769-771, 2009

7) Lieberthal AS, Carroll AE, Chonmaitree T, et al. The diagnosis and management of acute otitis media. Pediatrics ; 131 : e964-999, 2013

8) Rovers MM, Glasziou P, Appelman CL, et al. Antibiotics for acute otitis media : a meta-analysis with individual patient data. Lancet ; 368 : 1429-1435, 2006

9) Cohen R, Levy C, Boucherat M, et al. A multicenter, randomized, double-blind trial of 5 versus 10 days of antibiotic therapy for acute otitis media in young children. J Pediatr ; 133 : 634-639, 1998

10) Hoberman A, Paradise JL, Rockette HE, et al. Shortened Antimicrobial Treatment for Acute Otitis Media in Young Children. The New England journal of medicine ; 375 : 2446-2456, 2016

11) Diagnosis and management of acute otitis media. Pediatrics ; 113 : 1451-1465, 2004

12) Teele DW, Klein JO, Rosner BA. Epidemiology of otitis media in children. Ann Otol Rhinol Laryngol Suppl ; 89 : 5-6, 1980

13) Schutzman SA, Petrycki S, Fleisher GR. Bacteremia with otitis media. Pediatrics ; 87 : 48-53, 1991

14) Turner D, Leibovitz E, Aran A, et al. Acute otitis media in infants younger than two months of age : microbiology, clinical presentation and therapeutic approach. Pediatr Infect Dis J ; 21 : 669-674, 2002

15) Hoberman A, Chao HP, Keller DM, et al. Prevalence of urinary tract infection in febrile infants. J Pediatr ; 123 : 17-23, 1993

16) Shaw KN, Gorelick M, McGowan KL, et al. Prevalence of urinary tract infection in febrile young children in the emergency department. Pediatrics ; 102 : e16, 1998

17) Scolnik D, Coates AL, Stephens D, et al. Controlled delivery of high vs low humidity vs mist therapy for croup in emergency departments : a randomized controlled trial. JAMA ; 295 : 1274-1280, 2006

18) Cherry JD. Clinical practice. Croup. N Engl J Med ; 358 : 384-391, 2008

19) Zoorob R, Sidani M, Murray J. Croup : an overview. Am Fam Physician ; 83 : 1067-1073, 2011

20) Tan AK, Manoukian JJ. Hospitalized croup (bacterial and viral) : the role of rigid endoscopy. J Otolaryngol ; 21 : 48-53, 1992

21) Tebruegge M, Pantazidou A, Yau C, et al. Bacterial tracheitis-tremendously rare, but truly important : A systematic review. J Pediatr Infect Dis ; 4 : 199-209, 2009

22) Diagnosis and management of bronchiolitis. Pediatrics ; 118 : 1774-1793, 2006

23) Brooks CG, Harrison WN, Ralston SL. Association Between Hypertonic Saline and Hospital Length of Stay in Acute Viral Bronchiolitis : A Reanalysis of 2 Meta-analyses. JAMA Pediatr ; 170 : 577-584, 2016

24) Ralston SL, Lieberthal AS, Meissner HC, et al. Clinical practice guideline : the diagnosis, management, and prevention of bronchiolitis. Pediatrics ; 134 : e1474-1502, 2014

25) Hartling L, Wiebe N, Russell K, et al. Epinephrine for bronchiolitis. The Cochrane database of systematic reviews : CD003123, 2004

26) van Woensel JB, Vyas H. Dexamethasone in children mechanically ventilated for lower respiratory tract infection caused by respiratory syncytial virus : a randomized controlled trial. Crit Care Med ; 39 : 1779-1783, 2011

27) van Woensel JB, van Aalderen WM, de Weerd W, et al. Dexamethasone for treatment of patients mechanically ventilated for lower respiratory tract infection caused by respiratory syncytial virus. Thorax ; 58 : 383-387, 2003

28) Fernandes RM, Bialy LM, Vandermeer B, et al. Glucocorticoids for acute viral bronchiolitis in infants and young children. Cochrane Database Syst Rev : CD004878, 2010

29) Plint AC, Johnson DW, Patel H, et al. Epinephrine and dexamethasone in children with bronchiolitis. N Engl J Med ; 360 : 2079-2089, 2009

30) Zedan M, Gamil N, El-Assmy M, et al. Montelukast as an episodic modifier for acute viral bronchiolitis : a randomized trial. Allergy Asthma Proc ; 31 : 147-153, 2010

31) Bisgaard H. A randomized trial of montelukast in respiratory syncytial virus postbronchiolitis. American journal of respiratory and critical care medicine ; 167 : 379-383, 2003

32) Amirav I, Luder AS, Kruger N, et al. A double-blind , placebo-controlled, randomized trial of montelukast for acute bronchiolitis. Pediatrics ; 122 : e1249-1255, 2008

33) Proesmans M, Sauer K, Govaere E, et al. Montelukast does not prevent reactive airway disease in young children hospitalized for RSV bronchiolitis. Acta Paediatr ; 98 : 1830-1834, 2009

34) Bisgaard H, Flores-Nunez A, Goh A, et al. Study of montelukast for the treatment of respiratory symptoms of post-respiratory syncytial virus bronchiolitis in children. Am J Respir Crit Care Med ; 178 : 854-860, 2008

35) Guerguerian AM, Gauthier M, Lebel MH, et al. Ribavirin in ventilated respiratory syncytial virus bronchiolitis. A randomized , placebo-controlled trial. Am J Respir Crit Care Med ; 160 : 829-834, 1999

36) Smith DW, Frankel LR, Mathers LH, et al. A controlled trial of aerosolized ribavirin in infants receiving mechanical ventilation for severe respiratory syncytial virus infection. N Engl J Med ; 325 : 24-29, 1991

37) Meert KL, Sarnaik AP, Gelmini MJ, et al. Aerosolized ribavirin in mechanically ventilated children with respiratory syncytial virus lower respiratory tract disease : a prospective, double-blind, randomized trial. Crit Care Med ; 22 : 566-572, 1994

38) Duffett M, Choong K, Ng V, et al. Surfactant therapy for acute respiratory failure in children : a systematic review and meta-analysis. Crit Care ; 11 : R66, 2007

39) Malley R, DeVincenzo J, Ramilo O, et al. Reduction of respiratory syncytial virus (RSV) in tracheal aspirates in intubated infants by use of humanized monoclonal antibody to RSV F protein. J Infect Dis ; 178 : 1555-1561, 1998

40) Rodriguez WJ, Gruber WC, Groothuis JR, et al. Respiratory syncytial virus immune globulin treatment of RSV lower respiratory tract infection in previously healthy children. Pediatrics ; 100 : 937-942, 1997

41) Rodriguez WJ, Gruber WC, Welliver RC, et al. Respiratory syncytial virus (RSV) immune globulin intravenous therapy for RSV lower respiratory tract infection in infants and young children at high risk for severe RSV infections : Respiratory Syncytial Virus Immune Globulin Study Group. Pediatrics ; 99 : 454-461, 1997

42) Hollman G, Shen G, Zeng L, et al. Helium-oxygen improves Clinical Asthma Scores in children with acute bronchiolitis. Crit Care Med ; 26 : 1731-1736, 1998

43) Semba RD. Vitamin A, immunity, and infection. Clin Infect Dis ; 19 : 489-499, 1994

44) Barclay AJ, Foster A, Sommer A. Vitamin A supplements and mortality related to measles : a randomised clinical trial. Br Med J ; 294 : 294-296, 1987

45) Hussey GD, Klein M. A randomized, controlled trial of vitamin A in children with severe measles. N Engl J Med ; 323 : 160-164, 1990

46) Coutsoudis A, Broughton M, Coovadia HM. Vitamin A supplementation reduces measles morbidity in young African children : a randomized , placebo-controlled, double-blind trial. Am J Clin Nutr ; 54 : 890-895, 1991

47) Neuzil KM, Gruber WC, Chytil F, et al. Serum vitamin A levels in respiratory syncytial virus infection. J Pediatr ; 124 : 433-436, 1994

48) Quinlan KP, Hayani KC. Vitamin A and respiratory syncytial virus infection. Serum levels and supplementation trial. Archives of pediatrics & adolescent medicine ; 150 : 25-30, 1996

49) Chipps BE, Sullivan WF, Portnoy JM. Alpha-2A-interferon for treatment of bronchiolitis caused by respiratory syncytial virus. Pediatr Infect Dis ; 12 : 653-658, 1993

50) Krafte-Jacobs B, Levetown ML, Bray GL, et al. Erythropoietin response to critical illness. Crit Care Med ; 22 : 821-826, 1994

51) Jacobs BR, Lyons K, Brilli RJ. Erythropoietin therapy in children with bronchiolitis and anemia. Pediatr Crit Care Med ; 4 : 44-48, 2003

52) Bradley JP, Bacharier LB, Bonfiglio J, et al. Severity of respiratory syncytial virus bronchiolitis is affected by cigarette smoke exposure and atopy. Pediatrics ; 115 : e7-14, 2005

53) CDC. Progress toward eliminating Haemophilus influenzae type b disease among infants and children-United States, 1987-1997. MMWR Morb Mortal Wkly Rep ; 47 : 993-998, 1998

54) Sobol SE, Zapata S. Epiglottitis and croup. Otolaryngol Clin North Am ; 41 : 551-566, 2008

55) Gonzalez Valdepena H, Wald ER, Rose E, et al. Epiglottitis and Haemophilus influenzae immunization : the Pittsburgh experience-a five-year review. Pediatrics ; 96 : 424-427, 1995

56) Shah RK, Roberson DW, Jones DT. Epiglottitis in the Hemophilus influenzae type B vaccine era : changing trends. Laryngoscope ; 114 : 557-560, 2004

57) Hewlett EL, Edwards KM. Clinical practice. Pertussis-not just for kids. N Engl J Med ; 352 : 1215-1222, 2005

58) Heininger U, Klich K, Stehr K, et al. Clinical findings in Bordetella pertussis infections : results of a prospective multicenter surveillance study. Pediatrics ; 100 : E10, 1997

59) Pediatrics AAP. Pertussis (Whooping Cough). Red Book : 504-519, 2009

60) Bamberger ES, Srugo I. What is new in pertussis? Eur J Pediatr ; 167 : 133-139, 2008

61) Baughman AL, Bisgard KM, Edwards KM, et al. Establishment of diagnostic cutoff points for levels of serum antibodies to pertussis toxin, filamentous hemagglutinin, and fimbriae in adolescents and adults in the United States. Clin Diagn Lab Immunol ; 11 : 1045-1053, 2004

62) 百日咳2008~2011年 . In : Infectious Agents Surveillance Report (IASR) . : pp 321-322, 2012

63) Ranganathan SC, Sonnappa S. Pneumonia and other respiratory infections. Pediatr Clin North Am ; 56 : 135-156, 2009

64) Gadomski AM, Permutt T, Stanton B. Correcting respiratory rate for the presence of fever. J Clin Epidemiol ; 47 : 1043-1049, 1994

65) Margolis P, Gadomski A. The rational clinical examination. Does this infant have pneumonia? JAMA ; 279 : 308-313, 1998

66) Hickey RW, Bowman MJ, Smith GA. Utility of blood cultures in pediatric patients found to have pneumonia in the emergency department. Ann Emerg Med ; 27 : 721-725, 1996

67) Byington CL, Spencer LY, Johnson TA, et al. An epidemiological investigation of a sustained high rate of pediatric parapneumonic empyema : risk factors and microbiological associations. Clin Infect Dis ; 34 : 434-440, 2002

68) Shah SS, Alpern ER, Zwerling L, et al. Risk of bacteremia in young children with pneumonia treated as outpatients. Arch Pediatr Adolesc Med ; 157 : 389-392, 2003

69) Bonadio WA. Bacteremia in febrile children with lobar pneumonia and leukocytosis. Pediatr Emerg Care ; 4 : 241-242, 1988

70) Black SB, Shinefield HR, Ling S, et al. Effectiveness of heptavalent pneumococcal conjugate vaccine in children younger than five years of age for prevention of pneumonia. Pediatr Infect Dis J ; 21 : 810-815, 2002

71) Myers AL, Hall M, Williams DJ, et al. Prevalence of bacteremia in hospitalized pediatric patients with community-acquired pneumonia. Pediatr Infect Dis J ; 32 : 736-740, 2013

72) Sandora TJ, Desai R, Miko BA, et al. Assessing quality indicators for pediatric community-acquired pneumonia. Am J Med Qual ; 24 : 419-427, 2009

73) Shah SS, Dugan MH, Bell LM, et al. Blood cultures in the emergency department evaluation of childhood pneumonia. Pediatr Infect Dis J ; 30 : 475-479, 2011

74) Bradley JS, Byington CL, Shah SS, et al. The management of community-acquired pneumonia in infants and children older than 3 months of age : clinical practice guidelines by the Pediatric Infectious Diseases Society and the Infectious Diseases Society of America. Clin Infect Dis ; 53 : e25-76, 2011

75) Michelow IC, Olsen K, Lozano J, et al. Epidemiology and clinical characteristics of community-acquired pneumonia in hospitalized children. Pediatrics ; 113 : 701-707, 2004

76) Kaplan SL, Mason EO Jr, Wald ER, et al. Decrease of invasive pneumococcal infections in children among 8 children's hospitals in the United States after the introduction of the 7-valent pneumococcal conjugate vaccine. Pediatrics ; 113 : 443-449, 2004

77) Madhi SA, Klugman KP. A role for Streptococcus pneumoniae in virus-associated pneumonia. Nat Med ; 10 : 811-813, 2004

78) Virkki R, Juven T, Rikalainen H, et al. Differentiation of bacterial and viral pneumonia in children. Thorax ; 57 : 438-441, 2002

79) Lloret P, Redondo P, Molano E. Klebsiella pneumoniae and leukocytoclastic vasculitis. Lancet ; 360 : 1062, 2002

80) Finnegan OC, Fowles SJ, White RJ. Radiographic appearances of mycoplasma pneumonia. Thorax ; 36 : 469-472, 1981

81) Gutierrez M, Beier UH, Hupert J, et al. C-reactive protein is a poor predictor of bacterial pneumonia. Pediatr Infect Dis J ; 27 : 670 ; author reply-1, 2008

82) Nohynek H, Valkeila E, Leinonen M, et al. Erythrocyte sedimentation rate, white blood cell count and serum C-reactive protein in assessing etiologic diagnosis of acute lower respiratory infections in children. Pediatr Infect Dis J ; 14 : 484-490, 1995

83) Prat C, Dominguez J, Rodrigo C, et al. Procalcitonin, C-reactive protein and leukocyte count in children with lower respiratory tract infection. Pediatr Infect Dis J ; 22 : 963-968, 2003

84) Toikka P, Irjala K, Juven T, et al. Serum procalcitonin, C-reactive protein and interleukin-6 for distinguishing bacterial and viral pneumonia in children. Pediatr Infect Dis J ; 19 : 598-602, 2000

85) Flood RG, Badik J, Aronoff SC. The utility of serum C-reactive protein in differentiating bacterial from nonbacterial pneumonia in children : a meta-analysis of 1230 children. Pediatr Infect Dis J ; 27 : 95-99, 2008

86) Toikka P, Virkki R, Mertsola J, et al. Bacteremic pneumococcal pneumonia in children. Clin Infect Dis ; 29 : 568-572, 1999

87) Eslamy HK, Newman B. Pneumonia in normal and immunocompromised children : an overview and update. Radiol Clin North Am ; 49 : 895-920, 2011

88) Thacker WL, Talkington DF. Analysis of complement fixation and commercial enzyme immunoassays for detection of antibodies to Mycoplasma pneumoniae in human serum. Clin Diagn Lab Immunol ; 7 : 778-780, 2000

89) 山口惠三 . LAMP法を用いたMycoplasma pneumoniaeとLegionella spp. による呼吸器感染症の迅速診断試薬の評価 . 医学と薬学 ; 58 : 778-800, 2007

90) Chirgwin K, Roblin PM, Gelling M, et al. Infection with Chlamydia pneumoniae in Brooklyn. J Infect Dis ; 163 : 757-761, 1991

91) Chang CC, Cheng AC, Chang AB. Over-the-counter (OTC) medications to reduce cough as an adjunct to antibiotics for acute pneumonia in children and adults. Cochrane Database Syst Rev : CD006088, 2007

92) 和田陽一 . マクロライド系抗菌薬耐性マイコプラズマの病像に関する検討 . IASR ; 33 : 266-267, 2012

93) Chitra S. Mani DLM. Acute Pneumonia and its Complications. In : Long SS, ed. Principles and Practice of Pediatric Infectious Diseases. 3rd edition ed. Philadelphia ; pp 245-269, 2009

94) Bruns AH, Oosterheert JJ, Prokop M, et al. Patterns of resolution of chest radiograph abnormalities in adults hospitalized with severe community-acquired pneumonia. Clin Infect Dis ; 45 : 983-991, 2007

95) Marchant JM, Masters IB, Taylor SM, et al. Evaluation and outcome of young children with chronic cough. Chest ; 129 : 1132-1141, 2006

96) Marchant J, Masters IB, Champion A, et al. Randomised controlled trial of amoxycillin clavulanate in children with chronic wet cough. Thorax ; 67 : 689-693, 2012

97) Kompare M, Weinberger M. Protracted bacterial bronchitis in young children : association with airway malacia. J Pediatr ; 160 : 88-92, 2012

98) Craven V, Everard ML. Protracted bacterial bronchitis : reinventing an old disease. Arch Dis Child ; 98 : 72-76, 2013

Chapter 6

두경부 감염병

1 | 림프절비대에 대한 접근법

소아에서 발생하는 림프절비대는 대부분의 경우 반응성입니다. 때문에 림프절비대를 발견했을 때는「놓쳐서는 안 될 드문 질환을 찾는」것이 중요합니다. 놓쳐서는 안 될 질환이란 악성 종양이며, 따라서 악성 종양을 의심해야 할 림프절비대의 특징을 파악해 두는 것이 필요합니다(**표 6-1**).

위 내용이 충족되지 않으면 대부분 반응성이며, 반응성이 아니라면 화농성 림프절염이 비교적 흔한 편입니다.

림프절비대를 초래할 수 있는 질환 카테고리로는 감염병, 종양, 약물, 자가 면역이 중요합니다(유전성 질환인 Gaucher병이나 니만·피크병, 또 갑상선 기능 항진증에서도 림프절비대가 나타날 수 있지만, 림프절비대에서 접근해야 할 감별 질환은 아니므로 언급하지 않습니다).

그리고 전신성이라면 바이러스성과 특수한 세균감염, 약제성이나 림프종, 국재성이라면 침입문호가 바로 근처에 있는 감염병(인후염의 경우 경부 림프절이 종창하고, 하지를 진드기에 물린 경우 서혜 림프절이 종창함)이 대부분입니다(**표 6-2**).

POINT

① 먼저 위험한 림프절비대 소견이 없는지 확인한다. 악성종양 가능성이 있으면 림프절 생검을 검토한다.

② 전신성이면 바이러스성, 드문 세균감염, 약제성, 림프종을 생각한다.

③ 국재성이면 침입문호가 바로 근처에 있는 감염병과 종양을 생각한다.

자, 지금부터 감염에 의한 두경부 질환에 대해 개략적으로 설명하겠습니다.

표 6-1 | 악성종양을 시사하는 위험한 림프절비대의 특징[1-4]

- 1주일 이상 발열이 지속됨
- 야간 식은땀이 심함
- 체중이 감소
- 쇄골상와 림프절비대가 있음
- 전신의 림프절이 종창하고 있음
- 가동성이 없음
- 신생아기의 1 cm 이상의 림프절비대
- 항생제 치료에 반응하지 않는 2 cm 이상의 림프절비대
- 중이염, 비염, 인후염 소견이 없는 경부 림프절비대
- 림프절 폭/길이 비율이 0.5이상(원형으로 종창하고 있음)
- 흉부 X선 사진으로 비정상 음영

표 6-2 | 림프절비대의 감별 질환

전신성 림프절	세균성	성홍렬, 매독, 결핵, 렙토스피라증, 라임병
	바이러스성	전염성 단핵구증(EBV, 거대세포바이러스), 수두, 풍진, 돌발성 발진, 인플루엔자, HIV
	진균성	히스토플라즈마, 콕시지오이데스
	기생충	톡소플라즈마, 말라리아
	약제성	페니토인, 이소니아지드
	악성 종양	림프종, 백혈병, 신경아세포종
	교원병	전신성 에리테마토데스(systemic erythromatosis), 소아 특발성 관절염, 혈청병
경부 림프절	세균성	인후염(A군 연쇄상구균), 화농성 림프절염, 결핵, 비결핵성 항산균증, 고양이 할퀌병(묘소병)
	바이러스성	상기도감염
	진균성	히스토플라즈마
	기생충	톡소플라스마
	교원병	가와사키병, 사코이도시스
	종양성	림프종, 백혈병, 갑상선종양, 횡문근육종, 사르코이드시스
쇄골상와 림프절		림프종, 폐종양, 종격종양
액와 림프절		국소 감염, 고양이 할퀌병, 횡문근육종(상지)
팔꿈치 림프절		국소 감염, 야토병, 고양이 할퀌병
생식기 헤르페스		음부헤르페스, 매독

2 | 경부 림프절염

POINT

- 경부 림프절염은 악하(顎下), 심경부 림프절에서 발견된 경우가 많고 원칙적으로 「급성」이면서 「편측성」이다.
- 진단은 천자·절개 배농을 한다.
- 원인 병원체는 황색포도상구균과 A군 연쇄상구균이 대부분이다. 따라서 경험적 치료는 세파졸린이나 세팔렉신으로 한다.

경부 림프절염은, 일반적으로 화농성 림프절염이라는 용어로 사용되고 있습니다. 먼저 용어의 정의를 확인합니다.

경부 림프절염의 정의는 「염증성 통증성 림프절종대」이고, 림프절비대는 문자 그대로 단순히 림프절이 종대하고 있는 상태를 말합니다.

「염증성」이자 「통증성」의 림프절 종대이므로, 세균성은 물론 EBV나 거대세포 바이러스 등에 의한 바이러스성, 가와사키병, 교원병, 기쿠치(菊池)병, PFAPA (periodic fever, aphthous stomatitis, pharyngitis and adenitics)증후군 등의 비감염성 질환도 림프절염 카테고리에 포함됩니다.

림프절비대의 감별 질환은 매우 다양하며, 여기서는 경부 림프절비대의 한 요인으로서의 세균성 림프절염을 중심으로 서술합니다.

1 | 병태생리

경부 림프절염이 초래되는 부위는 약 80% 정도를 차지하고 있는 악하 림프절과 심경부 림프절입니다. 림프절염 대부분의 원인 병원체는 인두, 구강, 비강으로부터 침입한 경우가 많은데, 림프액의 흐름을 타면 자연스럽게 악하, 심경부에 균이 쉽게 도달하기 때문입니다**(그림 6-1, 표 6-3)**. 상기도염 등이 선행하여 점막에 염증이 생기면 점막이 파탄하고, 미생물이 림프절을 타고 숙주의 면역능을 이기면 감염이 성립하여 림프절염을 초래합니다.

POINT 인두, 구강, 비강의 림프

악하 림프절, 심경부 림프절로 흘러 들어간다. 따라서 악하 림프절염, 심경부 림프절염의 빈도가 높다.

2 | 원인 병원체

세균성 림프절염의 원인 병원체는 황색포도상구균이 가장 많고, 이어서 A군 연쇄상구균입니다. 신생아에서는 B군 연쇄상구균이 가장 많이 분리됩니다.

신생아기 감염은 모체 질(膣)의 상재균이 원인인 경우가 많기 때문에 B군 연쇄상구균의 빈도가 높아지고, 그 후 커뮤니티 노출에 따라 점차 비인두에 황색포도상구균이 상주하거나 A군 연쇄상구균에 노출될 기회가 증가하기 때문에 연령별로 원인 병원체가 다릅니다.

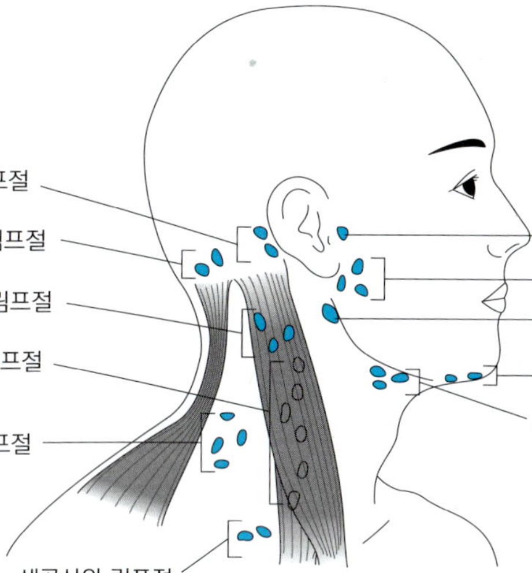

그림 6-1 | **경부 림프절**

표 6-3 | **두경부 림프절의 흐름**

림프절	림프의 흐름
후두 림프절	후두부의 림프가 유입
이개후 림프절	측두부와 두정부의 림프가 유입되어 천경 림프절로 흘러간다.
이개전 림프절	전두부나 측두부, 비강, 이개의 림프가 유입
이하선 림프절	전두부, 측두부, 비강, 중이, 이하선, 외이도의 림프가 유입되어, 악하 림프악하 림프절이나 심경 림프절로 흘러간다.
협하 림프절	협부, 비강, 악하선, 구강, 혀, 턱, 치아, 상구순의 림프를 모아 심경 림프절로 흘러간다.
이하 림프절	하구순 림프절 주위의 림프가 유입
천경 림프절	흉쇄유돌근보다 얕은 쪽, 외경정맥을 따라 흐르는 림프절 그룹. 경부의 피부, 후두, 이하선 등 두부측면의 림프에 후두 림프절·이개후 림프절로부터의 림프가 유입
심경 림프절	흉쇄유돌근보다 깊은 쪽이며 내경정맥을 따라 흐르는 림프절 그룹. 인두, 편도, 갑상선 비강, 부비동 등에 더해 두경부의 모든 림프가 유입

고양이(특히 아기 고양이)에 대한 노출력이 있다면, *Bartonella henselae*나 *Toxoplasma gondii*(톡소플라스마는 가열이 불충분한 식육 섭취도 위험 요인)를 충치로부터의 파급이 의심스러우면 혐기성균을 고려합니다.

성인의 경부 림프절염에서는 결핵이 가장 큰 문제가 되지만, 소아에서는 드물

표 6-4 | 경부화농성 림프절염의 연령별 원인 병원체[5)]

원인 병원체	연령			
	신생아	2개월~1세	1~4세	5~18세
A군 연쇄상구균	−	−	+	+ +
B군 연쇄상구균	+ +	+	−	−
황색포도상구균	+	+ +	+ +	+ +
비결핵성 항산균	−	−	+ +	+
Bartonella henselae	−	+	+ +	+ +
Toxoplasma gondii	−	−	+	+
혐기성균	−	−	+	+ +

++: 높은 빈도로 분리된다, +: 가끔 분리된다, −: 분리되는 경우가 드물다

고 비결핵성 항산균이 종종 분리됩니다. BCG 접종 후의 림프절염도 부속반응으로 유명하지만, 대부분은 접종 부위가 상완이기 때문에 소속 림프절인 액와에서 많이 볼 수 있습니다.

연령별 원인 병원체는 **표 6-4**와 같습니다.

3 | 증상

증상은 발열과 편측성 림프절 종대이며, 종종 봉와직염을 동반합니다. 림프절은 항상 압통을 동반합니다. 림프절염의 감별은 다양하지만, 황색포도상구균이나 A군 연쇄상구균이 문제가 된 세균성 림프절염은 원칙적으로 「급성」이며 「편측성」입니다.

급성 양측성 림프절염은 보통 EBV나 아데노바이러스, 거대세포바이러스 등의 바이러스 감염병이 원인인 경우가 많고 만성 편측성이라면 비결핵성 항생제나 고양이 할퀸병 등이 원인일 경우가 많습니다.

4 | 진단

세균성 림프절염 진단의 표준기준은 림프절을 천자, 혹은 절개 배농하여 원인 병원체를 증명하는 것입니다. 초음파 천자가 가능하다면, 천자하는 것이 최선입니다. 다만 천자, 절개 배농은 외과 의사나 구급의 기술에 따라 크게 달라집니다. 예전에 필자가 근무했던 카와키타 종합병원에는 매우 우수한 응급의사(소아전문은

아님)가 근무하고 있었는데, 연령에 상관없이 초음파 검사 하에 천자가 가능할 것 같은 병변이라면 적극적으로 천자, 절개배농을 시행했습니다. 진단도 빠르고 드레너지(배농)를 하다 보니 회복 속도도 빨라서 큰 스트레스 없는 치료를 할 수 있었습니다. 다만 도저히 천자를 받을 수 없거나 외과의사가 없는 병원도 있으므로, 천자/절개배농을 하지 않을 경우의 진단방법을 소개합니다.

혈액 검사

혈액검사는 세균성 림프절염을 진단하는데 중요하지 않으며, 오히려 다른 세균성 이외의 원인을 진단하는데 필요합니다. 중요한 것은 AST, ALT 등의 간 일탈효소, 혈액배양, 거대세포바이러스, EBV의 항체입니다. 병력에서 고양이 할퀸병이나 톡소플라즈마가 감별로 거론된다면 Bartonella 항체, 톡소플라스마항체 등도 검사합니다. AST, ALT의 수치가 높다면, 세균성보다 바이러스성의 가능성이 높아집니다.

영상 검사

전염성 단핵구증과 세균성 림프절염 감별에, 초음파검사가 유용하다는 보고가 있습니다.[6)] 반응성 림프절 종대나 전염성 단핵구증의 경우 림프문이 넓어지는 반면, 세균성에서는 좁아지거나 소실됩니다. 초음파는 침습이 적고 얻을 수 있는 정보도 많기 때문에, 적극적으로 이용합시다.

심경부 감염이 의심될 경우나, 외과적 배농을 위해 수술적 접근을 검토하는 데 필요한 상황을 제외하면, 조영 CT는 필요 없습니다.

5 | 치료

치료는, 천자나 절개 배농을 시행하고 그람 염색으로 주위를 가늠하며 시작하는 것이 최선입니다. 그람 양성 연쇄상구균이 보이면 암피실린, 포도상구균이 보이면 세파졸린으로 시작합니다. 경구제는 아목시실린, 세팔렉신이 좋겠지요.

천자를 할 수 없는 경우나 그람 염색으로 맞지 않는 경우, 항생제의 선행투여로 인해 원인 병원체 동정이 어려운 경우 등의 경험적 치료에는 세파졸린을 선택합니다. 또한 치령(齡齒)으로부터의 감염 파급이 의심되면, 암피실린·설박탐(경구는 아목시실린·클로불란산)이나 클린다마이신을 선택합니다.

MRSA 커버와 관련해서는, 경부 림프절염이 치명적이지 않기 때문에 경험적 치료에 갑자기 반코마이신으로 시작할 필요는 없습니다. 배양에서 MRSA가 검출된 후에 시작해도 충분합니다.

치료가 주효하면 보통 2~3일 이내에 해열 경향을 보이고, 국소 압통도 호전경향을 나타냅니다. 치료 기간은 주사와 경구를 합해 10~14일이 표준입니다.

BCG를 포함한 비결핵성 항산균에 의한 림프절염 치료는, 천자로 진단이 내려질 경우 가능하면 림프절을 통째로 절제하십시오. 비결핵성 항산균에 천자를 실시하면, 천자 부위에 누공이 형성되어 난치화되기 때문입니다.

3 | 심경부 농양(편도주위농양, 인후농양)

POINT

- 병태를 이해하기 위해서는 해부가 중요. 6개의 간격을 파악해야 한다.
- 인후농양에서 민감도가 높은 소견은 항부경직, 사경과 같은 경부의 가동역(범위) 제한된다.
- 의심되면 주저 없이 조영 CT를 진행한다. 농양이 있으면 이비인후과 상담으로 배농해야 한다.
- 원인 병원체는 황색포도상구균과 A군 연쇄상구균과 혐기성균이다. 광범위 항생제는 필요없다.

1 | 병태생리

심경부 농양은 상기도 감염 후에 아급성으로 발병하는 중증 세균 감염병입니다. 치료가 늦어지면 치명적일 수 있으므로, 빈도는 낮지만 중요한 질환 중의 하나입니다. 인후농양을 이해하는데 해부 이해는 필수입니다.

경부에는 많은 근막이 존재하고 있고, 근막 사이에 간격이 있습니다. 그리고 그 좁은 간격을 많은 중요 장기가 통과합니다. 그 때문에 간격이 감염되면, 병세가 악화되는 것입니다.

기억해야 할 간격은 6개입니다. 해부는 꺼리는 경향이 있지만, 포인트를 파악하는 것은 그리 어렵지 않으므로 꼭 이해해주시기 바랍니다.

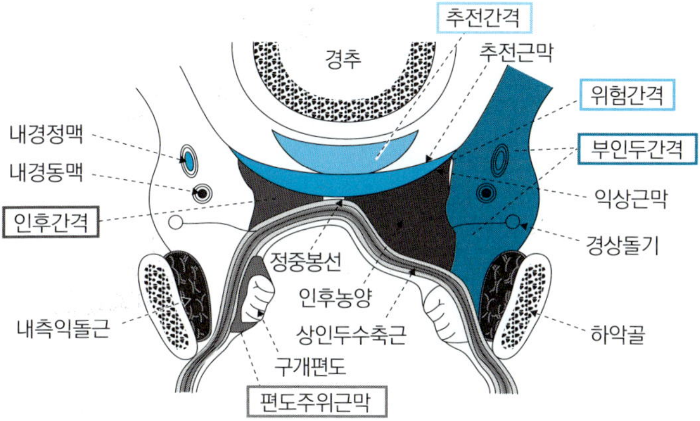

그림 6-2 | **경부 해부(수평단면)**

POINT 기억해야 할 간격은 6개

● 편도주위간격	● 악하간격	● 위험간격
● 부인두간격	● 인후간격	● 추전간격

그림 6-2를 보면 추체(椎體)와 인두후벽 사이에 3개의 간격이 있습니다. 앞에서부터 순서대로 인후간격, 위험간격, 추전간격입니다. 즉 인후간격에 발생한 농양이 인후농양이고 편도주위간격에 생긴 것이 편도주위농양입니다.

이 부위에 농양이 생기면, 편도의 편위를 볼 수 있습니다. 부인두간격에는 내경동 정맥이나 미주신경이 달리고 있습니다.

이 간격은 주위 간격(인후간격, 편도주위간격)의 여분의 공간이므로, 조직이 루즈하고 농양이 확대되기 쉬운 특징이 있습니다. 여기에 감염이 파급되면, 출혈이나 혈전성 정맥염(Lemieire 증후군)을 유발합니다.

이제 경부를 시상면으로 살펴보겠습니다**(그림 6-3)**.

앞서 확인한 3개의 간격(앞부터 순서대로 인후간격, 위험간격, 추전간격)은 세로방향으로 기다랗습니다.

인후간격은 인두 후벽 바로 뒤쪽 공간입니다. 상인두수축근의 정중봉선이 경근막추전엽에 부착되어 간격을 좌우로 나누고 있습니다**(그림 6-2)**. 세로 방향으로 길지만, 상부는 두개저, 하부는 종격까지 연결되어 있습니다.

위험간격은 인후간격 바로 뒤쪽 공간입니다. 위쪽은 두개저, 아래쪽은 횡격막

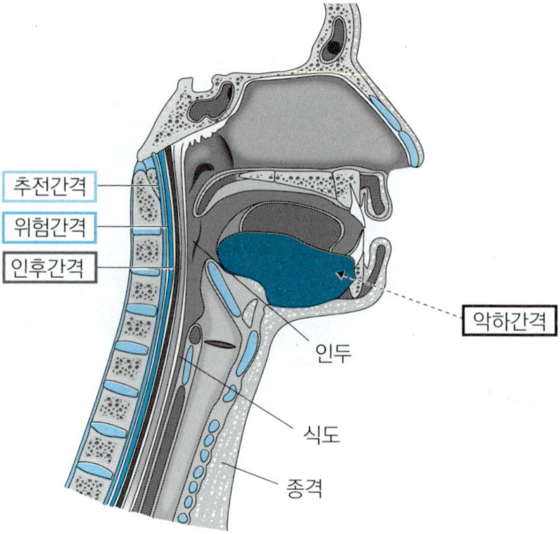

그림 6-3 | **경부 해부(시상단면): (시계바늘 방향 번역)**

까지 펼쳐져 있습니다. 문자 그대로 위험한 간격입니다.

그리고 추전간격은 위험간격과 경추 사이의 공간입니다. 두개저에서 미골까지 연결되어 있습니다.

악하간격은 구강저와 설골 사이의 공간입니다. 구강저 아래이므로 치성감염병(caries 유래 치근부 농양 등)으로부터의 파급이 문제됩니다. 이 부위도 피하조직뿐이고 느슨하기 때문에 감염이 파급되면 일시에 확대됩니다. 이 부위의 유명한 감염병이 바로 Ludwig's angina입니다. 이 부위가 종대하여 상기도를 압박하고 최악의 경우, 기도 폐색에 의한 질식을 초래하는 매우 무서운 질환입니다.

인후농양은 상기의 간격 중 인후간격, 위험간격, 추전간격 3개 중 어느 하나에 형성된 농양을 가리킵니다. 일반적으로 인후간격이 많습니다. 해부를 이해하면 왜 인후농양이 중요한 질환인지, 일목요연합니다. 각각의 간격은 종격, 횡격막, 그리고 미골까지 연결되어 있어서 중력에 의해 쉽게 아래쪽으로 퍼지기 때문에 매우 위험합니다.

POINT 인후간격

- 인후간격, 위험간격, 추전간격 3가지 중 하나에 형성된 농양을 가리킨다.
- 상하로 긴 공간 때문에 중력에 의해 아래로 확산되어 매우 위험함.

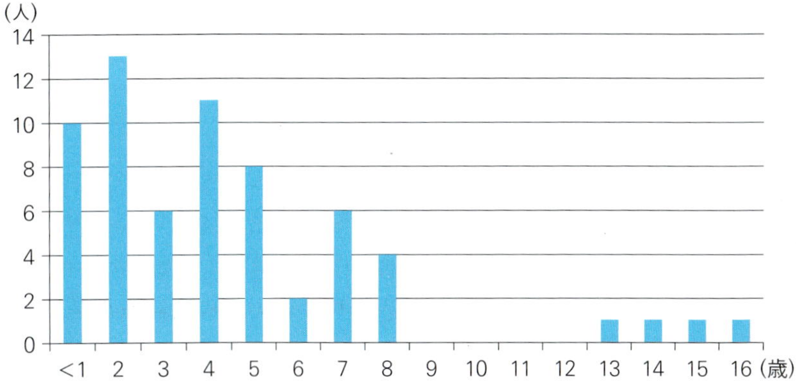

그림 6-4 | **인후농양 발병의 연령 분포**

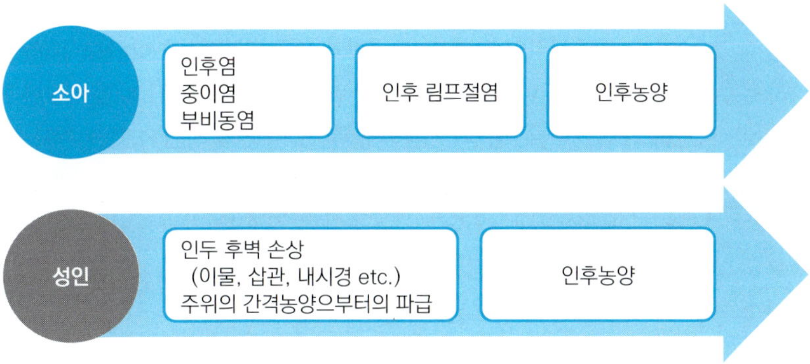

그림 6-5 | **인후농양 발병의 병태생리: 성인과의 차이**

인후농양은 기본적으로 소아 질환이며 호발 연령은 2~4세입니다.[7] 미국의 역학이지만, 소아 인후농양 64명의 연령 분포를 살펴보면 5세 이하에서 75%를 차지하고 있고, 연령이 높아질수록 발병빈도가 낮아지고 있습니다(**그림 6-4**). 인후농양의 호발 시기가 5세 이하인 것에는 이유가 있습니다.

소아는 성인과 달리 인후간격에 좌우 8~10개의 림프절이 존재합니다. 그 때문에 상기도에 발병한 세균 감염병(인후염, 중이염, 부비동염 등)이 인후림프절로 파급될 수 있고, 인후림프절염을 거쳐 인후농양이 발병하는 것입니다(**그림 6-5**). 이 인후림프절은 유아기 이후에는 소실되기 때문에, 인후농양이 유아기까지 많이 발병하는 것입니다.

성인의 인후농양은 외상이나 내시경 조작, 기관 삽관 후에 인두후벽이 손상되

어 발병하는 경우가 대부분이지만, 소아는 상기도에 발병한 세균 감염병 후의 발병 예가 대다수입니다.[8]

2 | 원인 병원체

두경부 감염병이므로 원인 병원체는 폐렴구균, 헤모필루스 인플루엔자균, 모락셀라가 많을 것 같지만, 실은 그렇지 않습니다. 기본적으로 혼합 감염이며, 가장 많이 분리되는 것은 황색포도상구균과 A군 연쇄상구균입니다.[9-11] *Fusobacterium* spp.나 *Prevotella* spp., *Veillonella* spp. 등의 구강 내 혐기성균도 다수 분리됩니다.

3 | 증상

인후농양 초기에는 통상적인 상기도 감염병과 매우 감별하기 어렵습니다. 원래 상기도로부의 염증이 인두 후벽을 넘어 인후 림프절로 파급되기 때문에, 인후농양 증상은 서서히 나타납니다. 물리적 폐색 증상이 나오기 시작하면 인후농양 진단을 받는 경우가 많으므로, 인후농양이라는 것을 알았을 때는 이미 진행 중이므로 지체할 수 없는 상태입니다. 따라서 인후농양의 징후를 간과하면 치명적일 수 있으므로, 절대 놓치지 않도록 세심한 주의를 기울입니다.

인후농양을 시사하는 위험 징후는, 다음 7가지입니다.

인후농양 의심의 위험한 7가지 징후

1. 연하곤란, 유연(流涎)
2. 사경(斜頸), 경부신전 곤란(통증이 경감되는 방향으로 굳어짐)
3. 음성 변화(hot potato voice)
4. 흡기성 천명(stridor)
5. 경부 종류(부인두간격에 병변이 미치면 촉지할 수 있음)
6. 개구장애(부인두간격 내측 익돌근에 병변이 생기면 볼 수 있음)
7. 흉통(종격에 병변의 진전 가능성)

7가지 징후는 모두 중요하지만, 폐색증상보다 경부의 가동역 제한이 더 민감하여[7] 86%의 항부경직 증세가 나타납니다(**표 6-5**). 항부경직은 수막염만의 소견이 아니므로, 항부경직이 있어 뇌척수액 검사를 했는데 수막염을 시사하는 검사소견을 얻을 수 없는 경우 인후농양을 감별에 포함시킵니다.

표 6-5 | 인후농양에서 보인 증상과 소견 비율[12)]

증상/소견	비율(%)	증상/소견	비율(%)
발열	100%	경부종창	68%
경부통	100%	연하곤란	63%
항부경직	86%	호흡곤란	2%

7가지 징후 중 일부는 후두개염에서도 보입니다. 후두개염에 비해 인후농양은 진행이 다소 느리지만, 임상증상으로 구별하기는 상당히 어렵습니다. 그러므로 위 증상이 있다면, 기도를 확보할 준비가 필요합니다.

유연(流涎)이 있으면 후두개염 가능성이 있으므로, 억지로 구강 안을 진찰하지 않는 것이 현명합니다(물론 진료에 협조적이라면 구강 내를 관찰해도 좋습니다). 인두를 진찰할 때는 인두후벽이 평평한지 확인합니다. 인후간격에 농양이 있으면 편측성으로 융기하고, 위험간격이나 추전간격이라면 중앙이 융기합니다. 어쨌든 융기 상황을 확인할 수 있다면 조영 CT가 필요합니다.

교과서에는 「융기 부위에서 파동이 느껴진다」라고 씌어 있으나, 촉지할 때 농양 파열이나 인두 자극에 의한 질식 위험이 있으므로 만지는 것은 피합니다.

4 | 진단

감염병 진단에 필요한 것은, 미생물진단과 장기진단입니다. 미생물의 진단방법은 아래 2가지입니다.

- 천자/절개 배농
- 혈액배양

인후농양이 있으면 거의 모든 사례에 배농이 적응되므로 혈액배양을 제외해도 좋을 것 같지만 중요한 정보원이므로 혈액배양은 반드시 시행합니다. 다만 혈액배양 양성률은 5% 정도로 높지 않습니다.[7)]

장기진단에는 경부측면 X선 사진과 경부조영 CT가 있습니다. 경부측면 X선 사진은 인후농양 검출에 유용합니다. 다만, 목을 신전시켜 측면에서 제대로 촬영하지 않으면 추체 앞쪽 연부조직이 두꺼워 보일 수 있습니다. C2 레벨에서 7 mm, C6 레벨에서 14 mm가 넘는다면 종창이 있습니다(**그림 6-6**).

인후농양이 의심되면 아래 내용을 확인하기 위해 경부조영 CT를 찍습니다.

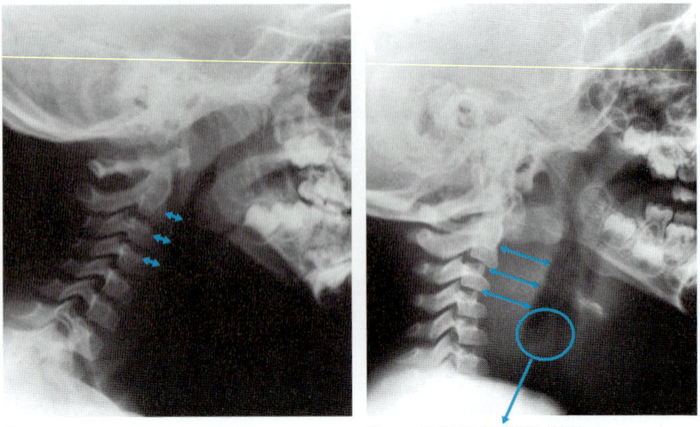

그림 6-6 | 경부측면 X선 사진
A: 정상아(3세), B: 인후농양(3세). 시미즈 히로유키 선생님(후지사와 시민병원 소아청소년과) 제공

- 봉와직염과 농양을 감별하기 위해
- 병변 진전을 파악할 수 있음(어느 간격에 병변이 있는가).
- 외과적 접근방법의 결정(대혈관과의 관계).

촬영할 때는 인후농양이 세로로 퍼질 수 있으므로, 두개저에서 T2 레벨까지 들어가도록 촬영하십시오.

봉와직염이라면 농양 일보 직전의 상태로, 배농은 불가능합니다. 이 경우는 항생제만으로 치료를 시작하고, 증상이 악화되면 다시 영상을 확인합니다. 다만, 봉와직염일 때 항생제 치료를 통해 농양 형성을 예방할 수 있다는 보고도 있으므로, 가능하면 봉와직염 상태에서 진단을 내릴 수 있다면 이상적입니다.[3]

또「ring enhancement가 없으면 농양이 아니다」라고 생각하기 쉽지만, 불균일한 조영효과나 scalloping sign도 농양을 시사하는 소견입니다(**그림 6-7~10**).[14] scalloping이란 가리비 가장자리의 물결무늬를 말합니다(**그림 6-11**). **그림 6-10**에서는 내부의 저흡수영역이 가리비 가장자리의 물결처럼 보인다고 해서 scalloping sign이라고 합니다.

인후농양일 가능성이 높다고 생각되면, 경부측면 X선 사진을 패스하고 갑작스러운 조영 CT로도 상관없습니다. 경부측면 X선 사진은「인후농양 가능성도 부정할 수 없다」고 할 정도의 의심이나 후두개염을 제외하고 싶을 때 검토합니다.

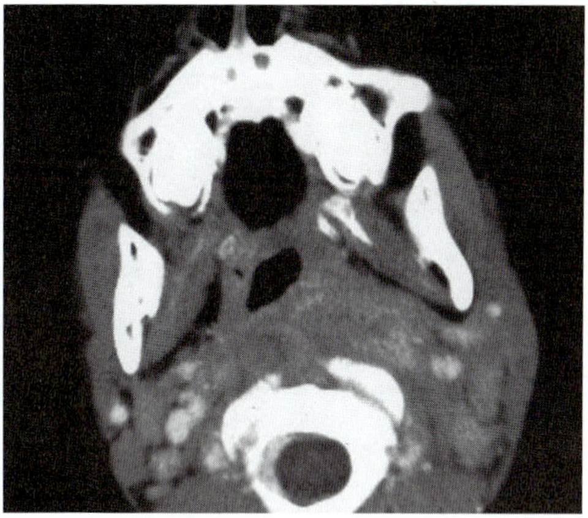

그림 6-7 | 봉와직염
편도주위간격, 인후간격, 부인두간격에 조영효과가 부족하고 간격의 종대와 근소한 지방농도 상승이 나타난다. 시미즈 히로유키 선생님(후지사와시민병원 소아청소년과) 제공.

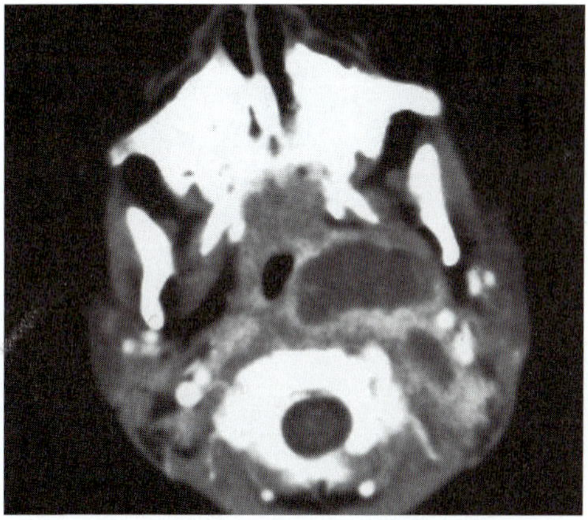

그림 6-8 | 편도주위, 부인두간격 농양
편도주위간격, 부인두간격에 내부 저흡수 영역에서 피막의 조영효과(ring enhancement)가 나타난다. 시미즈 히로유키 선생님(후지사와 시민병원 소아청소년과) 제공.

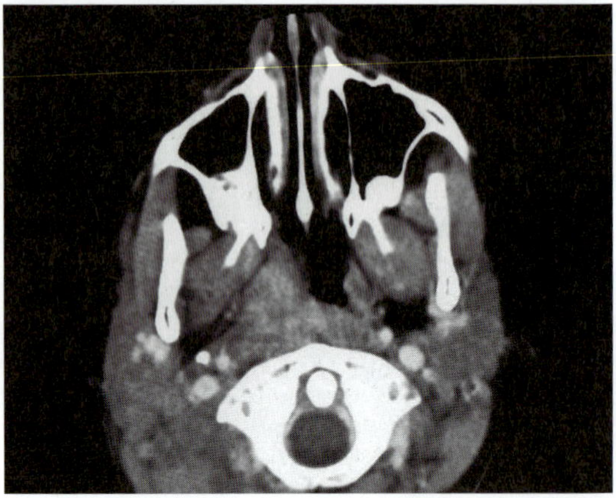

그림 6-9 | **편도주위, 인후, 부인두간격 농양**
편도주위간격, 인후간격, 부인두간격에 ring enhancement는 없으나 불균일한 조영효과를 보이고 있어, 역시 농양소견이다. 시미즈 히로유키 선생(후지사와 시민병원 소아청소년과) 제공.

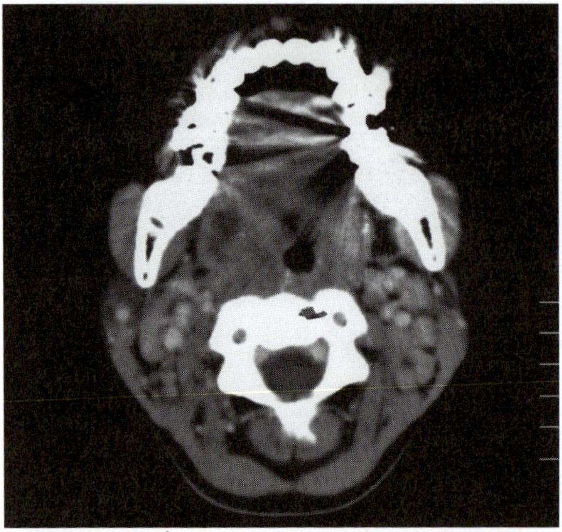

그림 6-10 | **편도주위, 부인두간격 농양**
편도주위간격, 부인두간격에 내부 저흡수영역이 보인다. ring enhancement는 없지만, scalloping이 나타난다. 이것도 농양을 강하게 시사하는 소견이다. 시미즈 히로유키 선생님(후지사와시민병원 소아청소년과) 제공.

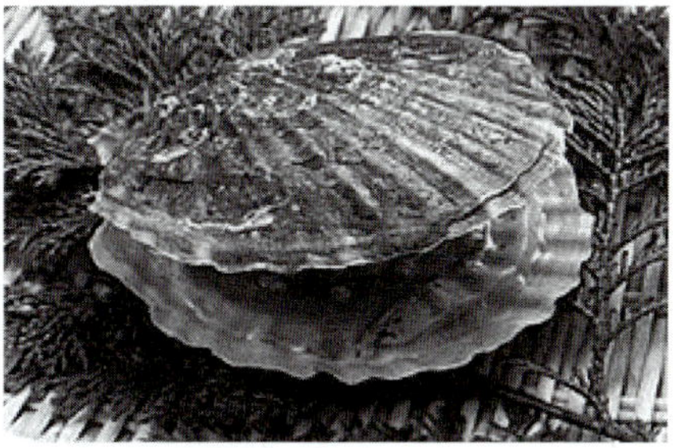

그림 6-11 | 가리비 조개

5 | 치료

치료의 기본은 배농입니다. 유감스럽게도 현재로서는 배농 여부에 따른 치료 효과를 비교한 연구가 없으므로, 항생제만으로 치료가 가능한지 혹은 전체 사례에 대한 배농이 필요한지 확실하지 않습니다. 배농이 가능한 농양이라면, 원인 병원체 판명과 배농 시행을 통해 확실한 치료 효과를 기대할 수 있으므로 배농해야 합니다.

원인 병원체가 판명될 때까지는 경험적 치료가 필요하지만, 원인 병원체를 고려한다면 아래 조합으로 괜찮습니다. MRSA 검출률이 높다면, 아래에 반코마이신을 추가합니다.

- 암피실린·설박탐
- 세프트리악손/세포탁심+클린다마이신

장내세균이나 녹농균이 연관된 경우는 거의 없으므로, 내성균을 우려하여 피페라실린·타조박탐이나 메로페넴 등으로 치료를 시작할 필요는 없습니다.

치료가 주효하다면, 보통 24~48시간 이내에 증상이 호전됩니다. 반대로 1~2일 후에도 경과가 만족스럽지 않다면 배농의 필요성을 우선 검토한 다음, 이어서 항생제 항균 범위의 제외 가능성을 검토하십시오.

치료 기간은 명확하게 정해져 있지 않습니다. 주사 항생제에서 경구 항생제로 변경할 시점도 명확한 기준은 없지만, 필자는 최소 2주 동안 주사 치료를 실시한 후 농양이 소실될 때까지 치료를 지속합니다.

文献

1) Slap GB, Brooks JS, Schwartz JS. When to perform biopsies of enlarged peripheral lymph nodes in young patients. JAMA ; 252 : 1321-1326, 1984
2) Oguz A, Karadeniz C, Temel EA, et al. Evaluation of peripheral lymphadenopathy in children. Pediatr Hematol Oncol ; 23 : 549-561, 2006
3) Wang J, Pei G, Yan J, et al. Unexplained cervical lymphadenopathy in children : predictive factors for malignancy. J Pediatr Surg ; 45 : 784-788, 2010
4) Locke R, Comfort R, Kubba H. When does an enlarged cervical lymph node in a child need excision? A systematic review. Int J Pediatr Otorhinolaryngol ; 78 : 393-401, 2014
5) Sarah S Long LKP, Charles G Prober. Cervical Lymphadenitis and Neck Infection. Principles and Practice of Pediatric Infectious Diseases, 5th ed. : pp 135-147, 2017
6) Papakonstantinou O, Bakantaki A, Paspalaki P, et al. High-resolution and color Doppler ultrasonography of cervical lymphadenopathy in children. Acta Radiol ; 42 : 470-476, 2001
7) Craig FW, Schunk JE. Retropharyngeal abscess in children : clinical presentation, utility of imaging, and current management. Pediatrics ; 111 : 1394-1398, 2003
8) Philpott CM, Selvadurai D, Banerjee AR. Paediatric retropharyngeal abscess. J Laryngol Otol ; 118 : 919-926, 2004
9) Asmar BI. Bacteriology of retropharyngeal abscess in children. Pediatr Infect Dis J ; 9 : 595-597, 1990
10) Abdel-Haq N, Quezada M, Asmar BI. Retropharyngeal abscess in children : the rising incidence of methicillin-resistant Staphylococcus aureus. Pediatr Infect Dis J ; 31 : 696-699, 2012
11) Inman JC, Rowe M, Ghostine M, et al. Pediatric neck abscesses : changing organisms and empiric therapies. Laryngoscope ; 118 : 2111-2114, 2008
12) Hoffmann C, Pierrot S, Contencin P, et al. Retropharyngeal infections in children. Treatment strategies and outcomes. Int J Pediatr Otorhinolaryngol ; 75 : 1099-1103, 2011
13) Gaglani MJ, Edwards MS. Clinical indicators of childhood retropharyngeal abscess. Am J Emerg Med ; 13 : 333-336, 1995
14) Kirse DJ, Roberson DW. Surgical management of retropharyngeal space infections in children. Laryngoscope ; 111 : 1413-1422, 2001

Chapter

7 중추신경계감염

1 | 발열+경련/의식장애에 대한 접근

발열+경련, 의식장애의 감별은 다양하지만, 신속한 대응이 요구되므로「움직이면서 생각한다」는 자세가 필요합니다. 염두에 둬야 할 질환을 **표 7-1**에 나타냅니다. 중요한 것은 중추신경계감염 외에도 감별 질환이 있다는 점입니다. 병력에 외상 경력이 없는지, 중독 증상을 일으킬 수 있는 약물 복용 가능성 등에 초점을 맞춰 조사합니다.

소아용 폐렴구균 백신과 Hib 백신이 정기적으로 접종되고 있어서, 세균성 수막염의 이환 빈도가 현저하게 감소했습니다. 그 때문에 발열+경련의 대부분이 열성 경련일 가능성이 높아져서 심각한 상태를 발견하기가 어려워지고 있습니다. 발열+경련/의식장애에서 해야 할 것은, 다음 세 가지를 잊지않고 챙기는 것입니다.

❶ ABC의 안정화(기도확보가 특히 중요).
❷ 경련이 지속된다면 항경련제를 투여하여 경련을 멎게 한다.
❸ 치료 가능한 원인질환의 검색 및 치료를 시행한다.

1 | ABC의 안정화

의식장애가 있으면 서둘러 머리 CT를 찍고 싶어 하지만, 기도확보, 산소화·환기 그리고 순환 동태가 안정된 후에 머리 CT나 MRI를 촬영합니다.

2 | 경련에 대한 대응

경련이 있을 경우에도 ABC의 안정화가 최우선입니다. 소아 경련은 자연스럽게 멎는 경우가 많으므로, 일단은 기도 확보와 산소투여만으로 경과를 지켜봅니다. 경련이 5분 이상 지속될 경우 경련 중첩에 이를 가능성이 높기 때문에 항경련제가

표 7-1 | 발열+경련/의식장애 감별질환

병태	질환 사례
감염병	• 중추성: 수막염, 뇌염, 뇌농양, 뇌증 • 비중추성: 패혈증성 쇼크(폐렴, 요로감염 등 혈압 저하를 초래하는 감염병이라면 무엇이든)
중독	• 납중독 • 약물 중독
종양성	• 뇌종양
선천성	• 선천성 뇌기형(전전뇌포증, 활뇌증, 다소뇌회 등) • TORCH증후군
혈관성	• 동정맥 기형 • 동맥류 • 뇌출혈 • 용혈성 요독증증후군 / 혈전성 혈소판감소성자반병
외상	• 학대 • 외상성 뇌출혈
대사질환	• 저혈당 • 전해질 이상(저Na혈증, 저Ca혈증, 저Mg혈증, 저K혈증) • 요소사이클이상증(N아세틸글루타민산 합성효소결핍증, 카르바밀인산합성효소결핍증, 오르니틴트랜스카르바밀라아제 결핍증 등) • 아미노산대사이상증(페닐케톤 뇨증, 메이플시럽 뇨증, 호모시스틴 뇨증 등이지만, 신생아 매스 스크리닝(mass screening) 대상 질환이며, 기본적으로 드묾) • 미토콘드리아병 • Storage disease(당원병, 라이소좀병 등) • 비타민 B_6 결핍 • 당뇨병(비케톤성 고삼투압성 혼수, 당뇨병성 케톤산증)

필요합니다. 이 때도 ABC 안정화에 유의하며 항경련제를 사용하십시오. 경련에 대한 기본적인 대응은 다음과 같습니다.

최초 5분	디아제팜 1회째
10분까지	디아제팜 2회째
15분 이상 지속	포스페니트인 or 페노바르비탈

미다졸람은 항경련 작용이 강하고 효과가 높은 약제지만, 이중맹검법(double blind test)을 통한 근거가 마련되지 않았습니다. 일본의 경우 2018년 현재, 경련에 대한 보험 적용이 없으므로 사용 시 주의하십시오.

또한 생명을 위협할 수 있는 위험 징후도 제대로 이해하도록 합니다.

POINT 경련으로 생명을 위협할 수 있는 3가지 징후

- 오연으로 인한 상기도 폐색
- 머리 외상이 있을 때의 경련
- 경련 중첩(status epilepticus)

3 | 치료 가능한 원인질환의 검색 및 치료

다양한 감별 질환이 있지만, 질환 빈도로 따지면 우선 고려해야 할 것은 수막염, 뇌염, 뇌증입니다. 혈액배양을 하고 가능하면 뇌척수액 검사를 시행하여 신속하게 항생제를 투여합니다.

Column

발열+의식장애, 사실은…

필자가 소아청소년과 후기 수련의 3년차 때였습니다. 당직일 때 13세 여아가 39°C의 발열과 의식장애로 긴급 이송되었습니다. 의식수준은 Japan Coma Scale로 300, Glasgow Come Scale로도 3점이라는, 혼수상태였습니다. 「발열과 의식장애로 이송합니다」라는 연락을 사전에 구급대로부터 받았을 당시, 필자는 세균성 수막염을 감별 질환으로 생각하고 있었습니다. 막상 환자가 도착하자 생각보다 의식장애가 심하고 깊은 혼수상태였기 때문에, 저는 패닉에 빠졌습니다.

이송되자마자 기관 삽관을 준비하면서 산소를 투여하고 루트 확보 시 혈액배양 2세트를 시행하고, 덱사메타손과 메로페넴을 투여했습니다(아직 젊었기 때문에 메로페넴을 투여한 점, 양해해주십시오). 환자 어머니에게 병력을 묻자, 내원 전날부터 발열이 있었고 내원 당일 낮부터 자주 구토 하며 밤이 되자 의식수준이 떨어졌다…고 설명하여 「세균성 수막염이 틀림없다」고 판단했습니다.

그런데 함께 대응하고 있던 동기 소아청소년과 의사가, 「pH 6.9, 혈당 700이니까, DKA가 아닐까」라고 지적했습니다. 구강 안을 보니 입안이 바싹 마른 엄청난 탈수였습니다.

저는 새로 발병한 1형 당뇨병, 당뇨병성 케톤산증에 대해 내원 시 덱사메타손 투여라는 큰 실수를 저질렀습니다. 환자가 내원해 보니 예상했던 것보다 중증이라 머릿속이 새하얘져 본인이 자신 있어 하는 분야에서만 감별 질환을 떠올렸던 것이, 실패의 원인이었습니다. 총체적으로 제대로 감별질환을 들어야 한다는 중요성을 새삼 느낀 증례였습니다. 다행히 환자는 건강을 되찾았고, 지금은 소아청소년과를 졸업하고 당뇨 내과 진료를 받고 있습니다.

2 | 수막염

POINT

- 신생아에서는 B군 연쇄상구균과 대장균이, 신생아 이후는 폐렴구균과 헤모필루스 인플루엔자균이 가장 많다.
- 내원 후 항생제 투여는 30분 이내가 목표이다. 혈액배양과 뇌척수액배양을 시행한 즉시 치료해야 한다.
- 뇌척수액 검사를 주저하지 않는다. 「수막염」이라고 의심된다면, 반드시 뇌척수액 검사를 실시해야 한다.
- 뇌척수액 검사 전에 머리 CT를 찍을 경우, 혈액배양만 채취하고 진료를 시작한다. 진단을 위해 치료를 미뤄서는 안된다!
- 경험적 치료는 투여량까지 암기해야 한다. 신생아는 암피실린, 세포탁심을, 신생아 이후는 세프트리악손과 반코마이신이다.
- 신생아 이후에는 항생제 투여 전에 덱사메타손을 투여한다. 신생아에 유효하다는 데이터는 없기 때문에 현재로서는 권하지 않는다.
- 수막염에서 발열은 계속된다. 열이나 WBC, CRP 수치만으로 항생제를 변경하지 않는다. 장기 특이적 지표를 쫓아보면 좋다.
- 수막염에서 가장 중요한 것은 Hib 백신과 소아용 폐렴구균 백신이다. 적극적으로 접종해야 한다.

세균성 수막염은 치료하지 않으면 100% 사망에 이르는 무서운 병입니다. 일본도 외국보다 뒤늦게 Hib 백신과 소아용 폐렴구균 백신이 정기접종에 포함되었습니다. 세균성 수막염의 빈도는 꽤 감소하고 있지만, 아직 완전히 근절된 것은 아닙니다. 소아에서 가장 예후가 나쁜 감염병의 하나이므로 포인트를 제대로 파악하도록 합니다.

1 | 병태생리

세균성 수막염의 발병 메커니즘은 다음과 같은 네 단계로 생각할 수 있습니다.

① 부착 → ② 혈류로의 침입 → ③ 혈관 내에서의 생존 → ④ 뇌수막 공간으로 침입

수막염을 일으킬 수 있는 대부분의 세균은 선모를 가지고 있어, 비강 점막에 부착이 가능합니다. 숙주는 IgA를 분비하여 이들 세균의 부착을 저지하지만, 세

균은 IgA프로테아제를 분비하여 부착을 시도합니다. 세균 측이 승리하면, 비강점막에 부착하여 「보균」 상태가 됩니다.

부착이 일어나면 세균은 접착인자나 피포화 등에 의해 상피세포를 빠져나와 혈관 내로 침입합니다.

혈관 내에 침입하면, 이번에는 숙주 보체와의 싸움이 기다리고 있습니다. 수막구균(meningococcus)이나 폐렴구균은 협막(莢膜)을 가지고 있기 때문에, 보체의 영향을 그다지 받지 않고, 옵소닌(opsonin)화 되기 어려운 특징이 있습니다. 때문에 다른 균에 비해 혈액 내에서 쉽게 생존할 수 있는 것입니다.

최종적으로 혈액 속에 살아남은 세균들이 혈액 뇌관문을 통과하고 척수액 속으로 진입함에 따라 수막염이 발병합니다. 균이 뇌척수액 속으로 침입하기 쉬운 부위는 정확히 알 수 없지만, 균과의 친화성이 높은 맥락총에서 뇌척수액으로 침입하는 것으로 생각됩니다.[1)]

뇌척수액에는 백혈구가 없고 면역글로불린도 보체도 지극히 낮은 수치이므로, 침입하면 순식간에 세균이 증식합니다. 이에, 수막염은 매우 급성으로 발병하는 것입니다.

2 | 원인 병원체

일본과 일본 외의 국가에서는 세균성 수막염 역학에 상당한 차이가 있었습니다. 일본에서는 2008년 Hib 백신이 도입되기 전까지 가장 많이 분리된 수막염의 원인 병원체가 b형 헤모필루스 인플루엔자균(Hib)이었습니다. 그러나 외국의 경우, 이미 1990년대에 Hib백신이 도입되어 b형 헤모필루스 인플루엔자균에 의한 수막염 자체가 과거의 질병이었습니다. 폐렴구균 역시 마찬가지로, 미국에서는 소아용 폐렴구균 백신도 2000년부터 정기 접종되어 침습성 폐렴구균 감염병이 감소하고 있지만, 일본의 접종 시작 시기는 2010년, 정기 접종 도입은 2013년으로 매우 늦었습니다. 원고를 쓰는 2018년 현재, b형 헤모필루스 인플루엔자균에 의한 수막염은 거의 볼 수 없으나 침습성 폐렴구균 감염병 환자는 가끔 발견됩니다. 이렇듯 일본과 외국 국가와 역학적으로 큰 차이가 있기 때문에, 외국에서 보고된 역학을 전적으로 활용하기 어려운 부분도 있습니다. 다만 일본의 독자적인 역학 정보가 부족하기 때문에, 외국 보고를 참고하며 일본의 현상을 살펴보겠습니다.

우선 신생아기(期)에 대해서입니다. 1970년대 신생아의 수막염 사망률이 50%에 가까웠지만, 항생제 개발과 신생아 관련 의료가 발전함에 따라 1990년대에 들어와

표 7-2 | 미국 소아세균성 수막염의 원인 병원체

연령	원인 병원체	비율
신생아기[3]	B군 연쇄상구균	50%
	대장균	25%
	기타 그람 음성간균 (Klebsiella 등)	8%
	리스테리아	6%
	폐렴구균	5%
	A군 연쇄상구균	4%
	b형 헤모필루스 인플루엔자균	3%
1~3개월[4]	b형 헤모필루스 인플루엔자균	39%
	그람 음성간균	32%
	폐렴구균	14%
	수막구균(meningogoccus)	12%
3개월~3세[4]	폐렴구균	45%
	수막구균 (meningogoccus)	34%
	B군 연쇄상구균	11%
	그람 음성간균	9%
3~10세[4]	폐렴구균	47%
	수막구균 (meningogoccus)	32%
	B군 연쇄상구균	5%
10~19세[4]	수막구균 (meningogoccus)	55%
	폐렴구균	21%
	B군 연쇄상구균	8%

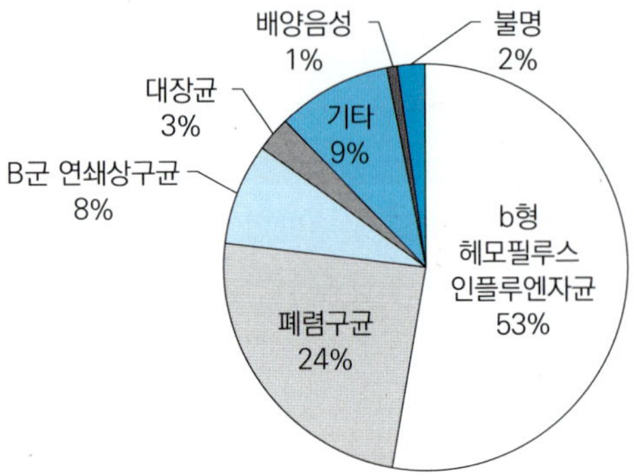

그림 7-1 | 일본의 소아 세균성 수막염 원인 병원체(N=314)[5]

서는 10% 가까이까지 떨어졌습니다. 그러나 이환율은 약간 감소했지만 크게 감소하지 않았고, 그 빈도는 대략 분만 1,000건당 0.25~0.32명이라고 합니다.[2] 이 시기의 수막염은 주산기와 관련된 것이 많고 원인 병원체도 **표 7-2**와 같이 B군 연쇄상구균과 대장균이 가장 많습니다.

한편 신생아기 이후 소아 수막염의 원인 병원체는, 2008년 미국 보고서에 의하면 헤모필루스 인플루엔자균은 거의 분리되지 않고 폐렴구균과 수막구균

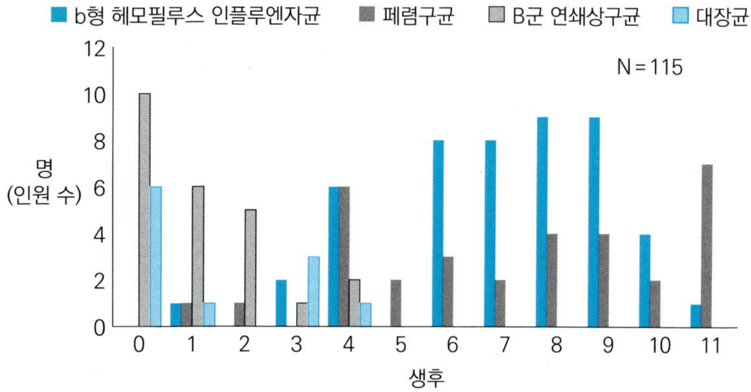

그림 7-2 | 일본의 소아 세균성 수막염의 생후별 원인 병원체[5)]

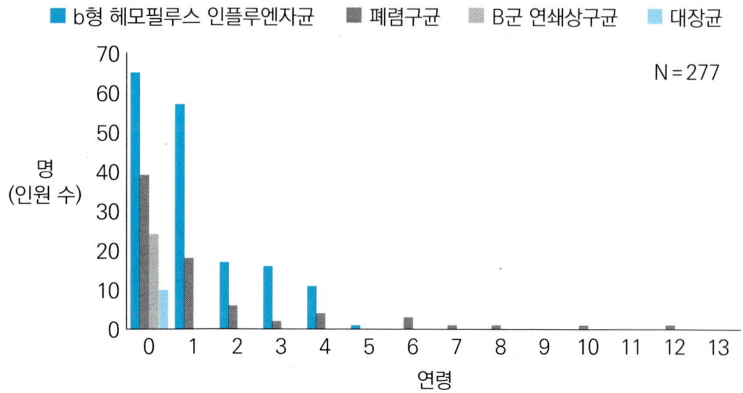

그림 7-3 | 일본의 소아 세균성 수막염의 연령별 원인 병원체[5)]

(meningococcus)이 주요 원인 병원체였습니다.

일본에서 분리된 원인 병원체**(그림 7-1)**는, 외국 보고와 달리 리스테리아 빈도가 매우 낮아서 보고서의 전체 증례 수 314개에 비해 불과 3개 증례(1.0%)입니다. 신생아기에 많은 것으로 알려져 있으나, 일본에서의 분리 비율은 낮아 보입니다.

연령별로 보면 신생아 때는 대부분 B군 연쇄상구균과 대장균이며, 이후 월령이 높아지면서 폐렴구균과 b형 헤모필루스 인플루엔자균의 빈도가 늘어납니다. B군 연쇄상구균은, 4개월째를 마지막으로 볼 수 없게 됩니다. 1세 이후는 원인 병원체의 대다수가 폐렴구균과 b형 헤모필루스 인플루엔자균입니다**(그림 7-2, 3)**.

표 7-3 | 특수한 상황에서의 수막염

두개저 골절	• 폐렴구균(이비인후과 영역의 상재균으로, 가장 많음)	• b형 헤모필루스 인플루엔자균 • A군 연쇄상구균
천통성 외상	• 황색포도상구균 • 호기성그람 음성간균	• 코아그라아제 음성포도상구균
신경외과 수술 후	• 호기성그람 음성간균 • 코아그라아제 음성 포도상구균	• 황색포도상구균
수액션트 관련	• 코아그라아제 음성포도상구균 • 황색포도상구균	• 호기성 그람 음성간균 • *Propionibacterium acnes*

미국의 b형 헤모필루스 인플루엔자균(Hib) 백신 도입에 따라 94% 감소하여, 지금은 거의 보고되지 않고 있습니다. 또한 소아용 폐렴구균 백신 도입 이전의 폐렴구균에 의한 수막염의 발병률은 소아 인구 10만 명당 20명이었지만, 소아용 폐렴구균 백신 도입 후 발병률은 90% 이상 줄었다고 합니다. 현재 미국 소아 수막염의 빈도는 연령층에 따라 크게 달라져서, 2개월 미만인 경우 소아인구 10만 명당 80.69명으로 상당히 높은 숫자지만, 2~23개월에서 6.91명, 2~10세에서 0.56명으로 꽤 낮은 숫자입니다.[6] 일본의 경우 정확한 빈도는 모르지만, 아마 미국보다 다소 높은 발병률이라는 것은 상상하기 어렵지 않습니다.

일반적인 지역사회 감염의 세균성 수막염과는 별개로, 신경외과 수술 관련 수막염도 소아청소년과를 하다 보면 때때로 볼 수 있는 중요한 질환입니다. 질환별로 빈도가 높게 분리되는 균을 정리해 두었으니, 참고해 주십시오(**표 7-3**).

션트 관련 수막염은 폐렴구균성 수막염과 달리, 대부분 증상이 가볍고 발열도 미열 정도입니다. 혈액검사에서도 염증반응 상승이 경미하거나 일반적인 수막염보다 증상이 가벼운 경우가 많아서, 수막염으로 인식하기 어려울 수도 있습니다. 게다가 션트 관련 수막염은 coagulase 음성 포도상구균이 원인인 경우가 많아서, 뇌척수액에서 검출되더라도 무심코 「오염균(contamination)이 아닐까?」라고 생각하기 쉽습니다. 미생물진단도 장기진단도 확신하기 어려운 경우에는 2차 뇌척수액 검사를 실시하여 같은 균이 검출되면 오염균이 아닌 진짜 원인 병원체로 상정하고 치료하십시오.

3 | 증상

소아의 세균성 수막염은 전형적인 증상으로 진찰받는 일이 적기 때문에, 수막염으로 의심하기 어려운 경우가 많습니다. 소아에서의 민감도나 특이도는 불명확

표 7-4 | 신생아의 세균성 뇌수막염 증상[8]

증상	빈도	증상	빈도
체온 불안정 (고체온 혹은 저체온)	62%	대천문 팽륭	35%
		경련	31%
이자극성(irritability), 경면 경향	52%	황달	28%
포유 불량, 구토	48%	설사	14%
호흡곤란	41%	항부 경직	16%

표 7-5 | 연령별 증상의 차이[9]

신생아		유아기		학령기 이상	
• 발열	• 포유불량	• 발열	• 구토	• 불쾌감	• 항부경직
• 저체온	• 무호흡	• 활기저하	• 경련	• 근육통	• 식욕 저하
• 활기저하	• 구토	• 이자극성	• 식욕저하	• 두통	• 구역질
• 과민성	• 경련	• 의식장애		• 광선 과민	

하지만, Brudzinski 징후나 Kernig 징후, 항부경직 등의 수막자극 증상도 성인에 비해 민감도가 낮다고 합니다. 성인 Brudzinski 징후의 민감도는 5%, Kernig 징후는 5%, 항부경직도는 30%이므로[7], 소아에서는 별 도움이 되지 않을 것 같습니다. 특히 신생아의 수막염은 발열조차 나타나지 않는 경우도 있고, 자극 과민성이나 활기 저하, 포유불량 등 정말 비특이적 증상이 확인되기도 하는 성가신 질환입니다(**표 7-4**). 영유아기 이후에도 구토가 있어도 위장염으로 오진되는 경우가 많은데 어쨌든 진단이 매우 어렵습니다(**표 7-5**).

또 발열+경련으로 진찰해도 열성경련이라는 common disease가 있고, 열성경련과 세균성 수막염의 호발 연령이 같다는 점도 세균성 수막염 진단을 더욱 어렵게 합니다.

따라서 「혹시 세균성 수막염?」이라는 의문이 머릿속을 스친다면, 뇌척수액 검사를 적극적으로 하는 편이 좋습니다. 소아는 수막염에 특이한 모든 소견에 민감도가 낮다는 점을 인식해 두는 것이 중요합니다.

POINT

소아의 경우 수막 자극증상의 민감도가 성인보다 낮기 때문에, 수막 자극증상이 없다고 하여 수막염을 부정하지 않는다. 「세균성 수막염」이라는 글자가 머릿속을 스친다면 요추천자!

4 | 진단

수막염을 의심할 때 시행하는 검사에서 중요한 것은 다음 세 가지입니다.

- 혈액배양
- 뇌척수액 검사(세포수, 당, 단백, 그람염색, 배양)
- 머리 CT

혈산이나 생화학, 혈액가스, 응고 등의 일반 채혈도 실시하지만, 진단으로 직접 연결되는 것은 역시 이 3가지입니다. 수막염 진단에 백혈구나 CRP를 보조적으로 사용할 수 있지만, 지나치게 의존하는 것은 위험하므로 추천하지 않습니다. 분명 많은 수막염에서 백혈구나 CRP가 최고 수치를 보이는 경우가 많지만, 백혈구나 CRP에 큰 이상이 없는 경우도 드물지 않습니다.

혈액배양

혈액배양 병에 최대량의 혈액을 넣고(소아용 혈액배양 병이라면 3~4 mL), 반드시 2세트 시행합니다. 혈액배양 양성률은 성인에서 66%[10], 소아에서 86%라는 보고가 있으므로[11], 성인보다 민감도는 양호합니다.

뇌척수액 검사

수막염 진단에 필수 검사지만, 뇌척수액을 검사할 때의 포인트는 다음 세 가지입니다.

- 뇌척수액 검사의 금기는 없는가?
- 머리 CT의 적응은?
- 검사 결과의 해석방법

뇌척수액 검사의 금기 사항은, 다음 네 가지입니다.

호흡·순환이 불안정	뇌척수액 검사 시의 자세에 따라, 호흡·순환 동태가 더욱 악화 될 수 있습니다. 이 경우 뇌척수액 검사는 뒤로 미루고, 혈액배양을 하여 항생제 치료를 시작하고 호흡·순환 동태를 안정시킨 후 뇌척수액 검사를 실시합니다.

두개내압 항진 증상, 시신경유두부종, 신경학적 국소소견 있음	모두 뇌탈출(확인필요, brain hernia) 위험이 높아지므로, 뇌척수액 검사 전에 머리 CT를 촬영하고, 뇌탈(brain hernia) 위험이 없는지 확인한 후 뇌척수액을 검사하십시오.
보정되지 않은 응고 이상	혈소판 저하나 응고 이상이 있으면, 유의하게 출혈 에피소드가 증가하는 데이터는 없으나[12,13], 일반적으로 혈소판이 50,000/μL 이하, PT-INR이 1.4 이상이면 뇌척수액 검사는 시행하지 않는 편이 좋다고 생각합니다. 혈소판이나 신선동결 혈장을 수혈한 후에 뇌척수액을 검사합니다.
뇌척수액 검사 시행부위 피부에 감염이 있는 경우	미생물을 뇌척수액 속으로 밀어 넣을 수 있기 때문에 금기 사항입니다.

뇌척수액 검사에 대한 해석은, **표 7-6~8**과 같습니다.

기본적으로는 상기 표의 소견으로 세균성인지 바이러스인지 판단하지만, 몇 가지 주의사항이 있습니다.

❶ 중증 혹은 초급성 폐렴구균성 수막염일 경우, 뇌척수액 백혈구 수가 500/μL이하일 수 있다.

❷ 멈프스(mumps)나 헤르페스 바이러스에 의한 수막염일 경우, 뇌척수액의 당이 낮아질 수 있다.

❸ 바이러스성 수막염의 2/3에서 최초 뇌척수액 소견은 다핵구가 우위이다.

❹ 혈당과 뇌척수액 당의 비율을 통한 진단은, 신생아 수막염 급성기에는 별로 도움되지 않는다(신생아에서는 종종 감염에 의한 스트레스로, 혈당이 상승하기 쉽다). 원칙은 다음과 같습니다.

- 신생아: 뇌척수액 중 당/혈당 ≦ 30.6
- 2개월 이후 소아: 뇌척수액 중 당/혈당 ≦ 0.4

전형적인 뇌척수액 소견이라면 진단은 비교적 용이하지만, 종종 판단을 흐리게 하는 검사 결과가 나오기도 합니다. 그때는 배양 결과가 나올 때까지 세균성 수막염으로 치료해 두는 편이 좋습니다. 폐렴구균이나 b형 헤모필루스 인플루엔자균이라면 보통 24시간 이내에 양성 결과가 나오므로 검사 다음 날 배양음성이라면 세균성 수막염은 부정해도 괜찮습니다. 항생제의 선행투여 때문에 뇌척수액 배양이 위(僞)음성으로 나올 가능성이 고민이라면, 24~48시간 후에 뇌척수액 검사를 재검하여 세포 수나 단백질 상승이 확인되면, 세균성 수막염으로 진단할 수 있습니다. 수막염 가능성을 강하게 의심할 경우는, 1회의 뇌척수액 검사로 수막염을 부정하지 말고 재검하는 것도 중요합니다. 또한 뇌척수액 그람염색은 매우 유용하지만, 신생아의 약 20%에서 그람 염색으로 균의 동정이 불가능합니다. 특히 *L. monocytogenes*일 때는 그람 염색으로 균이 보이지 않는 경우가 많으므로, 균이

표 7-6 | 정상 출생아의 정상 뇌척수액 소견[14-17]

Study	출생후 (일)	백혈구 수 (/μL)	다핵 백혈구 수 (/μL 또는 %)	단백질 (mg/dL)	뇌척수액 당 (mg/dL)
Naidoo[14]	1 7	12 (0~42) 3 (0~9)	7 (0~26) 2 (0~5)	73 (40~148) 47 (27~65)	48 (38~64) 55 (48~62)
Sarff[15]	0~10	8.2 (0~32)	61%	90 (20~170)	52 (34~119)
Bonadio[16]	0~28 29~56	11±10.4 7.1±9.2	0.4±1.4 0.2±0.4	84±45.1 59±25.3	46±10.3 46±10
Ahmed[17]	0~30	7.3±13.9	0.8±6.2	64.2±24.2	51.2±12.9

표 7-7 | 저출산 체중아의 정상 뇌척수액 소견[18]

체중	출생후 (일)	백혈구 수 (/μL)	다핵 백혈구 비율 (%)	단백질 (mg/dL)	뇌척수액 당 (mg/dL)
<1,000g	0~7 8~28 29~84	3 (1~8) 4 (0~14) 4 (0~11)	11% (0~50) 8% (0~66) 2% (0~36)	162 (115~222) 159 (95~370) 137 (76~260)	70 (41~89) 68 (33~217) 49 (29~90)
1,000~ 1,500g	0~7 8~28 29~84	4 (1~10) 7 (0~44) 8 (0~23)	4% (0~28) 10% (0~60) 11% (0~48)	136 (85~176) 137 (54~227) 122 (45~187)	74 (50~96) 59 (39~109) 47 (31~76)

표 7-8 | 소아의 뇌척수액 소견[19]

	바이러스성	세균성	라임병	진균	결핵
WBC(/μL)	<1,000	>1,000	<500	<500	<300
다핵 백혈구 비율(%)	20~40	>85~90	<10	<10~20	<10~20
단백질(mg/dL)	<100	>100~150	<100	>100~200	>200~300
당(mg/dL))	>40	<40	>40	<40	<40
뇌척수액 당/혈당	>0.4	<0.4	<0.4	<0.4	<0.4
그람염색 양성률(%)	—	>85	≧80	<40	<30
뇌척수액배양 양성률(%)	—	>95	<90	>30	<30

보이지 않는다고 수막염을 부정하지 않도록 합시다.

종종 'traumatic tap(외상성 천자)'로 인해 뇌척수액에 혈액이 혼입되어 해석이 어려워질 수 있습니다. 이 경우 뇌척수액 속의 백혈구를 보정하는 방법이 있습니다. 계산식은 아래와 같습니다.

> 실제 뇌척수액 속 백혈구 수 = 뇌척수액 속 백혈구 수 - (뇌척수액 속의 적혈구 수× 말초혈액 속의 백혈구 수/ 말초혈액 속의 적혈구 수)

또 신생아에서는 모체에 항생제가 투여된 경우, 신생아의 혈액배양·뇌척수액배양이 종종 음성으로 나올 수 있습니다. 이런 경우는 뇌척수액의 세포 수나 단백질, 당 등을 참고하여 수막염인지 아닌지를 판단해 주십시오.

만약 세포수가 증가하고 있는데도 혈액배양·뇌척수액배양이 음성일 때는, 다음 8가지를 고려합니다. ③~⑧사례는 드물지만, 감별 질환의 하나로 알아둬야 진단할 수 있기 때문에 기억해 둡니다. 대부분의 경우는 ①, ②사례이며, ①의 경우 세균성 수막염으로 치료를 끝내버리는 경우도 흔히 있습니다.

① 세균 감염	항생제의 선행투여로 인해 배양 음성
② 바이러스 감염	헤르페스 수막뇌염, 거대세포바이러스 감염, 엔테로바이러스 감염, 풍진, 림프구성맥락 수막염, 수두 등
③ 나선균 감염	선천 매독, 라임병
④ 기생충	톡소플라즈마
⑤ 마이코플라즈마 감염	*M. hominis* , *Ureaplasma urealyticum*
⑥ 진균	Candida, 크립토코커스
⑦ 외상	지주막하 출혈, traumatic lumbar puncture
⑧ 악성종양	기형종, 수아종, 맥락총유두종

라텍스 응집 시험도 진단의 보조 역할을 합니다. 일본에는 수막구균, 인플루엔자균 b형, 폐렴구균, B군 연쇄상구균, 대장균 K1주(株)를 측정할 수 있으며, 항생제가 선행투여된 경우나 긴급하게 요추천자를 하기 전에 항생제를 투여해야 했던 경우 등은 라텍스 응집 시험도 참고가 됩니다.

한편 다음과 같은 경우라면 대응에 고심할 것으로 생각됩니다. 구체적으로 어떻게 판단해야 할까요? 모두 세균성 수막염으로 판단하여, 요추 천자를 시행했다고 가정해 주십시오.

① 뇌척수액 일반검사 정상, 3일 후 혈액배양도 뇌척수액배양도 음성인 경우.

② 뇌척수액 일반검사에서 세포 수 증가, 혈액배양 양성. 그러나 뇌척수액배양은 음성이었을 경우.

③ 뇌척수액 일반검사에서 세포 수가 증가하였으나, 혈액배양도 뇌척수액배양도 음성이었을 경우

– 일반적인 대응은 다음과 같습니다.

① 3일 후 모든 배양이 음성이라면, 항생제를 중단합니다.

② 혈액배양에서 양성으로 나온 균을 원인 병원체로 판단하고 수막염으로 치료합니다.

③ 항생제의 선행투여 등, 위음성이 될 만한 요소가 없다면 바이러스성 수막염으로 생각하고 항생제는 종료해도 좋습니다. 다만 세균성 수막염이라도 혈액배양, 뇌척수액 배양의 민감도는 100%가 아닙니다. 항생제의 선행투여가 없더라도 뇌척수액배양이 양성인 경우는 97%, 경구 투여가 있던 경우는 67%, 경정맥 투여가 있던 경우는 56%입니다.[5] 따라서 배양음성이라도 예를 들어, ICU에 입실해야 할 것 같은 중증이거나 자반이 있거나 의식장애가 지연되거나 하면 완전 쾌유될 때까지 세균성 수막염으로 치료하는 옵션은 있습니다. 뇌척수액 바이러스의 PCR 검사에서 바이러스가 검출되면 치료 종료가 이상적이지만, 일반병원에서는 PCR 검사 실시가 어렵기 때문에 배양 음성이라면 원칙적으로 항생제를 중단하는 방침이 좋습니다.

또 1차 뇌척수액 검사에서 백혈구 상승이 없더라도 신생아에서는 수막염을 완전히 부정할 수는 없습니다. 요로감염의 경우 생후 3개월까지는 소변 이상 증세가 발견되지 않는 경우가 있는데, 동일한 현상을 수막염에서도 생각할 수 있습니다. 신생아는 백혈구의 유주능력(migratory ability)이 미숙하기 때문에, 염증이 발생해도 신속하게 백혈구가 모이지 않는 것이 하나의 요인입니다.[20]

● 머리 CT의 적응

뇌척수액 검사 전에 머리 CT를 찍어야 하는지에 대해서도 판단기준이 있습니다. 성인에서는 아래 증세가 나타날 경우, 머리 CT를 고려합니다.[21]

❶ 면역저하	❷ 중추신경병변의 기왕력
❸ 새로운 경련	❹ 시신경 유두부종
❺ 의식장애	❻ 신경학적 소증상(巢症狀)

머리 CT의 적응 토대가 된 논문[22]에서는 위의 위험 요인이 있을 때 7.2%에 mass effect가 있었지만, 위 소견이 없으면 mass effect가 있었던 경우는 1.0%였다고 했습니다.

민감도는 90.9%, 특이도는 42.4%였습니다. 특이도는 낮지만, 민감도는 적당히 양호합니다. 그렇다면 이 민감도와 특이도가 실제 진료에서 어느 정도 의미를 갖는 것일까요?

이 논문에서는 235명의 수막염 환자 중 mass effect를 보인 경우는 4.7%였습니다. 따라서 수막염 환자의 mass effect 유병률을 4.7%로 가정합니다. 상기 위험요인 중 하나가 있었을 경우와 없었을 경우의 검사 후 확률은, 있었을 경우는 7.2%, 없었을 경우는 1.0%입니다.

계산식은 아래와 같습니다.

위험 요인 있음 : 검사 후 확률 = (0.047 X 0.909)/(0.047 X 0.909 + 0.953 X 0.576)
= 7.2%
위험 요인 없음: 검사 후 확률 = (0.091 X 0.047)/(0.091 X 0.047 + 0.953 X 0.424)
= 1.0%

뇌압이 높아서 mass effect가 있을 것 같은 위험이 있어도, 실제로 mass effect가 7.2% 밖에 없다고 생각할 수도 있고 7.2%나 있다고 생각할 수도 있다. 하지만 7%가 뇌탈(brain hernia) 위험 요인이 있다는 것을 감안하면, 현재 위험 요인이 있으면 먼저 CT를 찍는 것이 좋을 것 같습니다.

유감스럽게도 소아에서는 「이것이 있으면 머리 CT」라는 뚜렷한 증거가 없지만, 성인에 준해 다음 네 가지 위험 요인이 있다면 뇌척수액 검사 전에 CT를 촬영하는 것이 좋습니다.

POINT 소아에서의 머리 CT 적응

- 면역저하가 있다
- 유두부종이 있다.
- 중추신경병변의 기왕력이 있다
- 신경학적 소(巢)증상이 있다

성인에 관한 보고지만, 머리 CT의 적응이 없으면 실제로 치료방침 변경이 필요한 문제가 발견되는 경우는 없기 때문에, 상기 적응을 확대 해석할 필요는 없습니다.[23]

이쯤에서 잠깐 짚고 넘어가야 할 부분이 있습니다. 「왜 뇌척수액 검사 전에 머리 CT를 찍어야 하는지 논란이 되는 걸까」, 그리고 「왜 그런 연구가 존재하는 걸까」라는 것입니다. 이유는 명쾌합니다. 1초라도 빨리 항생제를 투여하고 싶기 때문

표 7-9 | 각 항생제의 뇌척수액 이행성

뇌척수액 이행성이 좋은 항생제	• 클로람페니콜 • ST합제(박트림) • 메트로니다졸	• 리팜피신 • 리네졸리드
염증 시에만 뇌척수액 이행하는 항생제	• 페니실린 G • 암피실린 • 피페라실린 • 3세대 이후 세팔로스포린(세프트리악손, 세포탁심, 세프타지딤, 세페핌)	• 아즈트레오남 • 반코마이신 • 메로페넴 • 플루오로퀴놀론(시프로플록사신, 레보플록사신)
이행하지 않는 항생제	• β락타마아제 억제제(설박탐, 타조박탐) • 아미노글리코시드 • 세포페라존	• 1·2세대 세팔로스포린 • 마크로라이드 • 클린다마이신 • 댑토마이신

입니다. 그래서 머리 CT도 꼭 필요하지 않으면 찍고 싶지 않고, 뇌척수액 검사 후 바로 항생제를 시작하고 싶어집니다. 이는 곧 이 연구의 존재가 조기 치료의 중요성을 나타냅니다. 실제로 불필요한 CT 촬영으로 인한 치료 지연이 예후 악화로 이어진다는 보고도 있습니다.[24)]

5 | 치료

물론 치료를 위해서는 전신관리가 중요하고 적절한 호흡과 순환관리가 필수지만, 본서는 감염성을 테마로 삼고 있기 때문에 치료제에 대해서만 다루도록 하겠습니다.

세균성 수막염 치료에서 항생제를 선택할 때 주의할 점은 다음 3가지입니다.

- 뇌척수액 이행성이 있는가.
- 「살균성」인가 아닌가.
- 빠짐없이 원인 병원체를 커버할 수 있는가.

먼저 뇌척수액 이행성의 유무입니다. 이행성이 없으면 당연히 치료할 수 없습니다 **(표 7-9)**.

세균성 수막염에 자주 사용되는 세팔로스포린 등 많은 β락탐제는 뇌척수액 이행성이 있지만, 이행한다 해도 기껏해야 혈중농도의 5~20% 정도입니다.

또 지용성 항생제 즉 클로람페니콜이나 리팜피신, 플루오로퀴놀론은 뇌척수액에서 혈중농도의 30~50% 정도의 농도를 얻을 수 있습니다. 반면, 반코마이신은

표 7-10 | 소아 세균성 수막염의 경험적 치료법

일령 0~7	• 암피실린 100 mg/kg/dose 8시간마다 • 세포탁심 50 mg/kg/dose 8시간마다 • 반코마이신 15 mg/kg/dose 8시간마다
일령 8~28	• 암피실린 100mg/kg/dose 6시간마다 • 세포탁심 50mg/kg/dose 6시간마다 • 반코마이신 15mg/kg/dose 8시간마다
1개월 이상	• 세포탁심 75 mg/kg/dose 6시간마다 혹은, 세프트리악손 100 mg/kg/dose 24시간마다 • 반코마이신 15 mg/kg/dose 6시간마다

혈중농도의 5% 이하만 뇌척수액 속으로 이행합니다. 반코마이신은 수막염에 좋은 항생제가 아닙니다.

이들 항생제 중 클로람페니콜, ST합제(박트림), 메트로니다졸, 리팜피신은 일상적 임상의 최일선에서 사용되는 항생제가 아니므로, 결국 수막염 치료에는 아래 항생제를 사용합니다.

- 페니실린 G
- 암피실린
- 세프트리악손 / 세포탁심
- 세프타지딤
- 세페핌
- 메로페넴
- 반코마이신

원인 병원체에 대해서는 이미 언급했습니다. 다행히 상기 항생제는 살균성입니다. 그렇게 본다면, 경험적 치료는 자연스럽게 **표 7-10**과 같이 결정됩니다.

신생아에게 암피실린을 추가하는 이유는 리스테리아를 커버하기 위해서입니다. 세포탁심으로 장내세균, 연쇄상구균, 폐렴구균, b형 헤모필루스 인플루엔자균을, 반코마이신으로 페니실린 내성 폐렴구균을 커버하고 있습니다.

위에서는 반코마이신을 경험적으로 투여하도록 적고 있지만, 반코마이신의 필요 여부는 페니실린 내성 폐렴구균 감염병(PRSP)의 빈도에 따라 바뀝니다. PRSP가 많은 지역에서는 반코마이신 투여가 필요하지만, 빈도가 낮으면 필요하지 않습니다. 반코마이신을 병용할 경우에는 혈중 농도를 올리기 위해, 첫 회는 30 mg/kg/dose로 로딩(loading)합니다.

그리고 두개저 골절이나 천통성 외상, 신경외과수술 후 뇌척수액 션트가 들어가 있는 특수한 상황에서는 아래의 요법으로 치료를 시작합니다. 다만 아래 사항

표 7-11 | 일본의 「세균성 수막염 가이드라인 2014」의 권장약

원인 병원체 판명 전	신생아기~4개월	암피실린 +3세대 세펨
	4개월 이후	3세대 세펨+카바페넴
원인 병원체 판명 후	폐렴구균(PRSP 포함)	카바페넴 단독 or 제3세대 세펨+반코마이신
	B군 연쇄상구균(GBS)	제3세대 세펨 or 암피실린
	b형 헤모필루스 인플루엔자균	제3세대 세펨 or 메로페넴 or 양자 병용

http://www. neuroinfection.jp/pdf/guideline 101.pdf에서 인용

은 일반론이므로, 개별 증례에서의 대응은 충분히 검토해야 합니다. 예를 들어 과거에 ESBL생산균이 검출되었을 때는 메로페넴을 사용해야 하며, 세프타지딤 내성 녹농균 검출이력이 있으면 세프타지딤은 당연히 피하고 감수성 있는 항생제로 치료를 시작합니다.

두개저 골절	반코마이신+세포탁심/세프트리악손
천통성 외상, 뇌외과 수술 후· 뇌척수액션트 관련	반코마이신+세프타지딤/세페핌/메로페넴

뇌신경외과 수술 후 관련 수막염 등 원내감염 위험 요인이 높은 환자는 녹농균이나 제3세대 세팔로스포린 내성의 장내세균이 관여할 수 있으므로, 메로페넴 사용도 검토할 필요가 있지만, 일반 지역사회에서 발병된 소아의 세균성 수막염에는 기본적으로 카바페넴이 필요하지 않습니다.

다만 카바페넴 적응을 검토해도 좋은 일반 발병 수막염이 하나 있습니다. 바로 신생아 수막염입니다. 신생아 수막염에서 중요한 원인 병원체는 대장균으로, 최근 일반감염에서도 ESBL생산균이 드물지는 않습니다. 필자가 근무하는 구라시키 중앙병원의 경우 소아청소년과의 ESBL 분리율이 매우 낮기 때문에, 본원에서는 신생아 수막염에 메로페넴을 원칙적으로 사용하지 않습니다. 그러나 일반 발병으로도 ESBL생산균이 다수 분리되는 시설에서는(특히 산부인과의 ESBL 분리율이 중요), 신생아 수막염에 한해 메로페넴 사용이 허용됩니다.

마지막으로 일본의 「세균성 수막염 가이드라인 2014」 권장(**표 7-11**)에도 언급됩니다.

이 가이드라인에 몇 가지 문제점이 있는데, 대표적인 것은 다음과 같습니다.

표 7-12 | 쿠라시키(倉敷)중앙병원의 폐렴구균 감수성(2015년 4월~2016년 3월)

그람 양성구균	PCG	CTRX	MEPM	LVFX	EM	CLDM	VCM
폐렴구균(비수막염)	99	97	71	99	10	46	100

❶ 폐렴구균에는 카바페넴이 제1선택으로 나와 있다.
❷ b형 헤모필루스 인플루엔자균에는 세프트리악손보다 메로페넴이 우위라고 기재되어 있다.
❸ 치료 시작는 중추신경장애나 뇌탈(brain hernia) 징후가 나타나지 않는 경우 머리CT, 뇌척수액 검사를 시행한 후라고 기재되어 있다.

먼저 ❶의 폐렴구균에 관해서입니다. 신생아기 이외의 세균성 수막염에 카바페넴을 사용해서 아이가 별 문제없이 치유된다면 허용할 수 있지만, 낫지 않는 경우가 많다는 점이 문제입니다.

예를 들어, 구라시키 중앙병원의 안티바이오그람은 **표 7-12**와 같습니다. 페니실린, 세프트리악손의 감수성은 거의 100%에 달하는데, 메로페넴의 감수성은 71%에 불과합니다. 비슷한 감수성 패턴은 사실 필자가 예전에 근무했던 국립세이쿠의료연구센터나 카와키타 종합병원에서도 볼 수 있었던 것으로, 특수한 상황은 아닙니다.

JANIS 보고에도, 페니실린 G 감수성은 47.7%, 세포탁심 94.7%, 메로페넴은 79.6%로, 카바페넴이라면 괜찮다고 할 수는 없습니다(http://www.nih-janis.jp/report/open_report/2013/3/1/ken_Open_ Report_201200.pdf).

그럼 파니페넴은 어떨까요. 폐렴구균에 대한 MIC가 낮아서 치료제로 우수하다고 알려져 있으며, 실제 파니페넴으로 치유된 환자도 있습니다. 그러나 *in vitro* 데이터를 근거로 동물실험에서조차 유효성이 입증되지 않은 임상적 데이터가 적은 항생제를 세균성 수막염 치료에 사용해도 좋을까요? 또 메로페넴 내성일 때도 같은 카바페넴인 파니페넴이 정말 유효할까요? 그런 위험한 다리를 굳이 건너야 할 이유를 필자는 이해할 수 없습니다.

감수성 결과로도 임상적 데이터로도, 폐렴구균성 수막염의 경험적 치료는 감수성 결과와 임상적 데이터에 따르면 반코마이신과 제3세대 세팔로스포린으로 시작했을 때 성공률이 가장 높습니다. 세균성 수막염 치료에 카바페넴을 사용하는 것은 매우 위험한 의료 행위임을 이해해 주십시오.

임상적 데이터의 중요함은 클로람페니콜 연구에서도 나타납니다.[25] 클로람페니콜의 뇌척수액 이행성은 항생제 중에 가장 높고 폐렴구균에 대해 살균성으로 작용합니다. 그러나 이 연구는 「MIC가 낮은」 클로람페니콜로 치료한 결과 80%가 치료에 실패하여, 도중에 중단되었습니다. 「MIC가 낮다」는 이유만으로 폐렴구균성 수막염을 파니페넴(panipenome)으로 치료하는 것이 얼마나 어리석은 일인가를 잘 보여주는 예입니다.

❷의 b형 헤모필루스 인플루엔자균의 경우, 임상적으로 세프트리악손보다 메로페넴의 치료 효과가 우수하다는 보고는 없습니다. 앞서 소개한 일본 JANIS의 데이터를 보면 인플루엔자균에 대한 세포탁심의 감수성은 98.6%, 메로페넴은 96.5%입니다. 크게 다르지 않지만, 만약 가이드라인에 기재한다면 메로페넴보다 세포탁심의 감수성이 좋다고 기재해야 합니다.

❸의 머리 CT의 위치 설정도 명백히 국제적인 합의에서 벗어나 있습니다. 중추신경 장애나 뇌탈 징후가 보이지 않는 경우에 머리 CT나 뇌척수액 검사를 시행한 후라고 기재되어 있지만, 중추신경 장애나 뇌탈 징후가 없으면 머리 CT는 불필요합니다. 머리 CT가 필요하다면 먼저 치료를 우선해야 합니다. 이처럼 일본의 가이드라인에는 여러 가지 문제가 있습니다.

원인 병원체가 판명되었을 때의 최적 항생제, 치료 기간은 **표 7-13**와 같습니다.

황색포도상구균, 표피포도상구균의 치료 기간은 뇌척수액 션트 감염으로 문제가 되기 때문에 아래에 별도 기술합니다. 장구균의 수막염 치료 기간은 확실하지 않고, 가이드라인에도 언급되어 있지 않습니다. 39개 증례를 정리한 리뷰에 따르면, 치료 기간의 중앙값은 18일이므로 일단 3주가 기준입니다(**표 7-14**).

덱사메타손에 대해서

성인에게 덱사메타손을 사용하면 청각장애로 대표되는 신경학적 예후나 생존율이 올라간다는 보고가 있으나, 유감스럽게도 소아에서는 생존율이 호전된다는 보고가 없습니다. 또 항생제가 선행투여되었을 경우에는 덱사메타손 투여로 예후가 호전되었다는 보고도 없기 때문에 투여할 필요는 없습니다. 항생제 투여 후 몇 분, 혹은 몇 시간까지 덱사메타손을 추가해도 좋은가, 라는 질문을 자주 받습니다. 명확한 대답은 아니지만, 필자는 1시간을 기준으로 삼고 있습니다.

신생아에 대한 덱사메타손의 유효성에 관해서는 52명의 환자에 의한 소규모 연구[28]만 있을 뿐이며, 유감스럽게도 이 데이터는 덱사메타손을 투여해도 예후는 호전되지 않는다는 결론을 내렸습니다.

신생아기 이후에 대한 데이터는 비교적 많고, 가이드라인에도 언급되어 있습니

표 7-13 | 원인 병원체별 치료 기간[26]

기염균	제1선택 약제	제2선택 약제	치료 기간(일)
폐렴구균 페니실린 G MIC<0.1 μg/mL, 페니실린 G MIC 0.1~1.0 μg/mL ≧2.0 μg/mL 세프트리악손/세포탁심 MIC≧1.0 μg/mL	페니실린 G, 암피실린, 제3세대 세팔로스포린, 반코마이신+제3세대 세팔로스포린, 반코마이신+제3세대 세팔로스포린	제3세대 세팔로스포린, 클로람페니콜, 세페핌, 메로페넴, 플루오로퀴놀론, 플루오로퀴놀론	10~14
B군 연쇄상구균	페니실린 G/암피실린±겐타마이신	제3세대 세팔로스포린	14~21
b형 헤모필루스 인플루엔자균 β락타마제 음성암피실린 감수성(BLNAS), β락타마제 양성암피실린 비감수성(BLPAR), β락타마제 음성암피실린 비감수성(BLNAR)	앰피실린, 제3세대 세팔로스포린 제3세대 세팔로스포린	제3세대 세팔로스포린, 세페핌, 클로람페니콜, 플루오로퀴놀론 세페핌, 클로람페니콜, 플루오로퀴놀론 세페핌, 클로람페니콜, 플루오로퀴놀론	7~10
L. monocytogenes	암피실린±겐타마이신	ST합제(박트림), 메로페넴	>21
수막구균 페니실린 G MIC<0.1 μg/mL, 페니실린 G MIC 0.1~1.0 μg/mL	페니실린 G, 암피실린, 제3세대 세팔로스포린	제3세대 세팔로스포린, 클로람페니콜, 클로람페니콜, 플루오로퀴놀론, 메로페넴	7
대장균 등의 장내세균(원칙적으로 감수성 결과에 따름)	제3세대 세팔로스포린±겐타마이신	아즈트레오남, 플루오로퀴놀론, 메로페넴, ST합제(박트림)	21
녹농균(원칙적으로 감수성 결과에 따름)	세페핌, 세프타지딤±아미노글리코시드	아즈트레오남, 시프로플록사신, 메로페넴±아미노글리코시드	21
황색포도상구균, MSSA, MRSA	nafcillin , oxacillin 반코마이신±리팜피신	반코마이신, 메로페넴, ST합제(박트림), 리네졸리드	
표피포도상구균(Staphylococcus epidermidis)	반코마이신±리팜피신	리네졸리드	
장구균, 암피실린 감수성, 암피실린 비감수성	암피실린+겐타마이신, 반코마이신+겐타마이신		

표 7-14 | 포도상구균으로 인한 수막염 치료 기간

표피포도상구균(뇌척수액 일반검사 수치가 정상이고 션트가 제거된 경우(보균 가능성 큰 경우)	제거 후 3일 경과하면, 재유치 가능.
표피포도상구균(뇌척수액 일반검사가 비정상인 경우)	션트 제거 후 7일간. 션트 재유치 전에 뇌척수액 배양 음성을 확인.
황색포도상구균	션트 제거 후 10일 이상. 션트 재유치 전에 뇌척수액 배양 음성 확인.

다. b형 헤모필루스 인플루엔자균에 관해서는 확립되어 있으므로 항생제를 투여하기 전에 덱사메타손 0.15 mg/kg을 6시간마다 2일간 투여해 주십시오. 청신경 장애 발병률이 유의하게 낮아진다는 데이터가 있습니다.[29)]

폐렴구균에 대한 덱사메타손의 유효성은 논란이 많아, 확실한 결론이 나오지 않았습니다.[29)] 필자는 굳이 말하자면, 투여하는 입장입니다. 스테로이드 사용으로 인해, 예후가 악화되었다는 보고가 없다는 게 이유의 하나입니다.

두 번째 이유는 폐렴구균성 수막염 데이터는 Hib 백신이 보급된 선진국에서 대부분 나왔고, b형 헤모필루스 인플루엔자균 데이터는 Hib 백신이 보급되지 않은 개발도상국으로부터의 데이터가 많다는 점입니다. 즉 폐렴구균성 수막염 보고가 많은 선진국은, 의료 접근성이 좋고 의료자원도 풍부하기 때문에 수막염 발병부터 치료 시작까지의 시간이 짧습니다. 수막염 치료에서 가장 중요한 것은 조기 치료이므로, 조기 치료가 이루어지기 쉬운 폐렴구균성 수막염의 경우 덱사메타손의 유효성이 나오기 어려울 수도 있습니다. 반면, b형 헤모필루스 인플루엔자균 수막염의 보고가 많은 개발도상국은, 의료 접근성이 나쁘고 의료 자원도 한정되어 있기 때문에, 발병부터 치료 시작까지 시간이 필요할 수 있습니다. 따라서 헤모필루스 인플루엔자균에 의한 덱사메타손의 유효성이 나타나기 쉬웠을 수도 있기 때문입니다.

세 번째 이유는 성인의 경우 폐렴구균성 수막염에 대해 덱사메타손을 투여하면, 사망률이 호전된다는 데이터가 나와 있기 때문입니다. 성인과 소아는 물론 다르지만, 성인에서 유효하다면 그 유효성이 뒤집혀 소아에서 유해할 가능성은 낮다고 생각하기 때문입니다. 상기 이유들은 어디까지나 개인적인 의견이므로, 독자 각자의 입장에서 사용 여부를 결정하는 것이 좋습니다.

POINT 덱사메타손

b형 헤모필루스 인플루엔자균이 의심된다면 투여해야 한다. 폐렴구균에 관해서는, 현재 유효성은 불명이고, 필자는 투여해야 한다는 입장이다.

치료 효과 판정 ~ 경과 관찰에 즈음하여

수막염 치료는 초기 치료가 가장 중요합니다. 첫 항생제를 투여한 후 합병증에 주의하며 경과를 관찰합니다. 수막염은 염증이 강하기 때문에, 종종 발열이 지속됩니다. 원인 병원체가 동정되었는데도 열이 내리지 않는다는 이유만으로, 항생제를 번갈아 가며 치료되는 경우가 많으므로 경과 관찰의 포인트를 제대로 파악하도록 합시다.

● 바이탈사인이 개선되고 있다면 치료는 주효하다.

세균성 수막염은 종종 호흡곤란이나 쇼크 상태로 내원하는 경우도 있습니다. 만약 바이탈 사인이 안정적이라면 치료법이 주효하다고 판단할 수 있는 중요한 지표입니다.

● 치료 시작 후에 뇌척수액 검사를 재검한 경우: 배양이 음성이면 항생제는 「효과가 있다」

임상적으로 호전되었다면, 뇌척수액 검사를 반복할 필요는 없습니다. 실시해야 할 경우도 대체로 정해져 있습니다. 아래 7가지가 뇌척수액 검사를 재검해야 할 적응입니다. 뇌척수액 배양은 치료 시작 후 24~36시간 이내에 음성화되는 것이 일반적입니다.

뇌척수액 검사를 재검해야 할 7가지 시나리오

①신생아 수막염	신생아는 치료 효과 판정이 어렵거나 뇌출혈, 뇌실염이 발생하기 쉬우므로 재검을 권장합니다. 뇌척수액 검사로 조기 진단이 가능합니다.
②장내세균에 의한 수막염	치료 기간 결정에, 뇌척수액 배양의 음성화를 확인해야 합니다.
③PRSP 등 내성균에 의한 수막염	치료 효과를 객관적으로 확인하기 위해, 뇌척수액 검사의 재검이 바람직합니다. 특히 덱사메타손을 사용할 경우 임상 경과가 가려질 수 있기 때문에 필수입니다.
④B군 연쇄상구균에 의한 수막염	뇌척수액 배양 음성이 병용제 겐타마이신 종료의 기준이 됩니다.
⑤치료 시작 후, 24~36시간이 지나도 임상적인 반응이 없는 경우	치료 효과 확인이 필요합니다.
⑥면역저하가 있는 경우	일반적인 치료 기간보다 긴 치료가 필요할 수 있으므로 뇌척수액 검사 결과를 토대로, 치료 기간 연장을 검토할 수 있습니다.
⑦치료를 종료해야 할지 망설일 때	권장된 치료 기간 마지막 날에 뇌척수액 검사를 실시하여 호중구가 30% 이상, 뇌척수액 당이 20 mg/dL 이하, 뇌척수액당/혈당의 비율이 20% 이하일 때는 치료 기간 연장의 근거가 됩니다.

● 발열이나 WBC, CRP에 좌우되지 않는다.

이러한 비특이적 소견에 휘둘리지 않는 것이 중요합니다. 설령 적절하게 치료하고 있어도, 세균성 수막염 치료 중에는 경막하수종이나 농양형성 등 다양한 합병증이 일어날 수 있습니다. 또, 항생제로 세균 치료는 가능했다 해도 염증만 오래 지속되는 경우도 종종 경험합니다. 그런 경우에는 백혈구나 CRP가 내려가지 않고, 열이 지속되는 과정도 거칠 수 있습니다. 이런 경우에도 장기(臟器) 특이적 지표를 추적하는 것이 중요합니다. 두통이나 구토 증상, 의식 수준, 항부경직 등의 신체소견, 검사에서는 뇌척수액 소견 등 수막염으로 진단한 근거를 지표로 삼습니다. 그렇게 하면, 설령 열이 지속되더라도 수막염 치료에는 문제없다 생각하고 다른 열원을 평가할 수가 있습니다. 수막염에 의한 평균 발열은 4~6일 정도 지속되므로[30] 발열이 계속된다는 이유만으로 항생제를 변경하지 마십시오.

기타 중요한 지표

● 영유아는 입원할 때 「머리 둘레」를 측정

급성기는 입원 후에도 매일 머리 둘레를 측정하여, 뇌압 항진이나 수두증을 놓치지 않도록 합니다.

● 혈액 검사

혈산, 생화학 검사가 적절하게 필요합니다. 특히 중요한 것은 혈소판, 간기능, 전해질, 응고계입니다. 혈소판 저하나 응고 이상이 있으면 수혈이 필요할 수도 있습니다. 대량 항생제를 사용하므로, 간기능에도 주의합니다. 혈액배양도 재검해 두는 것이 좋습니다. 전해질에서는 특히 Na이 중요합니다. 고Na혈증이나 저Na혈증이 나타나도 신경학적 예후가 불량해집니다.

● 머리CT, 머리MRI 등의 영상 검사

영상 검사도 중요합니다. 영상 검사는 뇌장애만을 평가하기 위해 하는 것이 아닙니다. 영상 검사 결과 농양형성이 보이면 외과적 배농이 필요하고, 항생제 투여기간 연장의 근거도 됩니다. 또 큰 경막하수종을 형성하고 있어 증상이 있으면, 외과적 배농 적응입니다. 구체적으로 이하의 경우에 영상 검사를 실시합니다.

❶ 신경학적으로 소(巢)증상이 있는 경우, 머리둘레가 증대하는 경우, 지각 둔마나 치료 시작 후 72시간 이상 경과한 경련, 자극과민성이 계속될 때는 영상 검사가 필요합니다. 특히 발병 후 바로 일어난 경련은 전반성 경련이 많고, 예후나 신경학적 후유증과는 그다지 관련이 없습니다. 그러나 발병 후 72시간이 지나 일어난 경련은 부분 발작이 많고, 경련 컨트롤도 어려워서 이후 간질로 이행하거나 신경학적 후유증을 남기는 경우도 많다고 합니다. 게다가 뇌경색이 합병될 수도 있으므로 영상 검사가 필요합니다.

❷ 적절한 항생제 치료를 하고 있음에도, 재검사한 뇌척수액배양이 양성으로 나타날 때 필요합니다.

❸ 뇌척수액 검사에서 백혈구 상승이 지속될 때 필요합니다.

❹ 뇌척수액 비루나 뇌척수액 이루 등, 비강이나 귀와 구멍(leak)을 만드는 경우(재발성 수막염)에 필요합니다.

6 | 발열이 지속될 때 생각할 것

세균성 수막염은 적절히 치료해도 평균 4~6일간 발열이 지속됩니다. 또 해열 후에 다시 발열을 일으키는 비율도 16% 정도입니다.[31] 재발열의 원인은 다음과 같습니다.

①치료가 부적절	선택 항생제가 적절하지 않다. 양이 부족하거나 뇌척수액 이행성이 나쁜 항생제로 치료하고 있다, 등이 있습니다.
②새로 발병한 원내감염	원내 폐렴, 카테터 관련 감염, 요로감염, 바이러스 감염병 등이 있습니다.
③덱사메타손 종료에 따른 발열	수막염 발열은 4~6일간 지속됩니다. 스테로이드 투여로 마스크 되었던 열이 종료에 따라 현재화되는 경우가 있습니다.
④관절염·골수염 합병	수막구균 감염병에서 특히 많이 볼 수 있습니다.
⑤심낭액 저류	원인은 불분명하지만, 혈압이 내려갔을 때는 심장 초음파로 심낭수 저류가 없는지 확인해 봅니다.
⑥경막하수종, 경막하농양, 농농양 등	경막하수종은 가끔 볼 수 있지만, 농양은 드문 합병증입니다.
⑦약제 열	원인 중 β락탐제나 항경련제가 가장 많습니다. 물론 제외진단입니다.

소아의 경우 수막염에 특이적인 소견은 모두 민감도가 낮다는 것을 인식하는 자세가 중요합니다. 또 수막염 이외에도, 항부경직을 초래하는 질환이 있습니다. 항부경직에서 수막염을 의심했는데 뇌척수액 검사에서 부정되었다면, 아래 질환을 염두에 둡니다.

항부경직을 초래할 수 있는 질환

❶ 인후농양이 있다.
❷ 경추추체염, 경추관절염이 있다.
❸ 경추 손상이 있다.
❹ 파상풍, 흑색과부거미(black widow spider)· 전갈교상(모두 일본에는 거의 보이지 않음)

7 | 합병증

합병증 중에 빈도가 가장 높은 것은 경련으로, 수막염 환자의 약 1/3에서 발생합니다. 특히 치료 시작 후 4일째 이후에 경련이 일어나면, 심각한 신경학적 후유증이 남기 쉽고 그 중 초점성 발작이 가장 불량한 예후 신호이며 후유증도 심각합니다.

정도의 차이는 있지만, 1/3 정도에서 경막하수종도 볼 수 있습니다. 인플루엔자균과 폐렴구균에 특히 많고 수막구균에서는 적다고 합니다. 대부분 무증상이며, 신경학적 후유증도 남지 않고 자연스럽게 소실됩니다.[32)]

경막하농양은 드문 합병증으로, 수막염의 2% 정도에 합병합니다. 발열이 지속될 때나 불안감이 계속될 때 의심되는 것으로, 뇌척수액 소견 중 백혈구가 반드시 상승하지는 않아서 그다지 신뢰할 수 없습니다. 치료는 물론 외과적 배농이 중심이며, 항생제는 농양 형성에 준해 최소 4주는 투여해야 합니다.

뇌농양은 더욱 드문 합병증으로, PubMed로 검색해도 사례 보고가 드문드문 발견되는 정도입니다. 발열이 이어질 때 영상 검사를 실시하면 예기치 않게 진단할 수도 있습니다.

8 | 항생제 노출 후 예방

b형 헤모필루스 인플루엔자균과 수막구균에 의한 수막염의 경우, 항생제 노출 후 예방이 권장되고 있습니다. 노출 후 예방이 권장되는 2가지 이유가 있습니다.

1. 해당 병원체로 인해 숙주가 심각한 감염병을 일으킬 가능성이 높다.
2. 대상 병원체에 유효하고 부작용이 적은 항생제가 존재한다.

리팜피신을 많이 사용하는 이유는, 상인두분비액 속 농도가 높아지기 때문입니다. 아래에 예방 투여의 적응을 정리했습니다. 참고로 수막구균의 노출 후 예방 투여가 권장된 집단에서는, 감염 위험 요인이 일반인보다 500~800배나 높습니다.

b형 헤모필루스 인플루엔자균일 때

❶ 아래의 경우, 가족 내 접촉자 ※전원에게 예방 투여한다.
- 백신 접종이 완료되지 않은 4세 이하 영유아
- Hib 백신을 3회 이상 접종하지 않은 생후 12개월 이하의 영아
- 18세 미만의 면역저하자(Hib백신 접종력은 불문)

❷ 60일 이내에 b형 헤모필루스 인플루엔자균에 의한 침습성 감염병이 2명 이상 발생한 어린이집/유치원 등의 원아(백신 접종이 완료되지 않은 경우에만).

❸ 환아가 제3세대 세팔로스포린 이외의 약제로 치료된 경우(암피실린, 메로페넴, 클로람페니콜), 아래 3가지 중 하나에 해당하면 환아에게 예방 투여를 실시한다.
- 환자가 2세 미만
- 가족 중에 Hib 백신이 완료되지 않은 4세 미만의 형제자매가 있음
- 가족 중에 4세 미만의 면역저하자가 있음

※ 환자와 동거하지 않더라도 입원일로부터 소급하여 1주일 이내에 5일 이상 혹은 하루 4시간 이상 그 환자와 지낸 자

위 조건 중 세 번째 환아에게 예방 투여를 하는 이유가 다소 이해하기 어려울 수 있겠지만, 제3세대 세팔로스포린 이외의 치료제는 비인두에서 Hib를 완전히 제거할 수 없다고 생각된다. 이는 치료 후에도 감염원이 될 수 있기 때문에, 치료 종료 후 제균하기 위해 항생제를 투여해야 합니다.

예방약: 리팜피신 20 mg/kg/일을 1일 1회, 4일간(생후 1개월 미만인 경우, 10 mg/kg/day 로 감량하여 1일 1회, 4일간).

수막구균일 때

노출 후 예방 투여의 원칙

밀접접촉자 1,000명당 4명에게 발병 위험이 있기 때문에(일반 발병률의 500~800배), 농후 접촉자에게는 노출 후 예방투여가 권장됩니다. 잠복기는 1~10일 정도이므로 접촉 후 가능한 한 조기에 시작하는 것이 바람직하며(24시간 이내가 이상적), 반대로 노출 후 14일이 경과하면 발병 위험은 없는 것으로 생각되어, 예방 투여는 불필요합니다.

구체적인 예방 투여 대상자는 밀접접촉자(밀접접촉 정의는 거리 1 m, 8시간 이상 접촉한 경우)로, 질환이 발병하기 전 1주일 이내에 다음 접촉이 있는 경우입니다.

❶ 환아와 동거하고 있는 가족(특히 2세 미만은 고위험)
❷ 환아가 통원하는 어린이집/유치원에서 접촉한 자
❸ 환자의 구강 내 분비물에 직접 노출된 경우(근거리에서의 대화, 키스, 식기나 칫솔 공유 등), mouth-to-mouth에서의 인공호흡, 기관삽관을 실시한 것 등
❹ 비행기로 8시간 이상 환자 옆에 앉은 경우

다음은 위험도가 낮아서 예방 투여 대상이 아닙니다.

❶ 환자의 타액과 직접적인 접촉력이 없을 때(예를 들면 학교나 직장)
❷ 고위험 접촉자와의 접촉은 있으나 환자와 직접 접촉이 없을 때
❸ 환자의 타액과 직접 접촉이 없는 의료 종사자

● 예방약

리팜피신, 세프트리악손, 시프로플록사신 등 3가지가 있으며, 경험수치 상 소아에게는 리팜피신이 선택되는 경우가 많습니다. 또 환아가 3세대 세펨 이외의 약으로 치료된 경우(페니실린 G나 암피실린)도 제균을 충분히 기대할 수 없기 때문에, 환아 본인이 퇴원 전부터 예방 투여를 받아야 한다고 되어 있습니다.

리팜피신	10 mg/kg/dose, 1일 2회, 2일간. 1개월 미만 신생아는 5 mg/kg/dose로 감량
세프트리악손	15세 미만은 125 mg 근육주사 1회만, 15세 이상은 250 mg 근육주사 1회만. 주사 부위의 통증을 줄이기 위해 1% 리도카인으로 희석할 것.
시프로플록사신	18세 이상 500 mg 경구 1회

9 | 예후

유감스럽게도 현재의 의료 수준에서도 세균성 뇌수막염의 치명률은 4~10%이며, 특히 폐렴구균성 수막염의 예후가 가장 불량합니다. 그 이유는 항생제에 의해 사멸된 폐렴구균이 잔해(debris)로 남아있고, 그것이 숙주의 염증반응을 자극하여 뇌 손상으로 남기 때문이라는 가설이 제기되고 있습니다.[33)] 이 염증반응을 억제하는 것이 덱사메타손이며, 성인의 폐렴구균성 수막염에 덱사메타손이 유효한 한 가지 이유라고 생각됩니다.

병력 · 신체 소견

↓ 세균성 수막염 의심

채혈(혈산, 생화학) 및 혈액배양 2세트

↓

요추 천자

- 단, 치료가 지체되어서는 안 된다. 항생제 투여까지 30분 이상 걸린다면, 항생제 투여를 선행한다.
- CT를 서두를 때는 스테로이드·항생제를 투여한 후 영상 진단을 한다. 치료가 늦어서는 안 된다!

↓

스테로이드 「정맥주사」

- 덱사메타손 0.15 mg/kg/dose, 항생제 투여와 동시, 혹은 투여 전

↓

항생제 「정맥주사」

신생아: 암피실린 100 mg/kg/dose+세포탁심 50 mg/kg/dose + 판코마이신 30mg/kg/dose

생후 1개월 이상: 세포탁심 75 mg/kg/dose 혹은 세프트리악손 100 mg/kg/dose + 판코마이신 30 mg/kg/dose (판코마이신만 1시간 이상 동안 링거)

↓

필요하면 두부CT

두개 내 점거병변을 부정할 수 없을 때나 뇌탈 위험이 있는 경우

↓

요추 천자

요추 천자가 시행되지 않았다면 여기에서 요추 천자

그림 7-4 | **응급질환으로서의 세균성 수막염에 대한 접근**

또한 사망을 면하더라도, 신경학적 예후가 남는 경우도 적지 않습니다. 신경학적 예후의 불량 인자로서, 최초 뇌척수액 중의 세균 수·백혈구 수, 당 농도, 치료 시작 후 뇌척수액 배양이 음성이 될 때까지의 시간, 치료 시작 후의 의식장애 및 경련 등이 거론되고 있습니다.

가장 많이 나타나는 신경학적 후유증은 난청입니다. 폐렴구균에서는 25~35%, b형 헤모필루스 인플루엔자균이나 수막구균에서는 5~10%의 비율로 발견됩니다. 그 밖에도 약 10%의 빈도로 학습장애, 언어장애 등 다양한 행동상의 문제가 발생합니다. 경축(痙縮)이나 부전마비는 3.5%, 경련을 4.2%에서 볼 수 있습니다.[34)]

무사히 퇴원했을 때는, 상기 내용을 염두에 두고 외래 추적검사합니다. 청력검사는 퇴원 시 평가하지만, 이상이 있다면 반복 평가합니다.

Hib 백신은 미국에 비해 25년 늦었고, 소아용 폐렴구균 백신은 13년이나 늦은 2013년에야 정기접종하게 되었습니다. 이 백신 보급으로 소아 세균성 수막염의 진

단 기회는 확실히 줄었지만, 아직도 가끔 마주치게 됩니다. 긴급하고 놓쳐서는 안 될 질환입니다. 진단 치료방법까지 꼼꼼히 암기해 둘 정도의 각오가 필요합니다.

마지막으로 진찰에서 치료까지의 흐름을 **그림 7-4**에 정리합니다. 세균성 수막염이 의심되면 진단과 치료를 거의 동시에 진행해야 합니다.

3 | 뇌농양

POINT

- 고위험 환자는 좌우 션트가 있는 선천성 심질환 환자와 폐 내에 션트가 있다. 이들 환자가 두통을 호소한다면, 뇌농양을 반드시 염두에 둔다.
- 진단은 조영 CT나 MRI로 하고, 뇌척수액 검사가 반드시 필요하지는 않다.
- 치료의 기본은 배농이다. 진단을 겸해 배농을 우선 고려한다.
- 원발소(原發巢)를 상정하여 항생제를 선택한다.
- 치료 기간은 6~8주이다. 정해진 치료 기간은 반드시 지킨다.

1 | 병태생리

뇌농양의 발병 기전은 혈행성이거나 인근 장기에서의 직접적 진전, 두 가지입니다. 직접 진전의 원발소는, ① 만성 중이염, 유돌봉소염으로부터의 파급 ② 부비동염으로부터의 파급[대부분 체골동(篩骨洞)원발로 전두엽에 농양 형성] ③ 충치로부터의 파급(전두엽에 농양 형성)등 3가지입니다. 직접 진전일 때는 기본적으로 농양 수가 1개입니다.

혈행성일 경우, 다발성이 많고 전형적으로 중대뇌동맥 분포를 따라 발병하는 경우가 많습니다. 또한 백질과 회백질의 경계인 gray–white matter junction은 미세경색이 일어나기 쉬우므로, 호발 부위입니다. 균혈증이 있으면 원발소는 어디든 좋지만, 원발소를 동정할 수 있는 것은 20~40% 정도라고 합니다.[35–37] 주의해야 할 것은 역시 감염성 심내막염입니다.

가장 많은 기저질환은 좌우 션트가 있는 청색증을 동반한 선천성 심질환입니다. 사람은 종종 일시적인 균혈증에 걸리는 경우가 있는데, 감염병이 발병하는 경우는 많지 않습니다. 좌우 션트가 있으면, 혈중 세균이 폐의 망 내 시스템을 우회

표 7-15 | 뇌농양의 원인 병원체와 경험적 치료

원발소	원인 병원체	경험적 치료
중이염, 유돌봉소염 등 귀 관련	*Streptococci* spp., *Bacteroides* spp., *Prevotella* spp., *Enterobacteriaceae*	페니실린 G/세프트리악손/세포탁심+메트로니다졸
부비동, 치과 관련	황색포도상구균, *Streptococcus* spp., *Bacteroides* spp., *Prevotella* spp., *Fusobacterium* spp., *Haemophilus* spp.	페니실린 G/세프트리악손/세포탁심+메트로니다졸
호흡기 관련	*Streptococci* spp., *Fusobacterium* spp., *Actinomyces* spp., *Nocardia* spp., *Bacteroides* spp.	페니실린G/세프트리악손/세포탁심+메트로니다졸
머리부상	황색포도상구균, α-Streptococci, *Propionibacterium* spp., *Enterobacter* spp., *Clostridium* spp.	반코마이신+세프트리악손/세포탁심+메트로니다졸
뇌신경수술	*Staphylococcus* spp., *Streptococcus* spp., 녹농균, *Enterobacter* spp.	반코마이신+세프타짐/세페핌/메로페넴
심내막염	Viridans streptococci, 황색포도상구균	반코마이신+세프트리악손/세포탁심+메트로니다졸
선천성 심질환	α-Streptococci, *Haemophilus* spp.	페니실린 G /세프트리악손/세포탁심+메트로니다졸
면역저하	*Toxoplasma gondii*, 진균(*Candida* spp., *Aspergillus* spp., *Cryptococcus neoformans*, *Mucor* spp.), *Nocardia* spp., Enterobacteriaceae	

해 버리기 때문에 뇌농양이 초래될 위험 요인이 높아집니다.

2 | 원인 병원체

원인 병원체는 **표 7-15**와 같이 다방면에 걸쳐 있습니다. 원인 병원체 추정에 가장 중요한 것은 원발소 동정입니다.

3 | 증상

증상은 초기에는 비특이적인 경우가 많고, 발병 후 진단까지의 평균 기간은 14일 전후입니다. 많은 증상은 두통으로(50%), 뇌농양이 위치한 쪽에 국한되는 경우가 많습니다. 그 밖에 구토, 발열 등 비특이적 증상이 많고, 어떤 신경학적 증상(신경학적 소증상, 의식장애, 경련 등)을 보이는 경우도 약 절반인 54% 밖에 없습니다.[38] 신경학적 증상이 있으면 머리 CT나 MRI를 찍는 경우도 많지만, 신경학적 소견이 없으면 머리의 영상 진단 실시는 상당히 어렵습니다.

가장 주의해야 할 것은, 선천성 심질환이다. 특히 좌우 션트가 있는 아이가 두통을 호소하는 경우, 머리의 영상 진단 역치를 낮추는 것이 중요합니다.

4 | 진단

미생물진단 방법은 두 가지입니다. 하나는 혈액배양, 다른 하나는 농양에서 직접 배농을 배양하는 것입니다. 모든 뇌농양에서 배농이 가능한 것은 아니지만, 혈액배양 양성률이 10% 정도이므로[39] 가능하면 배농을 실시하여 원인 병원체를 동정하는 것이 바람직합니다. 농양 검체가 채취되었을 경우 반드시 혐기배양, 항산균 염색/배양, 진균 염색/배양을 실시합니다.

혈액배양 양성률은 높지 않지만 감염성 심내막염 유무에는 혈액배양이 가장 중요한 검사 이므로, 반드시 모든 예에서 혈액배양을 두 세트 시행합니다.

점거성 병변이 있을 때는 금기지만, 뇌척수액 검사로도 이상을 발견할 수 있습니다. 이상 증세로 보이는 경우는 뇌농양 중 80% 정도로, 단백질은 평균 250 mg/dL(900~425), 당은 평균 39 mg/dL(11~58), 백혈구는 4,407/μL(800~5,006)입니다.[40] 다만, 뇌농양이 뇌실로 침투하지 않는 한, 뇌척수액 배양 양성률은 매우 낮기 때문에(<10%) 기본적으로 뇌척수액 검사를 시행할 필요는 없습니다. 반대로 수막염이 의심되고 뇌척수액 소견 상 어떤 염증이 의심되는데도 배양이 음성이었을 경우, 감별 질환 중의 하나로 뇌농양을 고려하는 것은 중요합니다.

장기 진단에는 조영 CT와 조영 MRI가 있습니다. 민감도는 MRI가 우수하지만, 조영 CT는 간편하고 많은 병원에서 촬영할 수 있으므로 우선 조영 CT를 실시합니다. 초기에는 조영 불량영역으로만 묘사되지만, 일정 시간이 지나면 혈액뇌관문의 파괴된 부위가 ring enhancement로 인식됩니다.

MRI를 촬영할 경우에도 보다 이른 시기의 것이나 전이 소(nest) 등을 검출할 수 있으므로, 가돌리늄 조영이 필요합니다. ring enhancement를 동반한 병변을 악성종양과 감별할 때는, DWI에서 높은 신호가 되는가의 여부가 감별 포인트입니다. 말할 필요도 없지만, 조영 CT로 뇌농양 진단을 완료했다면 MRI 촬영상은 불필요합니다.

5 | 치료

뇌농양 치료는 두 가지입니다. 하나는 항생제, 다른 하나는 진단을 겸한 외과적 배농입니다. 뇌농양 치료에 관한 확실한 데이터는 없지만, 기본적으로 뇌로 이행성이 높은 항생제를 사용하는 것이 원칙입니다. 뇌실질 혹은 뇌농양으로의 항생제 이행성과 뇌척수액 이행성은 엄밀하게 다릅니다.[41] 뇌농양 내에서 충분히 치료가 가능한 농도로 알려진 항생제는 페니실린 G, 암피실린, 세프록심, 클로람페니콜, ST합제(박트림), 세포탁심, 세프트리악손, 세프타지딤, 메트로니다졸, 반코마이신, 암피실린·설박탐, 플루오로퀴놀론입니다. 뇌농양에서의 반코마이신은, 혈중농도 90%에 근접한 농도입니다. 수막염의 경우 반코마이신의 이행성이 문제되었지만, 뇌농양에서는 매우 사용하기 편리한 항생제입니다. 뇌척수액 이행성이 없는 것으로 알려진 암피실린·설박탐도 뇌농양에서는 치료가 가능하다는 보고가 있습니다.

위의 내용을 근거로 임상적으로 자주 사용되고, 뇌농양 치료에 좋은 실적을 가지고 있는 항생제는 다음 5가지입니다.

페니실린 G	대부분의 구강 내 상재균에 유효하나, 최근에는 *B.fragilis*나 *Prevotella* 등 β락타마제 생산균이 증가하고 있어, empiric하게 사용할 수 있는 경우는 거의 없습니다. 원인 병원체가 확정된 후, 결정적 치료법(definitive therapy)으로 사용하는 경우가 대부분입니다.
세프트리악손/ 세포탁심	대부분의 구강 내 상재균에 유효하고, 장내세균도 커버할 수 있습니다. 수막염에서 맹활약하는 제3세대 세팔로스포린은 뇌농양 치료에도 위력을 발휘합니다. 유일한 염려는 혐기성균의 커버가 불충분한 점이지만, 메트로니다졸 주사와 조합하여 사용되는 경우가 많습니다.
세프타지딤, 세페핌, 메로페넴	녹농균이나 엔테로박터 등 내성도가 높은 그람 음성간균 커버가 가능하다는 점이 특징입니다. 뇌신경외과 수술 후, 뇌농양 등이 좋은 적응입니다.
옥사실린, 나프실린, 반코마이신	황색포도상구균을 커버하기 위해 사용되지만, 안타깝게도 옥사실린과 나프실린은 일본에는 없습니다. 따라서 일본에서는 페니실린 G에 감수성이 있으면 페니실린 G를 사용하기도 하지만, 페니실린 내성 황색포도상구균의 중추신경계감염 치료는 매우 어려워서 세프트리악손, 세페핌, 메로페넴 등 쓸데없이 광범위 항생제를 사용해야 할 상황입니다. 황색포도상구균이 뇌농양의 원인이 되는 것은, 감염성 심내막염 환자에서 균이 뇌로 들어가 뇌농양을 일으킨 경우나 뇌신경외과 수술 후의 농양 등이며 이런 경우에도 경험적 치료로 사용됩니다.
메트로니다졸	뇌척수액 이행성도 매우 양호하며, 혐기성균에 대해 감수성 있는 항생제입니다. 농양 내에서 고농도를 유지할 수 있기 때문에, 많은 전문가가 메트로니다졸의 병용을 권장하고 있습니다. 다만, 메트로니다졸의 장기 사용에는 신경장애 리스크가 높아지므로, 사용 중에는 신경장애의 유무(특히 말초신경장애와 소뇌실조증상)에 주의하며 경과를 살핍니다 (부작용이 발병한 경우 메트로니다졸 중지로 증상이 호전됩니다. 기본적으로 가역성 부작용입니다.)

뇌농양의 경험적 치료에 대해서는 우선 원발소를 고려하는 것이 중요합니다. 부비동으로부터의 파급인지, 충치로부터의 파급인지, 감염성 심내막염이 있어서

균이 뇌로 들어간 것인지를 파악해야 합니다. 그러면 자연스럽게 원인 병원체 상정이 가능해져서 항생제를 선택할 수 있습니다(**표 7-15**).

감염원이 불분명할 경우, 필자는 대부분의 증례에 메로페넴+반코마이신으로 치료를 시작합니다. 이유는 다음 3가지입니다.

- MRSA를 포함한 황색포도상구균 커버를 반코마이신으로 한다.
- 중추신경으로의 이행성이 좋고, 혐기성균을 커버할 수 있는 링거제가 메로페넴과 메트로니다졸 밖에 없다.
- 메트로니다졸을 병용할 경우 경험적 치료로 반코마이신, 세프트리악손, 메트로니다졸 등과 같이 3개 약제가 병용되어 버립니다. 원인 병원체가 불분명할 경우 이 3개 약제로 2개월 가까이 치료하는 것이 불가피합니다.

중증질환이므로 가능한 한 배농합니다. 배농이 가능하면 원인 병원체가 잡히므로, 배양결과에 근거하여 de-escalation을 실시합니다.

6 | 수술 적응에 대해

뇌농양의 수술적응은 보통 2.5 cm 이상입니다.[43] 그 밖에 수술 적응 대상은 아래 5가지입니다.

❶ 외상 후(이물 제거도 필요하기 때문에)
❷ 소뇌, 뇌간 주위 농양(뇌탈 위험이 높기 때문에)
❸ 뇌실 주위의 농양(뇌실 천파의 위험이 높기 때문에)
❹ 내과적 치료에 반응하지 않는 경우
❺ 면역저하자(비전형적 균에 의한 농양 가능성이 있기 때문에)

상기에서는 가능한 한 외과적 개입을 검토하십시오. 위에 해당하지 않는 경우라도 뇌농양은 중증질환이며, 치료도 장기간 필요합니다. 원인 병원체가 불분명한 채 치료를 계속하다 부작용이 발생하면 항생제 변경이 매우 어렵기 때문에 가능한 한 원인 병원체 동정에 유의하십시오.

적극적인 시험이 이루어지지 않았기 때문에 명확한 자료는 없지만, 치료 기간은 관습적으로 6~8주입니다.[43] 영국 가이드라인은 배농이 이루어졌다면 4~6주간, 배농이 이루어지지 않았다면 6~8주간의 치료를 권고하고 있습니다.[41]

단순히 위의 치료 기간을 지키기만 하면 되는 것이 아니라 원인 병원체, 농양의 크기, 배농의 유무, 기저질환 등 많은 인자들이 치료 기간에 영향을 미칩니다. 기본적으로 최소 치료 기간인 6~8주는 반드시 지키면서 치료에 대한 반응, 영상을 추적검사하면서 치료 기간을 사례별로 정해가지만, 필자는 기본적으로 영상에서 종양이 소실될 때까지 치료를 이어갑니다.

MRI는 이상소견이 장기간 잔존하기 때문에 추적검사 영상검사로써 조영 CT가 선호되지만, 피폭 문제가 있으므로 MRI와 조영 CT를 적절히 조합하며 추적검사해 가는 게 좋습니다. 뇌부종 예방이나 치료를 위해 덱사메타손이 사용될 경우가 있지만, 그 사용의 옳고 그름에 대한 논란이 분분합니다.

단점은, 피막 형성이 늦어지면 뇌실 천파 위험이 높아지거나, 항생제의 농양 내로의 이행성이 떨어질 수 있기 때문에 꾸준한 사용은 피해야 한다는 점입니다. 물론 현저한 뇌부종이 있으면 사용을 검토해도 좋지만, 단점도 고려하며 치료를 검토하도록 합니다. 기본적으로 필자는 뇌농양 치료에 스테로이드는 사용하지 않습니다.

중추신경계감염은 생명 예후나 기능적 예후 모두 매우 좋지 않지만, 가장 중요한 것은 진단을 조기에 할 수 있느냐에 달려있습니다. 수막염, 뇌농양 모두 빈도가 낮은 드문 질환이지만, 간과되면 치명적인 감염병이므로 평소에 대비하는 것이 중요합니다.

文献

1) Parkkinen J, Korhonen TK, Pere A, et al. Binding sites in the rat brain for Escherichia coli S fimbriae associated with neonatal meningitis. J Clin Invest ; 81 : 860-865, 1988
2) Synnott MB, Morse DL, Hall SM. Neonatal meningitis in England and Wales : a review of routine national data. Arch Dis Child ; 71 : F75-80, 1994
3) Klinger G, Chin CN, Beyene J, et al. Predicting the outcome of neonatal bacterial meningitis. Pediatrics ; 106 : 477-482, 2000
4) Nigrovic LE, Kuppermann N, Malley R. Children with bacterial meningitis presenting to the emergency department during the pneumococcal conjugate vaccine era. Acad Emerg Med ; 15 : 522-528, 2008
5) Shinjoh M, Iwata S, Sato Y, et al [Childhood bacterial meningitis trends in Japan from 2009 to 2010]. Kansenshogaku Zasshi ; 86 : 582-591, 2012
6) Thigpen MC, Whitney CG, Messonnier NE, et al. Bacterial meningitis in the United States, 1998-2007. N Engl J Med ; 364 : 2016-2025, 2011
7) Thomas KE, Hasbun R, Jekel J, et al. The diagnostic accuracy of Kernig's sign, Brudzinski's sign, and nuchal rigidity in adults with suspected meningitis. Clin Infect Dis ; 35 : 46-52, 2002
8) Bacterial sepsis and meningitis. In : Infectious Diseases of the Fetus and Newborn Infant. 7th ed. Philadelphia ; 2010
9) Mann K, Jackson MA. Meningitis. Pediatr Rev ; 29 : 417-429 ; quiz 30. 2008
10) van de Beek D, de Gans J, Spanjaard L, et al. Clinical features and prognostic factors in adults with bacterial meningitis. N Engl J Med ; 351 : 1849-1859, 2004
11) Coant PN, Kornberg AE, Duffy LC, et al. Blood culture results as determinants in the organism

identification of bacterial meningitis. Pediatr Emerg Care ; 8 : 200-205, 1992

12) Howard SC, Gajjar A, Ribeiro RC, et al. Safety of lumbar puncture for children with acute lymphoblastic leukemia and thrombocytopenia. JAMA ; 284 : 2222-2224, 2000

13) Silverman R, Kwiatkowski T, Bernstein S, et al. Safety of lumbar puncture in patients with hemophilia. Ann Emerg Med ; 22 : 1739-1742, 1993

14) Naidoo BT. The cerebrospinal fluid in the healthy newborn infant. S Afr Med J ; 42 : 933-935, 1968

15) Sarff LD, Platt LH, McCracken GH Jr. Cerebrospinal fluid evaluation in neonates : comparison of high-risk infants with and without meningitis. J Pediatr ; 88 : 473-477, 1976

16) Bonadio WA, Stanco L, Bruce R, et al. Reference values of normal cerebrospinal fluid composition in infants ages 0 to 8 weeks. Pediatr Infect Dis J ; 11 : 589-591, 1992

17) Ahmed A, Hickey SM, Ehrett S, et al. Cerebrospinal fluid values in the term neonate. Pediatr Infect Dis J ; 15 : 298-303, 1996

18) Rodriguez AF, Kaplan SL, Mason EO Jr. Cerebrospinal fluid values in the very low birth weight infant. J Pediatr ; 116 : 971-974, 1990

19) Acute Bacterial Meningitis beyond the Neonatal Period. In : Principles and Practice of Pediatric Infectious Diseases. 4th ed. Philadelphia ; 2012

20) Sarman G, Moise AA, Edwards MS. Meningeal inflammation in neonatal gram-negative bacteremia. Pediatr Infect Dis J ; 14 : 701-704, 1995

21) Mermel LA, Allon M, Bouza E, et al. Clinical practice guidelines for the diagnosis and management of intravascular catheter-related infection : 2009 Update by the Infectious Diseases Society of America. Clin Infect Dis ; 49 : 1-45, 2009

22) Hasbun R, Abrahams J, Jekel J, et al. Computed tomography of the head before lumbar puncture in adults with suspected meningitis. N Engl J Med ; 345 : 1727-1733, 2001

23) Salazar L, Hasbun R. Cranial Imaging Before Lumbar Puncture in Adults With Community-Acquired Meningitis : Clinical Utility and Adherence to the Infectious Diseases Society of America Guidelines. Clin Infect Dis ; 64 : 1657-1662, 2017

24) Glimaker M, Sjolin J, Akesson S, et al. Lumbar Puncture Performed Promptly or After Neuroimaging in Acute Bacterial Meningitis in Adults : A Prospective National Cohort Study Evaluating Different Guidelines. Clin Infect Dis ; 66 : 321-328, 2018

25) Friedland IR, Klugman KP. Failure of chloramphenicol therapy in penicillin-resistant pneumococcal meningitis. Lancet ; 339 : 405-408, 1992

26) Tunkel AR, Hartman BJ, Kaplan SL, et al. Practice guidelines for the management of bacterial meningitis. Clin Infect Dis ; 39 : 1267-1284, 2004

27) Pintado V, Cabellos C, Moreno S, et al. Enterococcal meningitis : a clinical study of 39 cases and review of the literature. Medicine (Baltimore) ; 82 : 346-364, 2003

28) Daoud AS, Batieha A, Al-Sheyyab M, et al. Lack of effectiveness of dexamethasone in neonatal bacterial meningitis. Eur J Pediatr ; 158 : 230-233, 1999

29) Brouwer MC, McIntyre P, Prasad K, et al. Corticosteroids for acute bacterial meningitis. Cochrane Database Syst Rev ; 6 : CD004405, 2013

30) Klein JO, Feigin RD, McCracken GH Jr. Report of the Task Force on Diagnosis and Management of Meningitis. Pediatrics ; 78 : 959-982, 1986

31) Lin TY, Nelson JD, McCracken GH Jr. Fever during treatment for bacterial meningitis. Pediatr Infect Dis ; 3 : 319-322, 1984

32) Snedeker JD, Kaplan SL, Dodge PR, et al. Subdural effusion and its relationship with neurologic sequelae of bacterial meningitis in infancy : a prospective study. Pediatrics ; 86 : 163-170, 1990

33) Tuomanen E, Hengstler B, Rich R, et al. Nonsteroidal anti-inflammatory agents in the therapy for experimental pneumococcal meningitis. J Infect Dis ; 155 : 985-990, 1987

34) Baraff LJ, Lee SI, Schriger DL. Outcomes of bacterial meningitis in children : a meta-analysis. Pediatr Infect Dis J ; 12 : 389-394, 1993

35) Nielsen H, Gyldensted C, Harmsen A. Cerebral abscess. Aetiology and pathogenesis,

symptoms, diagnosis and treatment. A review of 200 cases from 1935–1976. Acta Neurol Scand ; 65 : 609–622, 1982

36) Schliamser SE, Backman K, Norrby SR. Intracranial abscesses in adults : an analysis of 54 consecutive cases. Scand J Infect Dis ; 20 : 1–9, 1988

37) Ng PY, Seow WT, Ong PL. Brain abscesses : review of 30 cases treated with surgery. Aust N Z J Surg ; 65 : 664–666, 1995

38) Goodkin HP, Harper MB, Pomeroy SL. Intracerebral abscess in children : historical trends at Children's Hospital Boston. Pediatrics ; 113 : 1765–1770, 2004

39) Szuwart U, Bennefeld H. Bacteriological analysis of pyogenic infections of the brain. Neurosurg Rev ; 13 : 113–118, 1990

40) Tattevin P, Bruneel F, Clair B, et al. Bacterial brain abscesses : a retrospective study of 94 patients admitted to an intensive care unit (1980 to 1999). Am J Med ; 115 : 143–146, 2003

41) The rational use of antibiotics in the treatment of brain abscess. Br J Neurosurg ; 14 : 525–530, 2000

42) Akova M, Akalin HE, Korten V, et al. Treatment of intracranial abscesses : experience with sulbactam/ampicillin. J Chemother ; 5 : 181–185, 1993

43) Honda H, Warren DK. Central nervous system infections : meningitis and brain abscess. Infect Dis Clin North Am ; 23 : 609–623, 2009

Chapter

8 요로감염

1 | 신우신염, 방광염

POINT

- 생후 3개월 이상의 소아에서는 농뇨의 민감도가 높기 때문에, 스크리닝 검사(선별검사)로서, 「유린백(urine bag) 뇨」를 이용해 농뇨의 유무를 관찰해도 좋다.
- 생후 3개월 미만에서는 소변 그람염색이 필수다. 일반 소변만으로 요로감염을 제외해서는 안 된다.
- 성인과 달리 소변 그람염색으로 균을 발견할 수 있다면, 「거의」 요로감염으로 진단할 수 있다(제외 진단은 아니다).
- 성인과 달리 소아의 신우신염은 1~2일 만에 해열된다.

소아의 요로감염은 'fever without source'의 원인으로서 매우 중요합니다. 성인이라면 복통, 구토, 설사, 배뇨통, 빈뇨, 뇨의 절박, 잔뇨감, 갈비뼈-척추관 압통(costoventral tenderness) 등으로 요로감염의 검사 전 확률을 높일 수 있지만, 소아에서는 어느 정도 연령이 높은 아이가 아닌 한 이런 증상·소견을 확인할 수 없습니다. 소아의 요로감염은 「발열만」으로 외래 진료를 받는 경우가 많으므로, 의심될 때는 적극적으로 요로감염 검사를 실시하는 것이 매우 중요합니다.

1 | 병태생리

요로감염의 분류는, 요로를 상부와 하부로 구분하여 다음과 같이 분류합니다.

상부: 신우신염, 신농양, AFBN (acute focal bacterial nephritis: 급성국소성 세균성 신염)

하부: 요도염, 방광염

표 8-1 | 월령별 요로감염 이환율[1)]

생후	전체	남아	여아
0~3개월	7.2%	8.7%	7.5%
3~6개월	6.6%	3.3%	5.7%
6~12개월	5.4%	1.7%	8.3%
12~24개월	4.5%		

성인에게 전립선염은 중요한 질환이지만, 소아는 전립선이 발달하지 않았기 때문에 기본적으로 생각할 필요는 없습니다.

소아의 요로감염은 발열만으로 요로감염을 진단하거나 제외해야 하기 때문에 「어느 아이에게 요로감염이 자주 생길 수 있는가」를 알아야 합니다.

표 8-1은 38℃ 이상의 발열로 응급 외래에 온 소아의 요로감염 빈도입니다.[1)] 연소할수록 요로감염의 이환율이 높다는 것을 알 수 있습니다. 3개월 미만에서는 남아의 요로감염 이환율이 높고, 월령에 비례하여 여아의 요로감염 이환율이 높아지는 경향이 있음을 알 수 있습니다.

외국 문헌을 읽다 보면, 포경수술에 관한 언급이 많습니다. 포경수술 전 음경포피 내 점막에는, 세균이 붙기 쉽고 외요도구 폐색의 원인이 되어 요로감염을 유발하기 쉽다고 여겨지기 때문입니다. 실제 월령 3개월 미만 남아의 요로감염 이환율은, 포경수술을 받지 않았을 경우 20.1%, 포경수술을 받았을 경우 2.4%로 상당한 차이가 있습니다.[1)] 숫자로만 보면 포경수술을 권하는 편이 좋을 것 같지만, 실제로 포경수술에 의해 얼마나 혜택을 받는지를 조사한 논문도 있습니다.[2)] 이 논문은, 요로감염의 기왕력이나 VUR (vesicoureteral reflux: 방광요관역류) 등의 요도기형이 없으면 NNT는 111이 되어 요로감염 예방을 위한 포경수술을 별로 권하지 않습니다. 다만 요로감염의 기왕력이나 3도 이상의 VUR이 있을 경우, NT는 각각 11과 4가 되므로 요로감염이 반복될 때는 예방법의 하나로 검토해도 좋을 것 같습니다.

또 성인과 마찬가지로 「폐색 기전」은 요로감염을 초래하는 위험 요인입니다. 소아 요로의 (기계적·기능적) 폐색 기전은 다음과 같습니다.

신우·요관	결석, 종양, 선천성 요로폐색(신우요관이행부 폐색증, 거대요관증, 요관협착, 요관밸브) 등
방광	결석, 신경인성 방광(척수수막류, 중추신경·골반신경 손상), 종양, 방광, 요관역류증 등

표 8-2 | **소아의 요로감염 원인 병원체의 비율(%)**[4)]

균명	전체	여아	남아	균명	전체	여아	남아
대장균	79.2	83.8	50.0	*P. mirabilis*	5.0	4.0	11.0
Enterobacter spp.	1.6	1.0	5.0	녹농균	2.7	2.0	7.0
Enterococcus spp.	6.7	5.1	17.0	합계	100	100	100
Klebsiella spp.	4.9	4.0	10.0				

요도	골반 내 종양, 협착, 하부요로의 폐색(후부요도판막, 요도협착), 요도 카테터, 포경수술을 받지 않은 남아 등

잘 알려지지 않았지만, 변비도 요로감염의 위험 요인입니다. 확장된 직장이 방광을 압박하여 내요도구의 폐색을 초래하기 때문입니다. 따라서 변비가 있을 때는 관장이나 설사약을 사용하여 적극적으로 배변을 촉진하는 것도 중요합니다.

또 신우신염이 발병한 환아에서는 VUR이 25~40%로 나타나므로, 요로감염으로 진단했을 경우는 VUR 여부를 조사하는 것도 중요합니다.

POINT 요로감염

- 영유아에서 매우 위험하다.
- 월령이 낮을수록 위험도가 높다.
- 외국 보고에는 여아에게 많은 것으로 나와 있지만, 포경수술을 받지 않은 일본 남아는 외국 보고보다 요로감염 이환율이 더 높을 수도 있다.
- 요로계에 기저질환이 있는 경우도 주의 깊게 봐야한다.

2 | 원인 병원체

원인 병원체는 성인과 같은 「호기성 그람 음성간균」에 의한 감염병입니다. 또 요로계의 기저질환(방광강루, 방광피부루. 요도카테터 유치 등)이 없으면, 다균종에 의한 요로 감염병이 초래될 경우는 거의 없습니다. 기본적으로 「단일 호기성 그람 음성간균」에 의한 감염병이며, 약 80%가 대장균입니다(**표 8-2**). 대장균 이외가 원인 병원체가 될 위험은, 요로기형 있음(OR 8.16), 항생제 치료력 있음(OR 4.74). 요로감염의 재발(OR 4.19), 남아(OR 2.40)입니다.[3,4)]

VUR등의 기저질환이 있으면, 드물게 부성(腐性)포도상구균 등의 coagulase 음성

포도상구균이 요로감염의 원인이 될 수 있습니다. 부성포도상구균은 여성 외음부를 중심으로 피부에 분포하는 균으로, 젊은 여성에게서 성관계와 관련된 요로감염병으로 문제가 되는 균입니다. 소아에서도 극히 드물게 이들 coagulase 음성 포도상구균이 요로감염을 일으킬 수도 있습니다.

황색포도상구균은 일반적으로 흔히「요로감염」을 일으키지 않습니다.

소변배양에서 황색포도상구균이 검출되었을 때 생각할 것은 두 가지입니다.

1) 균혈증이 있고, 신장에서 필터되어 소변으로 나오는 경우: 여기에는 심내막염, 신농양도 포함됩니다. 균혈증의 합병증으로「신농양」이 있을 때도, 소변배양에서 황색포도상구균이 검출됩니다. 절대 단순한「요로감염」으로 해석해서는 안 될 배양결과입니다.
2) 채취 시 오염균(특히 요도 카테터가 유치되어 있는 경우): 다만, 황색포도상구균을 소변중에 보균하고 있는 경우 비뇨기과 치료에 의해 소변이 신장까지 역류하면, 그곳에서 균혈증을 일으킬 수 있으므로 비뇨기과 치료 후에 주의가 필요합니다.

3 | 증상

성인에서는 복통, 구토, 설사, 배뇨 시 통증, 빈뇨, 절박뇨, 잔뇨감, CVAT 등의 증상·소견이 나오기도 하지만, 요로감염 호발 연령인 영유아에서는 요로감염 특유의 증상은 원칙적으로 보이지 않습니다(있다 해도, 어른이 인지하기에는 어려울 것입니다).

연령에 맞지 않는 실금이 증가하여 방광염 진단이 내려지기도 하지만, 나이가 많은 소아에서도 배뇨 시 통증이나 요의절박을 호소하는 경우는 성인보다 적기 때문에, 소아는 증상이나 신체소견으로 요로감염을 진단 혹은 제외하기 어려워서 소변배양에 의존하지 않을 수 없습니다.

방광염과 신우신염의 구별은 보통 임상소견에 근거해 이루어집니다. CVAT이나 38.5℃ 이상의 발열이 동반되면 신우신염, 동반하지 않으면 방광염입니다.

4 | 진단

요로감염 진단에 필요한 것은 소변검사(소변 일반, 소변 그람염색, 소변배양)입니다. 균혈증을 동반하기 쉬우므로, 반드시 혈액을 배양해 둡니다. 요로감염의 표

표 8-3 | 무증상 세균뇨의 빈도[5]

대상		이환율(%)	대상		이환율(%)
폐경 전 건강한 여성		1.0~5.0	장기요양시설 입소중인 고령자	여성	25.0~50.0
				남성	15.0~40.0
임산부		1.9~9.5	척수손상 환자	간헐적 도뇨	23.0~89.0
				콘돔 카테터	57.0
폐경 후 여성(50-70세)		2.8~8.6	투석 환자		28.0
당뇨병 환자	여성	9.0~27.0	요도 카테터 유치환자	단기	9.0~23.0
	남성	0.7~1.0		장기	100
고령자 (70세이상)	여성	>15.0	취학 전 아동	여아	1.0
	남성	3.6~19.0		남아	0.03

표 8-4 | 농뇨의 민감도와 특이도[6]

		Dipstick 양성		Dipstick 양성이면서 WBC>5/HPF	
		유린백 뇨	카테터 뇨	유린백 뇨	카테터 뇨
감도	전연령	0.85	0.71	0.95	0.83
	≦3개월	0.69	0.46	0.77	0.62
	3개월~3세	0.88	0.75	0.99	0.87
특이도	모든 연령	0.62	0.97	0.45	0.95
	≦3개월	0.61	1	0.54	1
	3개월~3세	0.63	0.97	0.43	0.94

좌측이 dipstick 테스트만의 민감도와 특이도, 우측은 dipstick 테스트와 현미경 소견을 조합했을 때의 민감도와 특이도.
※ dipstick 양성: WBC 양성 또는 아질산염 양성

준기준은 「소변배양」이지만, 소아에서의 가장 큰 특징은 소변배양에서 「균검출=요로감염」으로 진단할 수 있다는 점입니다. 즉 소아에서는 무증상 세균뇨가 극히 적기 때문입니다(**표 8-3**).

현재로서는 무증상 세균뇨를 치료해도 신장의 반흔화나 신우신염을 예방할 수 있다는 보고가 없기 때문에, 무증상 세균뇨는 치료할 필요가 없습니다.

일반 소변검사

농뇨는 일반적으로 「WBC≧10/HPF」로 정의합니다. 소변검사는 스크리닝 목적으로 실시합니다. 원인병소 불명의 영유아의 신우신염을 얼마나 적절하게 진단해

내느냐, 라는 문제이므로 민감도가 문제입니다(**표 8-4**).[6] 유린백(소변주머니) 뇨는, dipstick 테스트만으로는 3개월 이상이라도 민감도가 88% 정도이며, 3개월 이하에서는 69% 밖에 없어 적절하다고 할 수 없으므로, 현미경으로 농뇨의 유무를 확인하지 않으면 안됩니다. 또 현미경 소견을 합쳐도 월령 3개월 미만에서는 민감도가 77%에 불과하므로 3개월 미만일 경우 유린백 뇨만으로 신우신염을 부정하는 것은 위험합니다. 반면, 3개월 이상이라도 dipstick 테스트와 현미경 소견을 합치면, 민감도는 99%입니다. 이 연령에서 dipstick 테스트로도, 현미경 소견으로도 농뇨가 없다면 신우신염은 제외할 수 있습니다.

한편 유린백에서 검사한 소변검사의 특이도는 50~60% 정도밖에 없기 때문에, 유린백 뇨로만 요로감염을 진단하는 것은 성급합니다. 배변 훈련이 미숙한 소아일 경우, 카테터 소변으로의 진단이 필요합니다.

POINT 농뇨

월령 3개월 이하에서는 농뇨의 민감도가 유린백 뇨에서 70~80%, 카테터 뇨에서는 50~60% 밖에 되지 않으므로 농뇨가 없다고 하여 요로감염을 부정해서는 안 된다!

소변 그람염색 · 소변배양

소변 그람염색의 민감도는 원심분리하지 않은 경우 85~94%, 원심분리한 경우 87~98%[7], 특이도는 95%로[8] 민감도 특이도 모두 매우 양호합니다. 이처럼 소변의 그람염색은 요로감염의 진단, 제외에 큰 위력을 발휘할 뿐만 아니라 소변 그람염색으로 세균을 확인하면 원인 병원체를 상정할 수 있으므로, 요로감염 진단에는 소변 그람염색이 필수 검사라고 할 수 있습니다.

소변배양 검체의 채취 방법에는 세 가지가 있습니다.

1. 방광 천자
2. 카테터 뇨
3. 중간뇨(clean catch)

가장 무균적으로 소변을 채취할 수 있는 방법은 「방광천자」이지만, 침습적이므로 거의 시행되지 않습니다. 현실적으로는 「카테터뇨」를 배양으로 시행하는 경우가 많습니다. 다만, 이 카테터뇨도 9%에서 오염균이 생깁니다.[9] 특히 소변 그람염색에서는 균이 보이지 않는데 소변배양으로 검출된 경우, 오염균의 가능성이 높기 때문에 주의가 필요합니다. 카테터뇨를 채취할 때 처음 몇 방울을 버려서, 오염균 확률을 저하시킬 수 있습니다.

또 소변배양을 시행할 때는, 즉시 배양 시작을 부탁하는 것도 중요합니다. 실온에서 30분 정도 방치하면, 대장균이나 Klebsiella 등의 장내세균이 순식간에 증식하여, 원래 검출 감도 이하였던 것이 배양에서 검출되어 버리는 경우도 있습니다. 야간 응급 외래에서 소변을 채취했을 때는, 균이 증식하지 않도록 채뇨 후 즉시 냉장 보관하십시오.

유린백(urine bag) 뇨의 오염 비율은 63%나 되므로, 절대 배양으로 시행해서는 안 됩니다.

POINT 카테터 뇨

오염균이 9%나 있다!

대변을 가리는 2~18세 소아에서 중간 소변을 채취하기 전에 음부를 깨끗하게 닦은 그룹과, 닦지 않은 그룹에서의 오염균 비율이 각각 7.8%와 23.9%로 유의한 차이가 있으므로[10], 가능하면 액체 비누를 적신 거즈로 음부를 2회 닦아낸 후 중간 소변을 채취합니다.

또 2~12세 여아의 중간 소변과 카테터 뇨를 비교했을 때 배양 결과의 상관율은 97%이므로[11], 배변 훈련을 받은 경우 카테터 뇨를 시행할 필요는 없습니다.

혈액검사

소아의 요로감염 진단에 혈액검사가 필수는 아닙니다. 소변배양, 혈액배양으로 장기진단, 미생물진단이 수행되기 때문입니다. 소변배양과 혈액배양 외에 필요한 검사가 있다면, 전해질이나 신기능 장애의 유무를 혈액배양하는 김에 보는 것과 농양의 유무나 폐색기전, 요로기형을 보기 위한 에코나 CT 등의 영상 진단입니다.

프로칼시토닌(PCT)에 대한 흥미로운 데이터가 있습니다. 치료를 시작할 때의 프로칼시토닌 수치가 0.5 μg/mL 이상이면 신장 실질의 장애가 강하고[12], 나아가 프로칼시토닌의 상승이 24시간 후에도 지연될 경우는 신장의 반흔율이 높아져[13] 예후를 예측할 수 있는 인자로서 유용할 수 있습니다. 다만 소변 그람염색,

소변배양으로 진단할 수 있기 때문에 프로칼시토닌을 측정할 필요는 원래 없습니다.

장기진단

장기진단은 소변의 그람염색이나 소변배양으로 가능하지만, 항생제의 선행투여로 인해 소변배양이 음성일 경우, 진단하기 위해 영상검사를 할 때가 가끔 있습니다.

주로 복부초음파, 조영 CT, DMSA (Tc−99m dimercaptosuccinic acid) 신티그래피, 3가지를 사용합니다.

복부초음파에서 신장 실질의 고휘도 에코, 혹은 집합관의 확장이 나타났을 경우 민감도 27%, 특이도 89%로 신우신염을 진단할 수 있습니다.[14] 민감도는 12%에 불과하다는 보고도 있으므로[15] 굉장히 낮다는 것은 알아두십시오.

소변배양 양성만으로는 신우신염과 방광염을 구별할 수 없기 때문에 많은 연구에서 신우신염의 확정 진단에 DMSA 신티그래피를 이용하고 있습니다. 때문에 DMSA 신티그래피의 민감도와 특이도는 정확히 알 수 없지만, 「직장온 38.3℃ 이상」이면서 「뇨중 WBC>10/HPF」, 「소변배양에서 세균이 50,000 CFU/mL 이상 검출된 것」을 신우신염으로 정의했을 때, DMSA 신티그래피로 이상소견을 보인 경우는 61%로[16], DMSA 신티그래피의 민감도도 그다지 높지 않은 것으로 보입니다.

Column

아질산염

식사 중에 포함되어 있는 질산염이 소변 속에 배설되어, 세균이 가지고 있는 아질산 환원효소와 반응하여 생성됩니다. 양성일 경우, 10^5개/mL 이상의 세균뇨임을 알려줍니다.

다음의 경우, 세균에 감염되어도 아질산염이 검출되지 않습니다.

① 아질산 환원효소가 결여된 세균에 의한 감염(장구균, 임질균 등)

② 소변이 방광 내에 4시간 이상 저류되지 않고, 질산염이 아질산염으로 환원되지 않는 경우

③ 질산염이 포함된 음식을 섭취하지 않은 경우

5 | 치료

신우신염 항생제는 기본적으로 소변 그람염색 소견에 근거하여 선택합니다. 그람염색에서 그람 음성간균이 보이는 경우 경험적 치료는 기본적으로 아미노글리코시드, 2세대 혹은 3세대 세펨 등이 선택지입니다. 다만 어떤 항생제를 사용할 것인지는 아래 4가지 요소가 관련되어 있습니다.

> ❶ 소변 그람염색 소견에, 어느 정도 자신이 있는가(장내세균과 녹농균, 아시네토박터 등의 구별이 어느 정도 가능한가)
> ❷ 환자 배경(일반 감염인가, 원내 감염인가)
> ❸ 각 시설의 안티바이오그람(내성균, 예를 들면 ESBL생산균이 분리되는 빈도)
> ❹ 중증도(기다릴 수 있는가, 기다릴 수 없는가)

그러므로 ESBL생산균의 빈도가 높으면 세프메타졸도 좋은 선택지이며, 원내감염의 요소가 강해지면 3세대 세팔로스포린보다 4세대 세팔로스포린이 보다 바람직할 수도 있습니다. 중증이며 ESBL생산균 보균자로 알고 있다면, 초기 치료부터 메로페넴을 사용해야 할 수도 있습니다.

필자는 아래 8가지 이유로, 신우신염에 겐타마이신을 자주 사용합니다.

> ❶ 거의 모든 호기성 그람 음성간균에 대해 유효하다.
> ❷ 내성균이 존재할 확률이 낮다.
> ❸ 내성이 잘 생기지 않는다.
> ❹ 설령 내성이 생기더라도 그다지 곤란하지 않다.
> ❺ 뇨중 이행성이 탁월하다.
> ❻ 치료 효과가 나오기까지 빠르다.
> ❼ 세팔로스포린을 예비해 둘 수 있다.
> ❽ 소아에서 사용 경험이 많다.

어떤 기저질환이 있으면 향후 요로감염이 반복될 가능성이 있으므로, 가능하면 쉽게 내성을 얻을 수 있는 세팔로스포린은 피하는 것이 바람직하다는 것이 필자의 생각입니다.

아미노글리코시드는 부작용 때문에 꺼려지기 쉽지만, 배양결과가 나오기까지의 2~3일 동안 부작용으로 어려움을 겪지 않고 안심하고 사용할 수 있습니다. 물론 정통적으로 제3세대 세팔로스포린을 사용해도 좋고, 장내세균의 감수성이 좋은

표 8-5 | **AFBN과 신우신염의 비교**[17]

	AFBN	신우신염
연령(나이)	1.86±2.77	0.81±1.78
진단될 때까지의 발열 기간(일)	4.7±6.2	1.4±1.7
치료 시작부터 해열까지의 기간(H)	2.7±1.9	1.4±1.2
WBC (×10^5/μL)	18.86±8.72	15.08±6.53
CRP (mg/dL)	9.0±6.3	3.5±4.2

지역이라면 제2세대 세팔로스포린 세포티엄으로 치료를 시작해도 좋습니다.

그람염색에서 그람양성 연쇄구균이 보이면 그것은 장구균입니다. 이때는 암피실린으로 치료합니다. 다만 암피실린은 *E. faecalis*에는 유효하지만, *E. faecium*에는 무효이며 이럴 때는 반코마이신이나 테이코플라닌이 첫 번째 선택지입니다. 따라서 바이탈사인에 이상증세가 나타날 정도의 중증이거나, 과거 소변배양에서 *E. faecium*가 검출되었거나 할 때는 암피실린이 아닌 반코마이신을 고려하는 것이 좋을 수도 있습니다. 다만 장구균은 병원성이 낮고 중증화되는 경우도 비교적 드물어서 요로감염을 일으키는 빈도가 높지 않으므로, 소변 그람염색에서 장구균이 의심될 때는 다른 감염원이 없는지 다시 검토해야 합니다. 소변 그람염색에서 균이 보이더라도 오염 가능성은 남습니다(소변 그람염색의 특이도는 100%가 아닙니다).

경증이라면 ST합제(박트림)나 세팔렉신 등의 제1세대 세팔로스포린을 투여하여 치료할 수 있습니다. 제3세대 세팔로스포린 투여는 생체이용률이 좋지 않기 때문에 사용해서는 안 됩니다.

입원 적응임에도, 본인이나 보호자의 희망으로 굳이 외래치료를 희망하는 경우도 있습니다. 그럴 때는 배양결과가 나올 때까지 외래에서 1일 1회 주사가 가능한 세프트리악손이나 겐타마이신을 사용하고, 배양결과가 나온 후 감수성 있는 경구 항생제로 변경하는 것이 좋습니다.

6 | 경과를 관찰하는 방법

치료 시작 후의 경과 관찰에 대해서, 소아의 경우 적절한 치료를 하면 비교적 빨리 해열을 얻을 수 있습니다. 신우신염에 적절한 항생제를 시작하면 해열까지의 평균 일수가 1.4일로, 성인과 크게 다릅니다. 따라서 소아의 요로감염으로 해열까

지 3일 이상 필요할 때는 신장농양이나 AFBN을 의심하는 근거가 됩니다**(표 8-5)**.[17]

열이 지속되면 치료가 적절한지 걱정되지만, 이때 가장 지표가 되는 파라미터(매개변수)는 「소변 그람염색」입니다. 체온도 지표가 될 수 있으나, 항생제의 유효성 판단은 소변 그람염색으로 하는 것이 가장 실수가 적습니다. 소변 그람염색에서 균이 사라졌다면, 해당 항생제는 유효합니다.

치료에 대한 반응이 좋고 균혈증이 없다면, 치료 시작 후 3일쯤에 감수성 있는 경구항생제로 변경할 수 있습니다.[18] 원칙적으로 항생제는 10~14일 동안 투여하고, 경미한 경우 7~10일간 투여할 수 있습니다. AFBN일 경우 21일간 투여합니다.[19] 신농양은 외과적 배농 실시 후 주사 2~3주, 경구 2~3주 동안 총 4~6주의 항생제 치료가 필요합니다.

방광염은 그람 염색소견, 시설의 안티바이오그람, 과거의 배양결과를 참고하여 ST합제(박트림), 아목시실린, 아목시실린·클라블란산, 세팔렉신, 포스포마이신 등을 선택합니다. 치료 기간은 성인과 다르고(성인은 3일간), 재발이 많아 길게 설정되어 있습니다. 다만 결론이 확실하지 않아 논란이 분분합니다.

다만, 결론이 확실하지 않아 논란이 많습니다.

- 2세 이하 소아, 재발성 방광염 : 10~14일간
- 2세 이상 첫 방광염 : 5~7일간

7 | 치료 후

요로감염이 발병하면 재발에 대한 위험 요인이 없는지 찾아봐야 합니다.

복부초음파

수신증, 요관확장 등을 검색합니다. 이런 소견이 있으면 폐색기전을 고려해야 합니다. 309명의 1~24개월 요로감염 아이에게 복부초음파를 시행한 결과, 37명(12%)에서 어떤 이상이 지적되었다는 보고가 있으므로, 요로감염을 진단했다면 반드시 복부초음파를 실시합니다.

배뇨 시 방광요도 촬영(VCUG: voiding cystourethrogram)

과거에는 요로감염을 일으킨 소아의 전체 사례에 권고되었으나, 최근 가이드라

표 8-6 | 치료 · 예방에 관한 가이드라인 비교

<table>
<tr><th></th><th>미국 소아청소년과학회 (AAP)[20]</th><th colspan="3">영국 국립의료기술평가기구 (NICE)[21]</th><th>유럽 소아비뇨기과 학회(ESPU)[22]</th></tr>
<tr><td>발행년</td><td>2016년</td><td colspan="3">2017년</td><td>2015년</td></tr>
<tr><td>치료 기간</td><td>7~14일</td><td colspan="3">10일</td><td>7~14일</td></tr>
<tr><td rowspan="3">초음파 검사</td><td rowspan="3">권장</td><td rowspan="2">급성기</td><td>초발 시</td><td>비전형 예※ 에서는 권장</td><td rowspan="3">권장</td></tr>
<tr><td>재발 시</td><td>권장</td></tr>
<tr><td>치료 후</td><td colspan="2">초발 시는 권장</td></tr>
<tr><td>VCUG</td><td>초발 시 : 초음파로 이상이 있으면 권장
재발 시 : 권장</td><td colspan="3">생후 6개월 미만에서 비전형 사례 혹은, 재발 사례만 권장</td><td>권장</td></tr>
<tr><td rowspan="2">예방 경구</td><td rowspan="2">효과는 한정적이며, 적극적 권장 없음(불필요로 명기되어 있지 않음)</td><td>초발 시</td><td colspan="2">권장하지 않음</td><td rowspan="2">VUR III, IV도가 있다면 권장</td></tr>
<tr><td>재발 시</td><td colspan="2">고려</td></tr>
</table>

※ 비전형적인 예: 중증, 소변량 저하, 복부나 방광의 종류(腫瘤), 크레아티닌 상승, 균혈증, 항생제에 48시간 이상 반응하지 않는다, 원인균이 대장균 이외
AAP : American Academy of Pediatrics
NICE : National Institute for Health and Care Excellence
ESPU : European Society for Paediatric Urology

인은 루틴으로 권장하지 않는다는 위치로 바뀌고 있습니다. 미국과 영국 가이드라인 또한 마찬가지입니다(**표 8-6**). 권장하지 않는 이유가 있습니다.

VCUG 실시의 가장 큰 목적은 VUR을 진단하거나 배제하는 것입니다. 예전에는 VUR이 있으면 모든 사례에 예방 투약을 실시하여, 요로감염 발병을 예방하고 신장 반흔화를 막는 프랙티스(practice)가 이루어졌습니다. 그러나 최근 들어 VUR의 예방 경구에 대한 부정적인 연구가 잇따라 발표되며, 요로감염 예방목적으로 VUR을 진단하는 의미가 사라지고 있습니다.

필자는 미국, 영국 및 유럽의 가이드라인을 토대로 복부초음파로 요관 확장이 발견될 경우에만 VCUG를 실시하는 것이 좋을 것 같다는 생각입니다. 이는 요관 확장이 없는 경도의 VUR이라면 수술 적응 없이 경과 관찰만으로 좋고, ST합제(박트림)의 예방 투여도 적응되지 않는 것에 근거합니다. 다만 복부초음파 민감도도 100%가 아니므로, 가능하면 외래에서 정기적으로(예를 들면 3개월 간격으로) 복부초음파를 추적검사하여 요관 확장이 명백해지면 VCUG를 시행하는 것이 현재로서는 균형이 맞을 것 같습니다.

예전에는 VCUG를 조기 시행하면 염증이 생겨, 실제 VUR이 없는데도 역류 소견을 보이는 경우가 있었다고 합니다. 그러나 요로감염으로 진단하고 7일 이내에

검사한 그룹과 7일 이후에 검사한 그룹 간의 VCUG 결과에 유의차가 없었으므로, VCUG를 시행한다면 해열되어 병세가 진정되는 대로 시행해도 좋을 것입니다.[23,24]

8 | 항생제 예방 경구

최근 부정적인 연구가 잇따라 발표되고 있습니다. 첫 번째가 2006년에 발표된 RCT입니다. VUR Ⅰ~Ⅲ환자에서 ST합제(박트림)와 니트로플란트인에 의한 예방투여를 비교하여, 요로감염 재발과 신장 반흔화를 예방할 수 없었다는 보고였습니다.[25]

이어서 2008년 이탈리아에서는 Grade Ⅱ~Ⅳ의 VUR 환자에 대해서도, 항생제의 예방투여에 의해 요로감염 재발과 신장 반흔화를 예방할 수 없다는 연구가 발표되었습니다.[26] 이 연구에서 위약(placebo) 투여그룹의 요로감염 재발률이 약 30%로 조금 높았으나, ST합제(박트림) 투여그룹과 위약 투여그룹에서 유의차가 나타나지 않았습니다.

2009년에는 요로감염 기왕력이 있는 18세 이하의 소아 576명에서, ST합제(박트림) 투여그룹과 위약그룹을 비교한 RCT27가 발표되었습니다. 이 연구에서는 기저질환으로서 VUR의 유무는 묻지 않았습니다(VUR이 있었던 것은 ST합제(박트림) 투여그룹에서 43%, 위약 투여그룹에서는 42%). ST합제(박트림) 투여그룹의 경우 288명 중 36명(13%)이 요로감염을 일으켰지만, 위약 투여그룹에서는 288명 중 55명이 발병하여(19%) 절대 위험요인 감소율은 6%, NNT는 15명이라는 결과였습니다. 이 연구에서 예방투여의 가장 큰 수혜자는, VUR이 없는 4세 이하 소아와 최초 감염에서 원인 병원체가 ST합제(박트림)에 감수성이 있는 경우였습니다. 참고로, 이 연구의 서브 분석에서는 VUR Ⅰ~Ⅱ도, III~IV도의 예방투여 유효성을 보이지 않았습니다.

2014년에는 RIVUR (Randomized Intervention for Children with Vesicoureteral Reflux) trial이라는 VUR 환자 600명을 모집했던 미국 내 19개 시설에서 RCT가 발표되었습니다.[28] 생후 2~71개월, VUR Ⅰ~Ⅳ의 소아가 대상이며, 2년간의 follow up 기간 동안 ST합제(박트림) 경구군 302명, 위약 투약군 305명이라는 최대 규모의 연구입니다. 1차 엔드포인트(end point)는 요로감염 재발률, 2차 엔드포인트는 신장 반흔화, 예방실패 및 항생제의 내성률입니다. RIVUR trial에서는 ST합제(박트림)를 투약한 쪽의 요로감염 재발률이 낮아진다는 결과였습니다(intention-to-treat 해석에서는 ST합제(박트림) 투여그룹 302명 중 77명 발병. 위약 투여그룹 305명 중 114명 발병, number need to treat은[9)] 특히 이런 경향은 VUR 등급이 낮아질수록 효과가 높아지는 경향이었습니다.

그러나 신장 반흔화는 두 그룹 사이에 유의차가 없었고, ST합제(박트림) 투여그룹은 ST합제(박트림) 내성화가 진행되는 결과였습니다.

위의 연구를 종합적으로 살펴보면, 예방 투여는 일정 효과가 있지만 임상적으로 중요하다고 할 만한 효과는 없습니다. 이상의 문헌을 바탕으로, 이 시점에서는 다음과 같이 대응하는 것이 가장 타당하다고 생각합니다.

- VUR가 있으면 예방 투여는 검토해도 좋다.
- 예방 투여 시에는 ST합제(박트림)로 한다.
- ST합제(박트림)에 내성화된 경우에는 예방 투여를 하지 않는다.

예방하고 싶은 심정은 이해하지만, 의료개입이 오히려 단점이 될 수도 있습니다. 절대 하지 말아야 할 것은 세팔로스포린에 의한 예방투여입니다. 흡수되기 어렵고 내성화를 초래하기 쉽기 때문에 장점은 거의 없고 단점밖에 없습니다.

예방 투여에 사용되는 항생제는, 다음 3가지를 근거로 ST합제(박트림)가 권장됩니다.

❶ 생체이용률이 좋아서 소화관의 상재세균총(叢)을 교란시킬 위험이 적다.
❷ 내성이 잘 생기지 않는다.
❸ 소변으로의 이행성이 높다.

ST합제(박트림) 이외의 예방투여에 대해, 부정적인 견해가 있습니다. Cheng등[29)]의 보고에 의하면, 세팔로스포린을 처방받은 아이에서 ESBL생산균에 의한 요로감염의 빈도가 유의하게 높고 내성균 검출율도 증가하여(**표 8-7**), 세팔로스포린의 예방 투여는 권장되지 않습니다.

표 8-7을 보면 ST합제(박트림) 예방 투여그룹의 재발 시에 세팔로스포린의 감수성은 저하되지 않았으나, 세팔렉신과 세파크롤 투여그룹에서는 저명하게 감수성률이 저하되었습니다. 예방하기 위해, 내성균을 유도하기 쉬운 세팔로스포린으로 투여하는 것은 오히려 아이들에게 악영향을 미칠 가능성이 높습니다. 예방 투여를 검토해도 좋지만, 실시할 경우 ST합제(박트림) 외에는 사용해서는 안 됩니다.

ST합제(박트림)로 예방 투여할 경우, 트리메토프림 2 mg/kg/day 1일 1회를 매일 혹은 1일 간격으로 투여합니다. 또는 트리메토프림 5 mg/kg/day 1일 1회를, 주

표 8-7 | 예방약 종류에 따른 내성균 출현율의 차이

	초발 시	재발 시		
		ST합제(박트림) 예방투여그룹	세팔렉신 예방투여그룹	세파크롤 예방투여그룹
세파졸린 감수성률	168/218 (77%)	26/37 (70%)	3/21 (14%)	0/12 (0%)
세프트리악손 감수성률	212/218(97%)	34/37 (92%)	12/21 (57%)	5/12 (42%)
ST합제(박트림) 감수성률	98/216(45%)	3/36 (8%)	5/18 (28%)	1/7 (14%)

2회 요법으로도 가능합니다.

DMSA 신티그래피

신우신염이나 VUR 진단, 신장의 반흔화 등을 검출할 수 있습니다. 배양으로 신우신염을 진단할 수 있고, VUR은 보다 침습이 덜한 에코가 선호되므로 첫 요로감염에서 실시할 필요는 없습니다.[20,21]

또 신장의 반흔화를 검출해도 그 후의 관리에 영향이 없기 때문에, 검사 의의에 대해서는 불투명하다고 할 수 밖에 없습니다. 급성기에 DMSA 신티그래피를 실시해도 신장 반흔화와 신우신염을 감별할 수 없기 때문에 급성기에 촬영할 필요는 없습니다.

9 | 예후

소아의 요로감염 진료 목적 중에 「신장의 반흔화를 예방한다」는 것이 있습니다. 요로감염을 반복할수록 신장 반흔화의 위험이 높아지지만[30], 한편으로는 요로감염을 조기에 진단하고 치료하면 반흔화의 위험을 줄일 수 있다고 생각합니다.[31,32]

예방 투여의 효과는 제한적이며 오히려 내성균을 증가시킬 위험이 있습니다. 예방 투여 대신, 조기에 적절한 진료를 실시하는 것이 더욱 중요하다고 생각합니다. 내성균이 증가하면 초기 치료에서 감수성 있는 항생제를 투여할 수 없고, 적절한 치료가 지연될 가능성이 높습니다. 그 결과 신장 반흔화의 위험도 높아질 수 있습니다. 예방 투여보다 발열 시 조기 진료와 적절한 소변 그람염색을 실시하는 것이 더 중요하다고 생각합니다.

2 | 신농양

신 농양에는 크게 3가지가 있습니다. 신피질 농양(renal cortical abscess), 신피수 농양(renal corticomedullary abscess), 신주위 농양(perinephric abscess)입니다. 이 3가지의 병태생리와 원인 병원체는 크게 다르기 때문에, 구별하는 것은 매우 중요합니다.

1 | 신피질 농양

신피질 농양은 균혈증에 속발하는 경우가 많은데 균혈증 발생 후 몇 주에서 몇 개월의 시간차를 나타내는 경우도 있습니다. 원인 병원체의 90%는 황색포도상구균이며, 요로감염 일반에서 보이는 빈뇨, 배뇨 시의 통증은 보이지 않는 경우가 많고 소변검사로도 이상이 잘 보이지 않습니다. 그러므로 진단에 초음파나 CT 등의 영상은 필수입니다. 농양이 크고 농양 벽이 명료한 경우, 외과적 배농이 필요합니다. 진단과 치료적 의미도 참고하여 배농하는 것이 좋습니다. 치료 기간은 주사로 2주 이상, 투약으로 2주 이상, 총 4주 이상입니다.

2 | 신피수 농양

신피수 농양은 신피질 농양과 달리, 요로의 역행성 감염 결과 발생하는 경우가 많아서 요로결석이나 VUR등의 요로폐색 기전이 나타나는 경우가 많습니다. 원인 병원체는 PEK (*P. mirabilis*, 대장균 *Klebsiella* spp.)가 대부분을 차지합니다.

신피수 농양은 급성세균성소상 신염(AFBN: acute focal bacterial nephritis)과 황색육아종성 신우신염(XGP: xanthogranulomatous pyelonephritis)으로 분류됩니다.

AFBN은 신우신염이 진행하여 농양과 비슷한 국소 감염을 일으키지만, 농양과 다른 점은 벽이 불명료하고 액상화되어 있다는 것입니다. 벽이 불명료하기 때문에 신피질 농양과는 달라, 기본적으로 배농하지 않아도 치유가 가능합니다. 다만 중증도의 VUR이 있는 경우는 항생제 단독으로 치유까지 도달할 수 없는 경우도 있습니다. 해열 후 2~3일이면 경구항생제로 변경할 수 있으며, 치료 기간은 경구와 정맥주사, 총 3주입니다.

XGP의 경우 소아에서는 드물고 보통 50세 이상 성인에서 많이 볼 수 있습니다. 영양상태가 나쁘거나 요로 기형 혹은 요로 결석 등이 없다면, 소아에서는 거의 볼 수 없습니다. 한 곳에 국한된 농양이 아닌 미만성 농양 형성을 볼 수 있습니다. XGP는 종양과의 감별이 매우 중요하며 영상상은 윌름스 종양(Wilms tumor)과 매우 흡사하지만, 윌름스 종양에 비해 경계가 불명료하다는 점으로 구별할 수 있습니다.

증상은 비특이적이며, 불분명한 열이나 아급성으로 발생한 전신 권태감 등으로 외래 진료를 받는 경우가 많습니다. 종류(腫瘤)도 감지할 수 있습니다. 재발성 신우신염이나 치료 저항성의 신우신염 치료 중, 영상 진단으로 발견되기도 합니다. 원인 병원체는 장내세균이 다수입니다. 항생제만으로 치유 유도가 가능하지만, 종종 난치성이며 신장 적출이나 부분 절제 등이 필요할 수도 있습니다. 치료 기간에 대한 데이터는 없지만, 최소 4주 이상 필요합니다.

3 | 신장주위 농양

신장주위 농양은 Gerota근막과 신피막 공간에 농양을 일으킨 것입니다. 신피수 농양(대부분 AFBN)에서 파급되는 것이 주된 경로이며, 가끔 신피질 농양이 '파열(rupture)'하여 신장주위 농양에 도달한 것도 있습니다. 신피수 농양의 진전일 경우 원인 병원체는 장내세균이지만, 신피질 농양이 파열한 경우는 당연히 황색포도상구균이 원인 병원체입니다. 서서히 진행하므로 불명열의 원인으로서 중요합니다. 농뇨를 볼 수 있고 단백뇨를 동반하기도 합니다. 혈액소견 상 빈혈을 동반하기도 하며, 40%에서 볼 수 있습니다. 소변배양 양성률은 60% 정도, 혈액배양 양성률도 40% 정도이기 때문에, 원인 병원체가 잡히지 않을 수도 있습니다.[33] 항생제만으로 치유되기 어려워, 보통 외과적 배농이 필요합니다. 경험적 치료에는 장내세균을 커버해야 하므로, 신우신염과 같은 개념으로 제3세대 세팔로스포린 등은 좋은 적응입니다. 황색포도상구균이 원인이지만, 제3세대 세팔로스포린으로 충분히 치료 가능합니다. 농양이기 때문에 아미노글리코시드는 원칙적으로 사용할 수 없습니다.

4 | 재발성 방광염

재발성 방광염(recurrent cystitis)은 취학 연령대 여아에서 흔히 볼 수 있습니다. 일년에 3회 이상 방광염이 발생하면 치료 대상이며, 항생제 예방은 6개월간 계속할 수 있습니다. 다만 이 치료에는 에비던스가 없으며 예방약은 ST합제(박트림)가 사용됩니다.

5 | 출혈성 방광염

출혈성 방광염(hemorrhagic cystitis)은 자기한정성(self-limited) 예후가 양호한 질환입니다. 돌연 발병한 콜라색 혈뇨, 배뇨 곤란, 빈뇨를 볼 수 있고 발열은 거의 나타나지 않습니다. 아데노바이러스 7, 11, 21형이 원인이며, 이들 혈청형은 보통 상기도 증상을 초래하지 않습니다. 드물게 대장균이 원인 병원체일 때가 있으므로, 소변배양은 시행합니다. 이유는 명확하지 않지만, 대장균 이외의 세균이 출혈성 방광염을 초래한 경우는 기본적으로 없는 것 같습니다.

예후는 양호하지만, 면역저하자는 자연치유를 기대하기 어렵습니다. 특히 골수이식 환자에서 발병했을 경우, 시도포비어라는 항바이러스제를 필요로 합니다.

文献

1) Shaikh N, Morone NE, Bost JE, et al. Prevalence of urinary tract infection in childhood : a meta-analysis. Pediatr Infect Dis J ; 27 : 302-308, 2008
2) Singh-Grewal D, Macdessi J, Craig J. Circumcision for the prevention of urinary tract infection in boys : a systematic review of randomised trials and observational studies. Arch Dis Child ; 90 : 853-858, 2005
3) Friedman S, Reif S, Assia A, et al. Clinical and laboratory characteristics of non-E. coli urinary tract infections. Arch Dis Child ; 91 : 845-846, 2006
4) Edlin RS, Shapiro DJ, Hersh AL, et al. Antibiotic resistance patterns of outpatient pediatric urinary tract infections. J Urol ; 190 : 222-227, 2013
5) Colgan R, Nicolle LE, McGlone A, et al. Asymptomatic bacteriuria in adults. Am Fam Physician ; 74 : 985-990, 2006
6) McGillivray D, Mok E, Mulrooney E, et al. A head-to-head comparison : "clean-void" bag versus catheter urinalysis in the diagnosis of urinary tract infection in young children. J Pediatr ; 147 : 451-456, 2005
7) Jenkins RD, Fenn JP, Matsen JM. Review of urine microscopy for bacteriuria. JAMA ; 255 : 3397-3403, 1986
8) Gorelick MH, Shaw KN. Screening tests for urinary tract infection in children : A meta-analysis. Pediatrics ; 104 : e54, 1999
9) Al-Orifi F, McGillivray D, Tange S, et al. Urine culture from bag specimens in young children : are the risks too high? J Pediatr ; 137 : 221-226, 2000
10) Vaillancourt S, McGillivray D, Zhang X, et al. To clean or not to clean : effect on contamination rates in midstream urine collections in toilet-trained children. Pediatrics ; 119 : e1288-1293, 2007
11) Pryles CV, Steg NL. Specimens of urine obtained from young girls by catheter versus voiding ; a comparative study of bacterial cultures, gram stains and bacterial counts in paired specimens. Pediatrics ; 23 : 441-452, 1959
12) Benador N, Siegrist CA, Gendrel D, et al. Procalcitonin is a marker of severity of renal lesions in pyelonephritis. Pediatrics ; 102 : 1422-1425, 1998
13) Prat C, Dominguez J, Rodrigo C, et al. Elevated serum procalcitonin values correlate with renal scarring in children with urinary tract infection. Pediatr Infect Dis J ; 22 : 438-442, 2003
14) Biggi A, Dardanelli L, Pomero G, et al. Acute renal cortical scintigraphy in children with a first urinary tract infection. Pediatr Nephrol ; 16 : 733-738, 2001
15) Hoberman A, Charron M, Hickey RW, et al. Imaging studies after a first febrile urinary tract

infection in young children. N Engl J Med ; 348 : 195-202, 2003

16) Hoberman A, Chao HP, Keller DM, et al. Prevalence of urinary tract infection in febrile infants. J Pediatr ; 123 : 17-23, 1993

17) Yang CC, Shao PL, Lu CY, et al. Comparison of acute lobar nephronia and uncomplicated urinary tract infection in children. J Microbiol Immunol Infect ; 43 : 207-214, 2010

18) Hoberman A, Wald ER, Hickey RW, et al. Oral versus initial intravenous therapy for urinary tract infections in young febrile children. Pediatrics ; 104 : 79-86, 1999

19) Cheng CH, Tsau YK, Lin TY. Effective duration of antimicrobial therapy for the treatment of acute lobar nephronia. Pediatrics ; 117 : e84-89, 2006

20) Reaffirmation of AAP Clinical Practice Guideline : The Diagnosis and Management of the Initial Urinary Tract Infection in Febrile Infants and Young Children 2-24 Months of Age. Pediatrics ; 138, 2016

21) Excellence : NICE NIfHaC. Urinary tract infection : diagnosis, treatment and long-term management of urinary tract infection in children. NICE clinical guidelines 2017.

22) Stein R, Dogan HS, Hoebeke P, et al. Urinary tract infections in children : EAU/ESPU guidelines. Eur Urol ; 67 : 546-558, 2015

23) Mahant S, To T, Friedman J. Timing of voiding cystourethrogram in the investigation of urinary tract infections in children. J Pediatr ; 139 : 568-571, 2001

24) McDonald A, Scranton M, Gillespie R, et al. Voiding cystourethrograms and urinary tract infections : how long to wait? Pediatrics ; 105 : E50, 2000

25) Garin EH, Olavarria F, Garcia Nieto V, et al. Clinical significance of primary vesicoureteral reflux and urinary antibiotic prophylaxis after acute pyelonephritis : a multicenter, randomized, controlled study. Pediatrics ; 117 : 626-632, 2006

26) Pennesi M, Travan L, Peratoner L, et al. Is antibiotic prophylaxis in children with vesicoureteral reflux effective in preventing pyelonephritis and renal scars? A randomized, controlled trial. Pediatrics ; 121 : e1489-1494, 2008

27) Craig JC, Simpson JM, Williams GJ, et al. Antibiotic prophylaxis and recurrent urinary tract infection in children. N Engl J Med ; 361 : 1748-1759, 2009

28) Hoberman A, Greenfield SP, Mattoo TK, et al. Antimicrobial prophylaxis for children with vesicoureteral reflux. N Engl J Med ; 370 : 2367-2376, 2014

29) Cheng CH, Tsai MH, Huang YC, et al. Antibiotic resistance patterns of community-acquired urinary tract infections in children with vesicoureteral reflux receiving prophylactic antibiotic therapy. Pediatrics ; 122 : 1212-1217, 2008

30) Roberts KB. Urinary tract infection : clinical practice guideline for the diagnosis and management of the initial UTI in febrile infants and children 2 to 24 months. Pediatrics ; 128 : 595-610, 2011

31) Winter AL, Hardy BE, Alton DJ, et al. Acquired renal scars in children. J Urol ; 129 : 1190-1194, 1983

32) Smellie JM, Poulton A, Prescod NP. Retrospective study of children with renal scarring associated with reflux and urinary infection. BMJ ; 308 : 1193-1196, 1994

33) Dembry LM, Andriole VT. Renal and perirenal abscesses. Infect Dis Clin North Am ; 11 : 663-680, 1997

Chapter 9 혈관 내 감염

1 | 감염성 심내막염

POINT

- 선천성 심질환은 위험 요인이지만, 심질환이 없는 소아와 관련된 보고 사례가 증가하고 있다. 특히 중심정맥 카테터의 장기유치는 주의해야 한다.
- 성인과 마찬가지로 원인 병원체는 황색포도상구균과 viridans 그룹 연쇄상구균이 가장 많다.
- 진단도 성인과 동일하게 modified Duke criteria로 실시한다.
- 색전 증상은 성인보다 소아에서 나타나기 쉽다. 뇌농양, 골수염, 관절염 등이 있으면 반드시 감염성 심내막염을 감별에 올린다.
- 복잡심기형은 심장초음파를 이용한 이상 검출의 감도가 낮아지기 때문에, 심장초음파로 이상이 없다고 감염성 심내막염을 부정하지 않는다.

감염성 심내막염은 소아에서는 비교적 드문 질환이며, 선천성 심질환을 가진 환자에게 주로 발병하는 것으로 생각하지만 심질환 기왕력이 없어도 발병하는 경우가 있습니다. 감염성 심내막염은 평소 혈액배양을 시행하면 혈액배양 양성으로 진단할 수 있지만, 혈액배양을 시행하지 않고 항생제를 투여하는 경우 진단이 매우 어려워집니다.

여기서는 소아에서 드문 듯 드물지 않은 감염성 심내막염에 대해 개략적으로 설명하겠습니다.

1 | 역학

많은 경우 소아의 감염성 심내막염에는 위험 요인이 있습니다. 이전에는 류머티스열의 빈도가 높았기 때문에 류머티스열 이환 후의 감염성 심내막염 증례가 많

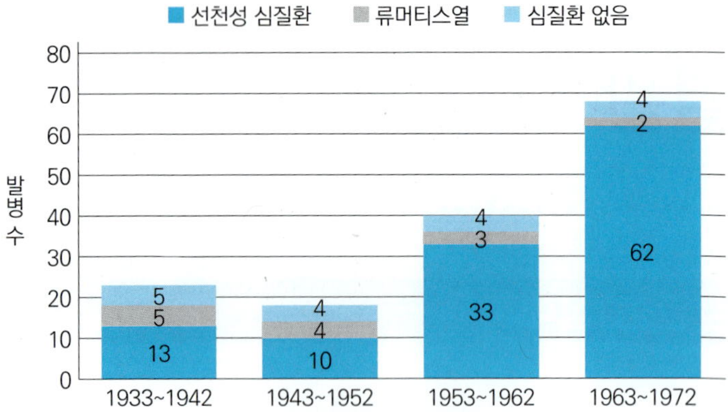

그림 9-1 | **소아의 감염성 심내막염의 연대별 발병 수**[2)]

표 9-1 | **감염성 심내막염으로 입원한 535명의 선천성 심질환 내역**[1)]

선천성 심질환	감염성 심내막염으로 입원한 환자 수	(%)	선천성 심질환	감염성 심내막염으로 입원한 환자 수	(%)
추적검사 4징후 (tetralogy of Fallot)	106	19.8	선천성 대동맥판협착증	11	2.1
심실중격결손증	97	18.1	총동맥간유잔증	11	2.1
좌심저형성증후군	51	9.5	수정 대혈관 전위	11	2.1
선천성 대동맥 폐쇄부전증	43	8.0	총폐동맥 관류 이상	<10	1
완전 대혈관 전위	33	6.2	선천성 승모판폐쇄부전증	<10	1
동맥관개존증	27	5.0	대동맥판하협착	<10	1
심방중격결손증	20	3.7	Ebstein 기형	<10	1
방실중격결손증	19	3.6	폐동맥 협착	<10	1
삼첨판폐쇄증	18	3.4	그 외	16	3.0
대동맥 축착증	17	3.2			
대동맥 이단증	17	3.2			

았습니다. 최근에는 류마티스열의 빈도가 낮아진 반면에, 선천성 심질환 아동의 생존율이 올라가고 카테터 유치 등의 의료 서비스 기회가 늘어났기 때문에, 소아에서의 감염성 심내막염 빈도는 오히려 높아지고 있습니다**(그림 9-1)**. 2000~2003년의 미국 데이터에는, 20세 미만 감염성 심내막염 1,588명 중 심질환 기왕력을 가졌던 경우는 662명이고, 926명에는 심질환 기왕력이 없었습니다.[1)] 심질환 기왕력이 없어도 감염성 심내막염은 발병합니다. 이 보고에 의하면, 심질환 기왕력이 없는

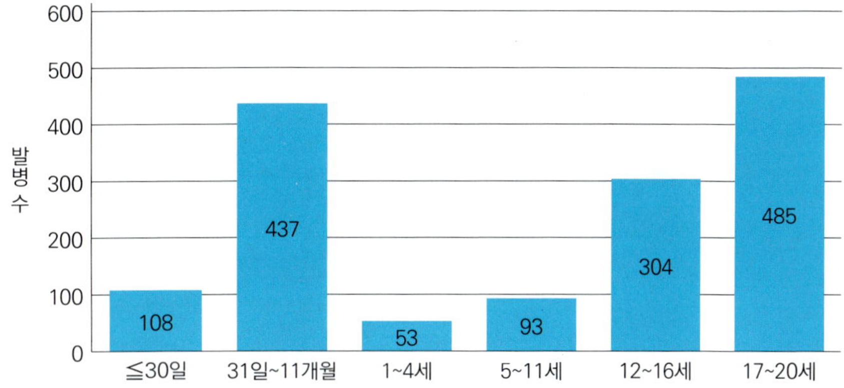

그림 9-2 | **감염성 심내막염 연령별 발병 수**[1)]

아동 쪽에서 감염성 심내막염 발병 인원수가 많아지고 있지만, 기저질환이 없는 아동의 인원수가 압도적으로 많기 때문에(분모가 많다) 심질환의 기왕력을 가진 쪽의 감염성 심내막염 위험이 당연히 높아집니다.

감염성 심내막염을 일으킨 환자의 기저질환으로서 선천성 심질환 내역을 **표9-1**에 표시합니다. 또 소아의 감염성 심내막염 발병 연령은, 유아기와 청소년기에 2개의 발병 정점(피크)이 있습니다**(그림 9-2)**.

유아에서 발병 빈도가 높아진 것은 NICU 등에서 중심정맥 카테터가 장기간 유치된 것이 원인으로 생각됩니다. 따라서 NICU 입원 중 신생아에서 혈액배양 양성이 나오면, 반드시 추적검사 혈액배양을 시행하여 음성화를 확인하도록 합니다.

POINT 소아의 감염성 심내막염

- 위험 요인은 「선천성 심질환」과 「중심정맥 카테터의 장기 유치」다.
- 심질환 기왕력이 없어도, 감염성 심내막염은 발병할 수 있다는 점에 주의한다.

2 | 원인 병원체

기본적으로 황색포도상구균이 가장 많고 이어서 viridans 그룹의 연쇄상구균, 표피포도상구균 등의 coagulase 음성 포도상구균에서 90% 이상을 차지합니다. 그 외 원인 병원체는 드물며**(그림 9-3)**, 포도상구균과 구강 내 연쇄상구균이 주요 원인 병원체는 점은 성인과 같습니다.

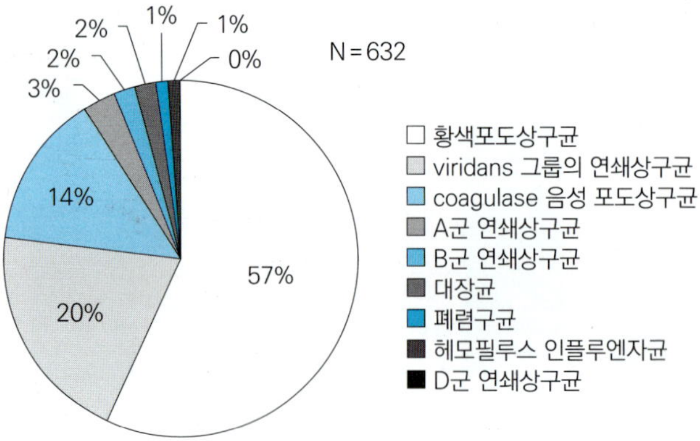

그림 9-3 | 감염성 심내막염의 원인 병원체[1)]

3 | 증상

증상으로 감염성 심내막염을 의심할 수 있는 사례는 사실상 많지 않습니다. 감염성 심내막염을 의심할 패턴에는 다음 4가지가 있습니다.

혈액배양성

감염성 심내막염에서 검출빈도가 높은 미생물(황색포도상구균, Viridans 그룹의 연쇄상구균 등)이 혈액배양에서 검출되거나 지속균혈증이 될 경우, 반드시 감염성 심내막염을 감별 대상에 올립니다. 역으로 말하면 혈액배양이 양성이 아니라면, 감염성 심내막염을 의심할 계기를 잃는 것입니다. 그러므로 평소 적절한 항생제를 사용하는 것이 중요합니다. 외래에서 처방된 항생제 때문에 진단을 내릴 수 없는 경우를 간혹 볼 수 있습니다. 안이하게 처방하지 않도록 합니다.

불명열

심장에 균이 있어도 증상은 「열」뿐입니다. 흉통이 발견되는 것이 아닙니다. 특히 약한 독균인 viridans 그룹의 연쇄상구균이나, coagulase 음성 포도상구균이 원인 병원체일 때는 미열이 오랫동안 지속되거나 전신 권태감, 관절통·근육통, 체중감소, 피부발진(점상 출혈이나 자반뿐만이 아니라 홍반이 보일 때도 있습니다) 등, 비특이적 증상만 나타나는 경우도 흔히 있습니다. 이처럼 불명열 환자에서는, 반드시 감염성 심내막염을 감별에 올려 혈액배양을 시행합니다. 경과가 길 경우, 항생제 처방을 서두를 필요는 없습니다.

반면 황색포도상구균이 원인 병원체인 감염성 심내막염은 경과가 빠르고 고열을 동반한 경우가 많으므로, 의심이 가면 3세트 이상의 혈액배양을 시행한 후 항생제를 시작합니다. 다만 바이탈이 안정적이라면 가능한 한 혈액배양 양성까지 치료를 기다리는 것이 현명합니다.

청색증을 동반한 심질환을 가진 소아의 감염성 심내막염일 경우, 심장 잡음이 증강하는 것은 아닙니다. 균괴에 의한 혈류장애로 인해 산소화가 악화되는 것이 유일한 증상인 경우도 있습니다. 청색증을 동반한 심질환이 기저질환으로 존재할 경우 산소포화도가 떨어지면 혈액배양 검사는 필수입니다.

색전증

색전증은 성인보다 소아에서 쉽게 발현합니다. 뇌농양, 골수염, 관절염이 있는 경우 반드시 항생제 투여 전에 혈액배양을 시행합니다. 감염성 심내막염으로 인해 사마귀 모양의 종기가 침입하여 2차적으로 이들 감염병을 초래하기도 합니다.

심부전

판막이상이나 유두근 일탈로 인한 심부전도 감염성 심내막염의 중요한 의심 증상입니다. 폐렴인줄 알았더니 심부전에 의한 폐부종이었다는 경우도 있으므로, 항생제에 반응하지 않는 폐렴이 있을 때는 심부전도 감별에 포함시켜, 감염성 심내막염을 의심하는 것도 중요합니다.

소아에서 관찰된 증상의 빈도를 **표 9-2**에 나타냅니다.

4 | 진단

감염병 진단은 「미생물진단」과 「장기진단」, 두 가지를 분명히 하는 것입니다. 이를 위한 진단 기준이 modified Duke criteria (**표 9-3**)입니다. Duke criteria를 충족하느냐, 충족하지 않느냐는 물론 중요하지만, 이 표를 보면 기준(criteria)의 진정한 의미가 보입니다. major criteria에 혈액배양 양성, 심장초음파 양성이 있는데 이것은 그대로 미생물진단, 장기진단의 근거가 됩니다. 그리고 감염성 심내막염에서 이 두 가지를 증명하는 것은 쉽지 않으므로, 간접적인 소견으로 minor criteria가 있는 것입니다.

표 9-2 | 소아 감염성 심내막염에서 볼 수 있는 증상[3]

증상	빈도(%)	증상	빈도(%)
발열	99	의식 장애	11
전신 권태감	59	인두통	11
구토·설사 등의 소화기 증상	50	오한	9
체중감소	43	흉통	5
기침·다호흡 등의 호흡기 증상	41	시력 장애	5
두통	26	결막출혈	5
점상출혈	21	손톱 밑의 선상출혈	4
신규로 출현한 심잡음/심잡음의 증강	21	Osler 결절	4
관절통	17	편마비	4
충치	14	항부경직	4
간 비종	14	관절염	3

표 9-3 | modified Duke criteria[4]

major criteria	① 혈액배양 • 전형적인 심내막염 기염균이 2세트 이상에서 양성 • 지속적 균혈증 ② 심장초음파 양성
minor criteria	① 기초에 심질환 있음 ② 38°C 이상의 발열 ③ 혈관병변(폐경색, 뇌경색, 감염성 동맥류, Janeway lesion) ④ 면역이상(사구체신염, RF양성, Osler결절, Roth반점) ⑤ 심장초음파 양성이지만, major를 충족하지 않는다 ⑥ 혈액배양 양성이지만, major를 충족하지 않는다

확정: major 2개, major 1+ minor 3개, minor 5개
가능성 대(大): major 1개 + minor 1개, minor 3개

감염성 심내막염에서 혈액배양의 중요성

감염성 심내막염에서는 혈액배양이 진단과 치료에 가장 중요한 검사입니다. Duke criteria의 major criteria에 들어있고 「혈액배양 양성=미생물진단 확정」이므로 물론 중요하지만, 이유는 그뿐만이 아닙니다. 치료 기간이 4~6주의 장기간이므로, 부작용 때문에 항생제 변경이 불가피해질 때가 종종 있습니다. 그때 원인 병원체가 확정되어 있으면 감수성 결과도 판명되었기 때문에 대체약을 선택할 수 있지만, 원인 병원체가 분명하지 않을 경우에는 대체 항생제 선택이 어려워집니다.

또 감염성 심내막염에서는 균종에 따라 치료제와 치료 기간이 다릅니다. 가령 viridans group streptococci, MSSA, MRSA, *E. faecalis* 등은 반코마이신으로 치료

할 수 있지만, viridans group streptococci는 페니실린 G, MSSA는 세파졸린, *E. faecalis*라면 암피실린과 겐타마이신 병용, 등등으로 치료제가 다릅니다. 일단 항생제 투여 후 호전되면 그것으로 끝, 이라고 할 수 없는 것이 감염성 심내막염입니다.

감염성 심내막염에서 심장 초음파의 의미

혈액배양이 이미 양성이고, 심장 초음파로 판막우종(vegetation)이 발견되거나 새로운 판막증이 나타나면 심장 초음파로 진단합니다. 그리고 심장 초음파는 그 외에도 사용이 있습니다.

예를 들면 기저질환에 심질환이 있는 환자의 혈액배양에서 감염성 심내막염에 전형적인 균이 양성으로 나왔을 경우, 혹은 지속적 균혈증일 경우에는 심장 초음파로 우종이 보이지 않더라도 감염성 심내막염으로 치료하는 편이 안전합니다. 이 경우의 심장 초음파는 우종을 찾기 위해서라기보다 판막증이나 심부전 진행이 없는지를 정기적으로 확인하기 위함입니다. 경식도 심장 초음파의 의의는 적기 때문에, 적절한 경흉벽 심장 초음파로 추적검사하면 충분합니다.

심장 초음파로 감염성 심내막염이 의심스럽지만 항생제의 선행투여로 인해 혈액배양에서 균이 검출되지 않는 경우, 항생제를 투여하지 않고 혈액배양을 계속하는 것도 검토해 주십시오. 다만 호흡·순환동태에 어떤 영향이 나타나기 시작하면 경험적으로 치료를 시작해야 할 수도 있습니다.

소아의 경흉벽 심장 초음파의 감도는 25~50%로 성인보다 낮은데다, 복잡심기형일수록 심장 초음파 감도는 낮아집니다.[3,5] 때문에 성인보다 감염성 심내막염 진단이 어려워서 그야말로 'diagnostic challenge'한 질환입니다.

5 | 치료

감염성 심내막염의 치료는 원인 병원체마다 항생제와 투여량, 그리고 치료 기간이 정해져 있습니다. 너무 방대하기 때문에 상세한 내용은 가이드라인을 참조하십시오.[6] 이때 중요한 것은 가이드라인에 나와 있는 항생제의 투여량, 최소한의 치료 기간을 엄수하는 것입니다. 현재 감염성 치료방법으로 가장 성공률이 높은 것은 가이드라인에 기재된 방법입니다. 「아류」 치료는 절대 해서는 안 됩니다.

감염성 심내막염이 의심되었을 때의 경험적 치료는 매우 어렵습니다. 되도록 혈액배양 양성이 나온 후에 치료를 시작하고 싶지만, 호흡·순환 동태가 불안정하여 기다릴 수 없는 경우도 있습니다. 그럴 경우 다음 두 가지를 고려하여 항생제를 선택합니다.

- 어느 정도 검출 빈도가 높은 원인 병원체(황색포도상구균, viridans group streptococci)를 커버한다.
- 초기 치료를 제외하면 악화 가능성이 높은 원인 병원체(장내세균이나 연쇄상구균)를 커버한다.

필자가 생각하는 소아 감염성 심내막염의 경험적 치료는 아래 2개 약제의 병용입니다(환자 개개인에 따라 수정할 필요는 있습니다).

- MRSA를 커버하기 위한 반코마이신
- MSSA, 연쇄상구균, 장내세균를 커버하기 위한 세프트리악손 혹은 암피실린·설박탐

6 | 합병증

소아 감염성 심내막염의 합병증은 기본적으로 성인과 동일합니다. 합병증 중, 심장 그 자체에 발생하는 것으로는 건삭 파열이나 판막의 천공·파괴로 인한 심부전, 심근 농양, 완전 방실 차단 등이 있습니다.

또 우종이 다른 장기로 전이되어 뇌농양, 관절염, 장요근 농양, 골수염, 폐렴, 간농양, 비장농양 등 여러 부위에 2차적 감염을 초래합니다. 면역학적 기전에 따라 2차적으로 사구체신염을 유발할 수도 있습니다.

7 | 수술 적응

소아의 감염성 심내막염 수술적응은 기본적으로 성인과 같습니다.

① 심부전을 컨트롤 할 수 없는 경우	A. 판막 역류나 판막 폐색, 심실 내 혹은 심막에 누공이 형성되어 치료 저항성 폐부종이나 심원성 쇼크를 일으킨 경우 B. 조기 승모판 폐쇄나 폐고혈압에 의해 심부전이 지속되는 경우나, 혈행 동태의 인용성이 부족한 초음파 소견이 있는 경우 C. 심부전은 없으나 대동맥판이나 승모판의 중증도 역류증이 있는 경우

② 항생제로 감염병을 컨트롤 할 수 없는 경우	D. 국소감염을 컨트롤 할 수 없는 경우(판륜부 농양, 가성동맥류, 누공, 완전방실차단, 사마귀의 증대)
	E. 발열이 지속되고 7~10일 이상 혈액배양 양성이 지속되는 경우
	F. 진균이나 다제내성균이 원인 병원체인 경우
③ 우종이 크고, 색전증을 예방하기 위해	G. 우종의 크기가 10 mm 이상이고, 1회 이상의 색전증이 발생한 경우
	H. 우종의 크기가 10 mm 이상이고, 심부전이나 지속감염, 농양 등의 합병증이 있는 경우
	I. 15 mm 이상의 거대한 우종이 있는 경우

수술 타이밍은 ①의 A의 경우, 24시간 이내의 긴급수술, ①의 C의 경우는 1~2주간의 항생제 치료 후 대기적 수술이지만, 그 외의 경우는 2~3일 이내의 준긴급수술이 권고됩니다.

8 | 예방

치과 치료 시에 감염성 심내막염을 예방하기 위해 항생제 투여가 권장되지만, 최근에는 치과 치료 시에 감염성 심내막염을 예방하기 위한 투여 적응이 축소되는 경향입니다. 이유는, 치과 치료에 따른 감염성 심내막염의 발병 빈도가 극히 드물고 치과 치료에 국한되지 않고 식사나 양치 등의 일상 생활 중에도 일과성 균혈증이 일어나기 때문에, 치과 치료 시에만 예방 투여하는 것은 비합리적이라고 생각되었기 때문입니다. 치과 치료 시의 예방 투여 적응은 **표 9-4**와 같습니다.

예를 들면 심실중격결손증 환자를 패치로 폐쇄한 후 치과 치료를 할 때는, 수술 후 6개월 이내라면 예방 투여가 필요하고 6개월이 경과했다면 불필요합니다. 패치를 결손부에 대고 6개월이 지나면 내피와 일체화되어 위험성이 높아지지 않기 때문입니다. 패치로 완전 폐쇄가 불가능할 경우 내피화를 기대할 수 없으므로, 예방 투여가 필요합니다.

호흡기계 치료 시, 편도 적출술이나 기관지경으로 생검할 경우, **표 9-4**의 고위험 환자는 예방투여 적응 대상입니다. 농흉이나 흉수 저류로 인해 배농할 때도 예방 투여 적응이지만, 기관지경을 이용한 관찰만으로는 예방투여가 적응되지 않습니다.

표 9-4 | 감염성 심내막염의 고위험이면서 치과 치료 시에 예방적 항생제 적응 대상 환자[7)]

- 인공판막 치환 수술 후
- 감염성 심내막염의 기왕력이 있을 때
- 청색증을 동반한 선천성 심질환(BT션트 등의 고식적 수술 이후도 포함)일 때
- 선천성 심질환으로, 6개월 이내에 인공물을 이용한 근치술이 이루어졌을 때
- 선천성 심장질환으로 인공적으로 결손부를 폐쇄하였으나, 결손부가 완전 폐쇄되지 못하고 잔존 결손이 인공물 근방에 있을 때

표 9-5 | 감염성 심내막염을 예방하기 위한 항생제[7)]

		치료 30~60분 전에 1회만 투여	
		성인	소아
경구	아목시실린	2 g	50 mg/kg/dose
경구투여를 할 수 없는 경우	암피실린	2 g	50 mg/kg/dose
	세파졸린 or 세프트리악손	1 g	50 mg/kg/dose
페니실린 알레르기 환자	세팔렉신	2 g	50 mg/kg/dose
	클린다마이신	600 mg	20 mg/kg/dose
	아지스로마이신 or 클래리트로마이신	500 mg	15 mg/kg/dose
페니실린 알레르기 환자로, 경구투여가 불가능한 경우	세파졸린 or 세프트리악손	1 g	50 mg/kg/dose
	클린다마이신	600 mg	20 mg/kg/dose

[표 2-7 (159쪽)을 참조 및 재게재]

예전에는 소화기나 비뇨기계 수기 시 항생제의 예방투여가 권고되었지만, 지금은 권고되지 않습니다. 소화관·비뇨기계의 상재균에서 감염성 심내막염에 위험이 될만한 균은 장구균뿐이며, 장구균이 감염성 심내막염을 일으키는 빈도가 낮은 점과 장구균의 내성화가 진행되고 있다는 점 등이 이유입니다.

예방 경구의 요법은 **표 9-5**와 같으며 치료 전 1회뿐입니다.

2 | 카테터 관련 혈류감염병(CRBSI)

POINT

- 카테터가 거치되어 있는 환자는, 항상 카테터 관련 혈류감염병을 염두에 둔다.
- 소아의 장기유치형 카테터의 경우 보존 가능 여부를 먼저 생각한다.
- 삽입부위 이상 소견은 일반적으로 없다. 있으면 다행.
- 카테터를 제거 여부와 무관하게 혈액배양은 반드시 재검한다.
- 카테터를 유지하기 위한 항생제 락요법(lock therapy), 에탄올 락요법이 있는데 적응 균종을 잘 고려하여 시행한다.
- 말초라인에도 카테터관련 혈류감염병이 발병할 수 있다. 말초라인 사입부의 경결, 발적, 열감 등이 있으면 혈액배양을 반드시 채취한다.
- 카테터 관련 혈류감염병이 의심되었을 때는 혈액배양 2세트, 말초와 카테터 역혈(逆血)에서 동시, 동량 채혈한다.
- 제거가 필요할 때는 주저없이 카테터를 제거한다.

아래와 같은 상황 때문에 소아의 중심 정맥 카테터를 유치하기도, 빼내기도 어려운 사정이 있습니다. 되도록 카테터 관련 혈류감염병을 일으키지 않는 방법과 일어났을 때의 온존방법이 성인보다 많이 연구되어 있습니다.

- 유치하기 위해 전신 마취가 필요한 경우가 많다.
- 유치 가능한 혈관이 적다.
- 장기간 사용되는 경우가 많다(Hirschsprung병 등의 선천성 장질환이 있는 경우, 반영구적으로 중심정맥 카테터가 필요할 때도 있습니다).
- 사입부를 청결하게 유지하기 어렵다.

1 | 역학

일본에서의 카테터 관련 혈류감염의 역학적인 데이터가 부족하여, 미국 데이터를 참고합니다.[8-11] 미국의 경우 약 250,000건/년의 카테터 관련 혈류감염병이 발생하여, 그 때문에 11~23일 정도 입원기간이 연장되고 있습니다. 증례 당 카테터 관련 혈류감염병 때문에 7,288~29,156달러의 의료비가 필요하고, 미국 전체로는

Chapter 9 혈관 내 감염

연간 6억 7천만~27억 달러의 의료비가 부담되며, 엔화로 환산하면 1증례 당 100만~300만 엔 정도의 의료비가 증대되고 있습니다.

1,000 카테터·하루 당, 카테터 관련 혈류감염병 발병률은 중심정맥 카테터에서 27, 말초정맥 카테터에서 0.5입니다. 말초정맥의 카테터 발병률은 낮지만, 카테터 유치수가 압도적으로 많기 때문에, 발병수는 말초정맥 카테터 관련 혈류감염병 측이 많습니다.

2 | 증상

말초 정맥 카테터 관련 혈류감염병은 혈관이 표면 가까운 곳에 있기 때문에, 말초 정맥 카테터 사입부에서 삼출액이나 농이 확인되거나 발적, 동통, 열감, 경결 등의 증상이 비교적 용이하게 나타나기도 합니다. 그러나 중심 정맥 카테터 경우 그런 소견이 별로 확인되지 않습니다. 성인을 대상으로 한 연구에서, 중심 정맥 카테터 관련 혈류감염병으로 사입부의 압통, 종창, 고름 등의 증세를 보이는 것은 3% 이하입니다.[12,13] 오히려 있으면 다행이고 없는 것이 보통입니다. 카테터가 유치된 환자에게 발열이 있을 때, 감별질환에 카테터 관련 혈류감염병을 반드시 고려하여 다음 4가지를 염두에 두고 진단·치료를 진행해야 합니다.

1. 중증도
2. 카테터의 제거 가능 여부
3. 발열의 다른 가능성 여부
4. 경험적 치료 필요 여부

중증도

환자 상태가 악화되면 카테터 관련 혈류감염병 진단이 나오기 전에 제거합니다. 카테터 관련 혈류감염병은 카테터 내에 감염원이 있기 때문에, 제거하면 감염원을 제거하게 되므로 배농에 필적할 만한 치료 효과를 기대할 수 있습니다.

카테터의 발거 가능 여부

환자 상태가 좋지 않고 쇼크 상태라면 반드시 제거해야 하지만, 카테터 유치환자가 열이 날 때마다 제거하는 것도 현실적이지 않습니다. 어느 정도 상태가 안정적이라면 제거하지 않고 혈액배양을 시행하여, 그 결과를 기다리는 것도 가능합니다.

다만, 만약을 위해 유치 중인 중심 정맥 카테터이거나 단순히 헤파록(heparin lock) 되어 있는 카테터라면 적극적으로 제거하십시오.

다른 발열 원인의 가능성은 없는가

카테터 관련 혈류감염병은 기본적으로「배제진단」입니다. 열원이 따로 있는지 없는지에 대한 검색을 게을리하지 않도록 합니다.

경험적 치료가 필요한가

다른 감염병과 마찬가지로 경험적 치료의 필요성에 대한 판단도 중요합니다. 카테터 관련 혈류감염병에 어떤 원인 병원체가 많은지 알아두도록 합니다.

3 | 진단

카테터 관련 혈류감염병은 크게 다음 네 가지로 분류됩니다.

카테터 부착	카테터에서 균이 검출. 환자에게 발열 등의 감염 징후는 없는 상태
출구부 감염	카테터 출구부 2 cm 이내에 홍반, 압통, 경결, 고름 등이 존재하는 상태
터널 감염	카테터 출구부에서 피하 터널을 따라 2 cm 이상에 걸쳐 홍반, 압통, 경결이 있는 상태
카테터 관련 혈류감염병	혈관 내 카테터에 감염이 있고, 그로 인해 혈류감염병 징후를 초래하고 있는 상태

그림 9-4는 병태생리를 나타낸 것입니다. 카테터 삽입부의 오염뿐만 아니라 접속부나 약액의 오염으로도 혈관 내로 균이 침입합니다. 카테터 관련 혈류감염병을 예방하려면 적절한 카테터의 삽입·관리, 적절한 루트 관리, 적절한 수액 관리, 그리고 의료 종사자의 적절한 수지 위생이 매우 중요합니다.

카테터 선단배양의 결과와 혈액배양 결과가 일치하면 카테터 관련 혈류감염병으로 진단해도 될 것 같지만, **표 9-6**의 진단 기준에서 특히 유의할 점은 아래 2가지입니다.

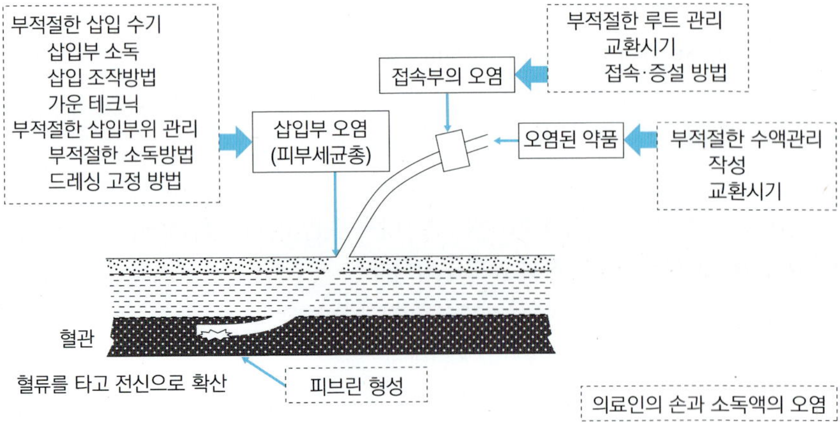

그림 9-4 | **카테터 관련 혈류감염병의 분류와 발병 기전**

표 9-6 | **카테터 관련 혈류감염병 진단 기준**[14)]

1. 혈관 내에 카테터가 유치된 환자에서 균혈증 혹은 진균혈증을 동반한다. 2. 말초정맥에서 채취한 혈액배양이 1세트 이상 양성이다. 3. 임상적으로 감염 징후(발열, 오한, 저혈압 등)를 동반한다. 4. 카테터 감염 외, 뚜렷한 감염원이 없다. 상기 4가지를 충족함과 동시에, 다음 중 하나를 충족한다. ① 카테터 선단의 반정량 혹은 정량배양을 실시하여 말초혈의 혈액배양 결과와 균종, 감수성이 같을 것 ② 카테터와 말초혈의 혈액배양을 정량배양하여 그 비율이 5:1 이상이 될 것 ③ 카테터에서 채취한 혈액배양이 말초혈보다 2시간 이상 빨리 양성으로 나올 것

- 카테터에서 채취한 혈액배양이 양성이라는 것만으로는 카테터로의 단순한 균 부착과 구별되지 않으므로, 반드시 말초정맥으로부터도 혈액배양을 시행하도록 합니다.
- 카테터 선단배양의 결과와 혈액배양 결과가 일치할 경우, 감염원이 따로 있을 수 있으며 2차적으로 카테터 선단에 균이 부착되었을 뿐일 수도 있다. 따라서 카테터 관련 혈류감염병 진단은 「제외진단」이 된다.

임상적으로 감염 징후를 동반한 기재가 당연할 것 같지만, 감염 징후가 없는데도 카테터를 제거할 때 「일단」이나 「만약을 위해」라는 이유로 카테터 선단 배양을 시행하는 경우가 있습니다. 카테터 관련 혈류감염병 진단은 감염 징후가 있는 경우로 한정되어 있으므로, 감염 징후가 없을 때는 카테터 선단 배양을 시행하지 않도록 합니다.

①~③은 카테터 선단에 유의하게 균이 부착하고 있는가를 보기 위한 기준입니다. ①의 카테터 선단의 정량배양을 시행하고 있는 시설이나, ②의 혈액배양 정량배양은 일본에는 거의 없지만, 반정량배양이나 카테터와 말초정맥에서 채취한 혈액배양의 시간차(差)는 시행하고 있는 시설이 있을 수도 있습니다.

반정량배양은 일명 「Maki법」이라고 합니다. 일정한 길이(5.7 cm)의 카테터를 배지 위에서 4회 이상 굴려, 72시간이 지난 배양 후의 콜로니 수가 15를 넘으면 진정한 카테터 감염일 가능성이 높은 것으로 판단합니다.[15,16] 카테터에서 채취한 혈액배양이 말초에서 채취한 혈액배양보다 2시간 이상 빨리 양성으로 나온 것을, differential time to positive (DTP)라고 합니다.[14,17] 카테터와 말초에서 동량의 채혈을 동시에 실시하여(만약 불가능하다면, 2개의 다른 카테터에서 채혈을 실시) 카테터의 혈액배양이 2시간 이상 빠르게 먼저 양성으로 나오면, 카테터 감염으로 진단하는 것입니다. 민감도는 81~93%, 특이도는 75~100%입니다.[17,18]

주의할 점은 DTP가 반드시 절대적 기준이 아니라는 것입니다. 말초와 CV로부터의 혈액배양 양성 시간에 차이가 없다 하여, 「CV 감염은 부정적」이라고 생각하는 것은 위험합니다. 민감도는 81~93%이며, 최근에는 반증(counter-evidence)도 나와 있습니다.[19]

카테터 관련 혈류감염병이라면, 혈관 내에 카테터가 유치되어 있기 때문에 보통 혈액배양이 양성으로 나옵니다. 그러므로 혈액배양 음성은, 카테터 감염을 부정할 강한 근거가 됩니다.

4 | 원인 병원체

카테터 관련 혈류감염병에서 검출된 원인 병원체 데이터(미국)를 **표 9-7**에 나타냅니다. 이 데이터는 1995~2002년의 미국 49개 병원, 24,179개 카테터 관련 혈류감염병 데이터로 소아 사례뿐만 아니라 성인 사례까지 포함한 데이터입니다. 소아에 국한하면, coagulase 음성 포도상구균이 46.8%, Candida가 10.5%, 황색포도상구균이 10.0%으로서 coagulase 음성 포도상구균이 약간 많고 황색포도상구균이 약간 적어지지만, 거의 비슷한 결과입니다. 그리고 그람 양성구균인 coagulase 음성 포도상구균, 황색포도상구균, 장구균 등이 60% 이상을 차지하고 있습니다.

표 9-7 | 카테터관련 혈류감염병의 원인 병원체[20)]

원인 병원체	분리율(%)	원인 병원체	분리율(%)
coagulase 음성 포도상구균	31.3	*Klebsiella* spp.	4.8
황색포도상구균	20.2	녹농균	4.3
장구균	9.4	*Enterobacter* spp.	3.9
Candida spp.	9.0	*Serratia* spp.	1.7
대장균	5.6	*A. baumannii*	1.3

5 | 치료

카테터 관련 혈류감염병의 최고의 치료는 카테터 제거지만, 원칙적으로 항생제 투여가 필요합니다. 다만 아래 4개 항목을 모두 충족할 경우, 항생제 투여가 반드시 필요하지는 않습니다.

❶ 원인 병원체가 coagulase 음성 포도상구균(*Staphyloccus lugdunensis*는 제외)이다.
❷ 카테터가 제거되어 있다.
❸ 인공판, 인공혈관 등 체내 이물이 없다.
❹ (항생제 시작 전) 추적검사 혈액배양에 균혈증이 없다.

카테터를 제거하면 감염원 자체가 체내에서 사라지기 때문에 해열되는 경우가 많고, 임상적으로도 안정되는 경우가 많습니다. 때문에 항생제 없이 치료할 수 있다고 생각하기 쉽지만, 감염원은 없어져도 혈류를 탄 미생물은 치료하지 못한 상태입니다. 환자 본인의 면역기능으로 세균을 제거할 수 없는 경우는, 추후 다른 장기에 감염원을 만들어 버릴 수도 있습니다. 만약 혈액배양이 양성이라면, 기다리지 말고 감수성이 있는 항생제로 반드시 치료해 주십시오.

POINT 카테터 관련 혈류감염병

카테터를 제거하면 감염원이 사라지기 때문에 해열되는 경우가 많다. 그러나 혈류를 탄 미생물을 치료하기 위해 항생제는 반드시 투여한다.

역학적으로는 그람 양성구균의 카테터 관련 혈류감염병이 많으므로, 경험적으로 투여해야 할 항생제는 반코마이신입니다(가이드라인에도 명시되어 있습니다).

아래의 경우, 그람 음성간균의 커버를 검토합니다.

그람 음성간균 커버가 필요한 상황

❶ 중증, 혹은 중증감이 있다.

❷ CCV가 서혜부에서 들어가 있다.

❸ 화학요법 때문에 호중구가 감소되어 있다(febrile neutropenia 경우).

선택해야 할 항생제는 로컬 팩터(각 시설의 안티바이오그람), 과거 항생제 사용력(세팔로스포린 사용이 많으면 ESBL생산균을 고려하여 메로페넴을 사용하거나, 가장 최근에 메로페넴을 사용했다면 피페라실린·타조박탐을 사용하는 것이 좋을 수 있음), 환자의 보균상태(기출 미생물은 카테터 관련 혈류감염병을 일으킬 수 있음) 등을 고려하여 결정해야 합니다. 구체적으로는 세프트리악손/세포탁심, 세페핌, 피페라실린·타조박탐, 메로페넴, 겐타마이신, 아미카신, 아즈트레오남 등이 선택지입니다. 일반적으로 아미노글리코시드 내성률은 낮으므로, 능숙하게 사용하도록 합시다.

Candida의 커버를 고려해야 할 상황은, 아래 6가지입니다.

❶ 광범위항생제 사용 중, 혹은 최근에 사용하고 있었다.

❷ 고칼로리 수액을 맞고 있다.

❸ 혈액 악성종양 환자이다 .

❹ 장기이식 환자이다.

❺ 서혜부에 CV가 유치되어 있다.

❻ 여러 곳에 Candida가 부착하고 있다.

카테터 관련 혈류감염병 치료를 시작하면, 항생제의 치료 효과 판정과 합병증의 유무를 판단하기 위해 치료 시작 후 72시간 이내에 반드시 혈액배양을 재검합니다. 임상적으로 해열된 것 같은 상황인데도, 혈액배양을 재검하면 양성으로 나오는 경우가 그리 드물지 않습니다. 특히 그람 양성구균은 혈관 내 감염을 일으키기 쉬우므로, 그람 양성구균이 검출되었다면 혈액배양 재검은 필수입니다.

혈액배양이 음성화되었다면 치료가 유효한 것으로 생각할 수 있지만, 다시 양성으로 나왔을 경우 카테터를 제거하지 않았다면 제거를, 제거했다면 화농성 혈전성 정맥염이나 감염성 심내막염, 다른 장기로 감염되었을 가능성을 검토하십시오.

치료 기간은 균종, 합병증의 유무에 따라 다릅니다(**표 9-8**). 카테터 관련 혈류감염병 합병증에는 화농성 혈전성 정맥염, 감염성 심내막염, 농양형성(간농양, 비장농양, 뇌농양, 폐농양, 장요근농양 등), 관절염, 골수염, 안내염 등이 있습니다. 합병증 유무에서 가장 중요한 것은, 혈액배양의 음성화입니다. 72시간 이내에 균혈증이 해결되지 않거나 해열되지 않는 경우에는, 혈관 내 감염병이나 합병증을 강하게 의

표 9-8 | **카테터 관련 혈류감염병의 치료 기간 정리**[14)]

	원인균	치료 기간
단기 유치형 카테터 합병증 없음	coagulase 음성 포도상구균	카테터 제거: 5~7일간 카테터 유지: 항생제 락요법+10~14일 동안
	황색포도상구균	카테터 제거+14일 이상
	장구균	카테터 제거+7~14일간
	그람 음성간균	카테터 제거+7~14일간
	Candida spp.	카테터 제거+혈액배양 음성화로부터 14일간
단기 유치형 카테터 합병증 있음	원인 병원체에 상관없이	카테터 제거+4~6주 이상
장기 유치형 카테터 합병증 없음	coagulase 음성 포도상구균	카테터 보존: 항생제 락요법+10~14일간 임상적으로 악화되거나 균혈증이 재연된 경우, 카테터를 제거하고 합병증을 찾아볼 것.
	황색포도상구균	카테터 제거+4~6주간
	장구균	카테터 제거 없음 : 항생제 락요법+10~14일간 상태가 나쁘다, 지연된다, 재연되거나 하면 제거
	그람 음성간균	카테터 제거+7~14일간
	Candida spp.	카테터 제거+혈앱배양 음성화로부터 14일간
장기유치형 카테터 합병증 있음	원인 병원체에 상관없이	카테터 제거+ 4~6주 이상

합병증: 화농성 혈전성 정맥염, 감염성 심내막염, 혈관 내 디바이스 있음. 혹은 혈류감염이거나 발열이 72시간 이상 지속 될 경우

심할 수 있는 근거가 됩니다. 특히 지속균혈증이 초래된 경우, 화농성 혈전성 정맥염이나 감염성 심내막염 등 혈관 내 감염병이 있는 것으로 보고 치료하는 편이 안전합니다. 카테터를 제거하여 감염원이 사라지고 적절한 항생제로 치료하고 있음에도, 혈액배양이 다시 양성으로 나오는 것은 극히 비정상적인 상태입니다. 이와 같이 카테터를 제거해도 균혈증이 지속될 경우(즉, 카테터 제거로부터 72시간 이후에도 지속될 경우)에는 혈액배양이 음성화된 후, 최소 4~6주간의 장기 치료가 필요합니다.

황색포도상구균의 카테터 관련 혈류감염병일 경우 원칙적으로 4주 이상의 치료가 필요하지만, **표 9-9**를 모두 만족할 경우에는 14일간의 치료로 괜찮습니다. 치료 기간이 길게 설정된 이유는 황색포도상구균의 독성 높이에 따른 것으로, 적절하게 치료해도 높은 비율로(25~30%) 합병증을 초래하기 때문입니다.[14)]

실제로 필자가 상기 치료 기간을 모든 사례에서 지키고 있느냐 하면, 반드시 그

표 9-9 | 황색포도상구균에 의한 카테터 관련 혈류감염병에서 14일간의 치료가 허용되는 조건

① 면역저하(면역억제제 사용도 포함)가 없다.
② 당뇨병이 없다.
③ 카테터가 발거되어 있다.
④ 혈관 내에 인공물(인공판, 혈관 그래프 등)이 없다.
⑤ 경흉벽 /경식도심장 초음파로 감염성 심내막염/화농성 혈전성 정맥염 소견없다.
⑥ 72시간 이내에 해열되고, 혈액배양이 음성화된다.
⑦ septic emboli 소견이 없다.

렇지는 않습니다. 황색포도상구균에 의한 카테터 관련 혈류감염병에서 소아의 경식도 심장초음파를 한 적은 거의 없습니다. 적절한 치료 시작 후 24~48시간 이내에 혈액배양을 재검하여, 혈액배양이 음성이면서 임상적으로 신속하게 호전되고 있다면 치료 기간을 14일간으로 잡고 있습니다.

카테터를 온존할 경우 반드시 혈액배양을 재검합니다(신생아 이외는 반드시 2세트). 만약 유효한 항생제를 투여하고 72시간 이상 경과해도 혈액배양 양성이 계속될 경우에는, 온존을 포기하고 반드시 카테터를 제거해 주십시오.

병원성이 낮아도, 바이오필름을 형성하여 체내에서 제거하기 어려운 미생물도 있습니다. 구체적으로 Bacillus속, Micrococcus속, Propionibacteria속입니다. 이들 균종에 의한 카테터 관련 혈류감염병일 경우, 카테터 보존이 어려우므로 반드시 카테터는 제거해 주십시오.

반대로 합병증이 없는 카테터 관련 혈류감염병이고 황색포도상구균, 녹농균, Bacillus속, Micrococcus속, Propionibacteria속, 진균, 항산균 이외의 미생물에 의한 장기유치형 카테터 감염일 경우에는, 항생제 락요법이나 에탄올 락요법 등에 의한 카테터 보존을 검토해야 합니다.

「락(lock)요법」은 항생제나 에탄올을 일정시간 카테터 내강에 채워 살균하고, 카테터를 보존하는 치료방법입니다. IDSA가이드라인은 에탄올 락은 증거가 아직 불충분하므로, 항생제 락요법을 권장하고 있습니다.[14] 코크란의 체계적 문헌고찰(Cochrane Systematic Review)에도 에탄올 락은 충분한 치료 효과가 없는 것으로 나와 있으나, 에탄올 락이 유효하다는 보고도 있습니다.[21] 필자의 경험으로도 효과가 높다는 느낌이었습니다. 다만, 현재 에탄올 락요법을 시행하기 위해서는, 원내 윤리위원회에서의 승인이 필요합니다.

에탄올 락을 예방적으로 사용하여 카테터 관련 혈류감염병의 발병 빈도를 줄이려는 시도도 있으나[22], 이 방법을 루틴화 할 정도의 임상데이터는 많지 않으므로 더욱 검증이 필요합니다.

표 9-10 | 항생제 락요법에 사용하는 락 액의 농도[14)]

항생제	항생제 농도(mg/dL)	헤파린 농도(IU/mL)
반코마이신	5.0	0 혹은 5,000
세프타짐	0.5	100
세파졸린	5.0	2,500 혹은 5,000
시프로플록사신	0.2	5,000
겐타마이신	1.0	2,500
암피실린	10.0	10 혹은 5,000

항생제 락요법은, 항생제의 전신투여와 동시에 항생제와 헤파린 혼합액으로 카테터를 사용하지 않는 시간에 잠그는(lock) 방법입니다. 잠글 때의 농도는 **표 9-10**와 같습니다.

필자는 항생제를 지속점적하는 경우가 많습니다. 예를 들면 coagulase 음성 포도상구균에 의한 카테터 관련 혈류감염병일 때는 반코마이신으로 치료하지만, 이때는 감염된 카테터로 반코마이신을 지속점적합니다. 반코마이신 1,000 mg을 생리식염수 100 mL로 용해하여 24시간 동안 흘려보내면, 카테터 내의 반코마이신 농도는 10 mg/mL가 되어 항생제 락요법 이상으로 반코마이신 농도를 유지할 수 있습니다. 항생제의 지속점적 방법이 치료 효과가 높은 것으로 알려져 있으므로, 좋은 방법이 아닐까 라는 개인적인 생각입니다.

마지막으로 말초라인 감염에 대해서입니다. 카테터 관련 혈류감염병이라고 하면 중심정맥 카테터만을 상정하기 쉬운데, 말초정맥 카테터 감염도 의외로 빈도가 높습니다. 말초라인 감염의 역학적인 데이터는 부족하지만, 감염병 상담(consultation)도 하고 있어 혈액배양 양성환자를 보러 가면, 일정 비율로 말초정맥 카테터 사입부의 발적, 종창, 열감, 경결 등을 감지할 수 있습니다. 발열이 있을 경우 말초정맥 카테터와 카테터 감염을 의심하는 경우는 적지만, 사입부 소견은 반드시 확인하십시오. 중심정맥 카테터 관련 혈류감염병에 비해 발병 빈도는 1/5 정도이지만, 말초정맥 카테터 유치 수는 중심정맥 카테터와는 비교가 되지 않을 만큼 많기 때문에, 실제 발병 수는 중심정맥 카테터 관련 혈류감염병보다 많은 것으로 보고 있습니다.[23)]

3 | 화농성 혈전성 정맥염

POINT

카테터 관련 혈류감염병 진단이 나온 후, 카테터 제거 후에도 혈액배양이 양성으로 나오면 화농성 혈전성 정맥염을 강하게 의심한다.

1 | 병태생리

화농성 혈전성 정맥염은 혈관 내에 생긴 혈전이나 피브린(섬유소)에 감염이 발생한 상태입니다. 따라서 감염성 심내막염과 마찬가지로 지속균혈증 상태가 됩니다.

발병 메커니즘은 카테터 유치나 혈관 문합부가 있으면, 이 부위를 따라 무균성 혈전이나 피브린을 형성하는 경우가 있습니다. 이 무균성 혈전이나 피브린이 생긴 상태에서 균혈증이나 카테터 오염, 인근 장기로부터의 감염이 파급되면 화농성 혈전성 정맥염이 발병합니다. 화농성 혈전성 정맥염이 발병하면 혈관이 폐색되기 때문에 통증, 팽창, 경결이 일어납니다.

인근 장기로부터의 파급에 의한 화농성 혈전성 정맥염에서는 다음 질환이 유명합니다.

- Lemierre 증후군(인후염이나 편도주위농양 등의 두경부 감염병으로부터의 파급)
- 복강내 농양, 복막염 등의 결과에 의한 문맥화농성 혈전성 정맥염
- 감염유산이나 골반 내 염증성 질환 등의 결과에 의한 골반 내 화농성 혈전성 정맥염

2 | 증상

표재정맥의 화농성 혈전성 정맥염이라면 발열 이외에 정맥 라인을 따라 발적, 열감, 경결, 통증, 사입부로부터의 삼출액 등이 발견되는 경우가 많으므로, 진단은 비교적 용이합니다. 이런 소견을 보일 때는 안이하게 단순한 주사 누출로 생각하지 말고 반드시 혈액배양을 시행합니다.

중심정맥 카테터 유치 부위에 초래된 화농성 혈전성 정맥염에서는 혈관이 심부에 있기 때문에 발적, 열감, 경결, 통증, 삼출액 등의 국소적인 염증 소견이 부족한 경우가 많은데, 그 이유는 중심정맥 카테터 관련 혈류감염병에서 국소 소견이 3% 정도

밖에 나타나지 않는 것과 같습니다.

3 | 진단

화농성 혈전성 정맥염의 미생물진단은 혈액배양이며, 장기진단은 진찰상 정맥염 소견이 있는지 혹은 초음파나 조영 CT, MRI 등으로 혈전을 증명해야 합니다.

임상적으로 흔히 볼 수 있는 화농성 혈전성 정맥염의 패턴은, 카테터 관련 혈류감염병 진단이 나온 후 혈액배양을 추적검사한 결과 지속양성을 보이는 경우입니다. 감염원이 사라졌는데 혈액배양이 다시 양성으로 나오는 것은 비정상적인 상황이므로, 이런 경우는 혈관 내에 여전히 감염원이 남아있음을 강력히 시사합니다. 즉 화농성 혈전성 정맥염을 강하게 의심해야 합니다.

4 | 치료

치료 기간은 정확히 정해지지 않았지만, 감염성 심내막염에 준하여 시행합니다. 특히 지속균혈증을 초래한 경우에는 4~6주 이상의 치료 기간을 지키는 것이 좋습니다.

文献

1) Day MD, Gauvreau K, Shulman S, et al. Characteristics of children hospitalized with infective endocarditis. Circulation ; 119 : 865-870, 2009
2) Johnson DH, Rosenthal A, Nadas AS. A forty-year review of bacterial endocarditis in infancy and childhood. Circulation ; 51 : 581-588, 1975
3) Martin JM, Neches WH, Wald ER. Infective endocarditis : 35 years of experience at a children' s hospital. Clin Infect Dis ; 24 : 669-675, 1997
4) Baddour LM, Wilson WR, Bayer AS, et al. Infective endocarditis : diagnosis, antimicrobial therapy, and management of complications : a statement for healthcare professionals from the Committee on Rheumatic Fever, Endocarditis, and Kawasaki Disease, Council on Cardiovascular Disease in the Young, and the Councils on Clinical Cardiology, Stroke, and Cardiovascular Surgery and Anesthesia, American Heart Association : endorsed by the Infectious Diseases Society of America. Circulation ; 111 : e394-434, 2005
5) Saiman L, Prince A, Gersony WM. Pediatric infective endocarditis in the modern era. J Pediatr ; 122 : 847-853, 1993
6) Baltimore RS, Gewitz M, Baddour LM, et al. Infective Endocarditis in Childhood : 2015 Update : A Scientific Statement From the American Heart Association. Circulation ; 132 : 1487-1515, 2015
7) Wilson W, Taubert KA, Gewitz M, et al. Prevention of infective endocarditis : guidelines from the American Heart Association : a guideline from the American Heart Association Rheumatic Fever, Endocarditis, and Kawasaki Disease Committee, Council on Cardiovascular Disease in the Young, and the Council on Clinical Cardiology, Council on Cardiovascular Surgery and Anesthesia, and the Quality of Care and Outcomes Research Interdisciplinary Working Group.

Circulation ; 116 : 1736-1754, 2007

8) Scott DI. The Direct Medical Costs of Healthcare-Associated Infections in U. S. Hospitals and the Benefits of Prevention. (Publication No. CS200891-A). Centers for Disease Control and Prevention 2008.

9) Smith RL, Meixler SM, Simberkoff MS. Excess mortality in critically ill patients with nosocomial bloodstream infections. Chest ; 100 : 164-167, 1991

10) Arnow PM, Quimosing EM, Beach M. Consequences of intravascular catheter sepsis. Clinical infectious diseases : an official publication of the Infectious Diseases Society of America ; 16 : 778-784, 1993

11) Collignon PJ. Intravascular catheter associated sepsis : a common problem. The Australian Study on Intravascular Catheter Associated Sepsis. Med J Aust ; 161 : 374-378, 1994

12) Safdar N, Maki DG. Inflammation at the insertion site is not predictive of catheter-related bloodstream infection with short-term, noncuffed central venous catheters. Crit Care Med ; 30 : 2632-2635, 2002

13) DG M. Infections due to infusion therapy. In : Hospital infections. Philadelphia, PA : Lippincott-Raven ; 1998.

14) Mermel LA, Allon M, Bouza E, et al. Clinical practice guidelines for the diagnosis and management of intravascular catheter-related infection : 2009 Update by the Infectious Diseases Society of America. Clin Infect Dis ; 49 : 1-45, 2009

15) Maki DG, Weise CE, Sarafin HW. A semiquantitative culture method for identifying intravenous-catheter-related infection. N Engl J Med ; 296 : 1305-1309, 1977

16) Maki DG, Jarrett F, Sarafin HW. A semiquantitative culture method for identification of catheter-related infection in the burn patient. J Surg Res ; 22 : 513-520, 1977

17) Raad I, Hanna HA, Alakech B, et al. Differential time to positivity : a useful method for diagnosing catheter-related bloodstream infections. Ann Intern Med ; 140 : 18-25, 2004

18) Gaur AH, Flynn PM, Giannini MA, et al. Difference in time to detection : a simple method to differentiate catheter-related from non-catheter-related bloodstream infection in immunocompromised pediatric patients. Clin Infect Dis ; 37 : 469-475, 2003

19) Kaasch AJ, Rieg S, Hellmich M, et al. Differential time to positivity is not predictive for central line-related Staphylococcus aureus bloodstream infection in routine clinical care. J Infect ; 68 : 58-61, 2014

20) Wisplinghoff H, Bischoff T, Tallent SM, et al. Nosocomial bloodstream infections in US hospitals : analysis of 24, 179 cases from a prospective nationwide surveillance study. Clin Infect Dis ; 39 : 309-317, 2004

21) Valentine KM. Ethanol lock therapy for catheter-associated blood stream infections in a pediatric intensive care unit. Pediatr Crit Care Med ; 12 : e292-296, 2011

22) Ardura MI, Lewis J, Tansmore JL, et al. Central catheter-associated bloodstream infection reduction with ethanol lock prophylaxis in pediatric intestinal failure : broadening quality improvement initiatives from hospital to home. JAMA Pediatr ; 169 : 324-331, 2015

23) Maki DG, Kluger DM, Crnich CJ. The risk of bloodstream infection in adults with different intravascular devices : a systematic review of 200 published prospective studies. Mayo Clinic proceedings ; 81 : 1159-1171, 2006

Chapter 10

복부 감염병

POINT

- 「급성 위장염」은 배제진단이라는 것을 이해한다.
- 아래 중 어느 하나를 충족하는 구토는 위험 신호(red flag)이다!
  - 2일 이상 지속되는 구토
  - 주위에 위장염 유행이 없는 구토
  - 전신 상태 불량한 구토
  - 빈번한 구토
  - +α의 증상, 소견을 동반한 구토

1 | 구토에 대한 접근

구토의 원인은 다양하지만, 대부분 심각한 것은 아니고 자연스럽게 낫습니다. 하지만 구토가 'life–threatening'한 질환의 한 증상일 수도 있으므로, 구토를 목격했을 때는 우선 「중증질환이 숨어 있지 않은지」부터 체크하는 것이 중요합니다.

소아의 구토 원인은 크게 다음 세 가지로 나눌 수 있습니다.

- 전신증상 중 하나인 구토: 감염병, 약제성, 내분비·대사, 심원성 등
- 두개내압 항진으로 인한 구토
- 소화관 이상

호발 시기를 고려한 감별 질환을 **표 10-1**에 싣습니다. 하지만 바쁜 응급실이나 일반 소아청소년과 외래에서 빠짐없이 발견하기란 솔직히 어렵습니다.

주소(主訴)가 구토인 경우 보통 위장염으로 진단하기 쉬우나, 위험 요인이 높은 구토를 어느 정도 가려낼 수 있다면 놓치는 경우도 줄어듭니다. 적어도 **표10-2**에 해당되는 것이 있으면 채혈·주사를 실시하고, 외래에서 1~2시간 정도 경과 관찰

표 10-1 | 구토의 감별 질환

	전신질환	소화관 이상	두개내압 항진
신생아기	• 폐렴, 수막염, 요로감염, 균혈증 등의 세균 감염병 • 선천성 대사이상 (선천성요소사이클 이상증) • 부신부전 • 심부전(선천성 심질환)	• 위식도 역류 • 비후성유문협착증 • 괴사성 장염 • 장회전 이상증 • 선천성장폐쇄증·장협착증 • 선천성 식도폐쇄증 • Hirschsprung병 • 위석(결석) • 감염성 위장염	• 학대 등에 의한 두개 내 출혈 • 수두증
영아기(1~2세)	• 폐렴, 수막염, 요로감염 균혈증 등의 세균 감염병 • 선천성 대사이상(선천성 요소 사이클 이상증) • 대리 Münchausen 증후군 • 부신부전 • 심부전(선천성 심질환, 심근염)	• 주기성 구토증후군 • 위식도 역류 • 장중적 • 서혜헤르니아 / 배꼽 탈장 감돈 (incarceration) • 장회전 이상증 • 충수염 • 호산구성 식도염 • 감염성 위장염	• 학대 등에 의한 두개 내 출혈 • 수두증
유아기(3~5세)	• 폐렴, 수막염, 요로감염, 균혈증 등의 세균 감염병 • 당뇨병성 케톤산증 • 대리 Münchausen 증후군 • 부신부전 • 심부전(선천성 심질환, 심근염) • 주기성 구토증후군	• 위식도 역류 • 장중적 • 위궤양 • 서혜 헤르니아/배꼽 탈장 감돈 (incarceration) • 장회전 이상증 • 충수염 • 호산구성식도염 • 감염성 위장염	• 학대 등에 의한 두개 내 출혈 • 뇌종양 • 수두증
학령기(6~11세)	• 폐렴, 수막염, 요로감염, 균혈증 등의 세균 감염병 • 당뇨병성 케톤산증 • 대리 Münchausen 증후군 • 부신부전 • 심부전(선천성 심질환, 심근염) • 임신 • 약물중독 • 폭식증 • 주기성 구토증후군	• 위식도 역류 • 위궤양 • 장회전 이상증 • 충수염 • 호산구성식도염 • 췌장염 • 감염성위장염	• 학대 등에 의한 두개 내 출혈 • 뇌종양

해 주십시오. 구토의 감별을 고려할 때 중요한 「플러스 α」 증상을 **표 10-3**에 나타냅니다.

감별 질환을 고려하는데 구토의 성상도 참고가 됩니다(**표 10-4**).

표 10-2 | **구토의 위험 신호(red flag)**

2일 이상 지속되는 구토	일반적 질환인 바이러스성 장염의 자연 경과가 아닙니다. 바이러스성 장염일 경우, 구토를 볼 수 있는 기간은 기껏해야 반나절 정도입니다. 그 이상 지속될 경우는 바이러스성 장염이 아니거나, 바이러스성 장염이라도 탈수나 저칼륨혈증, 대사성 아시도시스, 대사성 알칼로시스 등의 합병증이 발생했을 가능성이 있습니다. 신생아에서 12시간 이상, 신생아기 이후에서 24시간 이상 계속 구토가 나타날 때는 절대 단순 위장염으로 진단하지 말고, 반드시 정밀조사·치료 개입이 필요합니다.
주위에 위장염이 유행하지 않는 구토	안일하게 바이러스성 장염으로 진단해서는 안 됩니다. 바이러스성으로 진단하려면, 원칙적으로 주변의 유행이 필요합니다.
전신 상태가 불량한 구토	바이탈이 이상하다, 의식 장애가 있다, 등도 work up 대상입니다.
빈번한 구토	구토 횟수가 많은 것도 주의합니다. 합병증이 없는 바이러스성 장염이라면, 경구섭취를 하지 않는 한, 1시간에 몇 번이나 구토하는 경우는 기본적으로 없습니다.
+α증상, 소견이 나타나는 구토	중요한 수반 증상으로서 발열, 설사, 혈변, 복부 증상 등에 주목합니다.

표 10-3 | **구토 감별에서 중요한 「플러스α」**

발열	감염병을 생각해야 합니다.
설사	바이러스성 혹은 세균성 장염 가능성을 고려해도 좋습니다. 다만 패혈증이라도 설사 증세를 보이는 경우가 있으므로, 접촉력이나 노출력이 없다면 바이러스성 장염으로 진단해서는 안 됩니다.
혈변	장중적을 시사하는 중요 소견입니다.
명백한 복부 팽만, 장 연동음의 항진 혹은 소실	소화관 폐색을 강하게 의심하는 소견입니다.

표 10-4 | **구토 감별에서 중요한 「구토의 성상」**

담즙성 구토	소화관 폐쇄를 강력히 시사하는 소견입니다. 특히 신생아기에서는 특이적인 소견입니다.
분수양(樣) 구토	생후 3~6주 정도의 신생아에서 나타날 경우, 비후성 유문협착증 가능성이 있습니다.
혈성 구토	대량의 혈성 구토에서는 식도정맥류 파열이 우려되지만, 성인과 달리 소아에서는 드뭅니다. 원인의 대부분은 빈번한 구토에 의한 식도점막 손상으로, 드물게 식도염, 위염, 위궤양 등에서의 출혈을 보이고 있기도 합니다.
주기성 구토	신생아기, 유아기에서 증세를 보인 경우, 유전성 프룩토스 불내증이나 갈락토스혈증, 선천성 요소사이클 이상증 등을 생각할 수 있습니다. 다만 유전성 프룩토스 불내증은 일본인에서는 극히 드물며, 갈락토스 혈증은 신생아 스크리닝 대상 질환이므로, 외래에서 진찰받는 경우는 거의 없습니다. 선천성 요소사이클 이상증은 간혹 나타나므로, 신생아기 구토에서는 암모니아, 혈액가스, 혈당을 반드시 측정해야 합니다.
아침에 일어나면서 구토	두개내압 항진 가능성이 있습니다. 영상 검사를 고려합니다.

2 | 급성설사병

POINT

- 급성설사병은 제외진단한다. 급성설사병으로 진단하기 전에 장관 외 질환 가능성을 염두에 둔다.
- 급성설사는 「구토·설사증」이라고도 하지만, 이름 그대로 구토가 선행하고 이윽고 장액성설사(serous diarrhea)로 변화한다. 이 패턴에 해당하지 않는 경우는 특히 주의한다.
- 성인과 달리 소장형 설사일 때도 고열이 나는 경우가 많으므로, 발열 여부는 감별에 중요하지 않다.
- 위장염이라면 항생제 치료는 원칙적으로 불필요하며, 중요한 치료는 탈수 보정을 해야 한다.

급성설사병은 흔히 마주치는 질환임에도, 의외로 함정이 많아서 진찰할 때 주의가 필요합니다. 급성설사병의 진료 포인트는 이하 5가지입니다.

❶ 항상 장관 외 감염병 가능성을 염두에 둔다.
❷ 특히 구토만 보일 경우는, 장중적 등의 장폐색, 수막염, 당뇨병성 케톤산증 등을 먼저 고려해야 한다. 설사가 없는 위장염은 극히 드물다.
❸ 탈수 평가를 실시하여, 탈수가 있으면 경구 보충수액으로 보정한다. 중증일 때나 경구 섭취가 불가능할 때는 생리식염수 등의 외액으로 보정한다.
❹ 병력, 신체소견으로 원인 병원체 추정한다.
❺ 항생제가 필요한 「드문」 사례가 아닌지 검토한다.

구토, 설사는 패혈증이나 요로감염에서도 볼 수 있습니다. 안이하게 위장염으로 진단하기 전에 반드시 한번 멈추고 위장염 이외의 심각한 질환이 숨어 있지 않은지 살펴봅시다. 특히 아래는 바이러스성 위장염으로 생각해서는 안 될 위험한 징후이므로 주의가 필요합니다.[1)]

- 심한 복통
- 고열(3개월 미만에서 38°C 이상, 3개월 이상에서 39°C 이상)
- 안면창백
- 과민성(irritability)
- 혈변
- 쇼크
- 경면 경향

표 10-5 | 장관 감염병의 종류

	장관 감염병의 종류	
	소장형	대장형
기전	비염증성. 독소에 의한 장관분비촉진형	염증성. 장관점막장애형
감염부위	소장	대장
증상	대량의 장액성 설사, 경도의 복통이 많다. 기본적으로는 미생물과 독소 존재에 의해, 소장으로부터의 분비물 증가로 인한 설사 때문에 혈변이나 복통은 거의 일어나지 않고, 대량 증상인 장액성 설사가 주체이다. 대장형보다 상부 소화관에 가깝기때문에 오심·구토를 동반하기 쉽다.	소량·빈번한 설사, 점혈변을 동반할 때도 있다. 복통이 동반되는 경우가 많다. 미생물이나 독소로 인한 장관점막의 파괴가 기본적인 병태. 혈변이나 점액변, 복통을 수반하기 쉽고 대량의 장액성 설사는 잘 나타나지 않는다.
대변 중의 백혈구	없음	있음
대표적인 원인 병원체	바이러스성 위장염(노로바이러스, 로타바이러스), *B. cereus*나 황색 포도상구균에 의한 엔테로톡신, *Vibrio cholerae*, *Yersinia enterocolitica*	*C.difficile*, *Campylobacter jejuni*, *Salmonella enteritidis*, *Vibrio parahaemolyticus*, *Shigella* spp., 장관출혈성 대장균

위장염에서는 항생제가 원칙적으로 불필요하며, 탈수보정이 더 중요합니다. 예외적으로 항생제 처방이 필요한 경우는, 6개월 미만의 유아나 인공혈관을 삽입한 소아(BT션트 등)의 살모넬라 감염병, 면역저하가 기저에 있는 환아의 캄필로박터 장염 정도입니다.

1 | 병태생리

장관 감염병의 치료 접근은 우선 소장형인가 대장형인가, 두 가지로 분류하는 것에서 시작됩니다. 소아의 경우 대부분 소장형으로 분류됩니다(**표 10-5**).

위 분류는 절대적이지는 않지만, 대부분 이 분류로 정리할 수 있습니다. 성인의 경우 소장형 설사증으로 발열이 동반되는 경우는 드물지만, 소아는 노로바이러스나 로타바이러스로도 39℃ 이상의 고열을 동반하는 경우가 비교적 많기 때문에, 발열 유무로 소장형과 대장형을 분류하는 것은 적절하지 않습니다. 소아에서의 노로바이러스와 로타바이러스의 특징을 조사한 연구에 따르면, 이병(罹病) 중 최고 체온의 중간 수치는 로타바이러스에서 38.9℃, 노로바이러스에서 39.1℃였습니다(**표 10-6**). 성인의 경우 바이러스성 장염으로 고열이 나는 경우가 비교적 드물지만, 소아에서는 자주 볼 수 있는 증상입니다. 물론 열이 없으면, 소장형 가능성이 높은 것으로 봐도 좋습니다.

표 10-6 | 로타바이러스와 노로바이러스에 의한 위장염 증상의 차이[2)]

	로타바이러스(N=331)	노로바이러스(N=224)
설사 기간(중앙수치)	5.7 (4~7)	6.2 (4~7)
1일당 설사 횟수(중간수치)	7.9 (5~10)	7.0 (5~8)
구토	91%	87%
구토의 기간(중간수치)	3.0 (1~4)	3.4 (1~5)
1일당 구토 횟수 (중간수치)	5.9 (3~7)	5.9 (3~7)
발열	77%	62%
유열기간(중간수치))	2.7 (1~4)	2.9 (1~4)
최고 체온	38.9℃ (38.5~39.4)	39.1℃ (38.5~39.5)

(괄호 안의 숫자는 25~75% 사분위 수치)

표 10-7 | 탈수의 중증도 평가

	탈수가 없거나 경도 탈수	중등도 탈수	고도 탈수
체중 감소	<3%	3~8%	9%이상
증상	• 없음	• 컨디션 난조 • 구강점막 건조 • 유루(流淚) 없음 • 안와 함몰 • 긴장도(turgor) 저하 • 빈맥	• 중등도 탈수에서 볼 수 있는 증상이 더 심해짐 • Kussmaul 대호흡 • 과민성 • 혈압 저하
capillary refill	신속	2~3초	3초 이상
매니지먼트	• 외래치료 • 영아나 위장염 이외의 진단도 고려될 경우에는 입원 검토 • 경구 보충액 장려 • 소화력이 좋은 것이라면 섭취 가능	• 입원 검토 • ORS 장려 • ORS가 곤란하면 보충액 • 소화력이 좋은 것이라면 섭취 가능	• 입원, ICU 검토 • 생리식염수 볼루스(bolus) 투여

※ ORS : oral rehydration solution

2 | 진단

급성설사병을 진단하는 데 가장 중요한 것은 탈수 평가입니다. 고도의 탈수로 신부전이 발생하여 투석이 필요하거나 사망이라는 최악에 이를 수도 있으므로 탈수를 얕잡아 봐서는 안 됩니다.

탈수 평가에서 가장 정확한 지표는 체중입니다. 평상시의 체중을 알면, 진찰 시 체중을 측정하는 것으로 부족한 수분량을 알 수 있습니다. 평상시의 정확한 몸무게를 알 수 없다면, 임상적으로 탈수 정도를 측정하는 지표가 있습니다(**표 10-7**).

탈수를 평가하고 필요하다면 보정하면서, 원인 병원체를 검색합니다. 급성설사병 진단의 열쇠는 잠복기, sick contact, 식사, 야외 활동의 유무, 설사의 성상입니다. 기본적으로 병력과 신체소견으로 진단하는 것이 중요합니다. 대표적인 원인 병원체의 잠복기, 위험 요인을 **표 10-8**에 나타냅니다.

위장염은 기본적으로 병력으로 진단하지만, 대변검사도 어느 정도 유용합니다. 특히 세균성 장염이 의심된다면 대변배양을 시행합니다.

잠복기	대표적인 감염성 장염의 잠복기를 어느 정도 알아두면 도움이 됩니다. 예를 들면 로타바이러스의 잠복기는 1~3일입니다. 로타바이러스 양성환자와의 접촉이 1주일 이상 전이라는 병력을 확인할 수 있다면 로타바이러스에 의한 위장염 가능성은 낮아지고, 반대로 잠복기가 합치되면 높아집니다.
접촉력 (sick contact)	주위의 유행상황은 매우 중요합니다. 가족 내에 동일한 구토, 설사 증상이 보인다면 동일한 급성설사병일 가능성은 높아집니다. 반대로 접촉력이 없다면, 쉽게 급성 위장염으로 진단하는 것은 위험합니다.
식사	닭고기, 닭꼬치의 섭식력은 *Campylobacter* 장염을 의심하는 계기가 됩니다. 전날에 만든 볶음밥이나 주먹밥을 먹고 수 시간 후부터 발병한 구토는, *B. cereus*의 emetic toxin의 관여를 의심할 수 있는 계기가 됩니다. 식사 이력은 매우 중요합니다.

위장염은 기본적으로 병력으로 진단하지만, 대변검사도 어느 정도 유용합니다. 특히 세균성 장염이 의심된다면 대변배양을 시행합니다.

대변 중 백혈구

세균성 장염의 민감도는 73%, 특이도는 84%입니다.[3] 양성 우도비, 음성 우도비는 각각 4.56, 0.32입니다. 검사 전 확률이 50%로 판단을 망설이고 있는 경우를 가정하면, 대변 중 백혈구 양성일 때의 검사 후 확률은 확률(odds) 상 4.56, 0.32이므로, 각각 검사 후 확률은 82%, 24%입니다. 나름대로 유용하지만, 결정적인 검사는 아니라 해석에 조금 주의가 필요합니다.

대변 그람염색

특히 *Campylobacter* 장염 진단에 위력을 발휘합니다. *Campylobacter*는 특징적인 나선형 그람음성간균으로, 대변을 그람염색하여 나선형 그람 음성간균이 보이면 캠필로박터 장염으로 진단해도 좋습니다(**그림 10-1, 2**).

표 10-8 | **대표적인 위장염의 원인 병원체의 잠복기**

증상	잠복기	원인 병원체	위험인자(risk factor)
오심, 구토	1~6시간	황색포도상구균(엔테로톡신)	햄, 닭고기, 감자샐러드, 계란샐러드
		B. cereus (emetic toxin)	재가열된 밥, 소고기, 돼지고기, 닭고기
복통, 설사	8~16시간	*C. perfringens*	소고기, 닭고기
		B. cereus (엔테로톡신)	소고기, 돼지고기, 닭고기
오심, 구토, 설사, 마비	12~48시간	*C. botulinum*	통조림 야채·과일·염장 어패류, 병에 든 마늘, 꿀
복통, 설사, 발열	16~48시간	*Salmonella* spp.	소고기, 돼지고기, 닭고기, 달걀
		C. jejuni	닭고기, 생우유
		V. parahaemolyticus	어패류
		Y. enterocolitica	돼지고기, 오염된 약수나 우물물, 두부
구토, 장액성 설사	16~72시간	노로바이러스	어패류(두껍질 조개가 유명), 샐러드, 샌드위치, 후루츠
	1~3일	로타바이러스	분변으로 오염된 음식물
구토, 발열, 복통, 혈변	1~3일	이질균	계란 샐러드, 양상추
복통, 장액성 설사	1~4일	Enterotoxigenic *E. coli*	후루츠, 샐러드, 생수
복통, 장액성 설사, 구토	1~5일	*V. cholerae*	어패류
복통, 혈변	3~5일	Enterohemorrhagic *E. coli*	소고기, 생우유, 양상추, 후루츠, 생수

대변배양

세균성 장염을 진단하기 위해 대변배양이 필요하지만, 대변은 세균 투성이입니다. 이 중 원인 병원체를 동정하기 위해서는 어느 특정 세균만을 검출할 수 있는, 특수한 선택배지를 이용해야 하므로 의심되는 미생물 이름을 세균검사실에 구체적으로 전달합니다. 진단을 통해 해당 지역에서 질병이 유행하고(outbreak) 있음을 알 수 있으므로, 의심이 될 때는 대변배양을 시행합니다.

신속검사

노로바이러스의 신속검사 민감도는 57.6%, 특이도는 91.9%로 보고되었습니다.[4] 그 외에도 몇몇 보고가 있지만, 대체로 이 정도입니다. 로타바이러스 신속검사의

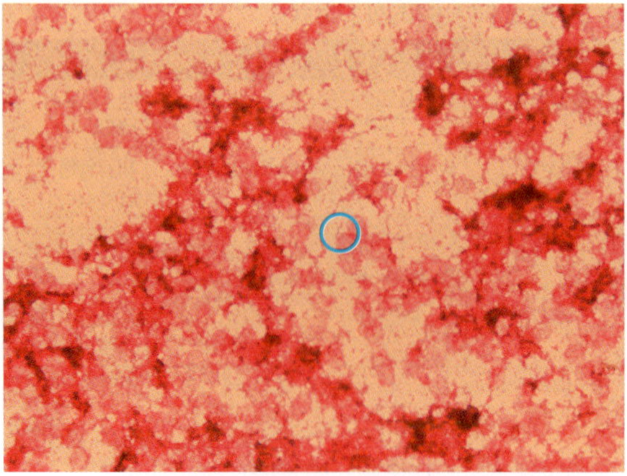

그림 10-1 | **그람 염색에서 나타난 나선형 그람음성균 (*C. jejuni*)**

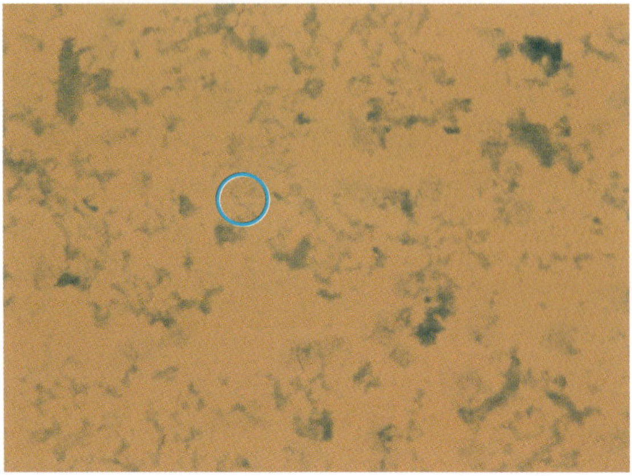

그림 10-2 | **메틸렌 블루염색. 그람 염색보다 형태가 잘 보이므로 그람 염색으로 알기 어려울 때는 병용해도 좋다(*C. jejuni*).**

민감도, 특이도는 하나같이 90~95%로 보고되었으며[5] 민감도와 특이도가 모두 꽤 높은 검사입니다. 하지만 임상적으로 이들 검사의 의미는 거의 없습니다. 위장염의 원인이 노로바이러스, 로타바이러스로 판명되더라도 치료방침에 큰 영향이 없기 때문입니다. 신속한 검사가 필요한 상황은, 아래 네 가지뿐입니다.

❶ 입원 치료를 할 때, 코호트 격리를 할 경우
❷ 원내 발병 설사로, 바이러스성 위장염의 유행이 의심될 경우
❸ 지역의 유행상황을 역학적으로 파악하려는 경우
❹ 뇌염 등의 합병증이 발병하여, 원인 병원체를 특정할 필요가 있는 경우

3 | 치료

전해질, 체액 보충 및 조절

소장형·대장형 모두 설사로 인해 수분·전해질이 손실되기 때문에, 가장 중요한 치료는 생리식염수나 락트 링겔에 의한 「보충액」입니다. 탈수 치료에는 1호액보다 생리식염수 등의 세포외액이 더 우수합니다.

또 설사로 칼륨이 상실되고 탈수가 심하면 2차적인 알도스테론증이 발생하여, 신장에서 칼륨이 상실됩니다. 이 때문에 탈수가 심한 환자는 칼륨 보충이 필요할 수 있으므로 주사를 시행할 때는 반드시 전해질을 체크합니다.

경구섭취가 가능하다면 반드시 주사할 필요는 없습니다. 말초정맥 카테터 유치로 주사 누출에 의한 정맥염이나 카테터 관련 혈류감염병 위험도 발생하므로, 불필요한 의료행위는 가능한 한 하지 않도록 합니다. 경구 보충액을 실시할 때는 소화관에서의 수분 흡수를 촉진하기 위해, 반드시 나트륨과 포도당이 섞인 경구 음료를 사용합니다(과즙도 OK입니다). 시판 중인 경구 보충액 외에도 물 1 L, 설탕 4큰술과 1/2, 소금 작은술 1/2로 직접 만들 수 있습니다. 마무리로 레몬, 자몽 등의 과즙을 혼합하면 마시기 쉬워집니다.

먹일 때는 스푼으로 소량씩 권합니다. 목이 마른 아이가 꿀꺽꿀꺽 마시고 싶어 할 때는 얼음을 입에 머금게 하는 것도 좋습니다. 얼음이라면 대량으로 한꺼번에 마실 일도 없고 입안도 촉촉해지기 때문에 아이가 물을 달라고 펑펑 우는 사태도 피할 수 있습니다.

보호자로부터 「음식이나 음료를 입에 대면, 바로 설사를 해서 끊고 있다」는 이야기를 듣는 경우도 있습니다. 설사로 잃어버린 것을 입으로 계속 보충할 필요가 있으므로, 적극적으로 경구 섭취를 장려하도록 하십시오. 경구 보충액, 이온 음료 및 스포츠 음료 등의 성분 비교를 **표 10-9**에 나타냅니다. 하루의 유지 보충량은 **표 10-10**과 같습니다.

표 10-9 | 경구 보충액, 이온음료, 스포츠 음료 등의 성분비교

분류	종류	Na (mEq/L)	K (mEq/L)	Cl (mEq/L)	당 농도 (g/dL)
경구 보충액	WHO 권장 경구 보수액 (2002)	75	20	65	1.35
	미국 소아과학회 권장 경구 보수액	40~60	20	40~60	2.0~2.5
	OS-1	50	20	50	2.5
영유아용 이온 음료	아쿠아사나(aquasana)	25	20	20	3.5
	아쿠아라이트	30	20	25	5.0
	아쿠아라이트ORS	35	20	30	3.5
스포츠드링크	스포츠 드링크	9~23	3~5	5~18	6~10
	아미노산 함유 음료	21	5	16	4
식품 · 과즙	천연과즙	~2	12~46	~1	9~14
	야채수프	37~55	7~31	57	

표 10-10 | 1일 유지 보충액 약

체중	유지 수액량
10 kg 미만	100×체중 mL/일
10 kg 이상 , 20 kg 미만	1,000+(체중-10)×50 mL/일
20 kg 이상	1,500+(체중-20)×20 mL/일

예를 들면, 체중이 9 kg일 경우, 1일 보충액 양은 900 mL이며, 음료를 끊을 경우 900/24=37.5 mL/시, 가 유지 수액의 페이스입니다. 1일 보충액 양은 아래와 같습니다.

> 체중이 15 kg인 경우, 1,000 + (15−10) X 50 = 1,250 mL
> 체중이 25 kg인 경우, 1,500 + (25−20) X 20 = 1,600 mL

이 보충액 양은 하루 유지량이므로 탈수가 있다면 그만큼 추가분이 필요합니다. 고도의 탈수가 있으면, 10~20 mL/kg을 볼루스(bolus)로 투여합니다. 필자는 소생을 요하는 고도 탈수가 아니라면 20 mL/kg를 1시간 동안 보충합니다. 체중 10 kg의 소아라면 2시간 동안 400 mL 보충합니다. 초기 수액에는 기본적으로 생리식염수나 주사액을 사용해 주십시오. 솔리타 T1이나 당이 함유된 수액은 저나트륨 혈증이나 고혈당의 원인이 됩니다. 주사를 놓지 않아도 될 정도의 탈수라면 솔리타 T1 등의 1호 액도 문제없지만, 정말 긴급함을 요하는 고도의 탈수일 경우는, 솔리타 T1 등의 저장액이 치명적인 저나트륨 혈증을 초래하여 뇌부종이나 중추신경 탈수를 유발할 수 있으므로[6)], 평소에 탈수 보정은 생리식염수로 시행하는 것이 무난합니다.

기본적으로 제토제(antiemetic), 지사제 사용은 피한다

구토·설사는 소화관 감염병에 대한 생리적 반응이기 때문에 기본적으로 제토제, 지사제 사용을 피해야 합니다. 다만 심한 구토나 설사를 할 때, 환자에게 인내를 요구하는 것도 불편할 수 있습니다.

구토가 심할 경우, 메토클로프라미드를 사용합니다. 외국 문헌은 온단세트론 사용을 권하고 있으나, 일본에서는 항암 약용 제토제로만 사용할 수 있습니다. 다만 구토도 감염병에 대한 생리적 반응의 하나입니다. 체내에 들어온 미생물을 밖으로 보내려고 구토하는 것이므로, 초기에는 제토제가 잘 듣지 않습니다. 즉 기술했듯이 위장염 때문에 구토가 이틀이고 사흘이고 계속되는 것은 분명 비정상이므로, 제토제를 처방하기 전에 원인을 생각해야 한다는 것을 결코 잊지 않도록 하십시오.

설사가 심할 때는 로페라미드가 효과적이지만, 지사제 사용이 가능한 경우는 소장형일 때뿐입니다. 세균성 장염 가능성이 조금이라도 의심된다면, 절대 사용하지 마십시오.

2007년에 보고된 메타분석에 의하면[7)], 로페라미드는 위약 그룹과 비교해 설사 기간을 0.8일 단축했다는 결과가 있었습니다. 반면에 이 메타분석에 따라, 로페라미드를 투여받은 927명 중 8명에서 중대한 유해 현상이 일어났습니다[일레우스(장폐색증) 혹은 경면 7명, 1명은 살모넬라 균혈증으로 사망. 위약 투여그룹에서는 일레우스(ileus), 경면, 사망보고는 없었다]. 로페라마이드가 유효하다는 것을 부정하지 않지만, 자연적으로 호전될 질환을 상대로 설사 기간 0.8일을 단축하기 위해 8/927의 위험을 무릅쓸 필요는 없습니다.

항생제

주요 원인 병원체는 살모넬라나 *Campylobacter*지만, *Campylobacter*는 항생제를 투여하지 않아도 자연 치유되며 살모넬라는 항생제 투여를 통해 오히려 보균상태를 장기화하고 재발 위험이 높아진다고 합니다. 따라서 기저질환이 없는 소아의 경우, 세균성 장염에 기본적으로 항생제 적응은 없습니다. 구체적으로 항생제가 적응되는 장염은 아래의 경우뿐이며, 극히 제한적입니다.

❶ 유아(특히 6개월 이하)
❷ 세포성 면역 장애 보유자
❸ 선천성 심질환 수술 후, 체내에 있는 인공혈관 등의 인공물
❹ 판막증이 있어, 감염성 심내막염의 위험이 있는 자
❺ 악성 종양
❻ 이질균에 의한 감염병

장관 출혈성 대장균에 대한 확실한 결론은 나와 있지 않습니다. 외국 보고에 따르면, 항생제 투여는 대체로 부정적[8,9]이며 그 이유로 아래 세 가지가 거론됩니다.[10]

❶ 항생제 투여에 의해 균체가 붕괴될 때 독소가 방출되어, 용혈성 요독증 증후군(HUS: hemolytic uremic syndrome)을 야기한다.
❷ 항생제 투여에 의해 상재 세균총이 교란되어, O157 이상증식을 초래한다.
❸ 항생제 투여에 의해 SLT (Shiga-like toxin)를 유도한다.

일본에는 사카이시(市)의 장관 출혈성 대장균이 유행했을 당시의 보고에 근거하여, 발병 초기에 포스포마이신 또는 플루오로퀴놀론을 처방하는 의사가 많아진 듯합니다.

- 발병 후 2일 이내의 포스포마이신 사용은 HUS 발병 위험 경감과 관련[11]
- 포스포마이신 주사 치료군 15명 중 3명에서 HUS 발병. 세포탁심+포스포마이신 주사 치료군 12명 중 2명에서 HUS 발병. 플루오로퀴놀론 투여 그룹 15명에서는 HUS 발병이 없었다.[12]

이 생각이 옳을 수는 있지만, 외국 보고와 비교하면 역시 모집단 수에 큰 차이가 있습니다. 항생제 투여로 인한 단점이 크다는 것이 주류 의견인 이상, 일본의 소극적 연구를 그대로 수용하여 항생제를 사용하는 것은 필자로서는 큰 저항감이 있으며 기본적으로 항생제를 투여하지 않습니다.

요컨대 영아나 면역저하 환자에게 항생제를 empiric하게 처방할 경우에는 캠필로박터, 살모넬라 양쪽에 유효한 마크로라이드계가 제1선택입니다.

Column

병원성 대장균의 「병원성」의 의미

「변 배양에서 병원성 대장균 O6이 검출되었는데 어떻게 해야 합니까?」라는 질문을 자주 받습니다. 설사가 있었지만 정장제만으로 호전되고 혈변도 없어, 검출된 대장균을 어떻게 대응해야 할지 잘 모르시는 분들이 많은 것 같습니다.

「병원성」이라는 이름. 그리고 이 O뭐라는 것이 무엇인지 알기 어렵습니다. 대장균의 O항원은 또 하나의 H항원과 함께 대장균의 혈청형 분류에 이용됩니다. 대장균의 O항원은, O1부터 O181까지 존재하며(O31, O47, O67, O72, O93, O94, O122는 결번), 이미 알려진 형태 중 어느 쪽과도 일치하지 않는 것이 발견되었을 때는 새로운 번호가 부여됩니다. 유명한 O157은 대장균의 O혈청군에서, 번호가 157번째 것이라는 의미입니다. H항원은 대장균 편모의 항원성을 이용한 분류 방법으로, H1에서 H56(H13, H22는 결번)까지 있습니다.

「O 무엇」「H 무엇」이란, 단순히 대장균에 순서대로 붙여진 이름이지만, 머리에 「병원성」이 붙으면 점점 알 수 없게 됩니다. 세균검사실에서 「병원성 대장균 O18검출」이라는 보고가 들어오면, 치료하지 않으면 안 될 것 같은 생각이 드는 것도 무리는 아닙니다. 지금까지 「병원성이 있는 균주」로 한 번이라도 보고되면, 일정 수식어로 「병원성」 대장균이라고 부르는 규칙이 있습니다. 동일한 O18을 가진 대장균이라도 병원성이 있는 균주, 병원성이 없는 균주가 모두 존재합니다. 유명한 O157에서도 모든 균주가 베로(vero) 독소를 생성하는 것은 아닙니다(동남아시아를 중심으로 비독소 생성 균주가 발견되었습니다[13]). 「병원성」 대장균이라는 이름에도 불구하고 독소를 생성하지 않는 비병원성 균주가 있기 때문에 매우 까다로운 것입니다. 이런 호칭을 그만두면 좋겠다고 항상 생각합니다.

대장균에는 많은 종류가 있지만, 그중에서도 어떤 종류의 대장균이 설사의 원인인지 알려져 있으며, 현재까지 설사를 일으키는 대장균은 5종류로 분류되고 있습니다.

병원성 대장균의 분류

장관병원성대장균 (EPEC: enteropathogenic *E. coli*)	소장에 감염되어 장염을 일으킨다.
장관조직 침입성 대장균 (EIEC: enteroinvasive *E. coli*)	대장에 감염되어 이질병 같은 심한 증세를 일으킨다.
장관 독소원성 대장균 (ETEC: enterotoxigenic *E. coli*)	소장에 감염되어 콜레라 같은 엔테로톡신을 생성하고 장액성설사를 일으킨다.
장관출혈성대장균 (EHEC: enterohemorrhagic *E. coli*)	이질균이 생산하는 시가독소(shiga toxin)와 유사한 베로독소를 생성하며 심한 복통, 설사, 혈변을 일으키고 때로는 용혈성 요독증 증후군이나 뇌증 등의 심각한 합병증을 초래하는 경우도 있다.
장관응집성대장균 (EAEC, enteroadhesive *E. coli*)	개발도상국 영유아 설사 환자에서 자주 분리된다. 일본에는 환자 발생 보고가 거의 없다.

3 | 급성충수염

POINT

- 충수염 발병의 정점은 10대이며, 소아에게 많은 질환이다.
- 영유아에서도 발병할 수 있고, 진단이 어려워 대부분 천공으로 발견된다.
  복부초음파 시행의 역치(threshold value)를 낮추는 것이 중요하다는 것이 중요.
- 진단했다면 외과와 상담하여 암피실린·설박탐이나 세프메타졸로 치료 시작한다.
  혈액배양도 잊지 않는다.

소아의 복강 내 감염병에서 충수염은 중요합니다. 드물게 담낭염, 담관염, 게실염도 발생하지만, 성인에 비해 그 빈도는 압도적으로 낮습니다. 필자도 선천성 담도폐쇄증으로 카사이(葛西)수술을 받은 환자나, 간이식 후 선천성 담도확장증 환자의 담관염 등 환자 배경이 조금 특수한 환자에서만 본 적 있습니다. 여기에서는 충수염을 중심으로 설명하겠습니다.

1 | 병태생리

충수염의 기본적인 질환 개념 및 치료방침으로 세 가지의 중요한 포인트가 있습니다.

❶ 어떤 종류의 폐색 기전에 따라 발생한 감염병이다.
❷ 기본적으로 폐색 기전을 제거하기 위한 (외과적)배농이 필요한 병태이다.
❸ 항생제는 반드시 호기성 및 혐기성 그람 음성간균을 커버한다.

충수가 림프절비대나 결석 등으로 막혀 내압이 상승하면, 충수가 허혈되어 부종·괴사가 일어나고 장관 내 상재균에 의한 감염이 발생합니다. 간과해서는 안 될 소아 복통의 4가지는 항상 염두에 두고 진찰합니다(**표 10-11**). 긴급성이 높은 복통을 일으키는 질환 중 급성 충수염의 빈도가 가장 높습니다. 연령 별로 보면 10대에서 발병률이 피크이고(**그림 10-3**), 남녀 비율은 1.4:1입니다. 미국의 데이터지만, 일생을 통해 충수염이 발병할 수 있는 위험 요인은 남성에서 8.6%, 여성에서 6.7%로[14] 흔한 질환임을 알 수 있습니다.

표 10-11 | 간과해서는 안 될 소아복통의 원인질환

- 장중첩증: 의심스러울 경우 반드시 복부초음파를 한다. 초음파에서 제외할 수 없다면 주장조영(注腸造影)을 실시해야 한다.
- 급성 충수염: 충수염 진단은 어렵다. 특히 저연령대의 충수염 진단은 정말 어렵다.
- 고환염전(torsion): 복통으로 진찰받을 수 있으므로 놓치기 쉽다. 호발 시기는 신생아기와 사춘기의 이봉성(bimodal)이다. 사춘기 환자라면 부끄러워하며 말을 꺼낼 수 없는 경우도 있다. 사춘기 복통에서 반드시 감별로 꼽는다.
- 중장축 염전: 생후 1개월 이내에 호발한다. 신생아의 빈번한 구토에는 특히 주의해야 한다.

사춘기 이후의 여아라면
- 자궁외임신: 「여성을 보면 임신이라고 생각하라」라는 말은 간과되기 쉬운 것을 반증한다. 가임기 연령 여성의 복통은 반드시 염두에 둔다.
- 난소종양경염전(ovarian tumor torsion): 20대 후반에서 30대에 많은 질환이지만, 가임기 연령이라면 발병하는 난소종양이 있으면, 신생아에서도 보고가 있으므로 특히 주의한다.

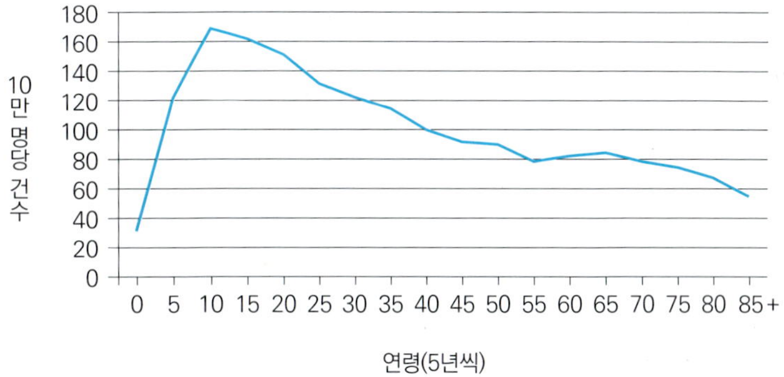

그림 10-3 | 충수염의 연령 별 빈도[15)]

영유아는 천공 위험 요인도 높아, 30대의 충수염과 비교하면 6배 정도입니다.[15)] 특히 4세 이하에서는 진단 시에 천공의 비율이 80~100%이며, 10~17세 소아에서도 진단 시 천공의 비율이 10~20% 정도입니다.[16)] 10대가 되면 천공의 예는 줄어들지만, 그래도 10명 중 2명에서 천공이 발생하는 것입니다.

또 진단이 늦어질수록 천공 위험 요인은 높아집니다. 천공이 발생한 환자 비율은 발병으로부터 36시간 이내에 진단된 그룹에서는 2% 이하, 36시간 이상 경과하여 진단된 그룹에서는 5% 이상이었습니다. 진단이 늦어질수록 천공 비율은 높아집니다.[17)]

위 데이터로 볼 때 연령이 낮을수록 진단하기 어렵고, 천공으로 심각해진 후에야 비로소 진단되는 경우가 많다는 것을 상상할 수 있습니다.

표 10-12 | **충수염의 스코어링 시스템**[18)]
- Alvarado/MANTRELS Scoring System -

Variables	Score
Migration of pain to the right lower quadrant (우측 하복부로 통증이 이동한다)	1
Anorexia (식욕부진)	1
Nausea/vomiting(구역질/구토)	1
Tenderness in the right lower quadrmnt (우측 하복부의 압통)	2
Rebound pain (반발통)	1
Elevation of temperature (≧37.3℃)(발열)	1
Leukocytosis (WBC>10,000/μL)(백혈구 증다))	2
Shift of WBC count to the left (>75% neutrophils)(백혈구의 좌방 이동)	1
Maximum score (최고점)	10

7점 이상: Positive LR 4.0, 7점 미만: Negative LR 0.2, 4점 이하: 충수염 없음

신생아나 영아에서 충수염의 빈도가 낮은 이유는 다음과 같습니다.

❶ 충수가 「누두상(깔때기 모양)」이다.
❷ 충수구가 커서 폐색되기 어렵다.
❸ 식사가 밀크 등의 「부드러운 것」이다.
❹ 와위(臥位)다.
❺ 밖에 나갈 기회가 적어, 소화기·호흡기 질환에 이환될 일이 적다.

1세가 넘으면 충수 형태가 성인과 거의 비슷해지고, 림프 여포의 과형성이 일어나며 여포의 크기 자체도 서서히 증대합니다. 때문에 1세 이후 충수염의 빈도가 높아집니다.

2 | 증상과 진단

충수염의 치료법은 항생제±충수 절제술(경우에 따라서는 회맹부 절제술)에 이의는 없지만, 「충수염을 놓치지 않으려면, 어떻게 해야 하는가」에 관한 논문은 꽤 많이 나와 있습니다. 그 중 바쁜 응급 외래에서 간과되기 쉬운 것을 줄이기 위해 급성 충수염의 스코어링 시스템이 있습니다(**표 10-12**). 이 스코어링 시스템이 완벽하지는 않지만, 각각의 소견이 얼마나 유의한 것인가를 알 수 있는 기준이 됩니다.

이 Alvarado score에서 4점 이하라면 민감도 99%로 충수염을 부정할 수 있지만, 비전형적인 증상으로 진찰받는 영유아들에게는 사용하지 않는 것이 좋습니다.

더불어 충수염을 놓치지 않으려면, 「간과되는 충수염 패턴」을 알아두는 것도 중요합니다.

간과되는 충수염 패턴

1. 영유아 충수염
   ① 복통이 국한되지 않는 경우가 많다.
   ② 이미 항생제가 투여되고 있어 partial treatment가 된 경우가 많은 매우 드물지만, 영아에서도 충수염은 발생합니다. 영아 충수염에서는 ①복부 팽만, ②구토, ③수유 불량, 세 가지 증상을 보이는 경우가 많고, 이들 세 가지 소견을 진단했을 때는 반드시 급성 충수염을 의심하십시오.
2. 설사를 동반한 충수염
   위장염으로 오진되는, 충수염을 가장 놓치기 쉬운 패턴입니다. 급성 충수염에서도 설사 증세가 나타날 수 있으며 낮은 빈도가 아니므로 주의하십시오.
3. 증상이 약한 충수염
   앞서 진찰한 의사로부터 항생제가 투여되어, 증상이 마스크 되어 버리는 패턴입니다.
4. 농뇨를 동반한 충수염
   소아의 경우, 농뇨가 있으면 신우신염을 유발할 가능성이 많습니다. 그러나 농뇨는 충수염에서도 보이기 때문에 「농뇨가 있기 때문에 신우신염」이라고 단락적으로 생각하면 충수염 간과로 이어집니다.

이상 간과되기 쉬운 충수염의 네 가지 패턴입니다. 실제로 초진 시에 놓칠 수 있는 충수염의 비율은 28~57%로[19], 충수염 환자 4명 중 1~2명은 초진 시에 진단되지 않습니다.

충수염의 확정 진단은, 복부초음파나 CT 등의 영상으로 가능합니다. 복부초음파는 시술자의 기량에 따라 크게 좌우되며 민감도는 38.3~84.7%, 특이도는 87.6~95.0%입니다.[20-22] 민감도에 편차가 있더라도 특이도는 매우 높은 검사입니다. 단순 CT는 민감도 92.7%, 특이도 96.1%로 매우 양호합니다.[23] 충수염이 의심될 때는 먼저 복부초음파를 실시하고, 필요하면 단순 CT를 추가하십시오. 단순 CT로도 민감도나 특이도 모두 양호하기 때문에 조영 CT는 불필요합니다.

충수염의 혈액배양 양성률은 낮지만, 양성이 나오면 치료 기간이 달라지므로 혈액배양은 반드시 시행하십시오. 천공이 있으면 복수(腹水)배양도 필요합니다. 수술 후 농양형성이 일어났을 때 참고할 수 있습니다.

3 | 치료

기본적으로 외과 질환이므로 「수술해야 할지 말아야 할지」를 검토하는 동시에, 통증 억제를 위한 해열 진통제와 항생제 투여를 시작합니다. 항생제는 장내세균과 혐기성균을 커버하기 위해서입니다. 첫 번째 선택지는 다음과 같습니다.

- 암피실린 · 설박탐
- 세프메타졸

2개 이상의 약제를 병용할 경우 다음과 같은 선택지도 있지만, 되도록 단순한 것이 좋기 때문에 필자는 단일 약제 치료를 선호합니다.

- 세프트리악손/세포탁심+클린다마이신/메트로니다졸
- 암피실린+겐타마이신+클린다마이신/메트로니다졸

항생제 투여 기간은 아래와 같습니다.

- 천공이 없는 충수염: 수술 전에만 투여, 수술 후 투여는 불필요
- 천공성 충수염: 최소 5일간, 복통이 소실되면서 해열 및 백혈구의 정상화를 얻을 수 있다. 장관 기능이 정상화될 때까지 투여

천공이 없는 충수염에 대한 항생제 역할은 충수염을 치료하기 위함이 아니라, 주술기를 예방하기 위한 투여입니다. 수술 후에 투여할 필요는 없습니다.

수술 타이밍의 경우, 초기 충수염 수술을 진단 후 12시간 이내에 실시했을 때와 12시간 이후에 실시했을 때는 천공, 괴저성 충수염, 농양형성 위험 요인에 변함없었다는 메타분석 결과가 나와 있습니다.[24] 즉 한밤중 응급 외래에서 진단한 충수염이라면, 익일 낮까지 수술을 기다려도 문제없습니다.

다만, 48시간 이상 대기하면 수술창 감염이나 농양형성, 재입원 위험 요인이 높아집니다. 이 연구결과로, 천공이 없는 초기 충수염이라면 졸리고 주의력이 산만해지기 쉬운 한밤중에 응급 수술을 할 필요가 없고, 다음 날 건강한 외과 의사에게 수술을 의뢰해야 한다는 것을 알 수 있습니다.

4 | 급성담낭염 · 담관염

성인에서는 흔하지만, 소아에서는 매우 드문 질환입니다. 위험 요인으로 비만, 담석의 기왕력, 용혈성 빈혈, 백혈병, 클론병, cystic fibrosis, 선천성 담도협착 등이 있으며, 이들 기저질환을 가진 아이의 담낭염, 담관염에 대한 보고가 있습니다.[25]

담낭염은 급성과 만성, 두 가지로 분류됩니다.

급성 담낭염	용혈성 빈혈이나 cystic fibrosis(일본에서는 드묾) 등의 환자 배경이 없으면 극히 드묾
만성 담낭염	1개월 이상 증상이 계속되는 것. 백혈구 상승은 거의 눈에 띄지 않고, 간기능 장애도 일어나지 않음. 만성적인 우상복부통, 오심, 구토가 있고 복부초음파로 진단.

대부분의 소아 담관염은 담도폐쇄증 말기에 일어나는 경우가 많고, 카사이 수술 후에 대한 보고도 있습니다.[26] 성인에서는 대부분 ALP가 상승합니다. 하지만 소아에서는 담관계 효소가 상승하는 것을 거의 볼 수 없는 경우가 많고, 설령 ALP가 상승하고 있어도 성장기 소아에서는 그 해석이 곤란합니다. 따라서 진단에는 ALP보다 γGTP상승이 유용합니다.

원인 병원체는 대장균, Klebsiella, 장구균, 혐기성균 등이며 성인과 거의 비슷합니다.

1 | 증상

잘 알려져 있는 증상은 복통, 변비, 설사, 구역질·구토, 황달이며, 영유아기의 증상은 비특이적인 것이 많아 발열만 출현하는 경우도 다수 있습니다. 따라서 증상으로 진단을 상기하는 것은 극히 어려운 일이며, 위에서 언급한 위험 요인이 없으면 감별 질환으로 삼기에는 쉽지 않습니다.

신체소견으로는 담도계 감염병일 경우 Murphy의 3징후(우계륵부통증, 황담, 발열), Reynolds의 5징후(Murphy의 3징후+쇼크, 의식장애)가 알려져 있는데, 소아에서는 이들 징후의 민감도와 특이도에 관한 보고는 없습니다. 진단할 때 복부초음파 검사, CT/MRI 등이 유용하다는 점은 성인과 동일합니다.

5 | 급성 췌장염

소아의 급성 췌장염은 유행성이하선염(mumps) 바이러스나 약물에 의한 부작용 등이 원인입니다. 「무릎을 구부려 침대에 눕고 심와부에 압통이 있고, 청진하면 복부 움직임이 나빠 웩웩거리며 마구 토한다」와 같은 프레젠테이션이 전형적입니다. 발열은 1/3정도에서만 나타납니다. 성인과 마찬가지로 아밀라아제 상승은 중증도와는 무관하지만, 발병 후 48시간이 경과했을 때의 CRP가 중증도와 상관하는 데이터가 있습니다.[27]

성인의 급성 췌장염은 알코올성이나 간담도계 질환으로 병발하는 경우가 많고, 소아의 경우는 약물에 의한 부작용이 원인 중 가장 많습니다. 그 밖에 외상, 선천성 담도계기형(췌담관 합류이상증 등), 가와사키병, IgA혈관염(쇤라인-헤노흐자반병), 전신성 에리테마토데스, 용혈성 요독증 증후군, 바이러스 감염(멈프스, 콕사키B, A형 간염 바이러스, 수두·대상포진, 거대세포바이러스, 아데노바이러스 등), 회충증(폐색성 췌장염), 마이코플라즈마 등으로 급성 췌장염이 발병하기도 합니다.

현재 신뢰할 수 있는 치료는 보충액뿐입니다. 과거에는 괴사성 췌장염에 항생제의 예방투여가 권고되었으나, 지금은 예방투여가 유해한 것으로 생각되고 있어 불필요한 내성균을 나오지 않기 위해서라도 췌장염의 모든 환자에서 항생제 사용은 피해야 합니다.

급성 췌장염의 원인 약물[29]	• 스테로이드 • 사이아자이드계 이뇨제	• 아자티오프린 • 테트라사이클린
다소 빈도가 떨어지지만, 보고 있음	• 술파제 • 에리트로마이신 • 리팜핀	• 니트로플란트인 • 메트로니다졸 • 펜타미딘

6 | 원발성 복막염

원발성 복막염(primary peritonitis)은 성인의 간경변 환자에서 비교적 자주 볼 수 있는 질환입니다. 소아에서는 네프로제 증후군이나, 드물게 SLE에서 보이기도 합니다.

1 | 병태생리

뚜렷한 병태생리는 알려지지 않았지만, 유력한 것은 bacterial translocation이 원인이라는 가설입니다.[30] bacterial translocation란 소화관 내의 미생물이 위장관 바깥 장기(장간막 림프절이나 비장, 간, 신장, 혈관 내 등)로 이동하는 것입니다.

bacterial translocation을 일으키는 배경에 이하 세 가지가 있습니다.

❶ 장내세균총의 변화, 세균의 이상증식
❷ 소화관 연동운동의 저하
❸ 면역계 장애

2 | 증상

임상 증상은 발열, 복통, 구토, 구역질, 설사 등이며 복부 전체에 압통·반도통(rebound tenderness)이 나타난다는 점이 전형이지만, 천공성 복막염에 비해 증상은 약한 경우가 많고 복통 증상이 없는 경우도 있습니다. 요컨대 유명한 Fitz-Hugh-Curtis 증후군도 원발성 복막염의 하나입니다.

3 | 원인 병원체

고전적으로 폐렴구균과 A군 연쇄상구균이 유명하며, 대장균이나 Klebsiella 같은 장내세균이나 장구균, 황색 포도상구균 등이 검출될 때도 있습니다. 혐기성균이 검출되는 경우는 거의 없습니다.

4 | 진단

진단하기 위해서는 복수배양으로 균을 검출해야 하지만, 배양뿐만 아니라 세포수와 그 분획, 유산수치, pH도 측정합니다. 다핵백혈구가 250/μL 이상이라면, 설령 배양이 음성이어도 원발성 복막염으로 진단할 수 있습니다. 그 외 참고소견으로는 유산수치가 25 mg/dL 이상, pH가 7.35 이하라면 원발성 복막염 가능성이 높아집니다. 복수배양의 양성률은 낮지만, 검체를 혈액 배양병에 넣어 배양하면 양성률이 높아지므로, 일반 배양 외에 혈액 배양병에 검체를 넣어 시행합니다.

5 | 치료

주로 장내세균과 폐렴구균, A군 연쇄상구균을 커버하기 위해 제3세대 세팔로스포린(세프트리악손이나 세포탁심)을 사용합니다. 치료에는 신속하게 반응하는 경우가 많아, 보통 2~3일이 지나면 개선 경향이 보입니다. 간 경변, 네프로제 등으로 복수가 차며 복통을 호소할 때는, 원발성 복막염 가능성을 고려하여 복수천자를 주저하지 않도록 합니다.

7 | 장요근 농양

장요근 농양은 원발성과 2차성으로 분류합니다. 2차성은 충수염이나 소화관의 천공 후 추체염 등으로 장요근에 염증이 파급되어 발생하지만, 소아에서의 빈도는 낮고 소아의 장요근 농양은 대부분 원발성입니다.

원발성 장요근 농양의 원인 병원체는 대부분 황색포도상구균이며, 원발성 장요근 농양의 88.4%를 차지합니다.[31] 이어서 폐렴구균이나 연쇄상구균 등의 연쇄상구균이 4.9%, 대장균이 2.8%입니다.

증상은 다양하고 비특이적 발열만으로 진찰하는 경우도 많지만, 요통, 복통, 다리를 저는(영어로는 'limp'라고 합니다) 증상 등이 비교적 많이 수반됩니다. 혈액배양이 양성으로 나온 경우도 많으므로, 치료 시작 전에 반드시 혈액배양을 시행합니다.

배농이 기본이지만, 대부분의 원인 병원체는 황색포도상구균이므로 초기 치료는 세파졸린으로 충분합니다. 치료 기간은 농양 사이즈에 따라 다르지만, 정맥주사로 2~3주, 그 후 2~3주간 약을 복용합니다.

8 | 간농양

성인에 비해 소아에서는 흔치 않은 질환으로, 악성종양, 간담도계 질환, 만성 육아종, 크론병이나 겸형 적혈구빈혈증, 배꼽 카테터 유치 등이 위험 요인입니다. 원인에 따라 세 가지로 분류됩니다.

1 | 세균성 간농양

주요 원인 병원체는 황색포도상구균과 장내세균입니다. 신생아의 간농양을 진찰할 때는 배꼽 카테터의 유치력이 있는지, 기저질환으로 만성육아종이 관여하고 있는지를 의심하십시오.

치료를 시작하기 전에 혈액배양과 천자가 가능하다면 배농을 시행해야 합니다. 항생제 선택은, 어느 정도 상태가 안정되면 황색포도상구균을 겨냥해 세파졸린으로 시작할 수 있습니다.

간농양으로 인해 바이탈이 무너질 경우는 거의 없지만, 바이탈에 문제가 생길 것 같으면 황색포도상구균, 장내세균, 혐기성균을 커버하기 위해 제3세대 세팔로스포린과 메트로니다졸을 조합하여 치료를 시작합니다. 한 가지 약제로 치료하려면, 암피실린·설박탐을 선택합니다. 연령과 상관없이 배농은 중요합니다.

2 | 아메바 간농양

소아는 3세 이하에서 호발하며 간종대, 빈혈 증세를 보입니다. 장관 아메바증이라면 분변 속에 *Entamoeba histolytica*의 영양형을, 경증례 또는 carrier라면 포자(cyst)로 보이지만, 간농양에서 발견된 경우는 분변 중에 존재하지 않을 경우가 많아서 이 때는 항체로 증명할 수밖에 없습니다.

메트로니다졸과 팔로모마이신으로 치료합니다. 메트로니다졸로 영양체를 7~10일 치료하고, 그 후 장관 내에 존재하는 포자를 치료하기 위해 7일간 팔로모마이신을 투여합니다. 농양이 크거나 72시간 이내에 축소 경향을 보이지 않으면, 배농을 적응합니다. 크면 파열(rupture)될 위험이 있지만, 그래도 수술적응은 세균감염을 합병했을 때뿐입니다.

3 | 진균성 간농양

진균성은 대부분 Candida가 원인이며, 매우 드물게 Aspergillus가 원인이기도 합니다. 일반적으로 혈액종양이 배경에 있거나 카테터 감염으로 인한 2차적 발생입니다.

9 | 비장농양

비장농양을 진찰했을 경우 생각할 수 있는 것은 2가지입니다. 하나는 외상성 비장농양, 다른 하나는 감염성 심내막염이나 카테터 감염, 혈전성 정맥염 등의 혈관 내 감염으로부터 패혈증성 색전으로 유입된 경우입니다. 가장 많은 원인 병원체는 Candida이므로 비장농양을 진찰했을 때는 제외할 수 있을 때까지 Candida 농양으로 간주하여 empiric하게 항진균제를 투여해야 합니다. 고양이 할퀸병(cat-scratch disease)의 원인 병원체 *B. henselae*도 비장농양을 유발하며, 이 경우 감염성 심내막염 검색도 필요합니다.

10 | 부신농양

부신농양을 진찰했을 경우 반드시 부신종양 존재를 고려합니다. B군 연쇄상구균에 의한 것이 많습니다.

마지막으로, 복통을 일으키는 질환의 기타 감별 질환에 대해 정리합니다.

폐렴	하엽 폐렴일 경우 복통을 일으킬 수 있습니다. 이것은 성인도 마찬가지입니다.
급성 장간막 림프절염, acute mesenteric lymphadenitis	증상은 급성 충수염과 뚜렷이 구별할 수 없습니다. 복통, 압통, 발열, 구토 등 충수염과 비슷하며, 종종 충수염으로 오인되어 수술을 받기도 합니다. 이 림프절을 배양하면 β연쇄상구균, 수막구균(meningogoccus), *Yersinia enterocolitica*, *Yersinia pseudotuberculosis*가 검출됩니다. 기타, EBV나 아데노바이러스도 장간막 림프절염을 일으킵니다.
급성 난관염	성(性)적 활동이 가능한 젊은 여성에서 고려됩니다. 증상에, 농성대하 등이 나타납니다. 반드시 임질균 배양과 클라미디아 배양, PCR을 실시합니다. 진전되면 골반 내 염증성 질환(pelvic inflarrirriatory disease: PID)이나 Fitz-Hugh-Curtis 증후군으로 발전합니다.
이소성 임신 (자궁 외 임신)	놓칠 수 없는 질환입니다. 파열되면 쇼크 상태에 빠집니다. 임신 검사제나 초음파가 중요합니다.
요로 감염병	신우신염에도 구토, 설사 등의 소화기 증상이 두드러질 수 있습니다. 충수염에서도 늑골척추각 압통이 나타날 수 있으므로 주의합니다.
간염	간염으로 야기된 복통은, 우상복부통이 될 가능성이 많습니다. 간기능 이상을 동반한 경우에는 여행력 등을 물어 A형간염, B형간염 가능성을 고려합니다.
담낭염·담관염	좀처럼 드물지만, 놓치면 치명적입니다.
급성 췌장염	빈도는 낮지만, 중증화 가능성이 있으므로 기억합니다.
항문주위 농양	2세까지 발병하는 경우가 많고, 발견했을 때는 크론병이나 궤양성 대장염등의 기저질환이 숨어 있을 수 있으므로 주의합니다.

그 외	추체염, 장요근 농양, 인플루엔자(특히 B형에서, 복통이 전면에 나타날 수 있습니다), 선장골염, IgA 혈관염(이전의 쇤라인-헤노흐자반병), 대망염전, 황체낭포의 천공, 소아류마티스관절염, 폴피린증, 겸형 적혈구빈혈증 등.

文献

1) Armon K, Stephenson T, MacFaul R, et al. An evidence and consensus based guideline for acute diarrhoea management. Arch Dis Child ; 85 : 132-142, 2001

2) O' Ryan ML, Pena A, Vergara R, et al. Prospective characterization of norovirus compared with rotavirus acute diarrhea episodes in chilean Children. Pediatr Infect Dis J ; 29 : 855-859, 2010

3) Thielman NM, Guerrant RL. Clinical practice. Acute infectious diarrhea. N Engl J Med ; 350 : 38-47, 2004

4) Costantini V, Grenz L, Fritzinger A, et al. Diagnostic accuracy and analytical sensitivity of IDEIA Norovirus assay for routine screening of human norovirus. J Clin Microbiol ; 48 : 2770-2778, 2010

5) Parashar UD, Nelson EA, Kang G. Diagnosis, management, and prevention of rotavirus gastroenteritis in children. BMJ ; 347 : f7204, 2013

6) Jackson J, Bolte RG. Risks of intravenous administration of hypotonic fluids for pediatric patients in ED and prehospital settings : let' s remove the handle from the pump. Am J Emerg Med ; 18 : 269-270, 2000

7) Li ST, Grossman DC, Cummings P. Loperamide therapy for acute diarrhea in children : systematic review and meta-analysis. PLoS Med ; 4 : e98, 2007

8) Wong CS, Mooney JC, Brandt JR, et al. Risk factors for the hemolytic uremic syndrome in children infected with Escherichia coli O157 : H7 : a multivariable analysis. Clin Infect Dis ; 55 : 33-41, 2012

9) Smith KE, Wilker PR, Reiter PL, et al. Antibiotic treatment of Escherichia coli O157 infection and the risk of hemolytic uremic syndrome, Minnesota. Pediatr Infect Dis J ; 31 : 37-41, 2012

10) Panos GZ, Betsi GI, Falagas ME. Systematic review : are antibiotics detrimental or beneficial for the treatment of patients with Escherichia coli O157 : H7 infection? Aliment Pharmacol Ther ; 24 : 731-742, 2006

11) Ikeda K, Ida O, Kimoto K, et al. Effect of early fosfomycin treatment on prevention of hemolytic uremic syndrome accompanying Escherichia coli O157 : H7 infection. Clin Nephrol ; 52 : 357-362, 1999

12) Shiomi M, Togawa M, Fujita K, et al. Effect of early oral fluoroquinolones in hemorrhagic colitis due to Escherichia coli O157 : H7. Pediatr Int ; 41 : 228-232, 1999

13) Schmidt H, Scheef J, Huppertz HI, et al. Escherichia coli O157 : H7 and O157 : H (-) strains that do not produce Shiga toxin : phenotypic and genetic characterization of isolates associated with diarrhea and hemolytic-uremic syndrome. J Clin Microbiol ; 37 : 3491-3496, 1999

14) Humes DJ, Simpson J. Acute appendicitis. BMJ ; 333 : 530-534, 2006

15) Anderson JE, Bickler SW, Chang DC, et al. Examining a common disease with unknown etiology : trends in epidemiology and surgical management of appendicitis in California, 1995-2009. World J Surg ; 36 : 2787-2794, 2012

16) Bundy DG, Byerley JS, Liles EA, et al. Does this child have appendicitis? JAMA ; 298 : 438-451, 2007

17) Bickell NA, Aufses AH Jr, Rojas M, et al. How time affects the risk of rupture in appendicitis. J Am Coll Surg ; 202 : 401-406, 2006

18) Ohle R, O' Reilly F, O' Brien KK, et al. The Alvarado score for predicting acute appendicitis : a systematic review. BMC Med ; 9 : 139, 2011

19) Rothrock SG, Pagane J. Acute appendicitis in children : emergency department diagnosis and management. Ann Emerg Med ; 36 : 39-51, 2000

20) Obermaier R, Benz S, Asgharnia M, et al. Value of ultrasound in the diagnosis of acute appendicitis : interesting aspects. Eur J Med Res ; 8 : 451-456, 2003

21) Orr RK, Porter D, Hartman D. Ultrasonography to evaluate adults for appendicitis : decision making based on meta-analysis and probabilistic reasoning. Acad Emerg Med ; 2 : 644-650, 1995

22) Chan I, Bicknell SG, Graham M. Utility and diagnostic accuracy of sonography in detecting appendicitis in a community hospital. AJR Am J Roentgenol ; 184 : 1809-1812, 2005

23) Hlibczuk V, Dattaro JA, Jin Z, et al. Diagnostic accuracy of noncontrast computed tomography for appendicitis in adults : a systematic review. Ann Emerg Med ; 55 : 51-59. e1, 2010

24) Bhangu A. Safety of short, in-hospital delays before surgery for acute appendicitis : multicentre cohort study, systematic review, and meta-analysis. Ann Surg ; 259 : 894-903, 2014

25) Takiff H, Fonkalsrud EW. Gallbladder disease in childhood. Am J Dis Child ; 138 : 565-568, 1984

26) Ecoffey C, Rothman E, Bernard O, et al. Bacterial cholangitis after surgery for biliary atresia. J Pediatr ; 111 : 824-829, 1987

27) Yadav D, Agarwal N, Pitchumoni CS. A critical evaluation of laboratory tests in acute pancreatitis. Am J Gastroenterol ; 97 : 1309-1318, 2002

28) Baron TH, Morgan DE. Acute necrotizing pancreatitis. N Engl J Med ; 340 : 1412-1417, 1999

29) Jordan SC, Ament ME. Pancreatitis in children and adolescents. J Pediatr ; 91 : 211-216, 1977

30) Wiest R, Garcia-Tsao G. Bacterial translocation (BT) in cirrhosis. Hepatology ; 41 : 422-433, 2005

31) Ricci MA, Rose FB, Meyer KK. Pyogenic psoas abscess : worldwide variations in etiology. World J Surg ; 10 : 834-843, 1986

Chapter

11 피부 · 연부조직 감염병

1 | 피부발진에 대한 접근

피부발진에도 나름의 특징적인 소견이 있어, 성상과 분포 등으로 일정 부분 감별이 가능합니다. 하지만 이 책은 피부과 교과서가 아니므로, 감염병에 특화하여 서술하겠습니다. 피부 발진 증상을 보일 때, 감염병 관점에서 아래 세 가지가 중요합니다.

❶ 치명적 감염병은 없는가(**표 11-1**)
❷ 치료 가능한 피부발진인가: 봉와직염, 단독, 포도상구균성 열상양피부증후군, 성홍열
❸ 공중위생 상 중요한 감염은 아닐까: 수두, 홍역, 풍진

특히 발열, 자반, 쇼크 상태는 폐렴구균이나 수막구균의 균혈증일 수도 있으므로, 혈액배양을 시행하여 신속하게 제3세대 세팔로스포린을 투여합니다. 리케차(rickettsia)는 자세한 병력(야산, 논밭, 물린 곳 확인)이 중요합니다.

독성쇼크증후군에 대한 진단 기준은 존재하지만(**표 11-2**), 이것은 역학상의 정의입니다. 진단 기준에 들어맞았다 하여 독성쇼크증후군이라 할 수 없고, 반대로 진단 기준에 해당되지 않는다 하여 독성쇼크증후군을 배제할 수 없습니다. 독성쇼크증후군은 확진이 어렵고 사망률이 높은 질환이므로, 진단 기준을 충족하지 않아도 의심스러우면 치료를 시작해야 합니다.

일본에서 침습성 수막구균 감염병의 빈도는 높지 않지만, 매년 10명 전후의 발병 보고가 있습니다. 특히 2013년 4월 이후부터는「침습성 수막구균 감염병」이 전수 파악한 5가지 유형의 감염병 질환으로 보고되었기 때문인지 증가 추세입니다. 2013년 4월부터 2014년 12월까지 59건의 사례 보고가 있습니다.

수막구균 감염병을 상기하는 계기가 될 수 있는「출혈반」(점상출혈이나 자반)은, 수막구균 감염병의 절반에서만 볼 수 있습니다. 증상도 발열, 두통, 구토, 근육통 등 비특이적 증상이 주체이기 때문에 폐렴구균이나 헤모필루스 인플루엔자

표 11-1 | 발열+피진의 감별 질환

치명적인 것	• 괴사성 근막염 • 독성쇼크(toxic shock)증후군 • 리케차 감염병(츠츠가무시병, 일본 홍반열) • 전격성 자반병[침습성 수막구균(meningococcus) 감염병, 침습성 폐렴구균 감염병] • 미숙아의 피부 Candida증, Aspergillus증
치명적이지 않지만 빈도가 높은 것	• 바이러스 감염: 수두, 풍진, 홍역, 파보바이러스 B19, 엔테로바이러스, 돌발성 발진 • 세균감염: 봉와직염, 단독, 포도상구균성열상양피부증후군(staphylococcal scalded skin syndrome: SSSS), 성홍열

표 11-2 | 독성쇼크증후군의 진단 기준

1. 발열: 38.9℃ 이상
2. 저혈압: 수축기 혈압이 90 mmHg 이하
3. 발진: 미만성반상홍피증(diffuse macular erythroderma)
4. 낙설(落屑): 발병 1~2주 후에 주로 손바닥, 발바닥에 보이는 낙설
5. 다장기장애(이하 3개 항목 이상)
   ① 소화관: 구토, 설사
   ② 근육: 중도의 근육통, 혹은 CPK 상승(정상수치의 2배 이상)
   ③ 점막: 질, 구강, 인두 또는 결막충혈
   ④ 신장: BUN/Cre비율 상승(정상수치의 2배 이상) 또는 소변 침전물로 농뇨 있음
   ⑤ 간: 총빌리루빈, AST, ALT 상승(정상수치의 2배 이상)
   ⑥ 혈액: 혈소판이 10만 이하
   ⑦ 중추신경: 견당식 장해 또는 의식장애
6. 로키산홍반열, 렙토스피라, 홍역을 부정

confirmed case: ①~⑥을 충족한 것
probable case: ①~⑤중 하나를 충족하지 않는 것

균 감염병과 마찬가지로, 적절히 배양을 시행하여 제3세대 세팔로스포린으로 치료를 시작해 둘 수밖에 없습니다.

피부발진 진찰 시 반드시 주의해야 할 것은, 「손바닥에 피부발진이 있는가 없는가」입니다. 감염병으로 인해, 피부발진이 손바닥에 출현하는 경우는 기본적으로 아래 5가지 밖에 없습니다.

POINT 손바닥에 피부발진이 나타나는 감염병은 5가지 밖에 없다!

- 수족구병
- rat bite fever
- 감염성 심내막염
- 매독
- 일본 홍반열

표 11-3 | 가와사키병과의 감별에 문제가 되는 질환

- 세균감염: 성홍열, 에르시니아감염, 렙토스피라, 독성쇼크증후군
- 바이러스 감염: 아데노바이러스 감염병, 홍역, 돌발성 발진
- 약진(Stevens-Johnson증후군 포함)

Rocky Mountain spotted fever(로키산 홍반열)도 손바닥에 피부발진이 출현하지만, 일본에 없는 리케차 감염이므로 해외 방문력이 없다면 걱정할 필요는 없습니다. 일본 홍반열의 경우 손바닥에 피부발진이 출현하지만, 같은 리케차더라도 츠츠가무시병일 때는 보통 손바닥에 나타나지 않습니다. 수두나 홍역 등도 손바닥에 출현하지 않습니다. rat bite fever(서교증)은 꽤 드문 감염병으로, 쥐 등의 설치류에 의한 교상력이 있으면 소아에서도 발병할 수 있습니다.

비감염병이며 감별 질환으로 고려해야 할 질환은 가와사키병입니다. 특히 감염병 치료 중에 약진을 일으켰을 경우, 감별에 매우 고심할 때가 있습니다. 감별에 가장 고심하는 패턴은, 경부 화농성 림프절염을 의심하여 항생제 치료 중에 피부발진이 출현한 경우입니다. 경험 상, 이런 경우「결과적으로 가와사키병」이었던 적이 많습니다. 이는 소아에서 약진이 출현하는 빈도보다, 가와사키병의 빈도가 더 높기 때문입니다.

가와사키병과 감별해야 할 질환을 **표 11-3**에 정리합니다.

전형적인 돌발성 발진이라면 가와사키병과의 유사점이 거의 없지만, 비전형적인 돌발성 발진이라면 발열 중에 피부발진이나 BCG 주사흔 발적이 보이는 경우가 있습니다. 이렇게 되면 가와사키병과 정말 흡사한 병태이기 때문에, 임상증상으로는 감별하기 어렵습니다. 돌발성 발진은 대부분 염증반응이 고수치로 나오지 않기 때문에, CRP와 백혈구로 감별합니다(유감스럽게도 돌발성 발진의 평균 CRP, WBC에 관한 데이터는 없습니다).

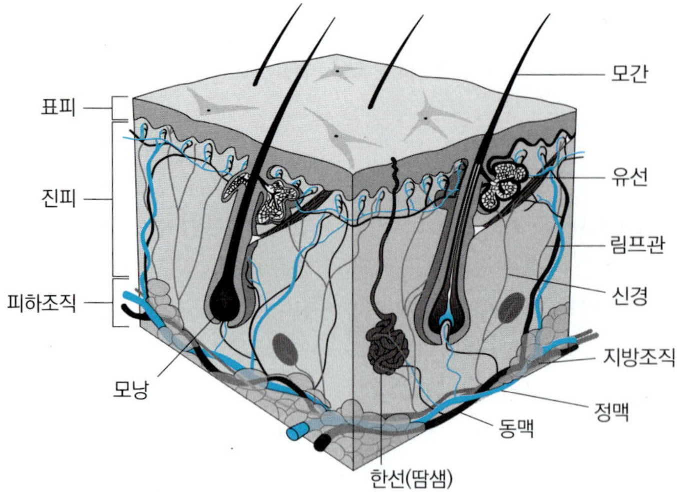

그림 11-1 | **피부 구조**

2 | 피부농양, 종기 · 종창

POINT

- 진단은 임상 진단, 기본적으로 절개배농한다.
- 연고에 증거는 없지만, 필자는 연고를 처방한다.
- 재발하면 매우 귀찮으니 낭포·농양·이물의 유무를 확인해야 한다. 항생제의 전신투여나 무피로신 연고를 사용해도 자주 재발한다.

1 | 병태생리

피부농양은 진피 내(**그림 11-1**)에 발생하는 농양으로, 피하조직에 발생한 농양을 피하농양이라고 합니다. 「종기(癤, furuncle)」는 모낭 내에 감염이 발생하여, 그것이 주위 진피나 피하조직으로 염증이 파급된 상태를 말합니다. 「종창(癰, carbuncle)」은 몇몇 인접한 모낭이 동시에 감염을 일으켜 한 덩어리가 된 것으로, 종기보다 염증이 강하고 발열을 수반하는 경우가 많습니다.

2 | 원인 병원체

복수의 균이 관여하는 경우도 있으나, 원인 병원체는 대부분 황색포도상구균 단일균입니다. 또 황색포도상구균의 보균이 위험 요인으로 알려져 있으며, 재발할 경우 본인뿐만 아니라 가족의 제균 등도 치료의 선택지가 됩니다.[1)]

3 | 증상

증상은 피부의 발적, 종창, 열감, 통증 등입니다. 진단은 대부분 시진으로 이루어집니다.

4 | 치료

절개·배농이 원칙입니다. 다만 필자는 열이 없을 경우, 절개·배농까지 하지 않고 무피로신 연고를 처방하는 경우가 많습니다.

절개·배농은 열이 나거나 중증 아토피성 피부염, 천포창 등의 기저질환이 있을 때 실시하는 것이 현실적입니다. 이런 경우에는 절개·배농을 하여 배양으로 시행하고, 그람염색으로 원인 병원체를 상정한 후 치료를 검토합니다. 일반적으로 MSSA를 고려하여 세팔렉신을 투여하지만, MRSA까지 커버하려면 ST합제(박트림)나 클린다마이신 등이 선택지입니다.

입원이 필요한 경우, 세파졸린이나 반코마이신으로 치료합니다. 반코마이신의 사용여부는, 그 지역의 MRSA 보균율이나 중증도 등을 종합하여 판단하지만, 필요한 경우는 특별히 없을 것입니다.

피부농양, 종기, 종창 치료에서의 난제는 재발한 경우입니다. 그때는 아래와 같은 방법이 추천되고 있습니다.[1)]

- 모소낭포, 땀샘농양, 이물질 혼입 여부를 확인
- 감수성 있는 항생제를 5~10일간 투여
- 무피로신 연고를 비강에 도포. 1일 2회, 5일간.

다만, 위와 같이 대응해도 좀처럼 낫지 않은 경우도 많습니다. 환아에게 무피로신을 처방해도 충분히 제균되지 않을 경우에는, 가족에게도 무피로신을 도포하거나 집에서도 클로르헥시딘으로 매일 손을 소독하는 방법도 있습니다. 하지만 언발에 오줌누기 식으로, 뚜렷한 효과가 나타나는 경우는 거의 없습니다. 뾰족한 해결책이 없는 게 현실입니다.

3 | 전염성 농가진

POINT

- 치료의 기본은 외용제. 후시딘산, 테트라사이클린계, 무피로신이 제1선택이다.
- 발열이나 병변이 국소화되지 않은 경우에만 항생제 복용 혹은 주사를 고려한다.
- 「농가진」에서도 류마티스열이나 A군 연쇄상구균 감염 후, 사구체 신염이 일어나는 것은 알아 둔다.

전염성 농가진은 주로 2~5세 정도의 소아에서 호발하는 피부 병변입니다. 「불똥」이라고도 하듯이 접촉 감염으로 다른 사람에게 전염이 확대되는 질환입니다. 피부 위생 불량과 전염성 피부병이 있으면 발병하기 쉽습니다.

1 | 증상

전염성 농가진은 주로 다음 두 가지 병태로 분류됩니다.

비수포성 농가진(non-bullous impetigo)

빈도는 비수포성 농가진이 가장 높고, 초기에는 주변에 발적을 동반한 구진이지만, 최종적으로 수포를 형성하여 농포가 됩니다. 안면, 사지에 형성되기 쉽고 병변도 국재한 것이 많아 전신에 다발하는 경우는 별로 없습니다. 발열은 적고, 항생제 함유 연고만으로 치료가 가능합니다.

수포성 농가진(bullous impetigo)

문자 그대로 수포 형성을 동반한 것입니다. 수포의 내용물은 처음에는 투명하다가 점차 탁해집니다. 농가진 수 자체는 비수포성 농가진보다 적고 체간부에 호발하며, 국부적으로 병변이 지속되는 경우가 많습니다. 비수포성 농가진보다 발열을 일으키는 경우가 많아, 항생제 약물에 적응되는 경우가 많습니다. 수포성 농가진은 황색포도상구균이 원인인 경우가 많고 황색포도상구균이 생성하는 표피박리독소(exfoliative toxin A)가 표피세포 사이를 연결하는 데스모그레인 1을 절단하여 수포를 형성합니다. 후술하는 포도상구균성 화상양피부증후군과 병태 메커니즘은 동일합니다.

2 | 진단

진단은 기본적으로 시진으로만 이루어지며, 농성 분비물이나 수포 내용물 배양은 난치성일 때만 검토합니다.

3 | 치료

외용 항생제가 기본이며, 선택지는 다음과 같습니다.

- 후시딘산(후시딘레오®)
- 테트라사이클린계 연고(아크로마이신®)
- 무피로신(백트로반®)

병변이 일부 부위에 국한하고 있지 않은 경우(전신성인 경우, 외용 항생제 도포가 곤란)나 발열이 관찰되거나 전신 상태가 불량한 경우는, 경구 항생제를 투여하고 경우에 따라서는 입원 치료도 필요합니다. 이 경우 항생제는 원인 병원체(황색포도상구균과 A군 연쇄상구균) 커버가 주체가 되므로 세팔렉신, 클린다마이신이 선택지입니다.

ST합제(박트림)는 A군 연쇄상구균에 대한 항균 활성이 약하기 때문에, 배양에서 포도상구균이 검출된 경우에만 선택 가능합니다.

전신 상태가 좋지 않고 입원 치료가 필요한 경우에는, 세파졸린, 클린다마이신을 주사합니다. MRSA가 검출되거나 의심될 경우에는, 반코마이신으로 치료합니다.

미노사이클린은 종종 MRSA 커버에 사용되지만, 치아착색 문제가 있으므로 영유아에게 사용해서는 안됩니다. 치료 효과도 ST합제(박트림)나 클린다마이신이 더 효과적이기 때문에, 미노사이클린을 MRSA 감염병 치료를 위해 영유아에게 사용할 필요는 없습니다.

4 | 예후

잘 알려져 있지 않지만 류마티스열[2)]이나 A군 연쇄상구균 감염 후 사구체 신염[3)]의 발병률은 인후염보다 전염성 농가진 이환 후가 더 높다고 합니다. 인후염 진단 후 소변검사를 위해 외래 추적검사를 할 때가 있는데, 그 이론으로 생각하면 전염성 농가진 후에도 외래 추적검사가 필요합니다. 다만 잠복기가 약간 다르며, 인후염 후 사구체신염 발병까지의 기간은 평균 1~3주, 농가진 후에는 3~6주 후입니다. 농가진 후, 소변검사를 추적검사하는 것이라면 1개월 후 정도가 적당합니다.

참고로 필자는 연쇄상구균 감염 후 소변검사를 추적검사하지 않습니다. 물론 소변검사의 추적검사를 부정하지는 않지만, 발병 빈도가 너무 낮고 발병이 경미하다면 경과 관찰합니다. 따라서 혈뇨나 부종 등의 증상이 나타나지 않는 한, 재진의 필요성은 없을 것으로 생각합니다.

4 | 단독 · 봉와직염

POINT

- 단독은 표층 진피, 림프관 감염, 봉와직염은 심층 진피, 지방직의 감염, 따라서 단독 쪽의 경계가 명료하고 발적이 두드러지지만, 임상적인 구별은 어렵다. Milian's ear sign를 알고 있으면 당당해질 수 있다.
- 특징적인 병력(교상, 담수 노출, 해수 노출 등)이 없는지 반드시 확인한다.
- 봉와직염/단독으로 오진하기 쉬운 질환(관절염, 골수염, 초기 괴사성 근막염 등)을 놓치지 않는다.

1 | 병태생리

단독과 봉와직염은 증상으로 구분하기가 종종 어렵습니다. 단독은 보다 표층의 진피와 림프관 주변에 감염이 일어나는 반면, 봉와직염은 보다 심층의 진피, 피

표 11-4 | **봉와직염의 위험 요인과 원인 병원체**[4)]

위험 요인	원인 병원체	사용해야 할 항생제
사람교상	구강 내 혐기성균(*Bacteroidessp.*, *Peptostreptococcus* spp., *Eikenella corrodens*, viridans group streptococci)	암피실린·설박탐, 아목시실린· 클라블란산
개·고양이 교상	*Pasteurella multocida*, *Capnocytophaga canimorsus*	암피실린·설박탐, 아목시실린·클라블란산
담수 노출	*Aeromonas hydrophila*	세프트리악손, 세포탁심, 독시사이클린
해수 노출	*Vibrio vulnificus*	세프트리악손, 세포탁심
어패류, 동물 (돼지, 양, 멧돼지, 닭 등)	*Erysipelothrix rhusiopathiae* (돼지단독)	암피실린, 아목시실린
안와·안와주위 봉와직염	폐렴구균, 헤모필루스 인플루엔자균	세프트리악손
신생아, 3개월 미만 유아	B군 연쇄상구균	암피실린

하의 지방직에 염증이 발생하는 점이 다릅니다. 단독은 염증의 위치가 표층에 가까우므로, 봉와직염보다 단독에서 발적 정도가 더 강하고, 염증 부위와 비염증 부위의 경계가 비교적 명확합니다.

2 | 원인 병원체

황색포도상구균과 A군 연쇄상구균은, 2가지의 주요 원인 병원체입니다. 단독은 A군 연쇄상구균, 봉와직염은 황색포도상구균에 의해 유발됩니다. A군 연쇄상구균은 「발이 빨라서」 순식간에 병변이 퍼지고 상처가 없어도 감염될 수 있지만, 황색포도상구균은 아토피나 외상 등의 침입 경로가 없으면 감염을 일으키는 경우가 드뭅니다.

그 외에도 몇 가지의 원인 병원체가 있는데, 각각 특징적인 병력이 있습니다(**표 11-4**). 기본적으로 황색포도상구균과 A군 연쇄상구균은 반드시 원인 병원체로 생각하고, 위험 요인이 있을 경우 기타 원인 병원체를 검토합니다.

성인은 당뇨병이나 동맥경화로 인해 혼합 감염을 초래할 수 있으나, 소아는 성인과 달리 복잡한 환자 배경이 있는 경우가 드물기 때문에 황색포도상구균, 연쇄상구균, 폐렴구균, 헤모필루스 인플루엔자균이 원인 병원체의 대다수를 차지하고 있습니다.

3 | 증상

봉와직염이나 단독은 거의 같은 증상을 보이며 피부의 발적, 종창, 열감 통증을 볼 수 있습니다. 안면에 나타난 경우 귀에 주목하면 감별이 용이합니다. 이개(귓바퀴)에는 진피 조직이 없기 때문에 귓바퀴의 발적이 보이면 단독입니다(Milian's ear sign). 단독은 보다 표피층에 염증을 일으키기 때문에, 모낭 주위에 염증이 생기면 그 부위가 쏙 패여 보여서, 「오렌지 껍질 모양」의 피부가 됩니다.

단독은 A군 연쇄상구균, 봉와직염은 황색포도상구균에 의한 경우가 많기 때문에 원인 병원체 차이가 약간 임상상으로도 나타납니다. A군 연쇄상구균이 원인이 되기 쉬운 단독은, 감염의 확산 속도가 빨라 증상이 나오면 몇 시간 단위로 퍼지지만, 황색포도상구균이 원인이 되기 쉬운 봉와직염은 단독에 비해 진행속도가 느려 1~2일 정도 소요됩니다. 또 A군 연쇄상구균은 독성의 세기를 반영하여 종종 림프관염을 병발합니다. 봉와직염은 부위에 따라 호칭이 다양합니다.

- 안와주위 봉와직염(periorbital cellulitis)
- 안와봉와직염(orbital cellulitis)
- 복벽 봉와직염(abdominal wall cellulitis): 고도 비만이 있으면 복벽의 봉와직염 발병 위험이 높아진다고 하지만, 일본에는 매우 드뭅니다.
- 협부봉와직염(buccal cellulitis): Hib 백신이 도입되기 전에는 협부봉와직염의 약 25%가 헤모필루스 인플루엔자균, 이어서 폐렴구균이었습니다. 정기접종 시작을 계기로, 향후 발병 수는 감소될 것으로 예상됩니다. 치주위염이나 부비동염에서 파급된 경우도 많이 볼 수 있습니다.
- 항문주위 봉와직염(perianal cellulitis): 영유아에서 발병하는 경우가 많고, 원인 병원체는 A군 연쇄상구균이 대부분입니다. 중증화되는 경우는 적고, 아목시실린 내복으로 치료 가능합니다.

단독이나 봉와직염은 중증으로 진행되는 경우는 기본적으로 없기 때문에, 쇼크나 중증감이 강할 때는 괴사성 근막염이나 독성쇼크증후군, 연쇄상구균성 톡식쇼크 증후군 등을 고려합니다.

4 | 진단

봉와직염 및 단독의 진단은 임상 진단입니다. 봉와직염과 단독을 구별하는 것이 어려울 수 있겠지만 진단 자체에 어려움을 겪을 일은 적을 것입니다. 오히려 봉와직염이나 단독과 오진하기 쉬운 다른 질환을 놓치지 않는 것이 중요합니다.

- 관절 주위의 피부 발적이 있을 경우 관절염을 놓치지 않는다.
- 잘 낫지 않는 봉와직염일 경우, 골수염을 놓치지 않는다(처음부터 골수염이 있었고, 그 결과 봉와직염을 초래하는 경우가 있다)
- 초기 괴사성 근막염이나 독성쇼크증후군, 연쇄상구균성 독성쇼크증후군을 놓치지 않는다.

5 | 치료

봉와직염, 단독이라면 A군 연쇄상구균이나 황색포도상구균이 원인이므로 외래 치료를 할 경우 세팔렉신, 입원 치료를 요할 경우에는 세파졸린을 선택합니다. 임상적으로 명확하게 단독으로 확신할 수 있다면 아목시실린이나 암피실린으로 치료할 수 있지만, 확신이 서지 않는다면 세파졸린이나 세팔렉신으로 치료를 시작합니다. MRSA를 고려할 때 외래라면 ST합제(박트림)나 클린다마이신, 입원이라면 반코마이신을 선택합니다. 특수한 상황에서의 봉와직염 치료는, 아래 **표 11-4**를 참조하십시오.

치료 기간은 피부 소견을 보며 결정합니다. 피부 소견이 호전되면 치료가 종료된 것입니다. 대략 7일 이내에 치료를 종료할 수 있습니다.

5 | 안와봉와직염(orbital cellulitis)

POINT

- 안와봉와직염은 긴급성이 높은 질환이다.
- 조영 CT의 적응을 기억해둔다.
- 진단 후에는 반드시 안과, 이비인후과 의사와 상담합니다.

안와봉와직염은 봉와직염 중에서도 긴급성을 동반한 질환으로, 병태생리도 일반 피부·연부 조직 감염병과는 다르기 때문에 여기에서 자세히 설명하겠습니다.

표 11-5 | 해부학적 모식도로 본 눈 주위 감염병

부위	감염병 명칭
안검부 감염병	맥립종, 산립종(hagelkorn), 안검연염
누선감염병	누선염, 누관염
안와격막전 감염병	안와주위봉와직염 ① 외상 후 ② 균혈증 관련 ③ 부비동 관련
안와내 감염병(안구내 감염병 불포함)	안와봉와직염, 안와내농양, 골막하농양

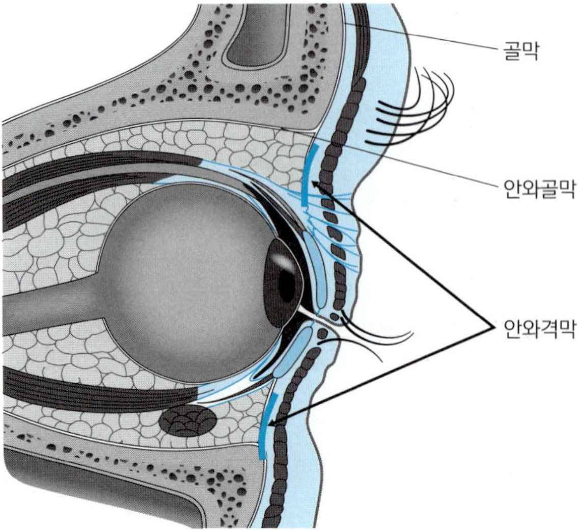

그림 11-2 | **안와격막**

1 | 병태생리

해부학적 안구주위 감염병(**표 11-5**)의 포인트는 「안와격막을 통과하는지의 여부」입니다(**그림 11-2**). 감염이 안와격막을 넘어 확대되면 염증이 안와 내 지방조직으로 파급되어 안구운동 장애, 시력장애, 해면정맥동 혈전정맥염, 뇌농양 등의 심각한 합병증을 유발하기 때문에 안와봉와직염과 안와주위봉와직염과의 감별은 매우 중요합니다.

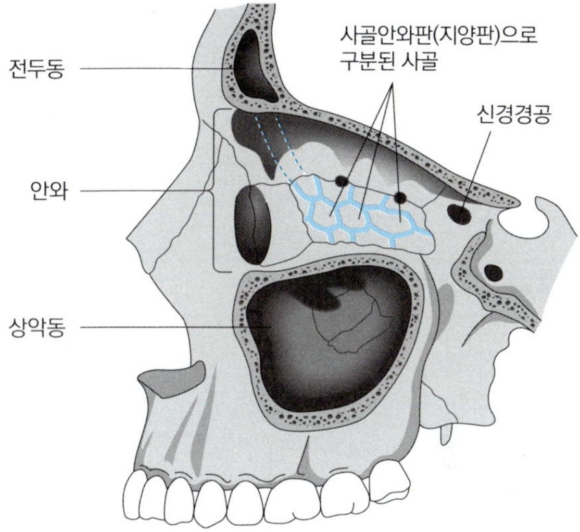

그림 11-3 | 안와와 부비동의 관계

표 11-6 | 안와주위봉와직염과 안와봉와직염의 차이점

		안와주위봉와직염	안와봉와직염
빈도		높다(안와봉와직염의 3배 정도)	낮다
평균연령		3~4세	5~7세
기초질환		• 부비동염(약 80%) • 인접장기에서의 파급(결막염, 맥립종, 누낭염) • 외상(농진, 수두, 벌레물림) • 균혈증	부비동염 (약 90%)
임상증상	안검종창 (±발적)	있음	있음
	안통, 압통	동반될 수 있다	있음, 보다 심부의 통증
	안구운동에 동반한 통증	없음	있음
	안구 돌출	없음	보통 있으나 눈에 띄지 않는 경우도 있다
	안근 마비(±안검하수)	없음	있음
	시력장애	없음	동반될 수 있다
	결막 부종	거의 없다	동반될 수 있다

안와봉와직염은 86~98%의 증례에서 부비동염(특히 사골동염이 많다)이 선행합니다. 안와와 사골동 사이에는 사골안와판(지양판, lamina papyracea)이라는 사골동과 안와를 구분하는 얇은 판양 조직이 있습니다(그림 11-3). 이 안와판에는

신경과 혈관이 통과하는 구멍과 「Zuckerkandl의 봉합이개」라는 구멍이 뚫려 있습니다. 이 구멍은 사골동염이 일어나면 감염 경로가 될 수 있으므로, 사골동염이 일어나면 감염이 안와로 쉽게 퍼집니다.

안와봉와직염(orbital cellulitis)과 안와주위봉와직염(preseptal cellulitis)의 차이를 **표 11-6**에 정리합니다.

2 | 원인 병원체

부비동염이 선행하기 때문에 원인 병원체는 부비동염과 동일하게 폐렴구균, 인플루엔자균, *M. catarrhalis*가 대부분을 차지합니다. 황색포도상구균이나 A군 연쇄상구균도 의외로 많다는 보고[5)]가 있지만, 기본적으로 부비동염과 같다고 생각하십시오.

3 | 증상

병태생리를 고려할 때, 부비동염 증상이 자연스럽게 선행됩니다. 부비동염이 안와봉와직염, 안와주위봉와직염과 합병되면 고열과 전신 상태가 악화될 수 있습니다.

따라서 진단이 용이하고, 「안와주위」 봉와직염과 「안와」 봉와직염을 감별하는 것이 포인트입니다. 안구통증, 안구운동에 동반하는 통증, 안구돌출, 안근마비, 안검하수, 시력장애, 결막부종 등은 모두 안와봉와직염을 시사하는 소견이므로 이러한 소견이 있거나 의심될 경우 조영 CT가 필요합니다.

4 | 진단

기본적으로 임상 진단이지만, 「안와주위」봉와직염과 「안와」봉와직염을 감별하기 위해서는 조영 CT가 필요합니다. 소아는 CT 역치가 매우 높지만, 아래 어느 하나에 해당할 경우 조영 CT의 적응입니다.

표 11-7 | 안와봉와직염의 치료 기간

출처	치료 기간
Sarah S. Long : Principles and Practice of Pediatric Infectious Diseases, 4th edition	눈의 소견이 개선될 때까지 경정맥 투여, 경구투여를 포함해 총 3주간.
Feigin and Cherry's Textbook of Pediatric Infectious Diseases. 7th eddtion	경정맥 투여 10~14일간, 경구투여 7~10일간
Nelson's pocket book	외과적 배농 후 10~14일간 최장 21일 동안. CT로 개선을 확인할 것

조영 CT 적응

❶ 안와봉와직염을 의심할 소견이 있다.
❷ 안검 너머의 종창을 발견했다.
❸ 영아 등에서 소견을 찾기 어려운 경우
❹ 중추신경증상을 동반한 경우
❺ 적절한 치료 시작 후 24~48시간 동안 호전되지 않는 경우

또한 부비동염의 평가, 안구운동, 시력, 안구돌출 등을 평가하기 위해 이비인후과 및 안과 전문의와의 상담은 필수입니다.

5 | 치료

치료는 항생제 투여± 외과적 배농입니다. 외과적 배농 적응은 다음과 같습니다.

- 농양의 직경 >10 mm
- 눈 증상이 악화되었을 때
- 치료 후 24~48시간 이내에 개선되지 않았을 때

폐렴구균, 헤모필루스 인플루엔자균, 모락셀라가 다수를 차지하며 때때로 황색포도상구균이나 연쇄상구균도 관여합니다. 치료에 실패하면 시력장애 등을 남길 수 있으므로, 항생제는 제3세대 세팔로스포린이나 암피실린·설박탐을 선택합니다. MRSA 보균자나 MRSA 보균율이 높은 지역에서는 반코마이신을 병용해야 합니다.

안와봉와직염의 치료 기간에 대해 정해진 치료 기간은 없으나, 교과서에 기재된 내용은 표 11-7과 같습니다. 경정맥 투여는 10~14일, 투약을 포함해 총 3주가 적절한 치료 기간입니다.

6 | 포도상구균성 열상양피부증후군

POINT

- 기본적으로는 임상 진단, 입원 치료를 요할 때는 혈액배양도 잊지 않는다.
- 황색포도상구균이 원인이므로 치료는 세파졸린이나 반코마이신이다.

1 | 병태생리

포도상구균성 열상양피부증후군(SSSS: Staphylococcal scalded skin syndrome)은 소아청소년과에서 비교적 익숙한 피부감염병입니다. 수포성 농가진과 마찬가지로 포도상구균이 생산한 박리독소(exfoliative toxin A/B)에 의해 발생하는 질환입니다. 이 박리독소가 혈액을 타고 전신 피부에 수포를 형성하여 표피 박리를 유발하는 것이 포도상구균성 열상양피부증후군입니다.

봉와직염이나 농가진과 같이 포도상구균 자체가 감염을 일으켜 2차적으로 발병할 수도 있고, 국소 감염을 일으키지 않고 비강에서만 상주하며 발병할 수도 있습니다. 황색포도상구균의 약 5% 정도에 이 박리독소가 있습니다.[6]

2 | 증상

독소는 혈액을 타고 전신으로 산포되기 때문에 전신피부에 병변이 나타납니다. 동통을 동반한 홍반, 수포 형성, 그리고 표피 박리를 수반하며 포도상구균성 열상양피부증후군이라는 병명에서 알 수 있듯이 겉보기에는 화상처럼 보입니다. 기본적으로 점막 병변이 동반되지 않습니다. 점막장애가 있으면 Stevens–Johnson증후군이나 독성 표피괴사증(TEN: toxic epidermal necrolysis)을 의심합니다.

Nikolsky 현상(피부에 마찰이 가해지면 가벼운 피부 박리나 수포가 생기는 현상)은 양성이지만, 시진으로 진단할 수 있기 때문에 굳이 하지 않아도 됩니다. 주로 5세 미만에서 호발하며 호발 연령의 중앙 수치는 12개월입니다.[7]

3 | 진단

기본적으로 시진으로만 진단합니다. 대부분의 성인은 혈액배양 양성입니다. 소아의 양성률은 10% 미만입니다.[8] 입원이 필요하거나 채혈, 주사를 맞을 기회가 있다면 혈액배양은 시행하는 것이 좋습니다.

4 | 치료

원인 병원체는 황색포도상구균이므로 세파졸린이 제1선택입니다. 부작용이 발생했거나 MRSA 관여가 의심될 경우에는 반코마이신으로 치료합니다. 감수성이 있으면 ST합제(박트림)나 클린다마이신도 선택사항 중 하나입니다.

참고로 독소가 원인이므로 독성쇼크증후군이나 괴사성근막염과 같이 클린다마이신이 유효할 가능성은 부정할 수 없지만, 현재로서는 그 유효성이 입증된 연구가 없기 때문에 클린다마이신을 병용할 필요는 없습니다.

7 | 괴사성 근막염

POINT

- 봉와직염과의 감별 키워드는 ① 통증이 심함 ② 수포 형성 ③ 빠른 진행 ④ 전신 상태불량이다.
- 혈액검사나 영상검사는 고려할 수 있지만, 근막절개술보다 나을 것이 없다. 의심스러울 때는 근막절개술을 주저해서는 안 된다.
- 항생제는 괴사 조직에 도달하지 않는다.

1 | 병태생리와 원인 병원체

괴사성 근막염은 크게 두 그룹으로 나눌 수 있습니다.

I 형 괴사성근막염

당뇨병이나 외상, 수술 후 등의 병변이 있는 경우, 장내세균 등의 그람 음성간균, 혐기성균 등에 의한 혼합 감염이 일어날 수 있습니다.

II형 괴사성 근막염

기초병변이 없는 환자에서도 발병하며, A군 연쇄상구균이나 황색포도상구균, *C. perfringens* 등이 원인균입니다. 해수에 노출되면 *V. vulnificus*, 담수에 노출되면 *A. hydrophila* 등으로도 발생합니다. A군 연쇄상구균이나 황색포도상구균이 원인인 경우, 균 자체의 침습뿐만 아니라 균이 생성하는 단백이나 독소도 병태에 관여하는 것으로 생각됩니다. 또 황색포도상구균이나 *C. perfringens*는 아토피성 피부염 등의 어떤 선행요인이 있는 경우가 많은데, A군 연쇄상구균은 선행요인이 없는 경우에도 발병할 수 있습니다.

수두는 피부의 2차 감염을 유발하지만, 괴사성 근막염의 위험 요인으로도 알려져 있으며, 수두 백신의 보급으로 괴사성 근막염을 비롯한 침습성 A군 연쇄상구균 감염병의 발병 빈도는 낮아진 것으로 보입니다.[9] 수두 백신의 정기접종이 시작됨에 따라, 향후 일본에서도 침습성 A군 연쇄상구균 감염병은 감소될 것으로 예상됩니다.

2 | 증상

괴사성 근막염의 증상은 언뜻 보기에 봉와직염과 매우 유사하여 감별하기 어렵지만, 몇 가지 특징적인 소견이 있으므로 감별 포인트를 정리합니다.

괴사성 근막과 봉와직염의 감별 포인트[8, 9, 11]

- 통증이 강하다.
- 수포가 형성된다.
- 피부색이 암적조이다(자반이나 타박상과 비슷하다).
- 피부 괴사가 있다.
- 연부 조직 내에 가스가 있다.
- 발적 범위를 넘어 부종이 보인다.
- 피부의 지각 둔마가 있다.
- 전신 상태 불량하다(고열, 저혈압, 쇼크, 섬망).
- 병변이 급속히 확대된다.

모두 피하근막이나 근조직에 감염이 발생했음을 보여주는 소견입니다.

3 | 진단

괴사성 근막염의 진단은 매우 어렵습니다. 가장 확실하고 신속한 진단방법은 시험 절개를 실시하여 피하조직, 근막, 근육을 직접 관찰하는 것입니다. 시험절개부에서 농즙을 회수하여 그람염색으로 확인하는 것은 물론, 원인 병원체를 동정하기 위해 A군 연쇄상구균의 신속키트로 직접 검사하는 것도 유용합니다.

혈액검사나 CT, MRI와 같은 영상검사도 유용하지만, 가장 중요한 것은 「임상진단」이며 외과적으로 절개하여 근막의 시진, 촉진 및 그람염색을 시행하는 것이 더 빠르고 정확합니다. 외과적 시험절개보다 영상검사를 우선시해서는 절대 안 됩니다.

혈액검사의 유용성

괴사성 근막염에서 CRP, 백혈구 및 CK(크레아틴 키나아제)는 채혈의 포인트입니다. 봉와직염과 비교하면, 확실히 CRP나 CK는 괴사성 근막염에서 더 높은 경향이 있습니다. 성인을 대상으로 한 소극적 연구지만, 아래와 같은 보고가 있습니다.

- CRP 중앙 수치: 괴사성 근막염에서 27 mg/dL, 봉와직염에서 9.3 mg/dL
- 컷오프 16 mg/dL로 하면 민감도 89%, 특이도 90%

- CK 중앙수치: 괴사성 근막염에서 1,892 IU/L, 봉와직염에서 139 IU/L
- 컷오프 600 IU/L로 하면, 민감도 58%, 특이도 95%

어디까지나 성인을 대상으로 한 작은 규모의 연구지만, CRP나 CK는 나름대로 유용할 것 같습니다. 그러나 채혈「만」으로 감별할 수 있을 정도로 진단이 용이한 질환은 아닙니다.

어디까지나 종합적인 판단의 하나로 활용하시기 바랍니다.

또 괴사성 근막염과 중증 봉와직염을 감별하는데, LRINEC (laboratory risk indicator for necrotizing fasciitis) score (**표 11-8**)라는 것이 성인영역에서 제창되고 있습니다. 점수가 6점 이상일 경우 민감도 89.9%, 특이도 96.9%로 민감도와 특이

표 11-8 | The LRINEC (laboratory risk indicator for necrotizing fasciitis) score[13]

검사	점수	
CRP (mg/dL)	<15	0
	≧15	4
WBC (/μL)	<15,000	0
	15,000~25,000	1
	≧25,000	2
헤모글로빈(g/dL)	>13.5	0
	11.0~13.5	1
	<11.0	2

검사	점수	
나트륨(mEq/L)	≧135	0
	<135	2
크레아티닌(mg/dL)	≦1.59	0
	>1.59	2
혈당(mg/dL)	≦180	0
	>180	1

도 모두 양호하지만, 어디까지나 성인을 대상으로 한 검토이므로 소아의 괴사성 근막염에 이 점수를 이용하는 것은 적당하지 않습니다. 다만 여기에 나열된 혈액 검사 결과가 비정상일 경우, 괴사성 근막염이 의심되는 BS수치를 낮출 수도 있습니다.

MRI

MRI의 경우 민감도 100%, 특이도 86%라는 보고가 있습니다.[13] 단순 MRI의 T2 강조 영상에서 근막이 비후하고 고신호 상(像)의 소견이 특징이지만, 소아의 MRI 촬영상에는 진정도 필요하고 촬영 시간도 길기 때문에 추천하지 않습니다.

조영 CT

조영 CT는 MRI보다 민감도·특이도 모두 낮은 검사입니다. 근막 비후와 좌우 차이의 소견이 괴사성 근막염에서는 약 80% 정도로 나타나지만[14], 특이도가 낮고 봉와직염에서도 보이기 때문에 진단가치는 그다지 없습니다. 가스 생산상이 인정되면 진단되지만, 민감도의 보고는 제각각이라 절반 정도만 나타납니다.

위와 같이 괴사성 근막염이 의심되면 기본적으로 시험절개를 실시하십시오. 시험절개 범위도 불과 몇 cm로 가능합니다. 질환을 놓쳤을 때의 중대성을 고려한다면, 시험절개는 그다지 침습성이 높다고 생각하지 않습니다. 또 외과적으로 절개하여 직접 확인하는 것 외에는 확진 진단 방법이 없습니다.

4 | 치료

외과적인 변연절제술(debridement)이 가장 중요한 치료입니다. 의심되면 혈액배양 2세트를 시행하고 항생제를 시작하면서 외과와 상담하는 흐름으로 진행합니다. 항생제의 역할은 보조적인 효과일 뿐입니다. 「괴사」로 인해 혈류가 좋지 않아 항생제를 투여해도 병변 부위에 잘 도달하지 않으므로, 외과적 개입이 필수입니다.

사용되는 항생제는 특별히 해수나 담수에 노출되지 않고 기저질환도 없다면, 세파졸린과 클린다마이신 병용으로 좋습니다. MRSA의 관련이 고려될 경우, 반코마이신도 추가합니다.

수술 후 가스괴저나 소아에서도 혈류부전이 있거나 욕창이 있는 부위의 감염, 혈액종양 등의 호중구 감소나 호중구 기능부전이 있는 경우, 혐기성균과 녹농균 등을 커버하기 위해 암피실린·설박탐이나 피페라실린·타조박탐, 메로페넴 등이 적응될 수 있습니다.

연쇄상구균성 독성쇼크증후군 환자(약 절반이 괴사성 근막염 환자)에게 면역글로불린을 사용하면 성인에서는 28일 사망률이 줄어든다고 하지만[15], 소아에서는 예후 향상의 효과가 증명되지 않았기 때문에 필자는 사용을 권장하지 않습니다.[16]

5 | 예후

성인 치명률이 21.9%, 병변 부위의 절단율이 22.3%[17], 16세 미만 소아 사망률 5.4%, 절단율 2.7%로[18] 성인에 비해 예후는 그리 나쁘지 않습니다. 그러나 사망률 5.4%, 절단율 2.7%는 결코 낮지 않기 때문에 조기진단과 조기치료가 중요하다는 것은 두말할 필요도 없습니다.

文献

1) Stevens DL, Bisno AL, Chambers HF, et al. Practice guidelines for the diagnosis and management of skin and soft tissue infections : 2014 update by the infectious diseases society of America. Clin Infect Dis 59 : 147-159, 2014

2) McDonald MI, Towers RJ, Andrews RM, et al. Low rates of streptococcal pharyngitis and high rates of pyoderma in Australian aboriginal communities where acute rheumatic fever is hyperendemic. Clin Infect Dis 43 : 683-689, 2006

3) Baltimore RS. Treatment of impetigo : a review. Pediatr Infect Dis 4 : 597-601, 1985

4) Swartz MN. Clinical practice. Cellulitis. N Engl J Med 350 : 904-912, 2004

5) Botting AM, McIntosh D, Mahadevan M. Paediatric pre- and post-septal peri-orbital infections are different diseases. A retrospective review of 262 cases. Int J Pediatr Otorhinolaryngol 72 : 377-383, 2008

6) Ladhani S. Recent developments in staphylococcal scalded skin syndrome. Clin Microbiol Infect 7 : 301-307, 2001

7) Lina G, Gillet Y, Vandenesch F, et al. Toxin involvement in staphylococcal scalded skin syndrome. Clin Infect Dis 25 : 1369-1373, 1997

8) Handler MZ, Schwartz RA. Staphylococcal scalded skin syndrome : diagnosis and management in children and adults. J Eur Acad Dermatol Venereol 28 : 1418-1423, 2014

9) Laupland KB, Davies HD, Low DE, et al. Invasive group A streptococcal disease in children and association with varicella-zoster virus infection. Ontario Group A Streptococcal Study Group. Pediatrics 105 : E60, 2000

10) Ahrenholz DH. Necrotizing soft-tissue infections. Surg Clin North Am 68 : 199-214, 1988

11) Lewis RT. Necrotizing soft-tissue infections. Infectious disease clinics of North America 6 : 693-703, 1992

12) Simonart T, Simonart JM, Derdelinckx I, et al. Value of standard laboratory tests for the early recognition of group A beta-hemolytic streptococcal necrotizing fasciitis. Clin Infect Dis 32 : E9-12, 2001

13) Wong CH, Khin LW, Heng KS, et al. The LRINEC (Laboratory Risk Indicator for Necrotizing Fasciitis) score : a tool for distinguishing necrotizing fasciitis from other soft tissue infections. Crit Care Med 32 : 1535-1541, 2004

14) Malghem J, Lecouvet FE, Omoumi P, et al. Necrotizing fasciitis : contribution and limitations of diagnostic imaging. Joint Bone Spine 80 : 146-154, 2013

15) Linner A, Darenberg J, Sjolin J, et al. Clinical efficacy of polyspecific intravenous immunoglobulin therapy in patients with streptococcal toxic shock syndrome : a comparative observational study. Clin Infect Dis 59 : 851-857, 2014

16) Shah SS, Hall M, Srivastava R, et al. Intravenous immunoglobulin in children with streptococcal toxic shock syndrome. Clin Infect Dis 49 : 1369-1376, 2009

17) O'Loughlin RE, Roberson A, Cieslak PR, et al. The epidemiology of invasive group A streptococcal infection and potential vaccine implications : United States, 2000-2004. Clin Infect Dis 45 : 853-862, 2007

18) Eneli I, Davies HD. Epidemiology and outcome of necrotizing fasciitis in children : an active surveillance study of the Canadian Paediatric Surveillance Program. J Pediatr 151 : 79-84, 2007

Chapter

12 뼈 · 관절 감염병

1 | 세균성관절염

1 | 관절통에 대한 접근

POINT

- 관절염인가 관절통인가. 급성인가, 만성인가. 단관절염인가, 다발성관절염인가.
- 긴급성이 높은 것은 화농성 관절염. 놓쳐서는 안 될 것은 악성 종양이다.

관절염인가, 관절통인가

관절통이 있다면 소아도 성인과 마찬가지로, 우선 「관절염」과 「관절통」을 감별하는 것이 첫 번째 단계입니다.

관절염의 정의는 열감, 종장, 발적, 압통을 동반한 가동역 제한 증상이 있는 것입니다. 관절염 정의에 맞지 않는다면 「관절통」입니다.

급성인가 만성인가, 단관절염인가 다발관절염인가

관절염이라면 급성, 만성, 단관절염 및 다발관절염을 감별합니다.

소아에서 급성 단관절염이라면 대부분 화농성 관절염, 그 다음이 외상성관절염입니다. 성인의 경우 통풍이나 위통풍(=가성통풍) 등의 결정유발성 관절염이 가장 흔하지만, 소아에서는 아주 드물기 때문에 접근법은 매우 간단합니다.

급성 다발관절염이라면 류마티스열이나 소아특발성 관절염일 가능성이 높지만, 황색포도상구균이나 연쇄상구균, 임질균에 의한 화농성 관절염은 다발할 수 있으므로, 감별에서 누락되지 않도록 합니다. 또 감염성 심내막염이 있어, 균괴가 「튄」 결과 관절염이 다발하는 경우도 있습니다.

표 12-1 | **관절통의 감별 질환**

외상성	골절, 염좌, 이물성 활막염, 골단염
변성질환	페르테스병, 대퇴골두미끄럼증, 무부성괴사증
감염병	골수염, 화농성 관절염, 바이러스성관절염(파보바이러스, B형간염)
자가면역질환	류마티스열, 반응성관절염, 소아특발성관절염, SLE, IgA혈관염, 피부근염, 중독성활막염, 베체트병, 혈청병, 염증성장질환
선천성질환	혈우병, 겸형적혈구증, 과잉운동증후군, 다발성골단이형성증
종양	골종양, 백혈병, 신경아세포종

표 12-2 | **관절염의 감별 질환**

	단관절염	다발관절염
급성	화농성 관절염, 외상성관절염	화농성 관절염(특히 황색포도상구균, 임질균), 감염성심내막염, 반응성 관절염, 류머티스열, 소아성 특발성 관절염
아급성~만성	혈우병으로 인한 관절내 출혈, 라임병, 결핵성 관절염, 무부성괴사증, 골종양, 신경아세포종	소아특발성관절염, 백혈병

아급성 또는 만성관절염은 대부분 열이 없거나, 미열인 경우가 대부분입니다. 원인으로는 비감염병인 경우가 많고, 대표질환은 소아특발성관절염입니다. 놓쳐서는 안 될 것은, 무부성괴사증, 골종양이나 백혈병, 신경아세포종 등의 악성 종양입니다. 라임병이나 결핵성 관절염 등의 감염병을 들 수 있지만, 일본에서는 매우 드문 질환입니다. 관절통의 원인 질환을 **표 12-1**에, 관절염의 감별을 **표 12-2**에 정리합니다.

2 | 화농성 관절염

POINT

- 전형적인 사례 진단은 간단하지만, 신생아부터 영아까지는 포커스가 불명확한 발열로 진단될 수 있으므로 특히 주의해야 합니다.

- 진단의 표준 기준은 관절액 배양. 신생아 이외에서는 관절액을 혈액배양 병에 주입하여 킹엘라킹에이(Kingella kingae)를 검출합니다.
- 원인 병원체는 기본적으로 황색포도상구균. 따라서 경험적 치료는 세파졸린으로 해야 한다.
- 경과가 좋지 않을 때는 MRI로 골수염의 유무를 확인한다.
- CRP나 혈침은 경과 관찰의 지표로 매우 유용. 능숙하게 이용합시다.
- 성인과 달리, 내복 항생제로 적극적으로 전환이 가능하다.
- 치료 기간은 2주 이상. 황색포도상구균과 장내세균인 경우 3~4주 정도 소요된다.

화농성 관절염은 성인보다 소아기에 발병하는 경우가 많고, 세균성 관절염의 절반은 20세 이하에서 발병합니다. 특히 3세 미만에서 호발하며, 가장 많은 영향을 받는 부위는 슬관절과 고관절입니다.

기본적으로는 단관절염이며 황색포도상구균이나 연쇄상구균, 임질균, 수막염 등이 다관절염을 유발할 수 있습니다.

더불어 잊지 말아야 할 것은「세균성 관절염은 긴급 질환」이라는 인식입니다. 치료가 지연되면 뼈 성장 장애, 관절의 가동역 제한, 만성적 탈구와 같은 항구적 기능장애로 이어집니다. 자정에라도 반드시 정형외과 의사와 상담하십시오.

1 | 병태생리

감염경로는 외상이나 교상, 관절수술 후, 골수염으로부터의 파급 등이 포함되지만, 기본적으로는 혈행성 감염입니다. 활막은 혈관이 풍부하지만, 기저막(물질 통과를 막는 방어벽)이 결여되어 있습니다. 그런 방어벽이 없는 관절강 활막의 풍부한 혈류로 인해, 혈행성 세균감염이 일어나기 쉽습니다.

인근 장기의 파급 효과는 대부분 골수염입니다. 골수염에서 관절염이 발생하는 경우는 비교적 있지만, 반대로 관절염에서 골수염이 발생하는 경우는 비교적 빈도가 낮습니다. **표 12-3**은 위험 요인으로 알려져 있지만, 특히 중요한 것은 소아 특발성 관절염(JIA: juvenile idiopathic arthritis)입니다. 손상된 관절은 감염병도 병발하기 쉽기 때문에, JIA 환아에서 단관절염이 발병했을 경우 JIA의 악화인지 세균성관절염을 합병한 것인지 감별하기가 매우 어렵습니다. JIA라면 증상에 악화와 완화의 파도가 있지만, 세균성 관절염의 경우 이러한 파도가 없고 악화일로를 걷습니다. 단순히 원질환의 악화라고 생각하고, 면역억제제를 증량하지 않도록 합니다.

표 12-3 | 세균성 관절염의 위험인자[1, 2]

신생아	신생아 이후
• 배꼽 카테터 • CV 카테터 • 대퇴정맥에서의 채혈 • 골수염	• 면역저하자 • 관절수술 후 • 헤모글로빈 이상증 • JIA 등의 관절염이 기초질환에 있다 • 당뇨병

2 | 원인 병원체

연령에 따라 크게 다른 점이 특징이며, 모든 연령을 통틀어 가장 많은 것은 황색포도상구균입니다. 폐렴구균이나 헤모필루스 인플루엔자균은 중요한 원인 병원체이지만, 예방접종 보급에 따라 이들 세균에 의한 관절염 빈도는 감소하고 있습니다. 신생아의 경우 B군 연쇄상구균이나 임질균, 대장균 등의 빈도가 높고 모체 질(膣)의 상재균이 원인 병원체입니다. 연령이 높아질수록 시중에 존재하는 폐렴구균이나 A군 연쇄상구균, 헤모필루스 인플루엔자균 등의 빈도가 증가합니다.

3개월	황색포도상구균, *S.agalactiae* (B군 연쇄상구균), *N.gonorrheae*, 대장균
3개월~5세	*K. kingae*, *S. pyogenes* (A군 연쇄상구균), 폐렴구균, 헤모필루스 인플루엔자균
5세이상	황색포도상구균, *S. pyogenes*, 폐렴구균, *N. gonorrhoeae*

원인 병원체별 특징

❶ 황색 포도상구균: 일반적으로 단관절염이고, 혈류를 타면 반드시 단관절을 침범하는 것은 아니며 종종 2개 관절 이상의 다관절염이 된다.

❷ B군 연쇄상구균: 3개월 이하의 영아나 신생아에서 발병하는 경우가 많다.

❸ 폐렴구균: 폐렴구균은 2세 이하가 많다. 2세 이상에서 폐렴구균성 세균성 관절염이 보이면 무비증(無脾症)이나 액성면역저하 등의 기저질환 가능성을 생각한다.

❹ A군 연쇄상구균: 기본적으로 5세 이상에서 많이 발생한다. 수두 후 발병하기 쉽다.

❺ *K. kingae*: 2, 3세까지 영유아의 원인 병원체이다.

❻ *N. gonorrhoeae*: 신생아와 성적 활동이 높은 사춘기에서 문제된다. 신생아에서 이환 관절은 보통 고관절보다 아래인 경우가 많고 무릎, 족관절, 중족골에 호발한다. 성인에서는 건활막염이나 소관절이 침범당하기 쉽다.

❼ *N. meningitidis*: 반응성 관절염을 유발하지만, 세균성 관절염의 원인이 되기도 한다.

❽ *Salmonella* spp. : 겸상 적혈구증과 같은 헤모글로빈 이상 문제이다.

표 12-4 | 세균성 관절염의 주요 이환 부위[3)]

이환 부위	인원 수	비율(%)	이환 부위	인원 수	비율(%)
무릎	467	41	주관절(팔꿈치 관절)	116	10
고관절	287	25	어깨관절	53	5
족관절	143	13	그 외	70	6

3 | 증상

감염되는 관절은 보통 하지에 많고 무릎, 고관절, 족관절 순서입니다**(표 12-4)**.

전형적인 경우에는 이환 부위를 움직이지 않는 등의 주소(主訴)가 있으며, 진찰하면 이환 관절의 발적, 종창, 열감, 압통, 운동 제한 등을 쉽게 알 수 있습니다. 이런 사례라면 진단이 용이합니다.

그러나 항상 전형적인 경우만 있는 것은 아닙니다. 특히 신생아기에서 영아기에는 증상이 비특이적이고, 포유불량이나 발열 등을 주소로 내원합니다. 국소 소견도 아주 사소한 증상뿐인 경우도 드물지 않고, 특정한 자세를 선호하게 되거나, 기저귀를 갈거나 안을 때 울거나 한쪽 사지를 움직이지 않는 등(pseudoparalysis 라고 불립니다), 주의하지 않으면 알아차리지 못합니다. 이 장면의 미묘한 소견을 깨닫는 요령은, 부모의 호소에 진지하게 귀를 기울이는 것입니다. 어머니의「요즘 별로 걷고 싶어하지 않아요」,「최근에 기저귀 갈아주는 걸 싫어해요」라는 한마디에서 고관절염 진단이 나오는 것을 필자는 자주 경험합니다.

연령이 높아짐에 따라 통증 부위를 정확히 호소할 수 있기 때문에 진단은 쉽지만, 5~6세 아동의 고관절염에서는 관련 통증으로 무릎을 아파할 수 있다는 것을 명심하십시오.

POINT 세균성 관절염

종종 포커스가 불명확한 발열로 진료를 받으러 온다면, 특히 신생아기에서 유아기는 적극적으로 의심하는 것이 중요하다.

고관절의 위치는 깊어서, 관절염 증상이 현재화되기 어렵고 쉽게 놓칠 수 부위이므로 신중하게 진찰합니다. 또 의심되는 관절을 마지막에 조사하는 것은 기본입니다. 겁을 내면 소견을 내릴 수 없습니다. 고관절염을 방치하면 서혜관을 통해 복강 내에 농양을 형성할 수도 있습니다.

4 | 진단

관절 천자액 속의 원인 병원체 동정이 gold standard입니다. 감염은 혈행성이므로 당연히 혈액배양도 필요합니다. 영유아의 경우, 관절 천자액을 혈액배양 병에 넣어 *K. kingae*를 검출합니다(*K. kingae*는 혈액배양 병이 아니면 검출할 수 없습니다). 기타 보조진단은 다음과 같습니다.

관절 에코(초음파)

관절액 저류를 볼 수 있는 매우 민감도가 높은 검사입니다. 특히 고관절염이 의심될 때 시행하는 가장 첫 번째 검사입니다. 관절액은 염증이 없어도 저류하므로, 좌우 격차 비교가 중요합니다.

단순 X-ray 사진

초기에는 거의 정보를 얻을 수 없습니다. 단순 X-ray 촬영은 관절염 진단이라기보다 합병증인 골수염이나 골절 등 뼈 이상을 검사하는 것입니다. 골 미란 등의 소견을 보이는 시기는 골수염 발병 후 2~4주 후이며, 조기 촬영의 의미는 없습니다.

조영 CT

관절액의 저류와 주위 골수염 유무의 확인 목적으로 실시합니다. 다만, 관절액 저류는 초음파로 충분히 판단할 수 있으므로, 조영 CT 적응은 신체소견이나 초음파로 알기 어려운 관절염, 예를 들어 견관절염이나 고관절염, 선장관절염 유무나 농양형성 등의 합병증이 의심될 경우에만 시행합니다.

MRI

MRI는 관절염 초기 진단에 매우 유효하지만, 세균성 관절염은 임상 증상/소견, 관절 초음파, 관절 천자액으로 충분히 진단할 수 있으므로 세균성 관절염을 진단하기 위해 MRI를 촬영할 필요는 없습니다. MRI는 골수염의 유무를 확인하기 위해 시행합니다. 관절염 치료가 명확하지 않거나 CRP나 ESR이 좀처럼 저하되지

표 12-5 | 관절액의 평가방법[3]

진단	WBC/mm^3 (전형 예)	WBC/mm^3 (범위)	다핵 백혈구의 비율(%) (전형 예)
정상	<150	-	<25
세균성 관절염	>50,000	2,000~300,000	>90
결핵성 관절염	10,000~20,000	40~136,000	>50 (10~99)
라임병	40,000~80,000	180~140,000	>75
Candida 관절염	-	7,500~150,000	>90
바이러스성 관절염	15,000	3,000~50,000	<50(다양한 수치를 얻을 수 있다)
Reiter 증후군	15,000	10,000~22,000	>70 (37~98)
류마티스 관절염	-	2,000~50,000	>70
류머티스열	25,000	2,000~50,000	>70

않는 경우에는 골수염 합병을 의심하여 MRI를 촬영합니다. 임상적으로 화농성관절염 진단을 받은 103명의 환자 중 실제 70명(68%)이 MRI에 의해 골수염이 발견되었다는 보고도 있으므로[4], 세균성 관절염 진단이 내려지면 입원 중에 한 번은 MRI 평가를 실시하도록 합니다.

골 신티그래피

골수염을 진단하기 위해 골 신티그래피로 평가하기도 하지만, MRI보다 얻을 수 있는 정보가 적기 때문에 적극적으로 시행할 필요는 없습니다.

관절 천자액 해석

백혈구 수가 50,000/μL 이상이고 다핵구가 90% 이상이면 세균성 관절염 가능성이 높지만, 민감도와 특이도는 높지 않습니다(**표 12-5**). JIA나 혈청병, 반응성 관절염에서도 50,000/μL 이상에 이를 수도 있습니다. 당이나 단백질의 경우, 원인의 감별로는 신뢰성이 떨어지므로 평가할 필요 없습니다.[5]

미생물진단을 위한 그람 염색은 당연히 필수이지만, 그람 염색에서 균이 보여도 배양에서 균이 발육하지 않는 경우가 종종 있습니다. 이는 관절액 자체가 정균성 효과가 있기 때문이며, 혈액배양에서 균이 검출되어도 천자액에서 검출되지 않을 수도 있습니다. 게다가 *K. kingae*를 원인 병원체로 간주해야 하는 영유아의 경우, 관절천자액을 혈액배양 병에 주입하여 7일간(*K. kingae*는 발육이 느림) 배양합니다. 또 외상 후 동물과의 접촉력이 농후한 경우에는 특수 배지가 필요한 경우도 있습니다. 의심되는 균명을 반드시 세균검사실에 전달합니다.

소화기 감염이나 상기도 감염 후 발병한 관절염은, 종종 반응성 관절염입니다. 반응성 관절염을 일으키는 원인균은 다음과 같습니다.

소화관	*Salmonella* spp., *Shigella* spp., *Campylobacter* spp., *Y. enterocolitica*
비뇨기·생식기	*C. trachomatis*, *N. gonorrhoeae*
기타	*S. pyogenes*, *N. meningitidis*

소아의 관절염/관절통의 감별 질환

1. 골수염
2. 심부의 봉와직염
3. 내폐쇄근이나 장요근농양
4. 활액 포염
5. 감염성 심내막염
6. 악성종양(백혈병, 골육종 등)
7. 바이러스성관절염(VZV, HBV, HCV, Parvovirus, Rubella, Rubella vaccine, Mumps)
8. 진균성관절염(*Candida* spp., *Histoplasma* spp., *Coccidioides immitis, Sporothrix schenckii, Blastomyces dermatitidis)*
9. 반응성 관절염
10. 류머티스열
11. 혈우병
12. 염증성 장질환
13. JIA
14. 건선성관절염
15. 가와사키 병
16. 혈청병
17. IgA 혈관염(Henoch-Schönlein 자반병)

5 | 치료

세균성 관절염은 기능적 예후를 고려하면 '응급' 질환입니다. 의심될 경우에는 신속하게(설령 한밤중이라도) 정형외과 의사와 상담하고, 배농과 항생제를 투여합니다. 세균성 관절염이 의심된다면, 설령 관절 천자액의 그람 염색으로 균이 동정되지 않더라도 혈액배양과 관절액 배양 결과가 나올 때까지 세균성 관절염으로 치료해야 합니다. 치료의 기본은 배농과 항생제 투여±스테로이드 투여입니다.

배농

배농은 필수적으로 수행해야 합니다. 관절강 내압이 감소하면 항생제가 보다 쉽게 도달할 수 있어 허혈성 괴사도 막을 수 있을 것으로 생각됩니다.

항생제

그람 염색으로 원인 병원체가 특정되면 항생제를 비교적 쉽게 선택할 수 있지만, 항생제의 선행투여가 있었거나 선행투여가 없어도 그람 염색으로 원인 병원체를 동정할 수 없는 경우도 많습니다. 그 경우에는 선행투여된 항생제가 유효했던 균을 상정하거나, 연령별 원인 병원체 빈도를 고려하여 경험적 치료를 시작합니다.

그람 염색으로 포도상 그람양성구균이 보이면, 원인 병원체는 황색포도상구균입니다. 세파졸린으로 시작할 것인지 반코마이신을 병용할지는 환자 배경 및 각 시설에서의 MRSA 검출률로 결정합니다. 그람 음성구균이 보이면 임질균이나 수막구균 등 *Neisseria*일 가능성이 높지만, 헤모필루스 인플루엔자균은 그람음성의 간균이므로 구균처럼 보일 수 있으므로 주의합니다.

그람 양성균이 한줄로 줄서있는 모양을 하고있다면, 연쇄상구균입니다. 폐렴구균도 연쇄상으로 보일 수 있습니다. 그람 음성간균이라면 대장균, *K. kingae*등을 고려합니다.

아래는 그람염색에서 확인되었을 때의 경험적 치료 개념입니다.

● 생후 3개월까지

이 연령에서는 황색포도상구균과 B군 연쇄상구균, 대장균 등 장내세균의 커버가 필요하므로 확실하게 풀커버를 노린다면 아래 ①이나 ②를 선택합니다. 하지만 제3세대 세팔로스포린도 MSSA를 충분히 커버할 수 있기 때문에 필자의 경우, 종종 제3세대 세팔로스포린 단일 약제로 치료를 시작하는 경우가 많습니다.

❶ 제3세대 세팔로스포린
❷ 암피실린 · 설박탐
❸ 반코마이신+제3세대 세팔로스포린

겐타마이신도 그람 음성간균을 커버하기 위한 선택지가 될 수 있겠지만, 치료 기간이 길어진다는 점을 감안하면 비교적 부작용이 적은 제3세대 세팔로스포린을 추천합니다. 또 진단 시의 월령이 2개월을 넘으면 경구 투여를 고려할 수 있으므로 경구에로의 전환이 용이한 암피실린·설박탐을 선택해도 좋습니다.

● 3개월 이상

황색포도상구균, 폐렴구균, A군 연쇄상구균, *K. kingae*, 헤모필루스 인플루엔자균이 원인 병원체로 검출되는 경우가 많아 다음과 같이 선택합니다. 이 연령층의 경우, 필자는 세파졸린으로 시작하는 경우가 많습니다.

1. 세파졸린
2. 암피실린 · 설박탐
3. 제3세대 세팔로스포린
4. 반코마이신+제3세대 세팔로스포린

암피실린·설박탐이나 제3세대 세팔로스포린의 사용여부에 대한 판단기준은 *K. kingae*, 헤모필루스 인플루엔자균, *N. gonorrhoeae*, *Salmonella* spp.등을 어느 정도 생각하느냐에 달려있습니다.

경험적 치료를 시작하여 관절액 배양결과가 음성이고 치료에 반응하고 있다고 판단한다면, 18~36%의 세균성 관절염으로 원인 병원체를 동정할 수 없기 때문에[6,7] 세균성관절염으로 치료해 버리는 편이 무난합니다. 치료에 반응하지 않으면 세균성 관절염이 아닌 다른 원인 검색을 진행해야 합니다.

세균성 관절염의 경우 항생제 투여량은 **표 12-6**과 같이 높은 용량으로 사용됩니다. 치료 기간은 지금까지의 치료 경험 축적에 의해 대략적인 기준이 정해져 있습니다. 황색포도상구균이나 장내세균이라면 3~4주 이상, 폐렴구균이나 인플루엔자균, 수막구균이라면 2주 이상입니다. 최소한 이 치료 기간을 준수하여 CRP가 정상화되고 골수염의 합병이 없으면 치료를 종료할 수 있습니다.

성인과 달리 소아의 세균성 관절염은 경구제로도 치료할 수 있습니다. 다만 신생아에서는 경구 항생제 흡수가 불안정하고 완전히 안정되는 시기는 생후 3개월 경부터입니다. 그렇기 때문에 관절염이나 골수염과 같이 고용량으로 치료해야 할 질환은 월령 3개월이 지날 때까지는 원칙적으로 주사 정맥주사로 치료를 완료해야 합니다.

표 12-6 | 세균성관절염·골수염의 항생제 투여량[8)]

항생제	투여 경로	투여량	
암피실린	정맥주사	200 mg/kg/일	6시간마다
아목시실린	경구	100 mg/kg/일	8시간마다
세파졸린	정맥주사	100 mg/kg/일	8시간마다
세팔렉신	경구	100 mg/kg/일	8시간마다
세포탁심	정맥주사	200 mg/kg/일	8시간마다
세프트리악손	정맥주사	100 mg/kg/일	24시간마다
세프타지딤	정맥주사	150 mg/kg/일	8시간마다
클린다마이신	정맥주사	30 mg/kg/일	8시간마다
	경구	30 mg/kg/일	8시간마다
겐타마이신	정맥주사	7.5 mg/kg/일	8시간마다
리네졸리드	정맥주사/경구	30 mg/kg/일	8시간마다
		20 mg/kg/일	12시간마다
페니실린 G	정맥주사	400,000 단위/kg/일	6시간마다
반코마이신	정맥주사	60 mg/kg/일	8시간마다

경구제를 변경할 때는 적어도 이하의 조건을 충족시켜야 합니다.

❶ 해열 후 48~72시간 이상 경과했다.
❷ 국소 증상(열감, 압통, 발적, 종창 등)이 현저히 개선되고 있다.
❸ WBC와 CRP가 정상화되고 있다.

위 내용은 현재의 표준 치료지만, 10일간 치료와 30일간 치료를 비교하여 기능적 예후, 재발률 등에 유의한 차이가 없다는 연구보고가 핀란드에서 있었습니다.[9)] 이것은 23년간의 전향적인 연구로, 관절액 또는 혈액배양으로 원인 병원체가 판명된 세균성 관절염 환자 130명을 10일간 치료한 그룹과 30일간 치료한 그룹 두 그룹으로 무작위로 나누어 비교한 연구입니다. 치료제는 클린다마이신이나 제1세대 세팔로스포린이 사용되고, Hib 백신이 도입되기 전인 4세 이하 어린이에게는 원인 병원체가 판명될 때까지 암피실린이 병용되었습니다. 두 그룹 모두 정맥주사는 2~4일간뿐이며, 조기에 경구제로 전환되었습니다. 치료에 대한 반응이 매우 양호하다면, 조기에 경구 변경이 가능하고 치료 기간도 10일 정도까지 단축될 수 있습니다. 이 연구에서도 치료 실패와 재발 사례가 있지만 대부분 고관절염입니다. 그 때문에 고관절염에서 이 연구를 추종하기에는 시기상조일 수 있습니다. 게다가 사용된 항생제를 보면 일목요연하지만, MRSA나 PRSP등의 내성균은 이 연구에 포함되어 있지 않습니다. 따라서 감수성이 좋은 원인 병원체에 의한 고관절 이외의 관절염에서 치료 경과가 좋다면, 3일간의 주사 치료와 총 10일간의 치료로 충분한 치료 기간이라 할 수 있습니다.

이 연구는 꽤 우수한 연구이지만, 필자는 현재 고전적인 치료 기간을 준수하고 있습니다.

항염증제

일부 전문가들 중, 세균성 관절염 후에 발생하는 2차적인 반응성 활막염을 예방하기 위해 NSAIDs를 루틴으로 사용하는 것이 좋다고 생각하는 분도 있지만, 특별하게 연구로 확인된 것은 아닙니다. 하지만 덱사메타손을 투여하면서 관절의 장기 예후가 호전되었다는 매우 영향력 있는 연구[10]가 코스타리카에서 보고되었습니다. 위약과 비교한 이중맹검법에 의한 랜덤화 비교시험으로, 수준 높은 논문입니다. 치료 종료 후, 치료 종료 후 반년, 1년마다 기능적 예후를 평가하였습니다. 위약 그룹에서는 일부 기능적 장애가 각각 32%, 37%, 26%로 남아있던 반면, 덱사메타손 투여그룹에서는 4%, 2%, 2%로 기능적인 장애가 현저하게 줄었다는 보고였습니다. 위약 투여그룹에서 기능장애의 발병률이 비정상적으로 높은(30% 전후) 점이 걱정되지만, 연구 설계에 문제가 없기 때문에 스테로이드 투여가 향후 표준치료가 될 가능성은 있습니다. 이스라엘에서도 후향성 코호트연구에서, 덱사메타손 투여에 의해 조기에 증상이 소실되고 입원 기간 단축으로 이어졌다는 보고가 있습니다.[11]

수막염과 같이 원인 병원체별 효과에 대한 명확한 결론은 나오지 않았으며, 향후 검토과제이지만 스테로이드 투여는 조기에 증상이 호전되고 입원 기간을 단축시킬 수 있으며 장기적인 기능적 예후도 좋아질 수 있습니다. 이 논문들에서의 덱사메타손 투여량은 다음과 같습니다.

- 덱사메타손 0.2 mg/kg/dose 8시간마다 투여 4일간[10]
- 덱사메타손 0.15 mg/kg/dose 6시간마다 4일간[11]

세균성 수막염과 같은 투여량입니다. 다만 필자의 경험상, 항생제 치료만으로 기능장애를 일으킨 경험이 없으므로, 현시점에서는 스테로이드 투여를 권장하지 않습니다.

표 12-7 | 관절염 합병증

① 관절 이완, 부전 탈구, 탈구
② 관절 가동역 제한
③ 골 성장 장애(성장 연골이 침범되었을 경우 뼈가 자라지 않게 됨)
④ 허혈성 괴사
⑤ 대퇴골두 무혈관성 괴사(고관절염일 경우)

물리치료

구축 예방을 위한 물리치료는 중요합니다. 가능한 한 조기에 재활치료(rehabilitation)를 시작합니다.

6 | 예후

적절한 항생제와 배농이 시작되면 보통 2일 이내에 증상이 호전되고 3일 정도면 해열됩니다. 추적검사 할 때는 국소 증상 및 고용량 항생제에 의한 부작용 검사뿐만 아니라, 골수염도 확인해야 합니다. 관절염과 골수염의 합병은 약 3~33% 정도라고 하며[12], 관절염 진단 후 1주일 정도 경과한 시점에서 MRI를 촬영합니다. 발병 후 2주 정도 경과하면 단순 X선 사진으로도 골수염 진단은 가능합니다.

관절염 합병증(**표 12-7**)은 보고에 의하면 10~25% 정도라고 합니다.[13,14] 불량한 예후 인자는 진단까지 시간이 걸린 경우(4일 이상), 고관절염의 경우, 골수염 합병이 있는 경우, 발병 연령이 1세 이하인 경우입니다. 원인 병원체는 황색포도상구균 혹은 장내세균이었던 경우가 많습니다.[15,16]

3 | 골수염

POINT

- CRP나 혈침은 골수염에 예외적으로 유용하다. 봉와직염이나 관절염 등에서 CRP나 혈침 호전이 느린 경우는 골수염을 의심한다.
- 소아용 폐렴구균 백신, Hib 백신 보급으로 인해 원인 병원체의 대세를 차지하는 것은 황색포도상구균이다.
- 초기 치료에 반응이 없을 경우 골수 생검을 포함해 원인 병원체 동정에 노력한다. 원인 병원체의 동정 없이 항생제를 단계적으로 확대해서는 안 된다.
- 치료 기간은 4~6주. 성인과 달리 경과가 좋으면 경구항생제를 적극적으로 고려할 수 있다.

골수염은 진단하기 어려운 감염병 중 하나입니다. 5~6세 아동이라면 통증을 호소할 수 있지만, 유아는 통증을 정확하게 호소할 수 없습니다. 게다가 골수염은 종종 특징적신 신체검진 소견이 부족하기 때문에 꼼꼼하게 소견을 확인하지 않으면 그 존재를 알아차릴 수 없습니다. 증상이나 소견으로도 골수염 존재를 알아차리기 어렵습니다.

1 | 병태생리

골수염은 뼈로 전염되는 경로 차이에 따라 두 가지 유형으로 분류됩니다.

- 혈행성 골수염(가장 많음)
- 인근 장기 파급에 의한 골수염: 외상이나 수술, 자창 등으로 속발하는 것

소아는 대퇴골, 경골, 상완골 등의 장관골 골간단에 발병이 잦고, 연령별로 증상이나 원인 병원체도 다릅니다**(그림 12-1)**. 골간단부의 발병이 많은 이유는, 모세혈관 계제(係蹄, sling)의 유동으로 혈류가 완만해지고 세균이 정류하여 쉽게 증식하기 때문입니다. 또한 골수의 모세혈관에서는 내피세포의 탐식기능이 결여되어 있거나 일부 모세혈관이 맹관으로 되어 있는 것도 한 요인으로 추정됩니다.

골수염은 둔적 외상 후에도 발생할 수 있지만, 정확한 발병 기소(機所)는 잘 알려져 있지 않습니다. 뼈가 직접 드러나는 외상 후 골수염이 발병하는 것은 쉽게 이해할 수 있지만, 직접적인 외부 접촉이 없는 둔적 외상으로도 발병할 수 있습니

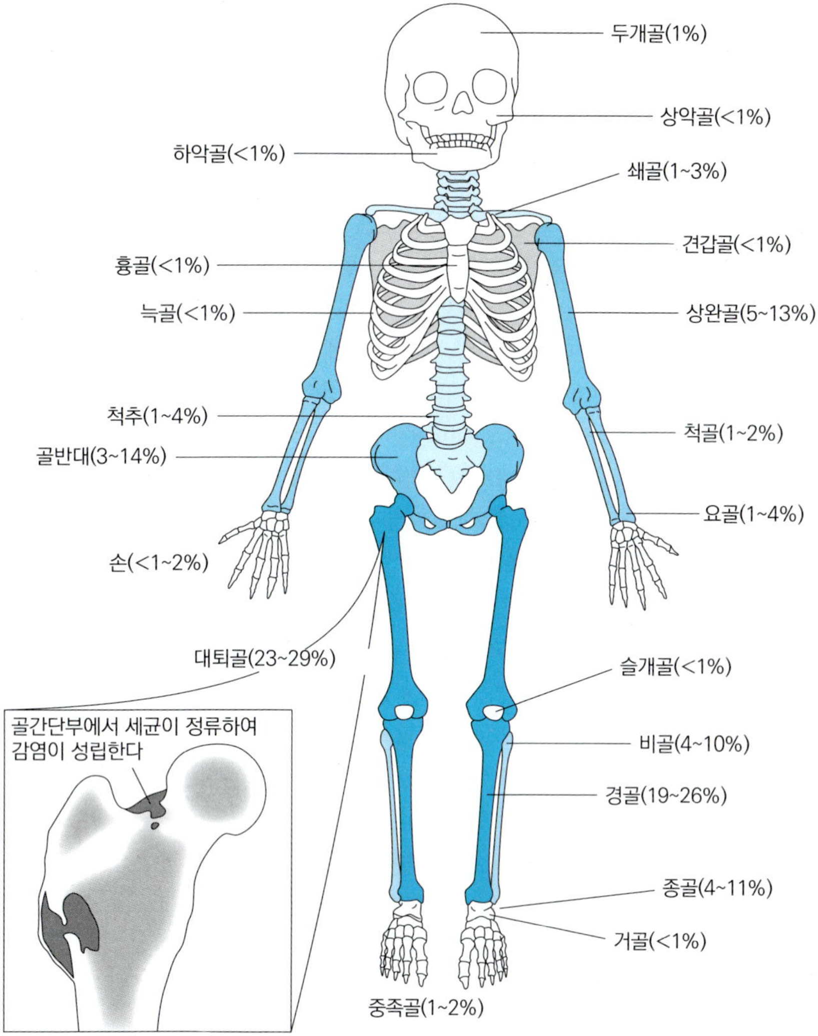

그림 12-1 | 골수염 발병 부위 별 빈도[17)]

다. 이 발병 기전은 외상으로 생긴 골수 내 작은 혈종에 세균이 쉽게 파종되기 때문이라고 생각합니다.

성인의 경우, 외상이나 외과 수술 후 피부·연부조직 감염병으로 인한 직접적 파급에 의한 접촉성 골수염이 가장 많지만, 반대로 소아에서는 가장 적은 감염경로입니다.

골수염의 발병률은 성인보다 소아에서 높고, 골수염의 약 절반은 5세 이하에서 발병합니다.[18)]

2 | 증상

신생아는 증상에 대한 호소가 없기 때문에 미리 골수염을 염두에 두고 진찰하지 않으면, 경미한 이상소견(종창, 발적, 열감 압통)을 알아차릴 수 없습니다. 이환 부위를 움직이기 싫어하는 등의 증상으로 진단을 내릴 수도 있습니다. 어릴수록 해부학적으로 미숙하여 감염이 주변 장기로 쉽게 파급되어 증상/소견이 모호해집니다. 구체적으로 영유아의 관절염이나 봉와직염을 진단했을 때는, 옆 장기인 골수에도 염증이 없는지 확인해야 합니다.

limp(다리를 끄는 것)가 관찰되면 골반에서 하지 골수와 관절을 주의 깊게 평가합니다. 타동적으로 관절을 움직여도 통증을 호소하지 않고, 다리를 움직이지 않는 경우 관절염보다 골수염을 의심합니다.

보통 열도 동반되지만, 골반골수염은 예외적으로 열을 동반하지 않는 경우가 더 많습니다. 골반골수염은 고관절의 가동범위 제한, 골반 압통이 나타나거나 체중이 실리는 것을 꺼리기도 합니다. 골반골수염 중 장골골수염의 빈도가 가장 높습니다. 추체염일 경우, 추체주위 농양으로 진전되거나, 추체 파괴로 인한 척주후만증이나 마비를 유발할 수 있습니다. 또한 T8에서 L1레벨이 침범되면 복통이나 장폐색(ileus), 구토 등의 소화기 증상이 관찰될 수 있어 진단이 매우 어려워집니다.

골수염과 유사한 다른 질환으로는 골육종 등의 악성종양, 겸형적혈구증에 의한 경색(일본에서는 드물게 발생), 만성 재발성 다발성골수염(chronic recurrent multifocal osteomyelitis) 등이 있습니다.

만성재발성 다발성골수염의 병태는 잘 알려져 있지 않지만, 10세 미만의 여아에서 많고 만성 경과에 따라 주기적으로 악화와 자연 완화를 반복합니다. 보통 골통을 동반하고, 1/3에서 발열 증세를 보입니다. 혈침은 경도 상승하지만, 골수염만큼 상승하지 않습니다. 초발 시, 세균성 골수염과 구별할 수 없습니다.

경골, 대퇴골, 추체나 쇄골에의 이환이 많고, 때로는 좌우대칭성으로 나타나기도 합니다. 심상성 건선과 장척농포증을 동반하기도 합니다.

병리학적으로는 부분적 괴사를 동반한 염증 소견을 보일 뿐, 감염병이 아니므로 배양은 음성입니다. 항생제도 무효입니다. 예후는 양호하지만, 증상이 매년 지속될 수도 있습니다. 치료는 NSAIDs나 스테로이드 등을 사용합니다.

3 | 검사

골수염의 경우 관절염과 마찬가지로 혈액검사를 참고할 수 있습니다. 혈침은 80~90%, CRP는 98% 상승하며[18] 골수염과 관절염에서는 이런 염증의 매개변수가 「예외적」으로 유용합니다.

감염 진단에는 「장기진단」과 「미생물학적 진단」 두 가지가 있었습니다. 장기진단에는 영상 진단이, 미생물학적 진단에는 「배양 검사」가 필요합니다.

MRI는 장기진단에 가장 유용하며, 골신티그래피, X선 검사도 이용됩니다.

X선 검사

연부조직 종창이 최초로 발견되는 소견입니다. 골막반응이나 반투명성(translucency) 또는 골경화상 등의 이상소견은, 발병 후 10~14일까지 출현하지 않습니다. 건측을 대조하며 경시적으로 관찰하는 것이 중요합니다. 단층상이나 CT상도 병소부의 국부나 확대를 조사하는데 유용합니다.

MRI

종양과의 감별에 특히 유용하고, X선보다 조기 진단이 가능합니다. T1에서 낮은 신호, T2에서 높은 신호를 나타내는 이상 신호가 있으면, 활동성 골수염으로 진단할 수 있습니다. 특히 농양형성을 일으키고 있을 때 유효합니다.[19] 추체나 골반 골수염을 의심할 때, MRI를 이용하지 않으면 진단이 어렵습니다.

골 신티그래피

MRI 못지않게 조기진단에 유용하며 민감도는 80~100%입니다. 이상소견은 발병 48~72시간 후에 관찰됩니다.[18] 소아에서는 드물지만, 당뇨병 등이 기저질환에 있고 골수염을 일으키고 있는 듯한 부위로의 혈류가 감소하고 있는 경우에는 오히려 집적이 저하되어 'cold scan'을 초래할 수도 있습니다. MRI보다 저렴하고 다발성 골수염이 의심되는 경우 유효합니다. 다만 증골성 변화를 일으키는 병태, 즉 악성종양, 외상, 봉와직염, 수술 후 관절염 등에도 양성으로 나오므로 주의가 필요합니다.

감염병 진단에는 「장기진단」과 「미생물진단」이 중요하며, 당연히 골수염도 미생물로 진단해야 합니다. 치료 기간이 6주로 장기간이기 때문에 empiric하게 치료를 시작하고 싶지 않은 질환 중 하나입니다. 다만 미생물진단은 단지 50~80% 정도에 불과하기 때문에[18] 혈액배양이 음성이고 경험적 치료에 반응하지 않으면 골수생검이 필요합니다. 이 경우 일반적인 일반세균 배양 외에, 채취한 검체에 대해서도 항산균배양과 진균배양을 실시해야 합니다. 또한 *K. kingae*는 통상적인 배양에서 잘 자라지 않으므로, 뼈나 농양 등에서 채취한 검체를 혈액배양 호기병에 담아 배양합니다.

4 원인 병원체

급성 혈행성 골수염

원인 병원체 빈도는 연령에 따라 다르지만, 관절과 골수가 인접해 있는데다 종종 관절염과 골수염의 합병 사례도 보이고 있다는 점에서 기본적으로 세균성 관절염과 같습니다. 각 연령 별로 빈도가 높은 원인 병원체는 다음과 같습니다.

3개월	황색포도상구균, *S. mgalactiae* (B군 연쇄상구균), *N. gonorrhoeae*, 대장균
3개월~5세	황색포도상구균, *K. kingae*, *S. pyogenes* (A군 연쇄상구균), 폐렴구균, 인플루엔자
5세 이상	황색포도상구균, *S. pyogenes*, 폐렴구균, *N. gonorrhoeae*

가장 많은 원인 병원체는 전 연령대에 걸쳐 70~90%를 차지하는 황색포도상구균입니다. S. pyogenes 감염은 수두 발병 후에 많이 볼 수 있습니다. 또한 소아용 폐렴구균 백신이나 Hib 백신이 도입되기 전에는 필자도 폐렴구균이나 인플루엔자균에 의한 골수염을 많이 겪었으나 예방접종 도입 후에는 급감하여 최근에는 찾아보기 어렵습니다.

주위 감염 장기의 파급으로 인한 골수염

주위의 감염 장기에서 파급된 경우에는, 첫 번째 감염된 장기의 원인 병원체를 판단해야 합니다. 개방골절 후나 정형외과 수술 후 욕창, 부비동염, 치주위 농양, 유돌봉소염, 봉와직염, 동물 교상 등 다양한 일차 감염병으로 속발하여 발병하지만, 원인 병원체는 원발소에 따라 다릅니다. 외상과 관련된 골수염이라면, 녹농균이나 황색포도상구균, 장내세균이나 혐기성균 등 다양한 세균에 의한 혼합 감염을 초래하는 경우가 많습니다. 신발 속의 잡균, 환경 균 등에 의해 발생하기 때문에 원인 병원체를 상정하기 어렵습니다.

봉와직염이나 관절염 등에 합병한 골수염은 원인 병원체의 추정이 비교적 쉽지만, 그 외의 원인으로 골수염이 유발된 경우에는 원인 병원체 추정이 매우 어렵기 때문에 가능한 한 골수에서 검체를 채취하여 원인 병원체를 동정하는 것이 필요합니다.

위험인자와 그 원인 병원체

❶ 목장 동물과의 접촉력: *Coxiella burnetii*

❷ 새끼고양이와의 접촉력: *Bartonella* spp.

❸ 부비동염/유양돌기염/치주위농양: 혐기성균(*Bacteroides* spp., *Fusobacterium* spp., *Clostridium* spp., *Peptostreptococcus* spp.)

❹ 만성육아종증: *Aspergillus* spp., 황색포도상구균, *Serratia* spp.

❺ 이상헤모글로빈증: 폐렴 후 혈행성 골수염이 발병할 수 있습니다. 겸형적혈구증이 유명하지만, 그 밖에 hemoglobin SS, hemoglobin S-Thal, hemoglobin SO-Arab, hemoglobin SC 등도 유사한 위험 요인입니다. *Salmonella* spp.가 많이 보고되었습니다.

❻ 투석환자: 골수염이 카테터 관련 혈류감염병으로 발병합니다. 대부분의 원인균은 황색포도상구균이나 coagulase 음성 포도상구균으로, 흉골이나 늑골에 호발합니다.

5 | 치료

원인 병원체가 관절염과 유사하기 때문에 경험적 치료도 관절염과 동일합니다. 골수에서 검체를 채취할 때 그람 염색 결과를 참고하여 항생제를 결정합니다. 그람 염색에서 그람 양성구균을 발견하면 세파졸린, 반코마이신 등을, 그람 염색에서 그람 음성간균을 발견하면 제3세대 세팔로스포린을 사용할 수 있습니다. 골수의 그람 염색으로 원인 병원체를 동정할 수 없거나 혈액배양만 실시하여 치료를 시작할 때는, 모든 연령에서 빈도가 높은 원인 병원체인 황색포도상구균을 커버하기 위해 세파졸린으로 치료를 시작합니다.

MRSA를 커버하기 위한 반코마이신 선택 여부는 각 병원의 안티바이오그램과 환자 배경에 따라 선택합니다. 또 시설에서 황색포도상구균에 대한 클린다마이신의 감수성률이 80%를 넘으면 클린다마이신도 경험적 치료로 사용이 가능합니다.[20] 일본에는 일반획득형 MRSA (community-acquired MRSA)에 대한 보고가 많지 않기 때문에 장기 입원력 등 MRSA 위험 요인이 없는 환아에게는 기본적으로 세파졸린으로 충분합니다.

또 골수염의 경우 최종적으로는 경구항생제로 바뀌기 때문에, 경구항생제로 전환하기 쉬운 항생제로 치료를 시작하는 것이 좋습니다. 예를 들면 세파졸린으로 치료를 시작하면 설령 원인 병원체가 분명하지 않더라도 동일한 항균 범위와 생체이용률이 더 좋은 세팔렉신으로 바꿀 수 있지만, 반코마이신으로 시작해 버리면 원인 병원체가 판명되지 않을 경우 경구선택에 매우 혼란스러워질 것입니다. 클린다마이신(일본 내에서는 캡슐제밖에 없는)이나 제3세대 세팔로스포린(생체이용률이 낮음)을 피하는 것도 현명합니다. 구체적인 경험적 치료는 아래와 같습니다. 관절염만큼 긴급성이 높지 않고 최대한 효과적이면서 경구 변경이 쉬운 항생제로 치료를 시작하는 것이 「요령」입니다. 필자는 세파졸린으로 시작하는 경우가 많습니다.

❶ 세파졸린	❸ 제3세대 세팔로스포린
❷ 암피실린·설박탐	❹ 반코마이신+제3세대 세팔로스포린

*K. kingae*는 세파졸린을 제외한 거의 모든 β락탐계에 효과적입니다. 간혹 페니실리나제를 생산하기도 하지만, 제3세대 세팔로스포린이나 암피실린·설박탐으로 치료하면 큰 문제는 없습니다.

배양결과에서 원인 병원체가 판명되면 문제가 없으나, 배양결과가 음성으로 나와 치료에 반응하고 있다고 판단되면 세균성 관절염 경우와 마찬가지로 그대로 골수염으로 치료하는 것이 무난합니다. 치료에 반응하지 않은 경우 골수생검 등의 추가 검사를 통해 희귀 원인 병원체 검색이나 골수염 이외의 원인검색을 진행해야 합니다. 특히 5~6세 아동에서 골수염이 잘 호전되지 않는 경우, 혈전증 등의 골수로 항생제가 도달하기 어려운 상황이 발생할 수 있으므로 조영 CT를 고려합니다.

정형외과적 치료의 적응은 다음과 같지만, 소아에서 외과적 개입이 필요한 경우는 드뭅니다. ❶의 경우 원인 병원체를 동정하기 위해, ❷, ❸은 배농 목적으로 외과적 개입이 필요합니다.

골수염의 외과적 적응
❶ 특이적 항생제 시작 후 48시간이 경과해도 호전되지 않는다.
❷ 연부 조직 농양을 형성하고 있다.
❸ 관절염을 일으켰다.

경구제를 선택할 때는 기본적으로 생체이용률이 좋은 항생제임을 대전제로 하고, 골수염에 대한 치료 경험이 충분한 항생제로 치료해야 합니다(**표 12-6**, 396쪽 참조).

제가 겪은 사례 중에, 세팔렉신을 채용하지 않은 병원에서 일할 때의 이야기입니다. 소아의 MSSA에 의한 골수염 경구치료를 처음에는 부득이하게 세파크롤로 치료하였습니다. 그러나 경구변경 후, 증상이 재연되는 경우가 이어졌기 때문에 세팔렉신을 긴급 도입했던 쓰라린 기억이 있습니다. 필자의 빈약한 경험 상, 세파크롤로는 골수염을 치료할 수 없다는 것을 이해하기에 다소 무리가 있지만, 세팔렉신을 이용한 골수염 치료는 오랜 감염병 치료 역사를 통해 확립되어 있으므로 역시 유서 깊은(time-honored) 항생제로 치료해야 합니다.

또 ST합제(박트림)나 테트라사이클린 등은 황색포도상구균에 민감하지만, 소아에 대한 치료 데이터가 부족하기 때문에 사용해서는 안 됩니다. 리네졸리드는 매우 고가이지만, 페니실린 내성 폐렴구균이나 MRSA에 의한 골수염을 입원하여 반코마이신으로 치료하는 것보다 외래에서 리네졸리드를 사용하는 편이 경제적이라고 합니다.[20)]

치료 기간

일반적으로 4~6주 정도입니다. 최근 연구에 따르면 세균성 관절염 치료는 10일간 치료하면 문제가 없지만[9)], 골수염의 3주 미만의 치료에서는 합병증이 분명히 증가한다는 연구결과가 있었습니다. 3주 미만과 3주 이상 치료한 그룹에서 만성골수염 발병률을 비교하면, 3주 미만에서 19%였던 반면, 3주 이상의 치료그룹에서는 2%로 나타나[21)] 3주 미만으로 치료 기간을 단축해서는 안 됩니다.

경구 항생제로의 변경 시기는 세균성 관절염에서 설명한 것과 같고, 아래 세 가지를 충족하면 경구 항생제로 변경해도 좋습니다.

❶ 해열 후 48~72시간 이상 경과하였다.
❷ 국소 증상(열감, 압통, 발적, 종창 등)이 현저히 개선되고 있다.
❸ WBC와 CRP가 정상화되고 있다.

골수염과 관절염은 「예외적으로」 CRP나 혈침 등 염증의 매개변수(parameter)가 유용합니다. CRP는 보통 7~10일이면 음성화됩니다.[18] ESR이 정상화되려면 시간이 더 걸려, 정상화되기까지 3~4주 소요될 수 있습니다.[22]

2014년 보고에서는 1주일 정도의 주사 치료 후, 퇴원하여 경구 치료하는 그룹과 말초 삽입형 중심정맥 카테터(peripherally inserted central catheter) 치료군 간의 예후를 비교한 결과, 치료 실패율이 변하지 않았기 때문에 주사 치료에 너무 의존할 필요는 없습니다.[23]

세균성 관절염이 있을 때와 마찬가지로 신생아는 장관에서의 약물 흡수가 안정적이지 않으므로, 경구 항생제로 변경할 때는 월령을 충분히 고려합니다. 경구 항균제의 흡수가 안정적으로 이뤄지는 것은 대략 3개월입니다.

6 | 예후

재발율은 약 5%입니다.[18] 진단이 늦어지거나 치료 기간이 충분하지 않거나, 발병 연령이 젊을 경우 합병증이 발병하기 쉽습니다. 후유증을 남기는 경우는 적지만, 골 성장 장애, 관절염, 보행 이상, 병적 골절 등이 발생할 수 있습니다.

급성 골수염 후 만성 골수염으로 이행하는 빈도는 5% 이하로 알려져 있는데, 특히 혈행성 골수염보다 인접 장기에서의 파급으로 인한 골수염이나 외상·수술 후 골수염에서 빈도가 높습니다. 만성골수염으로 이행하면 괴사 조직의 절제술이 필요하며, 항생제도 장기간 투여해야 합니다. 만성골수염은 정해진 치료 기간이 없고 최소 6개월 이상은 필요합니다.

文献

1) Kang SN, Sanghera T, Mangwani J, et al. The management of septic arthritis in children : systematic review of the English language literature. J Bone Joint Surg Br 91 : 1127-1133 , 2009
2) Welkon CJ, Long SS, Fisher MC, et al. Pyogenic arthritis in infants and children : a review of 95 cases. Pediatr Infect Dis 5 : 669-676 , 1986
3) Gutierrez K. Infectious and Inflammatory Arthritis : Saunders ; 2012
4) Monsalve J, Kan JH, Schallert EK, et al. Septic arthritis in children : frequency of coexisting unsuspected osteomyelitis and implications on imaging work-up and management. AJR Am J

Roentgenol 204 : 1289-1295 , 2015

5) Shmerling RH, Delbanco TL, Tosteson AN, et al. Synovial fluid tests. What should be ordered? JAMA 264 : 1009-1014 , 1990

6) Barton LL, Dunkle LM, Habib FH. Septic arthritis in childhood. A 13-year review. Am J Dis Child 141 : 898-900 , 1987

7) Welkon CJ, Long SS, Fisher MC, et al. Pyogenic arthritis in infants and children : a review of 95 cases. Pediatr Infect Dis 5 : 669-676 , 1986

8) Newton PO, Ballock RT, Bradley JS. Oral antibiotic therapy of bacterial arthritis. Pediatr Infect Dis J 18 : 1102-1103 , 1999

9) Peltola H, Paakkonen M, Kallio P, et al. Prospective, randomized trial of 10 days versus 30 days of antimicrobial treatment, including a short-term course of parenteral therapy, for childhood septic arthritis. Clin Infect Dis 48 : 1201-1210 , 2009

10) Odio CM, Ramirez T, Arias G, et al. Double blind, randomized , placebo-controlled study of dexamethasone therapy for hematogenous septic arthritis in children. Pediatr Infect Dis J 22 : 883-888 , 2003

11) Fogel I, Amir J, Bar-On E, et al. Dexamethasone Therapy for Septic Arthritis in Children. Pediatrics 136 : e776-782 , 2015

12) Yeo A, Ramachandran M. Acute haematogenous osteomyelitis in children. BMJ 348 : g66 , 2014

13) Smith SP, Thyoka M, Lavy CB, et al. Septic arthritis of the shoulder in children in Malawi. A randomised , prospective study of aspiration versus arthrotomy and washout. J Bone Joint Surg Br 84 : 1167-1172 , 2002

14) Betz RR, Cooperman DR, Wopperer JM, et al. Late sequelae of septic arthritis of the hip in infancy and childhood. J Pediatr Orthop 10 : 365-372 , 1990

15) Barton LL, Dunkle LM, Habib FH. Septic arthritis in childhood. A 13-year review. Am J Dis Child 141 : 898-900 , 1987

16) Smith SP, Thyoka M, Lavy CB, et al. Septic arthritis of the shoulder in children in Malawi. A randomised , prospective study of aspiration versus arthrotomy and washout. J Bone Joint Surg Br 84 : 1167-1172 , 2002

17) Peltola H, Paakkonen M. Acute osteomyelitis in children. N Engl J Med 370 : 352-360 , 2014

18) Gutierrez K. Bone and joint infections in children. Pediatr Clin North Am 52 : 779-794 , 2005

19) Chung T. Magnetic resonance imaging in acute osteomyelitis in children. Pediatr Infect Dis J 21 : 869-870 , 2002

20) Kaplan SL. Osteomyelitis in children. Infect Dis Clin North Am 19 : 787-797 , 2005

21) Dich VQ, Nelson JD, Haltalin KC. Osteomyelitis in infants and children. A review of 163 cases. Am J Dis Child 129 : 1273-1278 , 1975

22) Peltola H, Unkila-Kallio L, Kallio MJ. Simplified treatment of acute staphylococcal osteomyelitis of childhood. The Finnish Study Group. Pediatrics 99 : 846-850 , 1997

23) Keren R, Shah SS, Srivastava R, et al. Comparative effectiveness of intravenous vs oral antibiotics for postdischarge treatment of acute osteomyelitis in children. JAMA Pediatr 169 : 120-128 , 2015

Chapter 13

신생아 감염병

POINT

- 신생아 상태가 좋지 않거나 모체에 융모양막염이 의심되면 각종 배양을 시행하여 항생제를 시작한다.
- 신생아 상태가 나쁘지 않더라도, 모체 GBS가 양성이면 주의가 필요하다. 모체에 항생제 예방 투여가 없는 경우, 신생아의 경과 관찰은 반드시 한다.
- NICU에서는 포도상구균에 의한 혈류감염병이 가장 많기 때문에, 감염이 의심되면 혈액배양을 시행하고 empiric하게 반코마이신을 시작한다.
- NICU에서 WBC나 CRP는 5~6세 소아보다 유효하지만, 민감도는 높지 않다. 혈액배양의 중요성은 NICU에서도 변함없다.

NICU에서 감염병을 만나는 상황은 크게 2가지로 나눌 수 있습니다. 하나는 모체의 정상세균총을 반영한 출생 직후 문제가 되는 감염병, 다른 하나는 원내감염 측면이 강한 NICU 장기 관리 중에 발병하는 감염병입니다. 개념이 각각 다르므로, 2개 항목으로 나누어 다루겠습니다. 일반감염에서의 신생아 감염병은, Chapter 4의 fever without source에서 언급하고 있으므로(195쪽) 참고하시기 바랍니다.

1 | 출생 직후 감염병에 대한 개념

기본적으로 태아는 무균 상태입니다. 태아에서 감염이 일어나는 세 가지 기전이 있습니다.

첫 번째는 경태반 감염입니다. 매독, 톡소플라즈마, 풍진, 거대세포바이러스, 파보바이러스 B19, HIV등에 의한 선천성 감염이 경태반으로 태아에게 감염됩니다. 이른바 TORCH 증후군은 경태반 감염입니다.

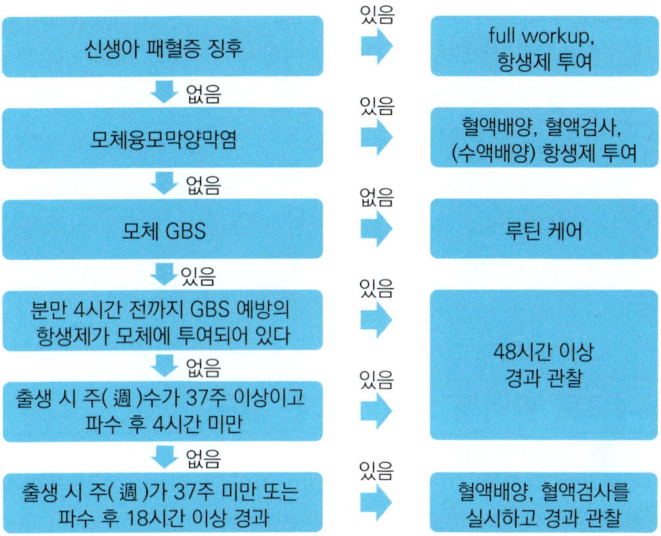

그림 13-1 | **출생 직후 신생아 관리의 Flowchart**[1)]

두 번째는 모체가 질염이나 자궁경관염을 일으켜, 결과적으로 융모막양막염을 일으킨 경우입니다. 이 경우 양수 속에 산도의 상재균(장내세균이나 혐기성균, B군 연쇄상구균 등)이 침입하여 태아에게 심각한 감염을 초래합니다. 자궁 내 사망을 할 수도 있고, 무사히 태어나더라도 신생아 가사나 뇌실내출혈, 수막염, 폐렴 등이 발병하여 장기적으로는 발달 지연의 원인이 되기도 합니다.

세 번째는 경산도 감염입니다. 모체가 질 속에 B군 연쇄상구균을 보균하고 있다면 출산 시 경산도 감염을 예방하기 위해 페니실린 G를 투여합니다.

갓 태어난 신생아에게 항생제를 투여해야 할지 망설여지는 경우가 몇 가지 있는데, 우선 그것에 대해 설명합니다(그림 13-1).

1 | 신생아 상태가 불량한 경우, 모체에 융모막양막염이 강하게 의심되는 경우

이 두 경우는 신생아에게 심각한 감염병이 초래될 가능성이 높기 때문에 혈액배양, 뇌척수액배양을 채취한 후 항생제 투여가 필요합니다. 융모양막염이 의심되는 상황에서 신생아의 상태가 그리 나쁘지 않은 경우, 뇌척수액검사까지 해야 할지 결정하기는 어렵지만 신생아는 수막염의 이환율이 높고, 뇌척수액배양을 할 기회는 항생제 투여 전 한 번밖에 없으므로 뇌척수액을 배양해두는 것이 좋습니다.

이 경우, 일반적으로 B군 연쇄상구균, 리스테리아, 대장균 등을 상정하여 암피실린과 세포탁심, 혹은 암피실린과 겐타마이신 2제의 병용이 경험적 치료로 권장되고 있습니다. 모체가 ESBL생산균을 보균하고 있다는 정보가 있으면, 메로페넴 투여도 불가피합니다. 배양결과가 음성이라면 항생제 투여를 중단할 수 있는지 검토합니다.

2 | 임상적으로 환아의 상태가 좋은 경우

신생아 상태가 양호하면 기본적으로 신생아에 대한 개입은 불필요하지만, 모체의 GBS가 양성일 경우에는 경과 관찰 및 배양 검사가 필요합니다. 다만 이 경우에도 항생제 투여를 기다리는 경우가 대부분이며, 경과 관찰을 통해 임상적으로 감염징후가 나온 후 검사할 것을 권장하고 있습니다. 모체GBS가 양성이라면, 다음과 같은 대응이 필요합니다.

① 모체에 적절한 GBS예방투여가 이루어져 있고 파수 후 18시간 이상 경과하지 않은 경우	경과 관찰만으로 OK입니다.
② 출생 시 주(週)수가 37주 이상으로, 모체에 적절한 GBS 예방투여가 이루어지지 않았고 파수 후 18시간 이상 경과하지 않은 경우	경과 관찰만으로 OK입니다.
③ 출생 시 주(週)수가 37주 미만, 혹은 파수 후 18시간 이상 경과하고 있는 경우	혈액검사, 혈액배양을 시행하고 경과 관찰이 필요합니다. 기본적으로 배양이 양성으로 나온 후 치료를 시작합니다.

2 | NICU에서의 감염병

무사히 출산한 신생아는 아무 일 없이 집으로 퇴원하거나 기저질환이나 조산, 출생체중 등의 문제로 NICU에 입원하거나 둘 중 하나입니다.

우선 신생아가 NICU에 입실하는 가장 많은 원인은 조산이나 저체중 출산입니다. 먼저 조산아, 저체중 출생아가 감염을 일으키기 쉬운 이유를 살펴보겠습니다.

1 | 조산아의 이감염성(Compromise)

ICU에 입원한 조산아는 감염되기 쉽습니다. 아직 발달 단계이며, T세포, B세포 호중구, 단구, 보체와 같은 모든 면역기능이 미숙합니다. IgG도 모체에서 본격적으로 이행하는 것은 30주 이후입니다. 피부나 장관 점막도 미숙하기 때문에, 장관점막도 쉽게 손상됩니다. 따라서 성인에 비해 장관에서 균혈증이 발병할 가능성이 더 높습니다.

그 밖에도 위산 분비 억제제나 지속적인 경관 영양제를 시행하면, 위액이 산성화되지 않아 외부에서 침입한 세균을 위액으로 살균할 수 없기 때문에 이감염성이 더욱 증가합니다.

또 정상분만을 거쳐 자연 본래의 환경에서 자라는 신생아는, 출생 시 모체 산도에서 상재균과 접촉하여 다른 병원균으로부터 세균학적 장벽(burrier) 역할을 하기 때문에「좋은 균」의 보호를 받습니다. 그러나 제왕 절개로 출생한 경우, 이 세균학적 장벽이 존재하지 않기 때문에 의료진이 보균하고 있는 세균이나 NICU 내 환경에 있는 세균이 상재균이 될 확률이 높아집니다. 따라서 내성균을 쉽게 보균할 수 있습니다.

또 NICU에 있는 신생아들은 중심 정맥 카테터, 요도 카테터, 동맥 라인 등 갖가지 장치를 유치하기 때문에 감염 위험이 높아집니다.

POINT NICU의 아이는……

- 면역기능이 미숙하다.
- 위액이 산성화되기 어렵다(위산분비 억제제나 지속경관 영양).
- 제왕절개로 출생하면 세균학적 장벽이 없기 때문에 내성균을 보균하기 쉽다.
- 디바이스 관련 감염병을 일으키기 쉽다.

위와 같은 배경을 가진 조산아나 선천성 질환을 가진 신생아가 NICU에 입실하면, 어느 정도 감염 발병은 피할 수 없습니다. 그렇다면 어떤 미생물에 감염되고 어떤 감염병에 이환되기 쉬울까요?

표 13-1에서 보는 바와 같이 NICU에 입원 중인 신생아의 원인 병원체에서, 코아그라제 음성포도상구균이 분리되는 경향이 높아지고 있습니다. 혈류감염병에서 거의 절반 가까이가 coagulase 음성 포도상구균입니다. 이는 신생아의 피부가 취

표 13-1 | 신생아 감염병의 원인 병원체[2)]

기염균	감염 수(%)				
	균혈증	EENT	GI	폐렴	창 감염
coagulase 음성 포도상구균	3,833 (51.0)	787 (29.3)	102 (9.6)	434 (16.5)	119 (19.2)
황색포도상구균	561 (7.5)	413 (15.4)		440 (16.7)	138 (22.3)
S. agalactiae	597 (7.9)			150 (5.7)	
Enterococcus spp.	467 (6.2)	92 (3.4)		120 (4.6)	55 (8.9)
Candida spp.	518 (6.9)				
대장균	326 (4.3)	163 (6.1)	147 (13.9)	152 (5.8)	
Other streptococcal species	205 (2.7)	199 (7.4)		86 (3.3)	74 (12.0)
Enterobacter spp.	219 (2.9)	120 (4.5)	58 (5.5)	215 (8.2)	
K. pneumoniae	188 (2.5)	76 (2.8)	104 (9.8)	152 (5.8)	47 (7.6)
녹농균		178 (6.6)		308 (11.7)	39 (6.3)
헤모필루스 인플루엔자균		72 (2.7)		38 (1.4)	
Viruses		136 (5.1)	317 (30.0)[a]		
그람양성 혐기성균			99 (9.4)		
기타 장내세균			8 (0.8)		
그 외	607 (8.1)	449 (26.7)	223 (21.0)	570 (21.7)	147 (23.7)
합계	7,521 (100)	2,685 (100)	1,058 (100)	2,665 (100)	619 (100)

EENT : eye , ear , nose , or throat
GI : gastrointestinal
a : 장관에서 분리된 바이러스 중 로타바이러스가 96.4%를 차지한다.

표 13-2 | 출생 체중과 감염 부위별 NICU내에서의 감염병 빈도[3]

	환자 수		감염 수					
출생 체중 (g)	계	감염 있음 (%)	계	균혈증 (%)	호흡기감염 (%)	상기도감염 (%)	요로감염 (%)	기타 (%)
<500	13	1/13 (7.7)	1	1/1 (100)	0	0	0	0
501~ 1,000	246	43/246 (17.5)	58	31/58 (53.4)	9/58 (15.5)	5/58 (8.6)	4/58 (7.0)	9/58 (15.8)
1,001~ 1,500	147	21/147 (14.3)	26	15/26 (57.7)	2/26 (7.7)	2/26 (7.7)	1/26 (3.8)	6/26 (23.1)
1,501~ 2,000	74	2/74 (2.7)	2	2/2 (100)	0	0	0	0
2,001~ 2,500	74	5/74 (6.8)	5	2/5 (40)	1/5 (20)	1/5 (20)	1/5 (20)	0
>2,500	239	16/239 (6.7)	17	7/17 (41.2)	2/17 (11.8)	2/17 (11.8)	3/17 (17.6)	3/17 (17.6)
불명확	34	6/34 (17.6)	7	3/7 (42.8)	1/7 (14.3)	0	1/7 (14.3)	2/7 (28.6)
계	827	94/827 (11.4)	116	61/116 (52.6)	15/116 (12.9)	10/116 (8.6)	10/116 (8.6)	20/116 (17.2)

약하고, 중심 정맥카테터가 장기간 유치되어 있기 때문에 피부 상재균에 의한 카테터 관련 혈류감염병을 초래하기 쉽기 때문입니다.

NICU에 입원해 있는 신생아에서 문제가 되기 쉬운 감염병에 관한 데이터도 있는데3) 가장 흔한 것은 균혈증입니다**(표 13-2)**. 따라서 NICU의 신생아에서 감염병이 의심될 경우, 혈액배양 시행은 필수입니다.

NICU에서 가장 많은 감염병은 균혈증이었고, 가장 많은 분리 균은 coagulase 음성 포도상구균이었습니다. 그리고 NICU에서 어떤 감염병이 의심될 경우, 경험적 치료로 시작해야 할 항생제는 반코마이신입니다.

2세트의 혈액배양을 시행하는 것이 바람직하지만, 체중을 고려하면 현실적으로 어렵습니다. 게다가 배꼽 카테터나 중심정맥카테터, 동맥카테터 등에서 혈액배양이 주로 채취되고 있다는 보고도[4-6] 있듯이 말초정맥에서 혈액배양을 시행하는 것도 문턱이 높습니다. 그러나 카테터 관련 혈류감염병이 가장 흔한 감염원이며, coagulase 음성 포도상구균이 가장 많이 검출되는 원인 병원체이기 때문에 「카테터」에서 시행한 혈액배양에서 coagulase 음성 포도상구균이 검출된 경우, 오염물(contamination)인지 신싸 균혈증인지 구별할 수 없으므로 가능한 한 말초에서 혈액배양을 시행하도록 유의하십시오.

표 13-3 | late-onset sepsis에 대한 백혈구의 민감도와 특이도[7)]

	전체 주수		34주 미만		34~36주		37주 이상	
WBC ($/mm^3$)	민감도 (%)	특이도 (%)	민감도 (%)	특이도 (%)	민감도 (%)	특이도 (%)	민감도 (%)	특이도 (%)
<1,000	0.1	>99.99	0.4	>99.99	0.02	>99.9	0	>99.99
<5,000	7.0	96.1	15.5	91.0	5.1	98.3	7.7	96.9
>20,000	22.6	79.8	14.8	85.1	28.2	74.5	18.4	85.7
>50,000	1.0	99.1	1.4	98.6	1.3	99.1	0.5	99.8

POINT NICU의 신생아

- 가장 많은 감염병은 coagulase 음성 포도상구균에 의한 균혈증이다. 감염병이 의심되면 혈액배양을 시행하고 반코마이신을 시작한다.
- coagulase 음성 포도상구균은 혈액배양에서 가장 분리 빈도가 높은 균이므로, 반드시 말초에서 혈액배양을 시행해야 한다.

NICU에서의 감염병 경향이 보이기 시작합니다. 그러나 혈액배양보다 백혈구와 CRP에 의존하여 진료받는 경우가 더 많은 것 같습니다. Chapter 1에서 CRP나 백혈구의 역할은 매우 제한적이라고 기술했지만, NICU에서도 마찬가지일까요?

2 | WBC의 유효성

백혈구의 경우, 2012년 Hornik등의 보고[7)]가 대규모 연구로서 알려져 있습니다. 지발형패혈증(late-onset sepsis)을 혈액배양, 뇌척수액배양, 카테터에서 채취한 소변배양 중 하나가 양성으로 나온 것으로 정의하고, 미국의 293 NICU에서 1996~2009년의 기간 동안 37,826명의 신생아를 조사했습니다. late-onset sepsis에 대한 백혈구의 민감도, 특이도는 **표 13-3**과 같으며, 특이도는 양호하나 민감도는 극히 낮은 결과였습니다. 백혈구가 비정상적으로 높거나 낮으면 각종 배양검사를 실시하여 경험적으로 항생제를 투여해야 한다고 할 수 있지만, 민감도가 매우 나쁘기 때문에 배제하는 것은 상당히 위험합니다.

표 13-4 | 신생아에서 CRP가 상승하는 병태[9]

• 모체 발열	• 호흡곤란증후군
• 전기 파수	• 신생아 가사
• 지연 분만	• 기흉
• 태변흡인증후군	• 뇌출혈

3 | CRP의 유효성

출생 직후 신생아에서 3일간 매일 측정한 CRP의 컷오프를 1 mg/dL로 하여 신생아 패혈증의 민감도, 특이도, 양성적중률, 음성적중률을 검토한 연구가 있습니다.[8] 민감도나 특이도가 그런대로 높아서 종합적인 판단에 도움이 될 것 같습니다.

• CRP를 3일간 연속 측정하여 하루라도 1 mg/dL을 초과했을 경우
→ 민감도 88.9%, 특이도 70.5%, 양성적중률 5.2%, 음성적중률 99.7%.
• 첫날 CRP가 1 mg/dL를 초과했을 경우
→ 민감도 35.0%, 특이도 90.0%, 양성적중률 6.7%, 음성적중률 98.6%.

또 신생아 패혈증과 CRP에 관해 정리한 보고[9]가 있는데, 여기에서는 CRP의 컷오프를 1.0 mg/dL로 했을 경우 민감도는 28~69%로 낮지만, 특이도는 91~100%로 매우 높았습니다.

위 내용을 종합해 보면, 백혈구가 신생아 중에서도 검사로서 효과적이라고 하기에는 어렵지만, CRP의 특이도가 높고 CRP가 높으면 적극적으로 치료를 검토하는 것이 좋을 것으로 보입니다. 다만 민감도가 높지 않기 때문에 CRP음성으로「만」감염병을 부정하는 것은 그만두는 것이 좋습니다.

신생아에서 CRP의 특이도가 높은 이유는, 성인과 달리 CRP가 상승하는 병태가 부족하기 때문입니다. 신생아에서 CRP가 상승하는 주요 병태는 **표 13-4**와 같습니다.

4 | 신생아의 표재성 배양검사

일반적으로 무균 부위(혈액, 뇌척수액, 소변, 복수, 흉수, 관절액, 골수 등)에서의 배양검사는 미생물진단에 필수입니다. 비강, 인두, 외이도, 피부, 배꼽, 변 등의 배양은 원인 병원체와 일치하기도 하지만, 단순한「부착균」입니다. 다소 오래된 논

문이지만[10], 총 3,371명의 신생아에서 서술한 24,584의 표재성 배양(즉, 비강이나 인두 등)과 혈액배양, 뇌척수액배양의 결과를 비교했더니 표재성 부위 배양결과의 민감도는 56%, 특이도가 82%라는 결과가 보고되었습니다. 어느 정도 참고할 수는 있지만, 이 결과로 항생제를 선택하는 것은 상당한 용기가 필요합니다. 따라서 필자는 감염이 의심될 때 감염 부위와 무관한 표재 부위의 검체를 배양으로 시행하는 것을 권하지 않습니다.

NICU에 입원한 경우에도 감염병 진료의 원칙은 바뀌지 않습니다. 다른 연령대에 비해 CRP 유용성은 다소 높지만, 혈류감염병의 빈도가 높기 때문에 혈액배양의 중요성은 변하지 않습니다. CRP를 참고해도 좋지만 장기진단, 미생물진단의 중요성은 아무리 강조해도 모자라지 않습니다.

文献

1) Verani JR, McGee L, Schrag SJ. Prevention of perinatal group B streptococcal disease : revised guidelines from CDC, 2010. MMWR Recomm Rep 59 : 1-36 , 2010
2) Gaynes RP, Edwards JR, Jarvis WR, et al. Nosocomial infections among neonates in high-risk nurseries in the United States. National Nosocomial Infections Surveillance System. Pediatrics 98 : 357-361 , 1996
3) Sohn AH, Garrett DO, Sinkowitz-Cochran RL, et al. Prevalence of nosocomial infections in neonatal intensive care unit patients : Results from the first national point-prevalence survey. J Pediatr 139 : 821-827 , 2001
4) Pourcyrous M, Korones SB, Bada HS, et al. Indwelling umbilical arterial catheter : a preferred sampling site for blood culture. Pediatrics 81 : 821-825 , 1988
5) Bhandari V, Eisenfeld L, Lerer T, et al. Nosocomial sepsis in neonates with single lumen vascular catheters. Indian J Pediatr 64 : 529-535 , 1997
6) Benjamin DK, Jr, Miller W, Garges H, et al. Bacteremia, central catheters, and neonates : when to pull the line. Pediatrics 107 : 1272-1276 , 2001
7) Hornik CP, Benjamin DK, Becker KC, et al. Use of the complete blood cell count in late-onset neonatal sepsis. Pediatr Infect Dis J 31 : 803-807 , 2012
8) Benitz WE, Han MY, Madan A, et al. Serial serum C-reactive protein levels in the diagnosis of neonatal infection. Pediatrics 102 : E41 , 1998
9) Hofer N, Zacharias E, Muller W, et al. An update on the use of C-reactive protein in early-onset neonatal sepsis : current insights and new tasks. Neonatology 102 : 25-36 , 2012
10) Evans ME, Schaffner W, Federspiel CF, et al. Sensitivity, specificity, and predictive value of body surface cultures in a neonatal intensive care unit. JAMA 259 : 248-252 , 1988

Chapter 14
학교 감염병

소아청소년과를 하다 보면 종종 보호자들로부터 「등교(원)중지 사유가 되는지」에 대해 질문을 받습니다. 학교 감염병이 많다 보니 세밀한 등교(원)중지 기간을 기억하는 것은 좀처럼 쉽지 않습니다. 그래서 우선 등교(원)중지 기간 등에 대해 간략하게 분류해 보겠습니다.

❶ 제1종* 감염병은 「치유될 때까지」다.

❷ 제2종 감염병(결핵, 수막구균성 수막염 이외)은 **표 14-1**과 같이 개별적으로 결정한다. 다만 「병태에 따라 학교 보건의 또는 그 밖의 의사가 감염의 우려가 없다고 인정한 때는 그렇지 않다」.

❸ 결핵, 수막구균성 수막염, 제3종 감염병은, 「병태에 따라 학교 보건의 또는 다른 의사가 감염의 우려가 없다고 인정할 때까지」이다.

제1종 감염병은 필자도 본 적이 없는 질환들뿐이고, 중증질환이 즐비합니다. 분명 특수하므로 기억할 필요는 없습니다.

인플루엔자는 친숙한 제2종 감염병입니다. 홍역, 수두, 풍진 등 백신으로 예방할 수 있는 발진성 질환, 원내감염 관리상으로도 중요한 백일해는 백신으로 예방 가능한 질환입니다. 그리고 아데노바이러스에 의한 인두결막열이다. 인두결막열이 제2종이고 유행성 각결막염이 왜 제3종에 들어있는지 잘 모르겠지만, 특별한 등교(원)중지 기간이 정해진 것은 이 7가지 질환뿐입니다.

제3종 감염병은 많지만, 원칙적으로 「의사가 감염의 우려가 없다고 인정할 때까지」이므로 상식적으로 판단합니다. 문부과학성 홈페이지에 상세하게 나와 있지만, 참고 정도로 봐 주십시오. 표로 자세하게 올립니다.

참고로 등교(원)중지 기간과 병원 내 감염대책이 필요한 기간은 다릅니다. 예를 들면 인플루엔자로 인한 등교(원)중지 기간은 「발병 후 5일이 경과하고 해열된 후 2일(유아는 3일)이 경과할 때까지」이지만, 감염대책상으로는 「증상 출현 후 7일 혹

* 일본에서의 법정 감염병 분류

표 14-1 | (일본의) 학교 감염증과 등교(원)중지 기간

	감염병의 종류	등교(원)중지 기간의 기준
제1종	에볼라 출혈열	치유될 때까지
	크리미아 콩고·출혈열	치유될 때까지
	두창(천연두)	치유될 때까지
	남미 출혈열	치유될 때까지
	페스트	치유될 때까지
	마르부르크병	치유될 때까지
	라사열	치유될 때까지
	소아마비(폴리오)	치유될 때까지
	디프테리아	치유될 때까지
	중증급성호흡기증후군 (SARS 코로나 바이러스에 한함)	치유될 때까지
	중동호흡기증후군 (MERS 코로나 바이러스에 한함)	치유될 때까지
	조류인플루엔자	치유될 때까지
제2종	인플루엔자 (조류인플루엔자 제외)	발병 후 5일이 경과하고 해열 후 2일(유아는 3일)이 경과할 때까지
	백일해	특유의 기침이 소실될 때까지 또는 5일간의 적정한 항생물질 제제에 의한 치료가 종료될 때까지
	홍역	해열 후 3일이 경과할 때까지
	유행성 이하선염	이하선, 악하 또는 설하선 종창이 발현된 후 5일이 경과하고 전신 상태가 양호해질 때까지
	풍진	발진이 소실될 때까지
	수두	모든 발진이 가피화 될 때까지
	인두 결막열	주요 증상이 소퇴한 후 2일이 경과 될 때까지
	결핵, 수막구균성 수막염	병세에 따라 학교 보건의 및 기타 의사가 감염의 우려가 없다고 인정할 때까지
제3종	콜레라 세균성 이질	병세에 따라 학교 보건의 및 다른 의사가 감염의 우려가 없다고 인정할 때까지
	장관출혈성 대장균 감염병	병세에 따라 학교 보건의나 다른 의사가 감염의 우려가 없다고 인정할 때까지. 무증상병원체 보유자일 경우에는 화장실 배설 습관이 확립되어 있는 5세 이상의 소아는 출석 정지할 필요는 없다. 5세 미만의 소아는 2회 이상 연속으로 변배양이 음성으로 나오면 등교해도 좋다.
	장티푸스, 노라티푸스	병세에 따라 학교 보건의, 다른 의사가 감염의 우려가 없다고 인정할 때까지. 화장실 배설 습관이 확립된 5세 이상의 소아는 출석 정지할 필요가 없다. 5세 미만의 소아는 3회 이상 연속으로 변배양이 음성이면 등교해도 좋다.
	유행성 각결막염, 급성 출혈, 결막염	병세에 따라 학교의사 및 다른 의사가 감염의 우려가 없다고 인정할 때까지

(계속)

표 14-1 | **학교 감염병과 등교(원)중지 기간(이어서)**

	감염병의 종류		등교(원)중지 기간의 기준
제3종	기타 감염병	연쇄상구균 감염병	적절한 항생제 치료 시작 후 24시간 경과할 때까지
		바이러스성 간염	A형 : 간기능이 정상화될 때까지 B형 : 급성기가 아니면 등교(원) 가능
		수족구병	전신 상태가 안정되어 있으면 등교(원) 가능
		전염성 홍반	발진만으로 전신 상태가 좋은 것은 등교(원) 가능
		포진성 구협염	전신 상태가 안정되어 있으면 등교(원) 가능
		마이코플라즈마 감염병	증상이 호전되어 전신 상태가 좋은 경우 등교(원) 가능
		감염성 위장염	설사·구토 증상, 전신 상태가 호전되면 등교(원) 가능
		살모넬라 감염병(장티푸스, 파라티푸스 제외), *Campylobacter* 감염병	설사가 경감할 때까지
		인플루엔자균감염병, 폐렴구균감염병, 급성 모세기관지염(RSV감염병 등)	발열, 기침 등의 증상이 안정되어 전신 상태가 좋아질 때까지
		EB 바이러스에 감염병	해열되고 온몸 상태가 회복될 때까지
		단순 헤르페스 감염병	구순 헤르페스·치육구내염 뿐이라면, 마스크 등을 하고 등교(원) 가능. 발열이나 전신성 수포가 있는 경우는 결석하여 치료가 바람직하다.
		대상포진	병변부위가 적절히 피복되어 있으면 접촉감염을 막을 수 있으므로 등교(원)가능. 단, 어린이집·유치원에서는 면역이 없는 아이가 대상포진 환자와 접촉하면 수두로 이환되기 쉬우므로 감염자는 모든 피부가 가피화 될 때까지 아이와 접촉하면 안 된다.
		전염성 농가진	등교(원)중지할 필요는 없지만 염증 증상이 심하거나 화농부위가 넓을 때는 상처에 직접 접촉하지 않도록 지도한다.
		전염성연속종	등교(원)중지 할 필요가 없다
		머릿니	등교(원)중지 할 필요가 없다
		호전	치료를 시작하면 등교(원)중지 할 필요 없다. 각화형은 감염력이 강하기 때문에 치유될 때까지 외출을 피한다.
		피부 Candida 감염병	출석 정지할 필요는 없다. 유아의 기저귀 교환 시, 다른 아이와 접촉하지 않도록 한다.
		백선	출석 정지할 필요는 없다. 단 접촉이 많은 격투기 연습·경기 등은 감염 우려가 사라질 때까지 쉬게 한다.

은 호흡기 증상·발열이 호전되고 24시간 후까지(둘 중에 더 긴 것)」입니다. 전자는 학교보건안전법 상, 법률이 정한 기간으로, 실제 감염력의 유무와는 별개입니다.

자주 혼동되는 경우가 있으므로 주의해야 합니다. 그리고 「발병 후 5일 경과」는 발병한 다음 날을 1일차로 계산합니다.

1 | 학교(학급)폐쇄가 필요할까?

감염병이 유행하여 일정 비율의 학생들이 학교를 쉬면, 학급폐쇄 조치를 취할 때가 많습니다. 실제로 일본 학교보건안전법에는 「임시 휴교」에 관한 내용이 명시되어 있습니다.

학교보건안전법 제19조[등교(원)중지]

학교장은 전염병에 걸렸거나 의심되거나 걸릴 우려가 있는 학생 등이 있을 때는, 정령으로 정하는 바에 따라 출석을 중지시킬 수 있다.

학교보건안전법 제20조(임시휴교)

학교 설치자는 감염 예방 상 필요한 경우 임시로 학교의 전부 또는 일부를 휴교할 수 있다.

이 「학교 폐쇄」가 실제로 얼마나 효과적일까요? 실제 인플루엔자 바이러스 감염병에 관한 몇 가지 역학적인 연구가 있습니다.

Ferguson등에 의하면[1] 학교 폐쇄는 최대 이환율을 40% 정도 감소시킬 수 있지만, 유행기간 전반에 걸쳐 이환율을 감소시키는 효과는 없습니다. 더욱이 이 연구에서는 학교 폐쇄와 병행하여 인구의 50%(!)에게 항바이러스제를 투여하면 인플루엔자 유행규모를 40~50% 정도까지 감소시킬 수 있다고 합니다. 그러나 이렇게 항바이러스제를 투여할 수는 없기 때문에 좀 과합니다. 치명적인 고병원성 인플루엔자가 유행하여 항바이러스제가 유효하다면 적극적인 투여를 해도 좋겠지만….

Germann등에 의한, 인플루엔자 발병자와 주변에 항바이러스제 예방 투여, 백신 접종, 학교 폐쇄, 여행 제한 등으로 감염 확산을 어느 정도 감소시킬 수 있는가에 대한 보고가 있습니다.[2] 본 연구에서는 기본 재생산 수(이하, R0)※가 1.6이면 학교폐쇄만으로도 유효하지만, R0가 1.9 이상이면 제한적인 효과밖에 없었습니다. 참고로 가장 효과가 높았던 것은 백신 접종이었으며, 특히 어린이에 대한 우선 접

표 14-2 | **기본재생산계수와 집단면역 역치**

감염병	기본재생산수 basic reproduction number (R_0)	집단면역역치 herd immunity threshold, H(%)
디프테리아	6~7	85
인플루엔자	1.4~4	30~75
홍역	12~18	92~94
유행성 이하선염	4~7	75~86
백일해	12~17	92~94
소아마비	2~15	50~93
풍진	6~7	83~85
천연두	5~7	80~85
파상풍	불명	불명
결핵	불명	불명
수두	8~10	불명
노로바이러스(손 위생 없음)	14.05	
노로바이러스(손 위생 있음)	2.13	

종은 그 효과를 증대시켰습니다. 물론 이러한 대책을 조합하면 더 큰 효과를 거둘 수 있습니다.

Halder등은, 2009년 신종 인플루엔자(H1N1) 팬데믹에서 학교폐쇄, 항바이러스제 치료의 효과를 보고하였는데, 학교폐쇄로 유행 확대를 완화할 수 있고(유행 전체의 이환율을 줄일 수는 없음), 항바이러스제 투여로 이환율을 줄일 수 있다고 보고했습니다.[3)]

이러한 역학 모델의 결과를 요약하면 학교폐쇄는 인플루엔자의 감염력(R0로 정의됨)이 낮은 경우에는 유효하지만, 감염성이 높아지면 학교폐쇄만으로는 그 효과가 제한된다고 할 수 있을 것입니다. 하지만 다른 대책(접촉자의 자택 대기, 백신접종, 예방 투약, 조기 치료, 여행 제한) 등을 동시에 실시하면, 감염성이 어느 정도 높아도 학교폐쇄는 유효한 대책이라고 할 수 있습니다.

다만, 학교폐쇄는 인플루엔자와 같은 잠복기가 짧은 감염병에 한합니다. 예를 들어 유행성 이하선염이나 수두, 홍역 등은 1~2주 이상이므로, 가령 4~5일 정도의 학교폐쇄는 의미가 없습니다. 인플루엔자 잠복기는 4일 정도로 짧기 때문에 4~5일 학교를 폐쇄하여 모든 학생들을 자택 대기하게 하면 감염자를 줄일 수 있습니다. 가끔 유행성 이하선염(mumps)으로 인해 학교가 폐쇄된다는 내용이 뉴스

표 14-3 | 대표적인 감염병의 잠복기와 감염경로

		잠복기	감염대책이 필요한 기간	감염대책
아데노바이러스 감염병	호흡기 감염병	2~14일	증상이 있는 동안	비말&접촉
	위장염	3~10일		접촉
RSV		2~8일 (보통 4~6일)	증상이 있는 동안	접촉
인플루엔자 바이러스		1~4일 (보통 2일)	증상 출현 후 7일간 혹은 호흡기 증상 및 발열이 호전되고 24시간 후까지(긴 쪽으로)	비말
헤모필루스 인플루엔자균		불명	적절한 항생제 치료 시작 후 24시간 경과할 때까지	비말
A군 연쇄상구균		인후염 2~5일 전염성 농가진 7~10일	인후염, 폐렴: 적절한 항생제 치료 시작 후 24시간 경과할 때까지 피부·연부조직 감염병: 환부가 적절하게 피복되어 있으면 불필요함. 피복되어 있지 않으면 적절한 항생제 치료 시작 후 24시간 경과할 때까지	인후염, 폐렴: 피부·연부조직 감염병: 접촉
Epstein-Barr 바이러스		30~50일	불필요	표준
엔테로바이러스	기도 감염, 위장염, 수족구병 등	3~6일	증상이 있는 동안	접촉
	급성 출혈성 결막염	1~3일		
호전		4~6주 동안[감작(感作)되면 1~4일]	보통 호전의 경우 각화형에서는 불필요함. 치료 시작 후 1~2주간	접촉
결핵		투베르쿨린반응, IGRA 양성화까지 2~10주 동안	소아(특히 10세 미만)에서는 전염성이 거의 없다. 다만 이하의 5가지에 해당할 경우는 적절한 치료를 시작하거나 항산균 도말로 음성을 확인하거나 기침이 사라질 때까지 공기 감염대책을 실시할 것. (1) 공동형성 있음, (2)객담 항산균 도말 양성, (3)후두결핵, (4)광범위한 폐렴, (5)선천성 결핵 진단을 받은 신생아, 유아에서 기관삽관, 기관절개 등의 치료를 받고 있음.	공기
수두		10~21일(보통 14~16일). 면역글로불린 투여를 받은 경우는 최대 28일까지 연장	모든 피부발진이 가피화될 때까지	공기
수막구균		1~10일 (보통 4일 이내)	적절한 항생제 치료 시작 후 24시간 경과할 때까지	비말

(계속)

표 14-3 | **대표적인 감염병의 잠복기와 감염경로(이어서)**

		잠복기	감염대책이 필요한 기간	감염대책
단순 헤르페스		2-14일	피부 점막증상이 있는 동안(피부 점막 증상이 없으면 불필요)	접촉
톡소플라즈마		4~21일 (중앙수치 7일)	불필요	표준
돌발성 발진	HHV-6	9~10일	불필요	표준
	HHV-7	불명		
전염성 홍반 (파보바이러스 B19)		4~14일 (최대 21일)	일반적으로 불필요. 다만, 무형성 발작, PPGSS※, 만성 파보바이러스 B19 감염병 환자는 입원 중에 비말감염 대책을 지속할 것. 일과성 무형성 발작에서는 적어도 7일간 혹은 망적혈구가 2% 이상으로 회복될 때까지 비말감염 대책을 시행.	비말
노로바이러스		12~48시간	증상이 호전되어 48시간 경과할 때까지	접촉
파라에코바이러스		불명	증상이 있는 동안	접촉
사람 메타뉴모바이러스		3~5일	증상이 있는 동안	접촉
백일해		7~10일 (최대 21일)	적절한 항생제 치료 시작 후 5일간 경과할 때까지. 항생제 치료가 실시되지 않은 경우는 기침 출현 후 3주간.	비말
풍진		14~21일 (보통 16~18일)	발진 출현 후 7일간 경과할 때까지	비말
미코플라즈마 폐렴		2~3주간 (최대 4주간)	증상이 있는 동안	비말
홍역		보통 8~12일 (최대 21일)	발열출현 1~2일 전부터 발진출현 후 4일째까지	공기
유행성 이하선염		16~18일 (최대 25일)	이하선, 악하선 또는 설하선의 종창이 발현된 후 5일이 경과할 때 까지	비말
임질균		2~7일	불필요	표준
로타바이러스		1~3일	증상이 있는 동안	접촉

※ papular-purpuric gloves and socks syndrome: 주로 사춘기, 성인에서 볼 수 있는 파보바이러스 B19 감염병이다. 미열, 근육통, 관절통 등의 비특이적 증상에 더해 홍반(때로는 점상출혈이나 자반)이 장갑, 양말 형태로 분포되는 것이 주된 증상이다. 몇 주 정도의 경과로 후유증 없이 자연 완화되므로 치료는 대증치료만으로 충분하다.

거리가 되지만, 유행성 이하선염의 잠복기는 16~18일 정도이므로 3주 정도 학교를 폐쇄하지 않으면 봉쇄할 수 없습니다.

※ 기본재생산계수(basic reproduction number, 표기: R0, 읽는 법: 알노트)란: R0는 질환의 감염력을 나타내는 숫자입니다. 가령 인플루엔자 환자가 1명 있을 경우, 감염 대책을 강구하지 않을 경우 평균 얼마나 많은 사람에게 감염될 수 있는지를 나타낸 숫자입니다(**표 14-2**). 예를 들어 홍역 환자가 1명 발병하면, 12~18명에게 감염될 가능성이 있다는 것입니다. 집단 면역역치는 감염 확대를 막기 위한 예방접종율입니다. 즉, 인플루엔자의 R0를 4로 했을 경우, 75%가 예방접종을 받았다면, 그 이상 감염은 확대되지 않는다는 것을 의미합니다.

마지막으로 대표적인 감염병의 잠복기를 정리했으니 참고해 주십시오(**표 14-3**).

文献

1) Ferguson NM, Cummings DA, Fraser C, et al. Strategies for mitigating an influenza pandemic. Nature 442 : 448-452 , 2006
2) Germann TC, Kadau K, Longini IM Jr, et al. Mitigation strategies for pandemic influenza in the United States. Proc Natl Acad Sci USA 103 : 5935-5940 , 2006
3) Halder N, Kelso JK, Milne GJ. Analysis of the effectiveness of interventions used during the 2009 A/H1N1 influenza pandemic. BMC Public Health 10 : 168 , 2010

찾아보기

찾아보기

한글

ㅅ

ㅇ

ㅈ

ㅊ

ㅋ

ㅌ

ㅍ

ㅎ

영어

A

B

C

D

P · Q

R

S

T

V

W · X · Y

기타